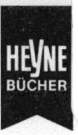 

## ESOTERISCHES WISSEN

Diane Stein

# HEILERINNEN

Weg und Geheimnis weiblicher Heilkunst

*Deutsche Erstausgabe*

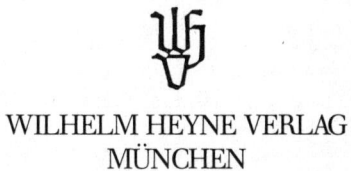

WILHELM HEYNE VERLAG
MÜNCHEN

HEYNE ESOTERISCHES WISSEN
Herausgegeben von Michael Görden
08/9656

Aus dem Amerikanischen übertragen von Marita Böhm

Originaltitel:
ALL WOMEN ARE HEALERS
erschienen bei The Crossing Press, Freedom, California, USA

Copyright © 1990 by Diane Stein
Copyright © der deutschsprachigen Ausgabe 1995 by Wilhelm
Heyne Verlag GmbH & Co. KG, München
Printed in Germany 1995
Umschlaggestaltung: Atelier Adolf Bachmann, Reischach
Umschlagillustration: Carroll Donald / The Image Bank,
München
Innenillustrationen: Melanie Lofland
Satz: ew print & medien service gmbh, Würzburg
Druck und Bindung: Ebner Ulm

ISBN 3-453-08090-4

*Für Nett Hart und Lee Lanning,
die alle meine Bücher bearbeitet haben.*

Wir alle lernen zu heilen. Wir lernen, uns zu heilen, unsere Körper zu heilen, unseren gesunden Frauenverstand zu heilen. Heilung beginnt mit unserer geschärften Sensibilität – Achtsamkeit gegenüber unseren Bedürfnissen und Wünschen, unseren Äußerungen. Wir heilen dadurch, daß wir unseren Seinszustand kennenlernen, wahrnehmen, ob uns warm oder kalt ist, ob wir naß oder trocken, beruhigt oder verärgert, voll oder leer, traurig oder zufrieden, unruhig oder energiegeladen sind. Es ist gar nicht nötig, daß wir die Ursache für diesen Zustand herausfinden. Vielmehr können wir, wenn wir uns Beachtung schenken, fragen: »Was brauche ich, um mich ganz und gesund zu fühlen?« Wir werden die Antwort wissen. Wir bestätigen uns, daß wir ganz und gesund sein können. Im Grunde sind wir alle unsere eigenen Heilerinnen.

Nett Hart and Lee Lanning, *Awakening, An Almanac of Lesbian Lore and Vision* (Minneapolis, Word-Weavers, 1987).

Die Unterdrückung der Heilpraktikerinnen durch das ärztliche Establishment war Ausdruck eines politischen Machtkampfes – erstens – insofern sie einen Aspekt der Geschichte des Geschlechterkampfes im allgemeinen bildet. Das Ansehen der Heilpraktikerinnen stieg und fiel mit dem Ansehen der Frau. Wurden die Heilpraktikerinnen angegriffen, so wurden sie als Frauen angegriffen; wehrten sie sich, so wehrten sie sich für alle Frauen.

Barbara Ehrenreich und Deidre English, *Hexen, Hebammen und Krankenschwestern* (München, Verlag Frauenoffensive, 1975).

Medizin nach Ausbruch einer Krankheit zu verabreichen, ... das ist, als grabe man einen Brunnen aus, nachdem man durstig geworden ist.

Das chinesische *Nei-Jing*, 300 v. Chr.

Der Begriff *Gynäkologie*, mit Hinblick auf eine Fachrichtung der patriarchalen Medizin geprägt, die im 19. Jahrhundert als grausame/repressive Reaktion auf und Gegenmittel für die erste Welle des Feminismus in den Vereinigten Staaten und Europa entwickelt wurde, ist in der Umkehrwelt sicher verankert.

Mary Daly, *Webster's First Intergalactic Wickedary of the English Language* (Beacon Press, 1988).

Gesundheit ist das Ergebnis eines Lebens in Harmonie mit sich selbst und seiner Umgebung. Gesundheit bedeutet, in Einklang mit dem Leben zu sein: alle Rhythmen harmonisieren miteinander ... der Atem mit den Körperfunktionen, die Körperfunktionen mit den Lebensaktivitäten, und die Lebensaktivitäten stimmen mit den Zyklen der Erde überein.

Margot Adair, *Working Inside Out, Tools for Change* (Berkeley, CA, Wingbow Press, 1984).

Ich bin eine Frau, die sich ihrer selbst annimmt.

Ich bin eine Frau, die mit der Revolution in ihrem Kopf beginnt

und sich von den Ungerechtigkeiten in ihrem Leben reinigt, damit sie klar sehen kann.

Ich bin eine Frau, die unerschrocken fortfährt in dem, was sie jetzt weiß,

damit fortfährt im Wissen, daß sie nichts lernen kann, ohne zu lernen,

eine Frau zu sein, die sich ihrer selbst annimmt, mager wird, aber nicht hart, alleinstehend, aber nicht abgesondert.

Ich bin eine Frau, die mit der Revolution in ihrem Kopf beginnt.

Nett Hart and Lee Lanning, *Awakening*, *An Almanac of Lesbian Lore and Vision* (Minneapolis, Word Weavers, 1987).

## *Inhalt*

Einführung
Frauen heilen  15

Kapitel 1
Steinauflegen und Kristallmuster  35

Kapitel 2
Die alte Kunst des Reiki und des Handauflegens  77

Kapitel 3
Polarity-Ausgleich  111

Kapitel 4
Chinesische Heilkunst und Akupressur  147

Kapitel 5
Reflexologie an Füßen und Händen  190

Kapitel 6
Pendeln, Muskeltest und Angewandte Kinesiologie  229

Kapitel 7
Vitamine und Mineralstoffe  268

Kapitel 8
Die Anwendung von Heilkräutern  318

Kapitel 9
Homöopathie 366

Kapitel 10
Blütenessenzen und Edelsteinelixiere 411

Nachwort 458

Weiterführende Adressen 461

Bibliographie 465

Wichtiger Hinweis:
Die Informationen in diesem Buch können nicht die notwendige medizinische Hilfe bei ernsten Gesundheitsproblemen ersetzen. Falls bei der Eigenbehandlung Fragen, Probleme oder Störungen auftauchen, sollten Sie unbedingt professionellen Rat suchen.

## *Danksagungen*

Ich möchte einigen Personen danken, die mir bei meinen Nachforschungen und der Arbeit an diesem Buch geholfen und ihre Zeit und Fachkenntnisse zur Verfügung gestellt haben, um Frauen ein gesichertes Heilwissen anzubieten.

Ich danke Nett Hart und Lee Lanning für ihre aufmerksamen Kommentare und die Bearbeitung eines weiteren Buches. Mein Dank gilt auch Rebecca Tallman für ihre kritischen Bemerkungen und Korrekturen und für ihre Hilfe bei den Kapiteln über Vitamine und Heilkräuter und Sidney Spinster für ihr Fachwissen und ihre Bearbeitung des Kapitels über Homöopathie. Dank gebührt Pam Martin und Denise Messina für die Durchsicht der Kapitel über Polarity-Therapie, Akupressur und Angewandte Kinesiologie und dafür, daß sie mir die positiven Wirkungsweisen der Techniken gezeigt haben. Ich danke Russ Osberg und Ron Augustine für ihre allgemeine Unterstützung und Fürsorglichkeit, für ihre Anregungen und ihre Hilfe als meine Partner beim Heilen.

Auch die Selbstlosigkeit und Hilfsbereitschaft der Frauen in verschiedenen Buchhandlungen war eine große Hilfe bei der Angabe von Verweisen und dem Ermitteln des Materials zu diesem Buch. Mein besonderer Dank gilt Sally und Beth von Lodestar Books in Birmingham, AL, Harriet und Len von Sign of Aquarius in Pittsburgh, PA, Cherryl und Dana von Goldenseal in Pittsburgh und den Frauen von Perelandra Books in Eugene, OR. Ohne ihre Unterstützung und Selbstlosigkeit hätte dieses Buch nicht geschrieben werden können.

*Einführung*

## *Frauen heilen*

Frauen waren die Schöpferinnen der Welt, die Göttin-Gebärerinnen, die Erfinderinnen der positiven/friedlichen Zivilisation. In allen Kulturen erfanden und entwickelten Frauen die Techniken, die das Überleben des Menschen ermöglichten – vom Kochen zur Korbflechterei, vom Nahrungssammeln zur Landwirtschaft, vom Zähmen wilder Tiere zum Hausbau. Zuerst ernährten Frauen sich und ihre Kinder von wilden Pflanzen, die sie zu diesem Zweck – wie auch zur Zubereitung von Arzneien – bestimmten und sammelten. Als sie lernten, wie sie diese Pflanzen anbauen konnten, begannen sie mit der Landwirtschaft. Sie entwickelten die ersten Geräte zur Erleichterung des Ackerbaus, die Korbmacherei und die Keramik, so daß sie Wasser tragen und ihre Feld- und Gartenfrüchte lagern und kochen konnten. Frauen zähmten wildlebende Jungtiere, um Wolle und Milch zu erhalten, und setzten sie zum Pflügen, zum Tragen schwerer Lasten und zu ihrem Schutz ein. Später verwendeten sie Tiererzeugnisse als Nahrung, Kleidung und zur Errichtung eines Obdachs. Sie erfanden die Architektur und schufen die verschiedensten Bauten – aus Adobeziegeln, Häuten, Holz, Stroh, Ziegeln –, und sie erfanden die Webkunst. Aber von allen Fertigkeiten und Erfindungen, die wir den Frauen zu verdanken haben, ist die Kunst und die Wissenschaft des Heilens die wichtigste.

In der Zeit der frühen Matriarchate waren Heilkunst und Religion – eine weibliche Religion – eng miteinander verbunden. Die Heilkunst begann mit der Geburt, und der Gebärakt der Frauen wurde mit dem Schöpfungsakt der Welt durch die Göttin gleichgesetzt. Jede Kultur hat ihre eigene Geschichte über die Entstehung der Welt, und bei diesen Geschichten handelt es sich ausnahmslos um Geburtsgeschichten. Die Göttin, die mit zahlreichen und verschiedenen Namen bedacht wurde, ging aus dem Chaos hervor und schuf die Erde und das Universum. Aus ihrem Schoß formte oder gebar sie alle Arten von Lebewesen:

Am Anfang war nur formloses Chaos ... Dann entstand eine Form aus dem Chaos, und diese Form war die gewaltige Gaia, die Tiefbrüstige, die Erde. (Griechenland)

Eurynome nahm die Gestalt einer Taube an und legte das Weltenei auf die Wellen des Meeres. Sie wies Ophion (die Schlange, die sie ebenfalls geboren hatte) an, sich siebenmal um das Ei zu winden, bis es ausgebrütet war und in zwei Stücke zerbrach. Heraus schlüpfen alle Dinge, die existieren. (Griechenland)

Woyengi (die Mutter) formte Menschen aus Erde. Dabei saß sie da, und ihre Füße ruhten auf dem Schöpfungsstein. (Nigeria)

Eine Frau fiel von der oberen Welt herunter. Die Schildkröte brachte ihr Schlamm vom Meeresboden. Sie nahm den Schlamm und legte ihn sorgfältig um den Rand des Panzers der Schildkröte herum. Das wurde der Beginn des trockenen Landes und des Lebens darauf. (Nordamerika, Huron)

Du bist der Mutterschoß/Du bist es, die (alles) erschafft. (Babylon)[1]

Durch diese Geburts-/Schöpfungsgeschichten sahen sich Frauen als Ebenbilder der gebärenden Göttin, und die Geburtshilfe – eine Sache des Überlebens der gesamten Menschheit wie auch des einzelnen – wurde zur Grundlage der weiblichen Heilkunst. Achtung vor der menschlichen Mutter und dem Geburtsvorgang stellten eine Form der Anbetung der alles erschaffenden Göttin dar, und so entstand in der Beziehung zwischen der Hebamme und der Gebärenden die erste Heil-Partnerschaft.

Aus der Gebärfähigkeit der Frau leitet sich ihre Rolle als Ernäherin, Beschützerin und Erzieherin der Kinder ab, und somit bildete die Beziehung zwischen Mutter und Kind die nächste Grundlage weiblicher Heilkunst. Noch in diesem Jahrhundert starben Kinder, die nicht gestillt werden konnten. Konnte die Mutter ihr Neugeborenes nicht selbst stillen, wurde eine Amme gesucht. Babyflaschen wurden erst viel später erfunden. 47 Prozent der mit der Flasche ernährten Säuglinge starben, denn die Pasteurisation ist erst seit diesem Jahrhundert bekannt.[2] Während die Aufgabe der Hebamme lediglich in der Versorgung der Mutter nach der Entbindung und ihres Säuglings bestand, erweiterte sich die Heilkunst von der Geburt selbst auf die Sicherstellung des Überlebens des Kindes durch die Ernährung der Mutter.

Diesen Vorstellungen lagen die zwei ursprünglichen Beziehungen in der Heilkunst zugrunde: die der Hebamme zur gebärenden Frau und die der Mutter zu ihrem Kind. Diese frühen Grundlagen aller Heilkünste stellten das Überleben des Stammes und der Menschheit sicher, und sie waren matriarchalisch geprägt. In der Beziehung zwischen Hebamme und gebärender Frau half die Hebamme bei dem Hervorbringen von neuem Leben. Die Gebärende wurde zwar von ihr angeleitet, aber im Grunde tat sie die Arbeit. Die Hebamme, immer eine

Frau, hatte vielleicht selbst Kinder, und möglicherweise war die Frau, die jetzt in den Wehen lag, zuvor *ihre* Hebamme gewesen. Die Beziehung gründete sich auf Vertrauen und Gleichheit, zwei Frauen, die gemeinsam dabei mitwirken, Leben zur Welt zu bringen, zwei Frauen, deren Rollen austauschbar waren.

In der Mutter-Kind-Beziehung war es die Mutter, die ihr Kind ernährte, pflegte, beschützte und erzog, bis es erwachsen und unabhängig war. Wenn die Mutter später alt war, übernahm das inzwischen erwachsene Mädchen oder ein anderes ihrer Generation ihre Pflege. Nun war es vielleicht die Tochter, die der alternden, schwächer werdenden Mutter das Essen brachte und sich um sie kümmerte, bis sie starb. Auch hier waren die Rollen von Gleichheit und Vertrauen geprägt.

Das waren die Anfänge der Heilkunst und der Medizin: die Notwendigkeit, daß Frauen einander bei der Geburt, während der Kindheit und im Alter beistehen, sich gegenseitig unterstützen und versorgen, um das Überleben des Stammes und der Menschheit sicherzustellen. Im mittelalterlichen Norwegen konnte eine Frau jede andere, die bereits ein Kind geboren hatte, bitten, ihr bei der Entbindung zu helfen. Das Abschlagen dieser Bitte wurde mit dem Tod bestraft, so wichtig (lebensnotwendig) war diese Beziehung. In den frühen Göttin-Matriarchaten, in denen die Frau durch das Gebären zur Schöpfergöttin wurde, waren solche Gesetze unnötig. Nachdem das Kind geboren war und die Mutter sich erholt hatte, verlagerte sich der Schwerpunkt von Schwangerschaft und Entbindung auf die Lebenserhaltung des Kindes, bis es erwachsen war. Da den Frauen die Fürsorge der Kinder oblag, wurden sie zu Hebammen und Heilerinnen und konnten so ihr eigenes Überleben und das ihrer Kinder sichern.

Ein weiterer Zusammenhang zwischen Frauen, der Göttin und der Heilkunst bestand im Monatszyklus. Die matriarchale Göttin verkörperte die Erde, das Universum und insbesondere den Mond. In ihrer Eigenschaft als Erdgöttin bildeten ihre Zyklen die Grundlage der Jahreszeiten, des Wachstumszyklus' der Landwirtschaft und der Geburt. In ihrem Aspekt als Mondgöttin entsprachen sie dem 28 ½ Tage umfassenden Monatszyklus. Frauen sahen in ihrer Fähigkeit, schwanger zu werden und zu gebären, ihr Eins-Sein mit der Erdmutter, und in ihrer Fähigkeit, jeden Monat zu bluten, ihr Eins-Sein mit der Mondgöttin. In Griechenland wurden die Mondphasen nach Göttinnen benannt – Diana für den zunehmenden Mond, Selene für den Vollmond und Hekate für den abnehmenden Mond –, und in ihnen spiegelten sich die Altersstufen im Leben der Frauen – Jugend, Reife und Alter.

Auch die Beobachtung des weiblichen Monats-/Mondzyklus in Zusammenhang mit Fruchtbarkeit sowie Empfängnisverhütung und dem, was gesund oder schädlich war, trug zur Entwicklung der weiblichen Heilkunst bei. In frühen Zeiten, als es noch kein künstliches Licht gab, das die weiblichen Zyklen durcheinanderbrachte, menstruierten die Frauen regelmäßig: bei Vollmond hatten sie gemeinsam ihren Eisprung, und bei Neumond oder während der Mondfinsternis menstruierten sie gemeinsam. Die Frauen wußten, daß ihre natürlichen Zyklen mit den Mondphasen und der Mondgöttin zeitlich übereinstimmten, und nutzten den Mondzyklus zur Bestimmung der Empfängnis. Fruchtbarkeit und Unfruchtbarkeit, Empfängnis und Verhütung, Menarche und Menopause waren Probleme der Frauen und Probleme der Mondgöttin. Im Mond mit seinen Zyklen fanden sich die Lebensabschnitte der Frauen wieder – der Neumond als Anfangsstadium und Geburt, der zunehmende Mond für die Zeitspanne von der Kindheit bis zur Menarche (der ersten Menstruation), der Vollmond als Eisprung und Mutterschaft/Fruchtbarkeit und der abnehmende Mond als der Beginn der Menopause (Beendigung der Menstruation) und des Alters. Darstellungen dieser Altersstufen und Lebensphasen in Form der dreigestaltigen Göttin sowie Darstellungen der Göttin als Mond finden sich auf der ganzen Welt. Fragen der weiblichen Fruchtbarkeit, die sich im monatlichen Mondzyklus wiederfanden, wurden wichtige Aspekte der weiblichen Heilkunst: Menarche, Menstruation, Empfängnis und Verhütung, Fruchtbarkeit, Geburt und Menopause.

Aus diesen wesentlichen Anfängen – die Frau als Erd- und Mondgöttin, die Leben erschafft und nährt und an den Monatszyklen teilnimmt – entstand die weibliche Heilkunst. Je größer das Wissen der Frauen wurde und je weiter ihre Zivilisation fortschritt, um so umfangreicher wurden ihre Kenntnisse über Geburtshilfe, Physiologie und Heilmethoden. Die frühe Hebamme/Heilerin war Geburtshelferin, Kinderärztin, Frauenärztin und Krankenschwester, sie war kundig auf den Gebieten der Geburtenregelung und der Altersheilkunde, sie war Psychologin und oft auch Tierärztin. Sie machte sich die Hilfsmittel um sie herum zunutze, um das Wissen, das ihre Mutter an sie weitergegeben hatte, kontinuierlich zu erweitern – Wissen von Heilkräutern, Körperarbeit, Edelsteinen, Reflexologie, Heilung durch Berührung, Ernährung und geführte Meditationen, Methoden, um Frauen die Geburt zu erleichtern sowie Krankheiten und die Sterblichkeitsrate bei Neugeborenen, Kindern, Erwachsenen, Gebärenden und Greisen zu verringern. Sie verfügte über Wissen und Methoden zur Empfängnisverhütung. Das waren die Anfänge der Wissenschaft und der Medizin.

Dann endeten die Matriarchate. Forschungen der feministischen Archäologinnen Merlin Stone und Marija Gimbutas[3] führen das Ende des Matriarchats auf nordische Nomadenstämme zurück, die vor etwa 15.000 Jahren aus dem heutigen Skandinavien und den russischen Steppen südwärts zu ziehen begannen. Es waren patriarchale Völker, von Männern dominierte Kulturen, die auf der Grundlage der Tier- und Frauenaufzucht funktionierten, und aus unbekannten Gründen – Verschlechterung des Klimas, Hunger, Bedarf an Weideland – gen Süden zogen. Ihre Kultur war kriegerisch, sie verwendeten das Rad, Streitwagen und gezähmte Pferde sowie Speere und andere Waffen. Die waffenlosen und friedlichen Matriarchate konnten ihnen keinen Widerstand leisten. Bis um 3000 v. Chr. übernahmen diese Stämme die Macht, zerstörten frühere Zivilisationen, unterdrückten die Frauen und die matriarchalen Kulturen und ersetzten die Göttin durch ihre männlichen Götter. Sie drängten südwärts weiter bis nach Indien und Zentralafrika und westlich bis nach Irland und Wales und hinterließen Tod, Verwüstung und unzählige Flüchtlinge.

Dies waren die Anfänge der modernen Kultur, wie wir sie kennen. Nachkommen dieser patriarchalen Stämme entwickelten die »Wiege der Zivilisation« – Kulturen des Nahen Ostens, die frühen jüdischen Stämme, aus denen schließlich das Christentum und der Islam hervorgingen. Mit ihnen kam die patriarchale männliche Vorherrschaft, die mit der Abwertung der Frau und aller Aspekte des weiblichen Seins und der Leugnung der Lebenskraft, des Lebenszyklus und der gebärenden Schöpfergöttin einherging. Die Schöpfung wurde ihrer weiblichen und gebärenden Wurzeln beraubt. An ihre Stelle trat Adam als der erste männliche Stammvater, der von einem mutterlosen Gott aus Erde erschaffen worden war. Der Unterdrückung der Göttin folgte die Unterdrückung der Frauen als Vermittlerinnen der Zivilisation und als Heilerinnen. Das kulturelle Wachstum kam fast zum Erliegen, und die Zivilisation erfuhr über mehrere tausend Jahre hinweg eine drastisch rückläufige Entwicklung.

Die Göttin geriet dennoch nicht in Vergessenheit, sondern wurde weiterhin – wenn auch im geheimen – angebetet. Die Dorfhebamme blieb überall die wichtigste Heilerin und Pflegerin, und oft war sie auch die Hohepriesterin des Dorfes. Die Göttin-Religion überlebte im Verborgenen – trotz vernichtender Verfolgungen durch patriarchale Stämme, Regierungen und männliche religiöse Kräfte. Durch die Verbrennungen der alten matriarchalen Bibliotheken vor dem zehnten Jahrhundert, den Untergang der großen afrikanischen und ägyptischen Handelsreiche, die europäischen Hexenverbrennungen vom dreizehnten bis zum siebzehnten Jahrhundert und die Christianisierung Nord- und Südamerikas ist ein Großteil des Heilwissens und der Kenntnisse aller Facetten der weiblichen Zivlisation verlorengegangen.

Als sich im fünften bis zehnten Jahrhundert der Frauenhaß der christlichen Kirche in Europa immer stärker gegen die Heilerinnen richtete, begannen die Männer, sich ihrerseits mit der Heilkunst zu befassen. Sie betraten, organisierten und kontrollierten eine ehemals weibliche Domäne und schlossen Frauen davon aus. Das waren die Anfänge der neuzeitlichen Medizin. Den Frauen wurde die Ausübung der Heilkunst und später der Geburtshilfe verboten, anfangs, weil sie keine Universitätsausbildung vorweisen konnten, die Bedingung für die Ausübung der Medizin war. Die von den Kirchen getragenen Universitäten (und die meisten Schulen) waren nur Männern aus den höheren Schichten zugänglich. An den Universitäten wurden in dieser Zeit Zauberformeln und Beschwörungen ohne wissenschaftliche Grundlage gelehrt, während Frauen über echtes Wissen verfügten, das sie sich in langen Lehrjahren, durch mündliche Überlieferung und Erfahrungen angeeignet hatten.

Frauen, die in den alten Wegen der Heilkunst ausgebildet und gewöhnlich die einzigen waren, die ihre Dörfer ärztlich versorgten, wurden auf dem Scheiterhaufen verbrannt, weil sie erfolgreiche Heilerinnen waren. Die neuen männlichen Ärzte, die Philosophie statt Heilkunst studierten, betrachteten sie als Konkurrenz. Doch da die Frau von seiten der Männer wie der Kirche als böse und unrein galt, weigerten sie sich, Geburten zu betreuen. Die Geburtshilfe blieb in den Händen der Frauen bis zur männlichen Erfindung der Geburtszange im siebzehnten/achtzehnten Jahrhundert in Frankreich. Erst dann und nach der Ausrottung der Heilerinnen durch die Inquisition betraten Männer das Gebiet der Geburtshilfe und begannen es zu beherrschen.

Trotz ihrer Verfolgung der Heilerinnen besaßen die frühen männlichen Ärzte weit weniger Kenntnisse als die Frauen. Brauchbare Heiltechniken blieben weiterhin über viele Jahre in den Händen der Frauen.

»Die weise Frau oder Hexe hatte einen Schatz an Heilmitteln, die in jahrelangem Gebrauch erprobt waren. Viele von den Hexen entwickelte Kräuterheilmittel haben heute noch ihren festen Platz in der modernen Pharmakologie. Sie kannten schmerzstillende, verdauungsfördernde und entzündungshemmende Mittel. Sie verwandten Ergot (Mutterkorn) gegen die Geburtsschmerzen zu einer Zeit, als die Kirche lehrte, daß die Schmerzen bei der Geburt Gottes gerechte Strafe für Evas Ursünde seien ... Digitalis (Fingerhut) ... soll von einer englischen Hexe entdeckt worden sein.

Methoden und Ergebnisse der heilkundigen Hexe stellten eine große Bedrohung (zumindest für die katholische, wenn nicht auch für die protestantische Kirche) dar, denn die Hexe war Empirikerin: Sie verließ sich mehr auf ihre Sinne als auf die Gebote des Glaubens oder die Lehren der Kirche, sie glaubte an die Gesetze von Versuch und Irrtum, Ursache und Wirkung. Ihre Haltung war es, nicht religiös-passiv zu sein, sondern aktiv zu forschen. Sie vertraute auf ihre Fähigkeit, die richtigen Mittel zur Behandlung von Krankheit, Schwangerschaft und Geburt zu finden. Kurz, ihre Magie war die Wissenschaft der damaligen Zeit.«[4]

Durch die Hexenjagden wurde die Konkurrenz der Frauen die größeres Wissen hatten und eine erfolgreichere Heilquote aufwiesen, eliminiert. Es war eine politische »Endlösung«, die die Männer in die Lage versetzen sollte, die Kontrolle über die Frauen und die Heilkunst auszuüben. Mit neun Millionen Frauen, die am Ende der Inquisition tot waren, war der Feldzug fast erfolgreich. Manchmal blieb nur noch eine einzige Frau in einem Dorf am Leben. Die wenigen Hebammen und Heilerinnen, die um das achtzehnte Jahrhundert noch übrig waren, wurden verspottet und wegen ihres Wissens in Verruf gebracht. Gleichzeitig übernahmen männliche Ärzte ihre Methoden. Das Wissen dieser frühen Ärzte war noch immer geringer als das der Heilerinnen, und sie hatten bei weitem mehr Mißerfolge zu verzeichnen. Im Gegensatz zu den Heilerinnen beschränkten sie zudem ihre Dienste auf diejenigen, die sich eine Behandlung finanziell leisten konnten, so daß viele überhaupt keine ärztliche Versorgung erhielten.

Die Folgen dieser Machtübernahme zeigen sich noch heute in der Unterdrückung der holistischen Gesundheit durch die Medizin, und Frauen sind auch heute noch die Hauptleidtragenden der patriarchalen Medizin. Die frühe Verehrung der Frau als Ebenbild der Schöpfergöttin sowie das Bewußtsein der Frauen, die Erfinderinnen der Heilkunst und der friedlichen Zivilisation zu sein, sind in Vergessenheit geraten. Der jüdisch-christlichen und anderen patriarchalen Religionen zufolge sind Frauen unrein und »Werkzeuge der Ursünde«. Ohne die Göttin gibt es keine Verbindung mit der Erde und keine Achtung der natürlichen Zyklen, sondern es besteht vielmehr die Tendenz, Frauen und die Natur zu beherrschen und zu unterdrücken. Die Wissenschaft und auch die Technik haben sich zwar weiterentwickelt, jedoch ist es einzig der Entdeckung der Hygiene zu verdanken (die schon früh von den Hebammen praktiziert wurde), daß einige Krankheiten reduziert und das Leben verlängert werden konnte. Viele medizinische Fortschritte sind eher entwürdigend, erschreckend und vernichtend und haben keineswegs dazu beigetragen, die Sterblichkeitsrate zu senken oder die Lebensqualität der Menschen (am wenigsten die der farbigen Frauen) zu erhöhen. Eine Frau, die zur Entbindung, zu einem Eingriff oder nur zur Beobachtung/Untersuchung ins Krankenhaus geht, läuft Gefahr, nur noch kranker zu werden oder gar zu sterben.

Die technische Wirksamkeit der Medizin ist sehr begrenzt. Krankenhäuser könnten 85 Prozent ihrer Patienten entlassen, ohne ihnen – vom streng medizinischen Standpunkt aus – zu schaden.[5]

Einer von fünf Patienten, die in eine typische Universitätsklinik aufgenommen werden, zieht sich eine iatrogene (durch ärztliche Behandlung verursachte) Krankheit zu, die manchmal harmlos ist, gewöhnlich einer Spezialbehandlung bedarf und in einem von dreißig Fällen zum Tod führt ... Erstaunlich dabei ist, daß in einem von zehn Fällen die Ursache im diagnostischen Bereich liegt.

Allein 60 000 bis 140 000 Amerikaner sterben jährlich an der medizinischen Behandlung im Krankenhaus, und weitere 3,5 Millionen erkranken mehr oder weniger schwer.

Über die Hälfte der in den USA durchgeführten operativen Eingriffe ist unnötig.
1976 fand in Los Angeles ein Ärztestreik gegen die hohe Kunstfehlerrate statt ... Während des Streiks sank die Sterblichkeitsrate fast stetig, und schon in der ersten Woche, nachdem die Chirurgie ihren Betrieb wiederaufgenommen hatte, stieg sie wieder sprunghaft an (von 14 auf 26 Todesfälle pro Hunderttausend).[6]

Einer Krankenschwester zufolge, die auf der Entbindungsstation eines großen Lehrkrankenhauses in der Stadt New York arbeitet, wurden 1974 in einem Monat sage und schreibe 50 Prozent aller Babys durch Kaiserschnitt entbunden.[7]

Die Kindersterblichkeitsrate ist in den USA wesentlich höher als in fünfzehn anderen Industrieländern der Welt ... »Nach unseren Schätzungen sterben« in den USA (jährlich) »45 000 bis 50 000 Babys unnötig an den Folgen unzulänglicher Pflege.«[8]

Eine mit zwei vergleichbaren Gruppen durchgeführte Untersuchung, von der sich eine auf eine Hausgeburt vorbereitet hatte, während die zweite sich für eine Krankenhausentbindung entschieden hatte, ergab, daß die Kindersterblichkeitsrate in beiden Gruppen fast gleich hoch war. Aber bei den im Krankenhaus geborenen Babys wurden 30mal so viele Geburtsverletzungen (in erster Linie durch die Anwendung der Zange) und 4mal so viele Infektionen festgestellt wie bei den Hausgeburten. Auch wurden im Krankenhaus 3,7mal so viele Wiederbelebungsversuche eingeleitet (vor allem wegen des hohen Anteils der Krankenhausgeburten, bei denen der Mutter Beruhigungsmittel gegeben wurden).[9]

In vielen Teilen der Vereinigten Staaten wurden bei mehr als 40 Prozent der Hysterektomien und Ovariektomien (operative Entfernung der Gebärmutter bzw. der Eierstöcke) *gesunde* Organe entfernt.[10]

Bei einer Entbindung im Krankenhaus, bei der die Geburt wie eine Krankheit behandelt und mechanisch ausgeführt wird, sind Frauen die direkten Opfer der Ärzte. Über die Hälfte der chirurgischen Geburten (Kaiserschnitt) und Hysterektomien (operative Entfernung der Gebärmutter und/oder Eierstöcke) sind unnötig. Bei Brustkrebs wird die Überlebensrate durch radikale Mastektomien nicht erhöht, aber dennoch werden jährlich bei Tausenden von Frauen, besonders schwarzen Frauen, Brustamputationen durchgeführt. Frauen sind häufiger als Männer psychiatrische Patienten, und ihnen werden bei denselben psychischen Symptomen doppelt so viele Medikamente verschrieben.[11] Im allgemeinen suchen Frauen häufiger einen Arzt auf und werden eher ins Krankenhaus eingewiesen als Männer. Zweifellos sind diese Mißstände zurückzuführen auf den Verlust der Heilerinnen, den Verlust einer Göttin-Gesellschaft, in der Frauen und die Lebenskraft geachtet werden. Und hier sind auch die Gründe für die Wiederentdeckung der weiblichen Heilkunst in der heutigen Zeit zu suchen.

Der Verlust der Göttin und die Abwertung von Geburt und Leben in der modernen patriarchalen Gesellschaft erwiesen sich auch in anderer Hinsicht als folgenschwer für die weibliche Gesundheit. In den Matriarchaten ernährten sich die Frauen von Pflanzen, die sie zunächst nur sammelten und später anbauten. Später verzehrten sie auch das Fleisch und die Milch der Tiere, die sie organisch aufzogen. Die Nahrungsmittelproduktion im Patriarchat dagegen ist zu einer großen entmenschlichten Industrie geworden. Die männliche Zielsetzung, die Erdgöttin zu beherrschen und zu unterdrücken, hat zu mageren Böden und nährstoffarmen Feldfrüchten geführt, die sich Insekten und Pflanzenkrankheiten kaum widersetzen können. Mit Kunstdünger und Insektiziden wird das Getreide buchstäblich vergiftet, und auf diese nährstoffarmen, chemisch durchsetzten Pflanzen sind Frauen angewiesen. Schlachttiere werden mit diesem minderwertigen Getreide gefüttert und obendrein mit Hormonen und Antibiotika künstlich gemästet, und auch diese werden an Frauen, die Fleisch essen, weitergegeben. Bei dem Raffinationsprozeß, durch den weißer Reis, weißer Zucker und weißes Mehl entstehen, geht der größte Teil der Nährstoffe verloren. Diese Lebensmittel werden in hohem Maße verwendet. Weißer Zucker und Salz, das übermäßig genossen wird, sind Gifte der modernen Gesellschaft im wahrsten Sinne des Wortes. Nahrungsmittel werden mit Salz angereichert, um sie zu konservieren und ihnen Aroma zu verleihen, da denaturierte Nahrung fade schmeckt. Obst und Gemüse werden halb reif geerntet und Tausende von Kilometern zu Supermärkten transportiert. Zwischen der Ernte und dem Verzehr können Wochen oder sogar Monate liegen. Und die neueste glorreiche Idee des Patriarchats ist die Bestrahlung von Getreide, Fleisch, Gewürzen, Fisch, Obst und Gemüse, um die Haltbarkeit zu verlängern.

Ist es dann ein Wunder, daß Krebs, Bluthochdruck, Herzerkrankungen, Schlaganfälle und eine Reihe anderer degenerativer Erkrankungen, die um 1900 unbekannt waren, heutzutage seuchenartig um sich greifen? Während im Matriarchat die Flüsse und unterirdischen Quellen klares und sauberes Wasser spendeten, sind die heutigen Gewässer Abladeplätze für radioaktive und industrielle Giftabfälle. Zudem muß das Wasser mit anderen giftigen Chemikalien »gereinigt« werden, damit es trinkbar wird. Die Luft ist verschmutzt durch das Kohlenmonoxyd der Autos und durch industrielle und atomare Schadstoffe und Abfälle. Wir wissen nicht, wie wir radioaktive Giftstoffe entsorgen sollen, geschweige denn unseren Hausabfall. Tabak, Alkohol und Drogenmißbrauch (verschrieben und der Entspannung dienend) sind weitere Schadstoffe und Vernichtungsmittel für den Menschen und die Umwelt. An Armut und Hunger sterben heute mehr Menschen als in jeder anderen Zeit der bekannten Geschichte. Der Atomkrieg ist eine ständige Bedrohung.

Angesichts dieser unbestreitbaren und allgegenwärtigen Gefahr für eine Welt, die von Männern ohne den Einfluß der Göttin/Frauen erschaffen wurde, ist die Notwendigkeit der Rückkehr der Heilerinnen ebenso wichtig (lebensnotwendig) wie naheliegend. Frauen bilden die Stimme der Vernunft und des Mitgefühls in Anbetracht der zunehmenden Technologie, Mechanisierung, Invasion und Entmenschlichung der männlichen Handlungsweise, ob es sich nun um Medizin, Umweltverschmutzung, Nahrungsmittelindustrie, Politik oder Krieg handelt. Angesichts der Bedrohung durch das Patriarchat war die Heilerin des achtzehnten Jahrhunderts die letzte Erinnerung an die Göttin und an eine matriarchale Ordnung, die den weiblichen Körper und die Geburt achtete. Die Hexe/Hebamme/Heilerin war und ist damals wie heute

eine Frau, und schämte sich dessen nicht. Sie schien einem organisierten Untergrund von Bauersfrauen anzugehören. Und sie war eine Heilkundige, deren Praxis auf empirischer Forschung basierte. Sie setzte dem repressiven Fatalismus der christlichen Kirche ihren unverrückbaren Glauben an die Veränderbarkeit dieser Welt entgegen.[12]

Heute setzt die Heilerin denselben Glauben einer noch repressiveren und komplexeren Welt entgegen. Dieselben die Göttin anbetenden, frauenbejahenden Heilerinnen, die die friedliche matriarchale Zivilisation und die

Heilkunst begründeten und weiterentwickelten, sind die Hoffnung des heilenden/medizinischen Berufs, der Frauen und unserer Welt.

Das Wiederaufleben/die Wiedergeburt der Heilerinnen ist in vollem Gange, eine Entwicklung, die in den 60er Jahren mit den Anfängen des Feminismus und dem Wiedererstarken der Göttin-Religion einsetzte. Anfang der 60er Jahre begründeten schwarze Anführer und die Gegenkultur der Hippies und Peaceniks die Bürgerrechts- und Antikriegsbewegung. Unter dem zunehmenden Einfluß von Frauen und weiblichen Werten traten sie ein für Liebe und Achtung, Frieden, Antirassismus und einen Zurück-zur-Natur-Individualismus. Sie kämpften gegen Wettbewerb, Krieg, die Anbetung des Geldes, Anpassung, Rassentrennung und die entmenschlichende Mechanisierung. Schon am Rande eines feministischen Bewußtseins stehend, erforschten Frauen in dieser liberalen, aktivistischen Atmosphäre zum ersten Mal seit Jahrhunderten Heiltechniken und gemeinschaftlich organisierte Gesellschaften. Sie entdeckten die Ökologie, weibliches Kunsthandwerk, östliche Religionen, Gewaltlosigkeit und unabhängige Lebensweisen wieder, und sie entdeckten die Frauenrechte. Während der Zurück-aufs-Land-Bewegung in den 60er Jahren tauchte die Geburtshilfe als eine starke Kraft zusammen mit Massagetechniken, Yoga, Heilkräutern, Naturheilverfahren und Berührungstherapien wieder auf.

Diese Frauen waren die Begründerinnen der heutigen Frauenbewegung, die wiederum das Sprungbrett für die Wiedergeburt der Göttin durch radikale Feministinnen in den 70er Jahren war. Alle Untersuchungen über die Göttin-Religion und die Hexenkraft führten zur Heilkunst zurück, und viele Frauen folgten diesem Weg. Immer mehr Frauen erkannten in der Hexenkraft eine lebendige Alternative zu frauenfeindlichen patriarchalen Religionen und eine logische Folge der feministischen Philosophie. Immer mehr Frauen sahen in der alternativen Heilkunst auch einen Weg, ihre Identität und ihren Körper, die sie unter der patriarchalen Medizin verloren hatten, zurückzugewinnen. In den 80er Jahren nahm die Göttin immer mehr Platz im Leben der Frauen ein, und seitdem nimmt die eingehende Beschäftigung mit der Heilkunst weiter zu. Frauen lernen aus Büchern, in Workshops, bei Frauenkulturfesten, in öffentlichen und privaten Kreisen, in Arbeitsgruppen und in Selbstversuchen, und sie führen dadurch die Göttin und lebensbejahende Werte sowie die Wissenschaft und Kunst des weiblichen Heilens wieder ein. Indem Frauen die weibliche Heilkunst als Bejahung der Frauen und der Lebenskraft, der Göttin und der inneren Göttin anwenden, erobern sie ihre Macht als Heilerinnen zum Wohle aller zurück.

Diese alternative Gesundheitsbewegung hat viele Facetten. Frauen wenden sich wieder alten Kräuterheilverfahren und der Heilung durch Berührung, den asiatischen Traditionen der Akupunktur und des Shiatsu, der Polarity-Therapie und der Reflexologie zu. Sie arbeiten aber auch mit neueren Ideen, wie beispielsweise mit Vitaminen, Homöopathie und Blütenessenzen. Sie eignen sich Techniken wie das Muskeltesten und das Pendeln an und erweitern diese durch althergebrachte Methoden wie Steinauflegen, Kristall-Legemuster, Kristalle und Edelsteine. Frauen machen sich die alten Methoden zunutze, experimentieren mit ihnen, erweitern, entwickeln und verfeinern sie. Wie in vergangenen Zeiten, ist es auch heute wieder eine Laiinnenbewegung aus erfahrenen Praktikerinnen, deren Arbeit nun jedoch auf zunehmendes Interesse bei Chiropraktikerinnen und einigen Medizinern stößt.

Durch die intensive Beschäftigung und das Experimentieren mit der natürlichen Heilkunst sowie ihre Ausübung verändern und entwerfen Frauen die Zukunft der Gesundheitsfürsorge. Trotz großen Widerstandes oder mangelnder Anerkennung seitens der patriarchalen Medizin bewirken sie dennoch anhaltende und wachsende positive Veränderungen. Die auf Absprache und Mitwirkung begründete Einzelarbeit, die im Mittelpunkt der weiblichen Heilkunst steht, unterscheidet sich sehr von der mechanisierten, profit-orientierten Medizin und erzielt Erfolge, die alle Erwartungen übertreffen. Mit der Betonung auf Selbstheilung wird zum ersten Mal seit Jahrhunderten die Verantwortung wieder den Betroffenen übergeben – die Sorge um die eigene Gesundheit hält wieder Einzug in das Leben und den Körper der Frauen. Das medizinische System kann eine Bewegung, die in den Händen von Frauen liegt, nicht kontrollieren, auch wenn es vielleicht den Versuch dazu unternimmt. Zum ersten Mal seit den Matriarchaten und der Inquisition übernehmen Frauen wieder die Macht über das Heilen, unser Tochter-Recht.

Zusammen mit den Heilmethoden fordern Frauen die friedliche, kooperative, die Erde und das Leben bejahende Haltung zurück, die die Matriarchate zu den Urhebern der menschlichen Zivilisation machten. Heilerinnen sind Aktivistinnen: Sie kämpfen gegen Rassismus und Hunger, Atommüll und Atomkrieg und die Vernichtung/Verschmutzung des Wassers, der Luft, der Erde und der Nahrungskette. Sie kämpfen für die Beseitigung all jener Mißbräuche, die eine Gefahr für Frauen, das Leben und den Göttin-Planeten darstellen. Sie kämpfen für die Abkehr von Sexismus und Frauenfeindlichkeit und für ein Wiedererstarken von Stolz, Kraft, Selbstliebe und Unabhängigkeit der Göttin/Frauen. Seitdem patriarchale Horden die Kultur von Frauen zerstörten, besteht erstmalig wieder Hoffnung für die Frauen und das Überleben des Planeten.

Jedes der zehn Kapitel dieses Buches erforscht eine der vielen Methoden der weiblichen Heilkunst, und diese werden mit so vielen Anleitungen zur Selbstanwendung wie möglich dargestellt. Obwohl die Geburtshilfe der Ursprung der weiblichen Heilkunst ist, wird sie hier nicht behandelt. Sie verdient ein eigenes Buch (beziehungsweise viele Bücher). Das vorliegende Buch versteht sich als Fortsetzung von *The Women's Book of Healing*[13]. Es werden keine Methoden wiederholt, die in *The Women's Book of Healing* behandelt wurden (obwohl es zu Überschneidungen kommen kann), sondern es werden andere Heiltechniken und ihre Anwendungsmöglichkeiten vorgestellt.

Steinauflegen, Reiki, Polarity-Therapie, Chinesische Medizin und Akupressur, Reflexologie, Muskeltesten und Pendelarbeit, Angewandte Kinesiologie, Vitamine, Heilkräuter, Homöopathie, Blütenessenzen und Edelsteinelixiere. Dieses Buch soll Frauen in die Kunst des Heilens einführen, sie ermutigen, die Initiative zur Selbstheilung zu ergreifen, und sie in die Lage versetzen, sich auf diese Weise so weit wie möglich vom medizinischen System zu entfernen, indem sie einem Un-Wohlsein vorbeugen können, bevor es sich zu einer ernsten Erkrankung entwickelt. Dieses Buch soll dazu beitragen, daß wir uns die uralte Göttin-Praxis des Heilens und der Selbstheilung von Frauen wieder aneignen, uns in ihr bestärken und sie bekräftigen.

Neumond im Stier<br>
16. April 1988

# *Anmerkungen*

1. Judy Chicago: *The Birth Project*, (New York, Doubleday and Co., 1985), S. 11, 92, 106. Für weitere Schöpfungsgeschichten siehe Merlin Stone: *Ancient Mirrors of Womanhood*, (Boston, Beacon Press, 1984), und Diane Stein: *The Women's Spirituality Book*, (St. Paul, Llewellyn Publications, 1987).
2. Lina G. Straus: *Diseases in Milk*, (New York, E.P. Dutton Co., 1917), S. 51, 90-91.
3. Marija Gimbutas: *The Goddesses and Gods of Old Europe*, (Berkeley and Los Angeles, University of California Press, 1974 and 1982), und Merlin Stone: *When God Was A Woman*, (New York, Harcourt, Brace, Jovanovich, 1976). (Dt. *Als Gott eine Frau war*, München, [Goldmann], 1989.)
4. Barbara Ehrenreich and Deidre English: *Witches, Midwives and Nurses, A History of Women Healers*, (Old Westbury, NY, The Feminist Press, 1973), S. 14. (Dt. *Hexen, Hebammen und Krankenschwestern*, München, [Frauenoffensive], 1975).
5. Margot Adair: *Working Inside Out, Tools for Change*, (Berkeley, CA, Wingbow Press, 1984), S. 159.
6. *Ebd.*, S. 158-159. Diese Zitate stammen aus verschiedenen Quellen.
7. Suzanne Arms: *Immaculate Deception*, (New York, Bantam Books, 1975), S. 115.
8. *Ebd.*, S. 43-44.
9. Judy Chicago: *The Birth Project*, S. 196.
10. Barbara Seaman and Gideon Seaman, MD: *Women and the Crisis in Sex Hormones*, (New York, Rawson Associates Publishers, Inc., 1977), S. 308.
11. Muriel Nellis: *The Female Fix*, (Boston, Houghton Mifflin Co., 1980), S. 7.
12. Barbara Ehrenreich and Deidre English: *Witches, Midwives and Nurses*, S. 15. (Dt. *Hexen, Hebammen und Krankenschwestern.*)
13. Diane Stein: *The Women's Book of Healing*, (St. Paul, Llewellyn Publications, 1987).

*Kapitel 1*

# *Steinauflegen und Kristallmuster*

Das Auflegen von Steinen und Kristallmuster aus Edelsteinen zählen zu den neuesten und gleichzeitig ältesten weiblichen Heiltechniken. Die Heilarbeit mit Steinen ist zwar aus dem starken Interesse der Göttin-Frauen an Kristallen und Edelsteinen in den vergangenen zehn Jahren hervorgegangen, aber sie reicht bis in die her-story, die Geschichte von Frauen [Wortschöpfung von Feministinnen im englischsprachigen Raum im Rahmen einer neuen Frauensprache, abgeleitet von »hi-story«, der »männlichen Geschichte«, A.d.Ü.] aller Kulturen zurück. Im Quarzkristall ist ein ganzes Drittel der physikalischen Zusammensetzung der Göttin Erde enthalten. Edelsteine und Kristalle sind überall und in jeder Form erhältlich, und sie waren bei den nordamerikanischen Indianern, in Südamerika, Afrika, Europa und Ägypten bekannt und wurden zu Heilzwecken verwendet. Im alten Indien war das Heilen mit Edelsteinen eine hochentwickelte Kunst.

Noch älter als die her-story sind die Legenden und Geschichten von Atlantis, einer alten Kultur, die vor Tausenden von Jahren durch Erdveränderungen zerstört wurde, und diese Geschichten sind voll von positiven wie auch negativen Anwendungsmöglichkeiten des klaren Quarzkristalls. Der Kontinent von Atlantis war eine hochentwickelte technologische Zivilisation, die aufgrund ihrer Technologie und ihrer Probleme Übereinstimmungen mit der modernen westlichen Gesellschaft aufweist. Die wichtigste Energiequelle der Atlanter beruhte auf der Kristalltechnologie, und sie nutzten die Kraft der Kristalle und Edelsteine zu Heilzwecken – ein Heilwissen, das uns derzeit nicht zur Verfügung steht. Aber die vorhandenen Informationen über die atlantische Heilarbeit geben Grund zu der Vermutung, daß die Ursprünge des Heilens mit Edelsteinen und Kristallen in dieser sagenhaften, hochentwickelten Kultur liegen.

Heute wird verschiedenen Frauen auf medialem Wege – durch Channeln oder automatisches Schreiben von Informationen – Wissen um Kristalle und Edelsteine zuteil. Bei dieser Methode wird Frauen in meditativem Zustand unbekanntes Wissen übermittelt, das sie wortgetreu wiederholen oder aufschreiben, während sie es empfangen. Immer mehr Frauen verbinden sich mit dieser medialen Quelle und channeln gespeichertes Wissen von Heil- und Kristallarbeit aus Atlantis. Ein Großteil des Materials, mit dem sie experimentieren und das sie anwenden, erweist sich als höchst wertvoll. Und dadurch, daß sie mit diesem Material arbeiten, es lehren und weitere Experimente durchführen, entwickeln und erweitern sie ein zeitgemäßes Wissen von der Heilkunst mit Edelsteinen.[1]

Viele Frauen glauben, daß eine große Anzahl der Seelen, die in der Blütezeit der atlantischen Zivilisation gelebt haben oder bei ihrer Zerstörung umgekommen sind, jetzt reinkarniert sind. Frauen, die reinkarnationstherapeutisch arbeiten, berichten von Rückerinnerungen an frühere Leben in Atlantis oder kurz danach im alten Ägypten, wo vieles von dem atlantischen Wissen vor der Vernichtung gerettet wurde. Viele dieser Frauen arbeiten heute mit Kristallen und Edelsteinen, und einige schöpfen aus einer intuitiven Quelle, die ihnen Wissen zukommen läßt, wenn sie es zu Heilzwecken benötigen, auch wenn sie sich daran kaum oder gar nicht erinnern können. Ein Großteil der Kristall- und Edelsteinkenntnisse, die Frauen zur Verfügung stehen, wurde uns auf diese Weise rasch übermittelt und ist explosionsartig zu einem neuen und detaillierten Heilwissen angewachsen, das noch vor wenigen Jahren unbekannt war.

Über die Gründe, warum Frauen plötzlich Zugang finden zu der Kristall- und Edelsteintechnologie und ihrer Anwendbarkeit zu Heilzwecken, lassen sich nur Vermutungen anstellen. Ein möglicher Grund ist der, daß Frauen sich wieder der Göttin-Anbetung widmen und neue Heilmethoden suchen und darum in ihrer Entwicklung nun soweit sind, daß sie dieses Wissen umsetzen können, und daß gegenwärtig ein großes Bedürfnis danach besteht. Ein anderer möglicher Grund ist der, daß Frauen mediale Sensitivität erlangt haben, die zum Empfangen dieser Informationen notwendig ist, und daß Edelsteine, die für die Arbeit gebraucht werden, heute leicht erhältlich sind. Anderen Theorien zufolge steuert der Westen auf eine Krise zu – so wie Atlantis vor langer Zeit. Jetzt ist der Punkt gekommen, wo wir uns entscheiden müssen, ob wir unsere Technologie für die Verbesserung der Lebensqualität und unser Überleben einsetzen oder sie auf negative Weise nutzen wollen, was unsere Vernichtung zur Folge haben wird. Atlantis soll wegen des Mißbrauchs der Kristalltechnologie zur Unterdrückung anderer vernichtet worden sein. Viele Seelen, die diese Entscheidung in Atlantis miterlebt haben, sind jetzt auf der Erde reinkarniert. Sie setzen sich dafür ein, den weiteren Untergang einer technologischen Macht zu verhindern, in der Hoffnung, eine positive und lebensbejahende Welt zu retten. In ihrem Beharren auf echten Werten gegenüber der Technologie als Selbstzweck, der Reinigung der Erde, der Selbstheilung und dem Abstellen gegenwärtiger Mißbräuche spielen Heilerinnen eine wichtige Rolle.

Die Kunst des Steinauflegens hat den Untergang von Atlantis und die Vernichtung der Matriarchate überlebt. In der jüngeren her-story, in der Zeit nach Atlantis, arbeiteten die ägyptischen Pharaonenköniginnen, frühe Heilerköniginnen wie Mentuhotep (2300 v. Chr.) und Kleopatra (69–30 v. Chr.)[2], ausgiebig mit farbigen Steinen, die sie in Heilmuster legten. Die ägyptische Heilkunst genoß im Nahen Osten und Afrika hohes Ansehen, und Heiler aus den verschiedensten Ländern reisten nach Ägypten, um bei diesen Frauen zu lernen. Dieses Wissen wurde durch Schüler im Mittelmeerraum verbreitet und gelangte dann über Griechenland nach Europa. Auch Indien war als Heilzentrum bekannt und behauptete wie Ägypten von sich, verschiedene Heiltechniken einschließlich der Edelsteinarbeiten erfunden zu haben. Die Arbeit mit farbigen Edelsteinen und Kristallen war in Indien eine hochentwickelte Kunst, wahrscheinlich seit matriarchalen Zeiten. In mehreren nordamerikanischen Indianerstämmen trugen Schamanen und Medizinfrauen Kristalle in ihren Medizinbeuteln und arbeiteten mit Kristallmustern, und im nordamerikanischen Südwesten fand besonders der Türkis Anwendung in der Heilung.

In Afrika wurden die Ahnfrauen der westafrikanischen Marktfrauen als Seeleute und Erforscherinnen verehrt. Vielleicht waren schwarze Seefahrerinnen die alten phönikischen Händler, die lange vor Kolumbus die Welt bis nach Nord- und Südamerika und in den Orient befuhren. Während ihrer Aufenthalte in Ägypten und

Griechenland konnten diese Frauen von der Arbeit mit Edelsteinen erfahren haben, und durch ihre Reisen wurde das Wissen in der ganzen Welt verbreitet. Verblüffende Ähnlichkeiten zwischen der indischen Göttin Sarasvati, der chinesischen Göttin Kuan-yin und der südamerikanischen Göttin Chalchihuitlicue deuten darauf hin, daß die alten Kulturen voneinander wußten oder einen gemeinsamen Ursprung wie Atlantis hatten. In der Kunst werden diese Göttinnen sehr ähnlich dargestellt, und sowohl Kuan-yin als auch Chalchihuitlicue werden durch Jade symbolisiert, einem heilenden Edelstein von großer Kraft. Aufgrund dieser Ähnlichkeiten sowie der Parallelen im Edelsteinwissen wird angenommen, daß schon in alten Zeiten ein weltweites Kommunikationsnetz bestand und die Welt früher durch die phönikischen Seefahrerinnen verbunden war. Doch jetzt können nur Vermutungen angestellt werden, da diese Art der Kommunikation und die her-story verlorengegangen sind, vernichtet durch die erdgeschichtlichen Katastrophen, die Atlantis untergehen ließen, und durch das Chaos, das den Matriarchaten ein Ende bereitete. Aber auch wenn die Zeugnisse noch so unwahrscheinlich sind und es an stärkeren Beweisen fehlt, sind sie dennoch faszinierend und genauso gültig wie das, was Männer über die Vergangenheit von Frauen geschrieben haben.

Ob die Ursprünge der Kristallarbeit und des Steinauflegens in Atlantis oder den alten Matriarchaten liegen oder völlig neue Methoden darstellen, ist weniger wichtig als ihre heutige Anwendung von Frauen und die mit ihnen erzielten Erfolge. Das Wissen in diesem Bereich, an das frau sich wieder erinnert, wächst schnell und wird Frauen zur direkten Anwendung übermittelt. Mit der Technik des Steinauflegens kann nicht nur ein körperliches Un-Wohlsein aufgelöst werden, sondern ihre

Stärke liegt in der Arbeit an den emotionalen Ursachen, auf die viele körperliche Erkrankungen zurückzuführen sind. Durch den Gebrauch von Kristallen und Edelsteinen – besonders durch das Steinauflegen – befreien Frauen ihr Sein von den emotionalen Verletzungen seitens des Patriarchats, verarbeiten Probleme und bestätigen ihre auf die innere Göttin bezogene Selbstliebe. Diese Art der Heilung ist insofern wichtig, da die physische Manifestation von Un-Wohlsein (fehlendes Wohlsein) eine Widerspiegelung der weltweit bekannten unsichtbaren Schichten des nichtphysischen Körpers darstellt.

Während im medizinischen System lediglich die physischen Symptome der Frauen beseitigt werden, konzentriert sich die Behandlung in der weiblichen Heilkunst auf die Ursachen der Symptome und auf die übernatürlichen unsichtbaren Schichten. Mittlerweile wurde wissenschaftlich nachgewiesen, daß der Körper von einem elektrischen Feld umhüllt ist, das Heiler als die Aura bezeichnen. Die den physischen Körper umgebende und auf ihn einwirkende Aura setzt sich aus vier unsichtbaren Körpern zusammen, die wiederum in acht Energie- oder Lichtebenen unterteilt sind.[3] Im esoterischen Denken ist sie der Sitz der Seele oder des Seins, und durch sie wird auch die Gesundheit und Entwicklung des physischen Körpers beeinflußt.

Im folgenden werden die Ebenen und Chakren der Reihe nach beschrieben. Der erste der vier Körper, der dem physischen Körper am nächsten ist, wird *Ätherkörper* genannt. Im Grunde ist er ein energetisches Gegenstück zum physischen Körper der Frau, eine den Körper umhüllende rötlich-schwarze Linie von vibrierendem Licht. Dieses energetische Gegenstück, auch die physische Körperaura genannt, steuert die weibliche Gesundheit. Krankheiten manifestieren sich zunächst auf dieser Ebene und können aufgelöst werden, bevor sie als körperlicher Schmerz wahrgenommen werden. Die Chakren, acht große (und viele kleinere) Energiezentren, die beim Steinauflegen direkt aktiviert werden, sind am Ätherkörper angesiedelt.

Weiter entfernt vom physischen Körper befindet sich neben dem Ätherkörper der **Emotionalkörper**. Auf dieser Energieebene werden Emotionen erzeugt, die über den Ätherkörper zum physischen Körper geleitet werden. Emotionen sind für die weibliche Gesundheit von großer Bedeutung. Jede Frau hat die Erfahrung gemacht, daß sie von ihrem Chef, Partner oder schreienden Kind aus der Fassung gebracht und daraufhin von Kopfschmerzen oder Übelkeit geplagt wurde. Ist eine Frau emotional ausgeglichen und stabil, fühlt sie sich gesundheitlich besser. Louise Hay zeigt in ihrer Arbeit emotionale Ursachen für praktisch jedes körperliche Un-Wohlsein auf.

Emotionen können nicht nur vorübergehend auftreten, sondern auch gespeichert werden. Unterdrückte Wut richtet sich nach innen und löst physische Krankheiten aus. Wut ist die Hauptursache für Krebs, Geschwüre, Kopfschmerzen, Migräne und Arthritis. Nicht verarbeitete Emotionen bleiben im Emotionalkörper, im Unterbewußtsein, und treten später in gesundheitsschädigender Form an die Oberfläche. In der weiblichen Heilkunst, und das gilt in besonderem Maß für das Steinauflegen, geht es in erster Linie darum, blockierte Emotionen aufzulösen, wodurch körperliches Un-Wohlsein behoben wird. Indem der Emotionalkörper von zurückgehaltenen Schmerzen, Angst und emotionalen Problemen gereinigt wird, kommen Frauen dem Zustand des Wohl-Seins immer näher. In einer Gesellschaft, in der das Rauslassen von Wut oft gefährlich oder mit negativen Folgen verbunden ist, kommt der Heilarbeit mit Edelsteinen eine besondere Wichtigkeit zu.

Der dritte Aurakörper, der **Mentalkörper,** setzt sich aus zwei Ebenen zusammen. Diese unsichtbare Schicht umfaßt das rationelle und imaginative Denken bzw. die niedere und höhere Mentalkörper-Ebene. Das rationelle Denken, der niedere Mentalkörper, ist für die meisten von uns im Alltagsleben vorherrschend. Es ist der analytische, konkrete Geist, der Teil des weiblichen Seins, der die Zeitung liest und Lebensmittelrechnungen zusammenzählt. Auf dieser Ebene treffen Frauen Entscheidungen, aus denen bewußte Ideen hervorgehen, und diese durch den Emotionalkörper und Ätherkörper geleiteten Ideen werden materielle Wirklichkeit. Auf der nächsten Ebene wird das rationelle Denken von der Imagination (dem höheren Mentalkörper) beeinflußt, wo Gedanken nicht das erschaffen, was ist, sondern was sein kann.

In der weiblichen Heilkunst sind das Denken und die Imagination wichtige Hilfsmittel, da sie Einfluß auf Gesundheit oder Un-Wohlsein ausüben können. Nehmen wir an, daß eine Frau bei ihrer Brustuntersuchung einen kleinen Knoten entdeckt. Während sie auf ihren Biopsie-Termin wartet, stehen ihr zwei Möglichkeiten zur Verfügung, ihr Denken und ihre Imagination einzusetzen: Sie kann sich vorstellen, daß der Knoten gutartig ist, was in 80 Prozent der Fälle von Brustknoten zutrifft, oder sie kann sich das ganze Szenario ausmalen, wie sie an Brustkrebs stirbt. Der Trick und die Gefahr hierbei liegen darin, daß das, was frau sich vorstellt, oft auch Wirklichkeit wird. Indem sich die Frau eine Katastrophe ausmalt, bewirkt sie, daß dieses Bild von ihrer rationellen, niederen Mentalebene erfaßt und angenommen wird, und von diesem Augenblick an übernehmen die Emotionen in Form von völliger Angst die Macht, und diese Emotionen wiederum leiten die Angst zum Ätherkörper, und jetzt ist die Wahrscheinlichkeit hoch, daß das negative Bild Wirklichkeit wird. Wenn aber die Frau dieses Bild von sich weist und statt dessen ihr Vertrauen darauf setzt, daß der Knoten gutartig ist, leitet sie **dieses** Bild weiter und erhöht damit ihre Chancen, daß der Knoten harmlos ist.

Führen wir dieses Beispiel einen Schritt weiter, kann die Frau, die von der Harmlosigkeit des Knotens überzeugt ist, ein Bild erschaffen, mit dem sie ihrem, physischen Körper mitteilt, was er tun soll. Stellt sie sich vor, daß der Knoten in ihrer Brust schrumpft, bis er sich aufgelöst hat, ist er aller Wahrscheinlichkeit nach verschwunden, wenn sie ihren Arzt aufsucht. Diese Anwendungsmöglichkeit der Mentalkörper-Ebenen bildet die Grundlage des spirituellen Heilens. Zusammen mit der weiblichen Intuition gehen hier Medizin und Heilung einher. Frau »wissen« oft vor der Biopsie, ob der Knoten bösartig oder gutartig ist.

Der vierte unsichtbare weibliche Körper ist der **Spiritualkörper.** Er besteht aus drei Ebenen mit physischen Koordinaten und einer Ebene, die über die drei anderen hinausgeht. Sie werden als der niedere, mittlere und höhere Spiritualkörper und der Transpersonale Punkt bezeichnet und dienen zur Übermittlung der inneren Göttin durch das weibliche Sein. Je stärker eine Frau sich als Teil der Göttin akzeptieren kann und je offener sie dafür ist, um so mehr Heilkraft vermag sie vom Spiritualkörper auf die mentale, emotionale und ätherische Ebene und in das physische Sein zu übertragen. Auf dieser Ebene kann eine Frau zum Kanal für Heilenergie und Heilwissen aus Atlantis, dem Höheren Selbst, dem Unbewußten, der inneren Göttin werden, die sie für sich selbst oder für andere einsetzen kann.

In Zusammenhang mit dieser sehr knappen Beschreibung der vier Körper sind die ihnen zugeordneten Farben zu erwähnen, die im Steinauflegen, in der Arbeit mit Edelsteinen und Kristallen, der Farbtherapie und anderen Formen der weiblichen Heilkunst eine grundlegende Rolle spielen.

| | |
|---|---|
| Ätherkörper | Schwarz und Rot |
| Emotionalkörper | Orange |
| Mentalkörper | Gelb (niedere Mentalebene) |
| | Grün (höhere Mentalebene) |
| Spiritualkörper | Blau und Blaugrün (niedere Spiritualebene) |
| | Indigoblau (mittlere Spiritualebene) |
| | Violett (höhere Spiritualebene) |
| | Weiß bzw. Farblos (Transpersonaler Punkt) |

Die auf dem Ätherkörper angelegten Chakren sind Energiewirbel, von denen acht eine bedeutsame Funktion haben. Beim Steinauflegen werden diese Zentren direkt angesprochen, denn auf jedes Chakra werden Edelsteine gelegt, so daß Farbe und Licht durch die vier Energiekörper geleitet werden. Alle Chakren haben ihren Standort am physischen Körper und verfügen über eine Reihe von Eigenschaften und Heilanwendungen. Obwohl mit dem Steinauflegen ein einzelnes Chakra energetisiert beziehungsweise geheilt werden kann, werden gewöhnlich alle Zentren in die Legemuster einbezogen, um die Frau im ganzen in ein Gleichgewicht zu bringen. Die Chakren korrespondieren mit den vier Körpern und den ihnen zugeordneten Farben. Bei den Farben handelt es sich um die Regenbogenfarben, das Spektrum des sichtbaren Lichts, von Schwarz bis Weiß/Farblos und den sieben Farben dazwischen.

Das **Wurzel-Chakra** ist an der Vagina lokalisiert. Seine Farben sind Schwarz und Rot. Manchmal werden schwarze Steine an die Füße und direkt auf das Wurzelzentrum gelegt, um die Frau mit der Erde zu verbinden. Schwarz ist die Farbe der Erde und des Leibesinneren. Wenn es um Beruhigung und Erdung des Wurzelzentrums einer Frau geht oder bei Problemen wie Angst, Zerrissenheit, Suchtentziehung, Aufgeben von Gewohnheiten, Furcht oder Schmerzen sind ihre Heilfarbe und Heilsteine schwarz. Weiterhin finden schwarze Edelsteine Anwendung bei Dickdarmentzündung, Durchfall, der Genesung von Abtreibungen und Fehlgeburten, Beschwerden in den Wechseljahren, Menstruationsproblemen und der emotionalen Unfähigkeit, sich vorwärts zu bewegen. Schwarz korrespondiert auch mit Tod, früheren Leben, Karma und Reinkarnation.

Rot als der Manifestationsaspekt der Gebärmutter ist traditionell die aktivierende Farbe des Wurzel-Chakras. Sie korrespondiert mit Leben und Tod, Fruchtbarkeit, Blut und physischem Überleben. Anwendungsbereiche des roten Wurzelzentrums sind: Herbeiführen der Menstruation, Gebärmutter, Lebenskraft-Energie, rote Blutkörperchen, Blutkreislauf, Schwangerwerden, Menarche, übermäßig starke Monatsblutung, Hitze, schwerer werdende Depression, AIDS, Leukämie, Krebs und Verstopfung. Rote Steine stimulieren das Wurzelzentrum, während schwarze der Beruhigung und Stabilisierung dienen. Die Farben entsprechen dem Ätherkörper, der den physischen Körper widerspiegelt.

Orange ist die Farbe des Emotionalkörpers, und das

Chakra befindet sich am Unterleib zwischen Schambein und Nabel. Das **Unterleibs-Chakra** ist der Sitz der Emotionen, besonders der seit langem gespeicherten Emotionen und ersten Eindrücke. Sexualprobleme sind bei Frauen an den Eierstöcken und bei Männern an der Milz lokalisiert. Bei Fruchtbarkeits- und Menstruationsproblemen kommt es zu Überschneidungen mit dem Wurzelzentrum. Orange aktiviert das Zentrum, während orangebraune/braune Edelsteine es beruhigen und in ein Gleichgewicht bringen. Bei Frauen, die an Asthma, Allergien, Epilepsie, Husten, Nierenproblemen und Arthritis leiden, ist die Arbeit an diesem Chakra angezeigt. Ferner hängen Probleme mit vorzeitigem Orgasmus, dem Wiederaufnehmen sexueller Beziehungen nach schmerzvollen Erfahrungen, Ovarialzysten und Menstruationsschmerzen mit diesem Zentrum zusammen.

Der Mentalkörper umfaßt zwei Chakren, das Solarplexus-Chakra und das Herz-Chakra (niederer und höherer Mentalkörper). Das dem rationellen Denken entsprechende **Solarplexus-Chakra** liegt direkt über dem Nabel, und seine traditionelle Farbe ist gelb. Ihm werden Störungen der Assimilation zugeordnet. Dazu zählen die Nahrungsaufnahme und -verteilung, Ideen, Energie und übersinnliche Eindrücke. Gelb aktiviert das Zentrum, während es durch gelbgrüne Edelsteine ausbalanciert wird, wenn es um Diabetes, Hypoglykämie, Eßstörungen, Verdauungsbeschwerden, Geschwüre, Entzündungen des Harnsystems, Apathie, Erschöpfung, das Steigern der geistigen Wachheit, schwerer werdende Depression, Willenskraft und Visualisierung geht.

Die imaginative Ebene des Mentalkörpers ist am *Herz-Chakra* lokalisiert, einem Zentrum, das sich unter dem Brustbein zwischen den Brüsten befindet. Störungen des Herz-Chakras werden besonders durch die patriarchale Gesellschaft verursacht, und hierbei handelt es sich buchstäblich um gebrochene Herzen (Herzerkrankung), Stärkung des Thymus/Immunsystems, Blutkreislauf, Infektionen, Einsamkeit, Liebe, Selbstbild, Vertrauen und Genesung von Mißhandlungen in der Kindheit oder in Beziehungen. Grün als die traditionelle Farbe und Rosa balancieren das Chakra aus. Mit dem Herz-Chakra verbundene Hauptprobleme sind das Geben und Empfangen von Liebe, nicht im sexuellen (Emotionalkörper/orange) Sinn, sondern in allumfassender, mitfühlender Hinsicht. Herz-Chakra-Edelsteine stimulieren auch die Imagination, das Kind in der Frau.

Der Spiritualkörper hat drei Chakren zuzüglich des Transpersonalen Punktes, der außerhalb des physischen Körpers lokalisiert ist. Das Chakra des niederen Spiritualkörpers ist das **Kehlkopf-Chakra** und liegt oberhalb des Kehlkopfes. Seine traditionelle Farbe ist hellblau, aber Blaugrün (eine Mischung aus Blau und dem Grün des Herzzentrums) dominiert bei den Edelsteinen. Die Kehle bzw. der Hals ist das Zentrum der Kommunikation und des Ausdrucks sowie aller möglichen Formen der Kreativität. Zu seinen Heilanwendungen zählen Halsentzündungen, Kehlkopfentzündungen, die Stimme, Schmerzen, Entzündungen und Schwellungen, Verbrennungen, Kopfschmerzen, Migräne, Erstickungsanfälle, kreative Blockaden, Genesung von Vergewaltigung und Inzest sowie das Gehör. Frauen werden dazu erzogen, Ausdrucksformen wie Wut, Schmerz und Entrüstung über das System zurückzuhalten. Verinnerlichte Wut ist die Ursache der meisten mit dem Kehlkopf-Chakra verbundenen Probleme. Wut ist auch die Ursache von mehr Krankheiten als jede andere Emotion, aber positiv genutzt, ist sie auch eine Quelle der notwendigen Veränderung und Befreiung.

Die mittlere Spiritualebene befindet sich an der Stirn oder dem **Dritten Auge** mit der Farbe Indigo. Eine alternative Farbe bei Edelsteinen ist opakes Weiß. Die das Chakra betreffenden Heilanwendungen sind der Ausgleich der Hormondrüsen, Regulierung der Monatsblutung, Augen und Sinne, multiple Sklerose, Kopfschmerzen, Geistes- und Nervenkrankheiten, degenerative Erkrankungen, weiße Blutkörperchen, das lymphatische/Immunsystem, schwächer werdende Monatsblutung, Erkältung, Grippe, Lungenentzündung, übersinnliche Entwicklung, Hellsehen und innere Heilung. Das Zentrum liegt über der Hypophyse, der wichtigsten Drüse für den Hormonausgleich im Körper, und es ist die weibliche Kraft der Intuition und des Wissens.

Violett ist die Farbe des **Scheitel-Chakras**, der höheren Ebene des Spiritualkörpers. Das Zentrum ist oben auf dem Haupt lokalisiert, dort, wo beim Baby die Fontanelle nach der Geburt offen ist, und es ist die Verbindung der Frauen zur Göttin. Bei folgenden Problemen, die mit diesem Chakra zusammenhängen, werden violette Edelsteine angewendet: degenerative Krankheiten, Sehkraft, lymphatisches/Immunsystem, streßbedingte Störungen, Kopfschmerzen, Schlaflosigkeit, weiße Blutkörperchen, Angst, Geistes- und Nervenkrankheiten, Tumore, Schlaganfälle, innere Ruhe und jegliche Probleme, die den Kopf und das Gehirn betreffen.

Oberhalb des Scheitels liegt einige Zentimeter vom physischen Körper entfernt der **Transpersonale Punkt**. Die gesamte Aura-Heilung wird aus diesem Chakra geschöpft, wobei vor allem klarer Quarzkristall als sein Edelstein angewendet wird. Wenn das ganze Energiefeld des Körpers vereinigt und gereinigt werden soll und nicht nur ein bestimmtes Chakra, werden ausschließlich klare Steine verwendet. Der Transpersonale Punkt ist der Sitz der Göttin und der inneren Göttin, er ist die Quelle des Channelns von Heilwissen, und von ihm aus strömt die Heilenergie durch alle Zentren.

Die Edelsteinfarben für die acht wichtigsten Chakren sind folgende:

| Chakra | Aktivierende Farbe | Ausgleichende Farbe | Komplementär-/ entgegengesetzte Farbe |
|---|---|---|---|
| Wurzel | Rot | Schwarz | Grün |
| Unterleib | Orange | Braun | Blau |
| Solarplexus | Gelb | Gelb-Grün | Violett |
| Herz | Grün | Rosa | Rot |
| Kehlkopf | Blau | Blaugrün | Orange |
| Drittes Auge | Indigo | Weiß | Orange |
| Scheitel | Violett | Weiß | Gelb |
| Transpersonaler Punkt | Klar | Klar | Klar |

Beim Steinauflegen werden die Farben der Chakren und der vier Körper in Edelsteinenergien umgewandelt. Die verschiedensten Steine in den Farben des entsprechenden Zentrums eignen sich zu diesem Zweck. Aktivierende und ausbalancierende Farben werden am häufigsten verwendet. Während der Behandlung liegt die zu heilende Frau flach am Boden oder auf einem Tisch, und Steine für jedes Chakra werden auf ihre Chakra-Zentren aufgelegt. Die Form der Edelsteine ist beliebig – ungeschliffen, poliert, geschnitten, geschliffen oder facettiert –, sofern sie angenehm leicht sind. Für jedes Chakra können verschiedene Edelsteinarten oder auch nur eine Art verwendet werden. Ein Stein oder auch viele können auf jedes Chakra plaziert werden. Wunderschöne Legemuster entstehen durch das Auflegen von verschiedenen Steinen.

Die Frau, die die Heilung empfängt, und die Heilerin arbeiten zusammen. Empfindet eine der Frauen einen Stein als unbehaglich, wird er nicht genommen. Wünscht die zu Heilende, daß ein bereits aufgelegter Stein an eine andere Stelle gesetzt oder gar entfernt werden soll, befolgt die Heilerin ihren Wunsch. Möchte die Frau, daß ein Stein auf ein Chakra gelegt wird, mit dessen Farbe er nicht korrespondiert, ist das in Ordnung, und wenn die Intuition der Heilerin sagt, daß mit diesem Stein auch andere versetzt werden sollen, folgt sie ihrer inneren Stimme. Ein Stein, der sich auf dem Körper zuerst angenehm anfühlt, kann sich verändern, wenn seine Energie absorbiert ist. Bewegt sich ein Stein von der Stelle weg, an den ihn die Heilerin gelegt hat, läßt sie ihn dort liegen, wo er zum Stehen gekommen ist, und wenn er von selbst vom Körper wegspringt, ist er für diese Heilung nicht geeignet. Die beiden Frauen bestimmen gemeinsam, welche Steine für die Heilung benutzt werden und wo und wie lange sie aufliegen sollen.

Sinn und Zweck des Steinauflegens liegen darin, Wohl-Befinden herbeizuführen, indem ätherische, emotionale, mentale oder spirituelle Blockierungen aufgelöst werden. Bei diesem Vorgang lösen sich Spannungen, so daß es bei der Frau zu einer emotionalen Reinigung kommen kann. Normalerweise bedeutet das, daß sie weint und über ihre Probleme reden möchte. Möglicherweise bringt sie aber auch Wut oder Groll zum Ausdruck. Vielleicht spannt sie die Muskeln an oder ballt die Fäuste. Vielleicht lacht sie oder gerät in Panik, oder es geht ihr vorübergehend noch schlechter. Es ist die Aufgabe der Heilerin, Ermutigung und Unterstützung zu geben und sich vorurteilsfrei zu verhalten, so daß sich die Frau geborgen fühlen kann, um diese Emotionen freizulassen und zu reden. Versichere ihr, daß dies Teil der Heilung und das Loslassen positiv ist.

Beide Frauen wissen, wann die Behandlung abgeschlossen ist. Nach ihrem emotionalen Ausbruch liegt die Frau nun ruhig und entspannt da. Wenn sie in einen meditativen Zustand getreten ist oder wenn ihr Astralkörper ihren physischen Körper verlassen hat, kehrt sie ins Hier und Jetzt zurück. Jetzt ist der Zeitpunkt gekommen, in dem die Heilerin die restlichen Steine von den Chakren der Frau abnimmt. Bevor sie die Steine wieder verwendet, reinigt sie sie, indem sie sie in den Rauch von Räucherstäbchen hält oder mit Salzwasser abwäscht. Die Frau bleibt weiterhin ruhig liegen, bis sie voll und ganz in die Gegenwart zurückgekehrt ist, und steht dann langsam auf. Nach einer Behandlung wird sie sich gewöhnlich benommen, aber entspannt und gut fühlen und vielleicht müde sein. Die Heilerin legt ihre Hände auf den Boden, um sich von den Energien, die sie aufgenommen hat, zu befreien.

Im folgenden wird dargestellt, wie die Steine in einer Kristallheilung aufzulegen sind. Diese auf persönlichen Erfahrungen beruhenden Informationen sind stark von Katrina Raphaells Büchern *Wissende Kristalle* und *Heilen mit Kristallen* beeinflußt; bei beiden Büchern handelt es sich um gechanneltes Material.[4] Vor Beginn der Behandlung wird eine Decke oder ein kleiner Teppich auf dem Boden ausgebreitet, damit die Frau bequem liegen kann. Der Heilerin sollte genügend Platz zur Verfügung stehen, so daß sie sich ungehindert um sie herum bewegen kann. Da die ruhig daliegende Frau leichter friert als die Heilerin, die sich während der Arbeit bewegt, sollte es im Raum warm sein. Ferner ist auf eine ruhige Umge-

| Shakra | Körper | Farbe | Anwendungsbereiche |
|---|---|---|---|
| Wurzel | Physisch/Ätherkörper | Schwarz | Angst, Geerdetsein, Süchte, Furcht, Schmerz, Dickdarmentzündung, Durchfall, Genesung von Abtreibung/Fehlgebart, Wechseljahre, Vorwärtsbewegung, Karma, Tod, Reinkarnation, frühere Leben |
| Unterleib | Emotionalkörper | Rot | Gebärmutter, Menstruation, Fruchtbarkeit, Lebenskraft, rote Blutkörperchen, Blutkreislauf, Hitze, Verstopfung, AIDS, Leukämie, Krebs |
| Solarplexus | Niedere Mentalebene | Orange/Braun | Eierstöcke, Milz, Sexualität, Orgasmus, Fruchtbarkeit, Asthma, Allergien, Epilepsie, Arthritis, Menstruation, Eindrücke, Visualisierung, Ovarialzysten, Endometriose, Husten |
| Herz | Höhere Mentalebene | Gelb/Gelbgrün | Assimilation, Ernährung, Ideen, Energie, übersinnliche Eindrücke, Diabetes, Verdauung, Eßstörungen, Geschwüre, Apathie, Erschöpfung, Willenskraft, Visualisierung, Depression, Harnsystem |
| Kehlkopf | Niederer Spiritualkörper | Grün/Rosa | Herzerkrankung, Blutkreislauf, Immunsystem/Thymus, Liebe, Einsamkeit, Selbstbild, Vertrauen, Mißhandlung in der Kindheit, Geben, Mitgefühl, Empfangen von Liebe, Imagination, Infektionen |
| Drittes Auge/Stirn | Mittlere Spiritualebene | Blau/Blaugrün | Wut, Kommunikation, Ausdruck, Kreativität, Stimme, Verbrennungen, Heiserkeit, Kehlkopfentzündungen, Erstickungsanfälle, Kopfschmerzen, Migräne, Genesung von Vergewaltigung und Inzest, Entzündungen, Schwellungen, Ohren |
| Scheitel | Höhere Ebene | Indigo/Weiß | Endokrinsystem-Ausgleich, Monatszyklus, Augen, Sinne, multiple Sklerose, Kopfschmerzen, degenerative Krankheiten, weiße Blutkörperchen, Immunsystem, Erkältungen, Grippe, Nebenhöhlen, übersinnliche Entwicklung, Hellsehen, Geisteskrankheiten, Lungenentzündung |
| Transpersonaler Punkt | Spirituelle Ebene | Violett | Degenerative Krankheiten, Sehkraft, Immunität, weiße Blutkörperchen, Kopfschmerzen, Schlaflosigkeit, Ängstlichkeit, Beruhigung, Kopf, Gehirn, Streß |
| | | Klar | Verbindung zur Göttin, Heilung der gesamten Aura, Channeling, Wissen, Vereinigen, Reinigen, Vitalisieren, Schutz |

bung zu achten, nach Belieben kann unaufdringliche New Age-Musik im Hintergrund laufen. Abends ist Kerzenlicht zu empfehlen. Die zu heilende Frau sollte lockere Kleidung, keine schweren Gürtel und nicht übermäßig viel Schmuck tragen. Einige Heilerinnen bestehen darauf, daß der Schmuck abgelegt wird. Unbekleidet zu sein, ist nicht nötig, wichtig ist aber, daß die Frau es bequem hat. Die Heilerin kann zu Beginn Räucherstäbchen aus Salbei anzünden und auch auf diese Weise die Behandlung abschließen.

Mit der Heilung kann begonnen werden, wenn die Frau entspannt auf dem Rücken liegt; ihre Beine und ihr Kopf sind gerade und ihre Arme an den Seiten. Plaziere zunächst ein Muster aus klaren Quarzkristallen um sie herum, einen Stein in jede Hand mit der Spitze nach außen oder neben jede Hand mit der Spitze von ihrem Körper abgewandt. Weitere Quarzkristalle mit den Spitzen auf ihren Kopf weisend werden unterhalb der Füße und mit den Spitzen entweder von ihrem Scheitel abgewandt oder auf ihn weisend oberhalb ihres Kopfes gelegt. Überlaß es deiner Intuition, in welche Richtung die Spitzen dieser Kristalle zeigen, oder verwende zweiendige Steine. Die Kristalle dienen dazu, Erdenenergie in den Körper der Frau von den Füßen zum Kopf oder in die entgegengesetzte Richtung, vom Scheitel bis zu den Zehen, zu leiten. Soll die Frau geerdet werden, weisen die Kristallspitzen auf ihre Füße und nicht in die andere Richtung.

Jetzt kannst du anfangen, farbige Edelsteine auf die Chakren, von den Füßen aufwärts, aufzulegen. Meine Heilsteine, die ich in einem Samtbeutel aufbewahre, breite ich neben der Frau auf der Decke aus. Es sind Steine in allen möglichen Formen – ungeschliffene, geschliffene und polierte Steine, Cabochons, Perlenketten und Edelsteineier. Für jedes Chakra/jede Farbe stehen mir verschiedene Steine und etwa ein halbes Dutzend schmale, sieben bis dreizehn Zentimeter lange, einendige Quarzkristalle aus Brasilien zur Verfügung.

Ich lege einen Rauchquarz zwischen den Fußknöcheln der Frau auf den Boden und weitere Steine, Rauchquarz, schwarzer Turmalin oder Hämatit, auf ihre Oberschenkel. Direkt auf ihr Wurzelzentrum über dem Schambein plaziere ich behutsam eine Hämatitsplitterkette. Zu den schwarzen Steinen in meiner Sammlung zählen ein schwarzer Turmalin-Stab, ein ovaler polierter Hämatit, die Hämatitsplitterkette, ein polierter Turmalin-Quarz und eine kleine schwarze Achat-Geode mit Rauchquarz-Kristallen in der Mitte. Rote Steine für das Wurzelzentrum sind in kleinerer Auswahl vorhanden – eine ungeschliffene rote Granatkugel und ein polierter Heliotrop. Bei Frauen ist es in der Regel eher angebracht, dieses Chakra zu beruhigen und in ein Gleichgewicht zu bringen, als es zu energetisieren, und viele empfinden die roten Steine als zu »heiß« und unangenehm.

Als nächstes ist das Unterleibs-Chakra an der Reihe. Für dieses Chakra verwende ich mehrere polierte Karneol-Achate und einen roten (ziegelrot/orange) Quarzkristall. Die Karneole lege ich zwischen den Beckenknochen quer auf den Bauch und den roten Quarz zwischen Wurzelzentrum und Unterleibs-Chakra. Frauen mit Menstruationskrämpfen, Uterus- oder Ovarialzysten, Endometriose oder Fruchtbarkeitsproblemen sprechen auf diese Steine oft an. Während einige sie als angenehm empfinden, möchten andere sie entfernt haben. Wenn einer Frau diese Steine Unbehagen bereiten, nehme ich sie weg und lege statt dessen klare Quarzkristalle oder Steine in den Komplementärfarben wie Lapislazuli oder Chrysokoll auf. Ein poliertes Tigerauge oder ein orange/

brauner Achat paßt ausgezeichnet zwischen Unterleibs-Chakra und Solarplexus.

Für das Solarplexus-Chakra umfaßt meine Sammlung polierte Tigeraugen und Zitrine, ungeschliffene Topas-Kristalle und eine Kette aus Malachitperlen, die sich gut als Brücke zwischen Solarplexus und Herz eignet. Auch der Malachit ist ein Stein, den einige Frauen mögen und von dem sie mehr haben möchten (ich habe auch ein Malachitei), während andere ihn als unangenehm empfinden. Der Malachit ist für seine Eigenschaft bekannt, Probleme zu durchdringen, Dinge aus dem Inneren an die Oberfläche zu bringen.

Für das Herzzentrum stehen viele Edelsteine zur Verfügung, da Herzprobleme in der Frauenwelt normal sind. Ich lege ein Rosenquarzei in die Vertiefung am Brustbein der Frau und eine Rosenquarz-Perlenkette über ihren Brustkorb und ihre Brüste. Eine Perlenkette aus grünen Aventurinen paßt hervorragend zwischen Herz und Schulter und ein polierter Rhodochrosit zwischen Solarplexus und Herz. Ein kleiner ungeschliffener Kunzit und ein größerer Kunzit-Stab machen sich gut neben dem Rosenquarzei oder auf beiden Seiten von ihm. Emotionale Ausbrüche können hier ihren Anfang nehmen, wobei die Frau zunächst ruhiger wird. Achte sorgfältig auf ihre Stimmung.

Für das Kehlkopf-Chakra und den Schulterbereich ist der Chrysokoll mein wichtigster Edelstein. Diese allheilende Energie empfehle ich den meisten Frauen. Er ist ein innerer Heiler, hebt die Stimmung, öffnet das Kehlkopf-Chakra und regt die Kreativität an. Im Gegensatz zu Katrina Raphaell ziehe ich die weiche, hauptsächlich aus Peru stammende Form dem härteren Gem Silica vor. Wenn diese Steine aufgelegt sind, fangen viele Frauen an, über ihre Probleme zu reden. Ich lege drei oder vier

Steine in eine Reihe zwischen den Schultern und oft einen in die Halsgrube selbst. Auch eine Splitterkette aus blauen Topasen sowie Zölestin, blauer Bandachat und Aquamarin sprechen auf dieses Chakra an. Ein rundpolierter Lapislazuli paßt gut auf die Kehle und eignet sich auch für das Dritte Auge. Lapislazuli gilt traditionell als ein Allesheiler und eine weitere Energie, die Probleme durchdringt, manchmal jedoch nicht allzu behutsam. In der Kristallheilung sollte er zusammen mit Rosenquarz oder Amethyst verwendet werden.

Zu meinen Stirn-Chakra-Edelsteinen gehören ein großer, polierter Sodalith und ein flacher, ungeschliffener quadratischer Mondstein, die für den kleinen Bereich genügen. Viele Frauen, die den Mondstein zuerst als angenehm empfinden, wollen ihn ziemlich schnell entfernt haben. Ich ersetze ihn durch Sodalith oder Lapislazuli, der sich sowohl für das Stirn-Chakra als auch für das Kehlkopf-Chakra eignet. Einige Frauen mögen Mondstein und Sodalith (oder Lapislazuli), und einer dieser Steine kann zwischen den Augenbrauen liegen. Azurit, Gem Silica und dunkelblauer Fluorit sind ebenfalls verwendbar.

Mein violetter Edelstein für das Scheitel-Chakra, ein Amethyst, kann auf den Kopf einer liegenden Frau nicht aufgelegt werden, so daß ich ihn oberhalb ihres Kopfes auf den Boden plaziere. Einige Amethyste, ein Ei aus Brasilien, eine mexikanische Spitze und ein polierter Stein aus Kanada, lege ich entweder um den Kopf der Frau herum oder manchmal in ihre Hände. Die bereits plazierten klaren Quarzkristalle sind für den Transpersonalen Punkt bestimmt. Sie leiten den Fluß der Energie von allen Edelsteinen durch die Chakren. Die Aufzählung der von mir verwendeten Steine stellt nur eine Möglichkeit dar. Steine in jeder der Chakren-Farben sind nützlich, und für jede Farbe steht eine große Auswahl zur Verfügung. Verlaß dich bei deinen Entscheidungen auf deine Intuition, ohne sie rationell erklären zu wollen.

Von meinen Edelsteinen ist die Geode ein interessantes Hilfsmittel. Es ist eine fast runde Kugel aus gelbbraunem Gestein mit einem Hohlraum in der Mitte, und das Innere des schwarzen Achats ist mit Rauchkristallen gefüllt. Geoden ziehen Energien heraus und wirken hervorragend auf Schmerzbereiche oder Stellen, an denen die Energie blockiert ist. Auch bei Massagen leisten sie gute Dienste. Meine Geode ist klein und leicht, vielleicht so groß wie ein Golfball. Wegen ihrer gelbbraunen und schwarzen Farbe benutze ich sie meistens für das Wurzelzentrum, obwohl sie auf alle Chakren anwendbar ist. Die Steine sollten nicht schwer sein. Sobald sie aufgelegt sind, scheint ihr Gewicht in der Aura der Frau zu verschwinden. Wenn ich sie von der Frau entferne, lasse ich sie in Sichtweite liegen, damit sie nach der Behandlung näher betrachtet werden können. Während des Steinauflegens erkläre ich oft, welchen Stein ich gerade verwende. Die kleine schwarze Geode ruft viel Interesse hervor.

Mangelt es einer Frau an Energie, ziehe ich die Steine mit den aktivierenden Grundfarben für jedes Chakra vor, und wenn es um Beruhigung geht, haben die Steine mit den ausgleichenden Farben Vorrang. Bei den meisten Frauen arbeite ich mit beiden Farben und lasse mich von ihren Reaktionen leiten, welche Steine am richtigen Platz liegen und welche entfernt werden müssen. Ich verwende mehrere Steine von derselben Art (vier Karneole, drei Zitrine usw.), aber ein Stein genügt vollkommen. Für jedes Chakra nehme ich verschiedene Steinarten (z.B. Rosenquarz, Kunzit, rosa Turmalin und Rho-

# Edelsteine für die Chakren

| Wurzel | Nabel | Solarplexus | Herz | Kehlkopf | Drittes Auge | Scheitel |
|---|---|---|---|---|---|---|
| Schwarz | | | Rosa | | Indigo | Violett |
| Rauchquarz | Karneol | Zitrin | Rosenquarz | Chrysokoll | Lapislazuli | Amethyst |
| Schwarzer Turmalin | Rote Koralle | Topas | Kunzit | Türkis | Sodalith | Violetter |
| Turmalin-Quarz | Achat | Tigerauge | Rosa Turmalin | Blauer Topas | Saphir | Turmalin |
| Schwarzer Achat | Hyazinth | Falkenauge | Rosa Jade | Blauer BandachatAzurit | Granat |
| Apachenträne/ | Brauner Jaspis | Malachit | Rhodochrosit | Zölestin | Dunkler | Zircon |
| Obsidian | Feuerachat | Peridot | Rhodonit | Aquamarin | Aquamarin | Fluorit |
| Onyx | Phantomcalcit | Bernstein | Dolomit | Amazonit | Sternsapphir | Jade |
| Gagat | Feueropal | Goldberyll | Wassermelonen- | Blauer | Blauer Spinell | Sugilith |
| Elestial-Kristalle | Roter Quarz | Gelbe Jade | Turmalin | Turmalin | Blauer Zircon | Alexandrit |
| | Wulfenit | Chrysoberyll | Morganit | Aventurin | Kyanit | |
| | Lachsrote Jade | Apatit | | Gem Silica | Iolith | Klar |
| Rot | | Gelber | | Eilatstein | Blauer Fluorit | Quarz |
| Granat | | Calcit | | | | Diamant |
| Rubin | | Turmalin | Grün | | | Zircon |
| Heliotrop | | Zircon | Aventurin | | Weiß | Herkimer-Diamant |
| Roter Jaspis | | Flourit | Grüne Jade | | Mondstein | Rutil |
| Rote Jade | | Grüner | Dioptas | | Moosachat | |
| Roter Spinell | | Calcit | Smaragd | | Weißer Achat | |
| Roter Quarz | | Turmalin | Grüner Turmalin | | Chalzedon | |
| Realgar | | Zircon | Chrysopras | | Selenit | |
| | | Flourit | Grüner Quarz | | Klarer Fluorit | |
| | | Sonnenstein | Jadeit | | Opal | |
| | | | Nephrit | | Aragonit | |
| | | | Grüner Obsidian | | Perle | |
| | | | Unakit | | Elfenbein | |
| | | | Dendritachat | | Phantomquarz | |
| | | | | | Schneequarz | |

dochrosti für das Herzzentrum), aber auch hier ist eine Art völlig ausreichend. Innerhalb ihres Farbspektrums haben die verschiedenen Steinarten unterschiedliche Energien, und durch die Anwendung von verschiedenen Steinen werden unterschiedliche Edelsteinenergien genutzt. Eine Heilung kann auch nur mit einer Steinart durchgeführt werden, wobei jeweils ein Stein auf ein Chakra aufgelegt wird – acht Quarzkristalle, um Klarheit zu erhalten, Fluorite zur medialen Öffnung oder Lapislazuli zur Klärung von Problemen. Reine Quarzkristalle sind gute Energieleiter zwischen den Chakren, welche Edelsteinkombination auch immer verwendet wird. Die Spitzen müssen in eine Richtung – entweder auf den Kopf oder auf die Füße – zeigen.

Nach dem Auflegen der Steine soll die Frau ruhen, solange es ihr gefällt. Wenn sie noch nicht angefangen hat, über ihre Probleme zu reden, ermuntere sie dazu. Jetzt ist der Zeitpunkt, um mit Wut, unterdrückten Emotionen, alten Verletzungen und tragischen Begebenheiten sowie ungelöstem Groll zu arbeiten. Frage sie nach dem Grund für ihr bestimmtes Un-Wohlsein oder Problem, wie es angefangen hat, welches die emotionalen Ursachen sind. In dieser entspannten, meditativen Heilatmosphäre weiß die Frau die Antwort. Sie spricht über Verbindungen, sie sie zuvor vielleicht nicht bewußt hergestellt hat – daß ihre Migräne mit ihrer Arbeit zusammenhängt, ihre Fruchtbarkeitsprobleme mit ihrer zwiespältigen Einstellung zu Kindern, ihr Asthma mit ihrer Angst vor ihrem Vater. Sei ganz behutsam, unterstützend und vorurteilsfrei im Umgang mit ihren Problemen und ihrem Schmerz. Dein Verhalten sollte zwar fürsorglich, aber von Unvoreingenommenheit und Gelassenheit bestimmt sein.

Sind die Probleme – die Ursachen und Emotionen ihres Un-Wohlseins – geklärt, gehe mit ihr Lösungswege durch. Es können Anregungen sein, um Streß abzubauen, wie frau eine neue Arbeit finden kann, welche weiteren Informationen sie benötigt, um zwiespältige Gefühle klar zu umreißen, für den Entschluß zu verzeihen. Laß sie die einzelnen Schritte visualisieren, die für die Reinigung ihres Körpers von der Krankheit notwendig sind. Beispielsweise kann sich die Frau bei einer Infektion oder Grippe vorstellen, daß weiße Blutkörperchen die »Bazillen« verschlingen. Bei Zysten oder Tumoren kann sie visualisieren, daß diese schrumpfen, bis sie ganz verschwunden sind. Wenn sie Groll hegt, soll sie sich die Person vorstellen, die sie verletzt hat, und diesem Bild Liebe senden. Dabei kann sie beobachten, wie sich das Bild von dieser Person verändert und sich die Macht, die es über sie hatte, auflöst. Mit geführter Meditation kannst du ihr helfen, heilendes Licht durch all ihre Chakren fließen zu lassen, wobei ihre Krankheit mit dem Lichtstrom durch ihren Scheitel oder ihre Füße herausfließt. Bilde das Licht in der Chakra-Farbe, die ihren Bedürfnissen am ehesten entspricht, oder wähle Blau, Gold oder Klar. (Einige Systeme verwenden Gold als die Farbe des Scheitel-Chakras.) In diesem Teil der Heilung gehen Veränderungen vor, Veränderungen, die zum Wohl-Befinden beitragen.

Einmal behandelte ich eine Frau, die an dem Epstein-Barr-Syndrom, chronischer Mononukleose, litt. Einen Tag vor der Kristallheilung bat ich sie, mir zu erklären, was ihr Körper tun müsse, um sie von ihrem Un-Wohlsein zu befreien. In ihrer Vorstellung floß die Infektion aus ihrem Körper heraus. Während ich in der Heilsitzung die Steine auflegte, war sie still und bemerkte nur, daß sich der rote Granat gut anfühle. Als alle Steine plaziert waren, fragte ich sie, welche sie entfernt haben wolle, aber sie war mit allen einverstanden. Sie befand sich in einem tiefen meditativen Zustand und wurde emotional.

Ich fragte sie, wie sie ihr Un-Wohlsein beschreiben würde, ob sie es bildhaft darstellen könne. Sie bezeichnete es als klebrigen braunen Teer, der sich träge in ihrem Körper bewegt. Auf die Frage, wie der Teer in ihren Körper gekommen sei, begann sie zu zittern und schilderte wiederholte Inzesterlebnisse aus ihrer Kindheit. Darüber hatte sie noch nie gesprochen. Ich fragte sie, ob ihre Krankheit Wut und Schmerz aus jener Zeit sei, was sie bejahte; es sei ein Gefühl der Beschmutzung und auch der Scham sowie der Hilflosigkeit, weil sie sich nicht selbst zu beschützen vermocht habe. Ein Kind müsse sich nicht selbst beschützen, sagte ich ihr, sondern es sollte beschützt werden. Die Frau weinte.

Als sie etwas gefaßter war, erklärte ich ihr, daß es an der Zeit sei, den Teer aus ihrem Körper zu entfernen. Ich forderte sie auf, sich eine Kugel aus klarem Licht vorzustellen, die sie in ihre Füße hineinzog. Dabei schob sie den Teer vor dem Licht durch ihre Chakren. Langsam bewegte sie ihn von den Füßen durch die Knie, die Vagina, das Unterleibs-Chakra, den Solarplexus und das Herz und füllte ihren Körper dahinter mit klarem, heilendem Licht. Sie mußte es mehrmals versuchen, ihn vom Herz-Chakra in das Kehlkopf-Chakra zu bewegen. Sie weinte und sprach über ihre Kindheit. Wir schoben den Teer an der Stirn vorbei und schließlich durch ihr Scheitelzentrum aus ihrem Körper heraus. Er strömte so lange, daß ich ihn spüren und fast sehen konnte. Ihm folgte eine Flut von reinem, klarem Licht. Ich wies sie an, das Licht noch lange Zeit in ihre Füße hineinzuziehen und durch ihren Körper fließen zu lassen, bis der ganze Teer – ihr Un-Wohlsein und Inzestträume – verschwunden war. Als sie mir sagte, daß das Licht völlig klar sei, änderten wir die Farbe in Rot und dann der Reihe nach in jede andere Chakra-Farbe. Zum Schluß arbeiteten wir wieder mit klarem Licht, um sie zu den Sternen emporzuheben, und mit reinem Schwarz, um sie mit der Erde zu verbinden. Lange Zeit wollte sie viel Rot in sich hineinziehen. Schließlich ließ ich sie sich mit rosafarbenem Licht für Trost und Selbstliebe umgeben, das sie einatmete und durch ihren Körper fließen ließ. Dann ruhte sie sich aus.

Als sie die Augen öffnete, war der Schmerz, der jahrelang in ihr gelegen hatte, verschwunden. Während ich die Steine von ihr abnahm, sprachen wir über praktische Dinge: das abendliche Fortsetzen der Meditation mit dem klaren Licht, die Suche nach einer Selbsthilfegruppe, um ihr Inzesttrauma aufzuarbeiten, wie sie sich die für sie notwendige Ruhe, Vitamine und Ernährung verschaffen konnte. Ich empfahl ihr, eine Zeitlang einen Lapislazuli zusammen mit einem Rosenquarz zu tragen, den ich ihr schenkte. Als alle Edelsteine entfernt waren, zeigte eine jetzt viel lebendigere Frau Interesse für sie. Zum ersten Mal hatte sie das Gefühl, daß ihr Un-Wohlsein geheilt werden könne und daß sie es heilen könne. Nie zuvor hatte sie das Epstein-Barr Syndrom, ihr Gefühl der inneren Verschmutzung (der Teer) mit ihrem Kindheitstrauma in Verbindung gebracht. Gemeinsam zündeten wir Räucherstäbchen aus Salbei an, um das Zimmer von der schweren Energie, dem Teer, den sie herausgelassen hatte, zu reinigen.

Louise Hay leistete Pionierarbeit für die Auseinandersetzung mit den emotionalen Ursachen des Un-Wohlseins, und ihr Buch *Gesundheit für Körper und Seele*[5] beschäftigt sich intensiv mit Krankheiten, die für Frauen relevant sind. Ihre Analysen der verschiedenartigsten

Probleme und der emotionalen Gründe für ihr Entstehen lösen plötzliches Erkennen aus, auch wenn sie manchmal übermäßig grob sind und mehr Wissen bedürfen. Jedem Un-Wohlsein und seiner emotionalen Ursache schließt sich eine Affirmation an. Dieser Affirmationen sind wichtig, da für Louise Hay Heilung ein Prozeß der Selbstliebe und Selbstvergebung ist. Ihren Worten zufolge ist Un-Wohlsein eine Notwendigkeit, *jemandem* zu verzeihen, nicht das falsche Verhalten zu entschuldigen, sondern es zu verzeihen und normalerweise sich selbst zu vergeben. Dies ist die Grundlage ihrer Heilmethoden, und sie glaubt, daß »wenn wir uns *genauso* lieben, akzeptieren und *anerkennen, wie wir sind*, funktioniert einfach alles im Leben.«[6] Ein Schwerpunkt beim Steinauflegen und in jeder anderen Heilkunst liegt darin, der Frau dabei zu helfen, sich selbst zu akzeptieren und zu lieben.

Wenn eine Frau in der Lage ist, ihre Krankheiten zu analysieren und deren emotionale Ursachen zu erkennen, läßt sie von ihrem Leiden los, indem sie diese Ursachen akzeptiert. Dadurch werden Veränderungen bewirkt, die ihr dabei helfen, zum Wohl-Befinden zurückzufinden. Daß Nachdruck auf die Ursache gelegt wird, soll *nicht* heißen, einer Frau die Schuld für ihre Schmerzen zu geben oder Selbstbeschuldigungen hervorzurufen. Es geht vielmehr darum, Zugang zu völlig urteilsfreien Kenntnissen zu bekommen. Mit diesem Wissen wird es Frauen ermöglicht, die Hintergründe ihrer Probleme zu verstehen, und es bietet eine Grundlage, um an ihnen zu arbeiten. Wenn ein angegebener Grund für eine Krankheit auf eine bestimmte Frau, die daran leidet, nicht zutrifft, sucht sie weiter, bis sie ihre eigenen Ursachen gefunden hat. Das Herausfinden der Ursachen ist ein Beginn, aber nur ein Beginn, ihrer Heilung.

In ihrer umfangreichen Auflistung der emotionalen Ursachen für Un-Wohlsein bezeichnet Hay Dauerschmerzen als Sehnsucht nach Halt, Schmerzen als Schuldgefühl, Krämpfe als Angst und Angst als kein Vertrauen in den Fluß und Fortgang des Lebens. Bei Arthritis liegt die Ursache darin, sich ungeliebt zu fühlen, bei Krebs ist es Groll und tiefe Verletzung und bei Herzproblemen Mangel an Freude. Die Ursache für Geschwüre – sowie für Süchte, Eßstörungen, Atemprobleme, Sodbrennen und viele andere Krankheiten – ist Angst. Fuß-, Bein- und Hüftprobleme beruhen auf der Angst, vorwärts zu gehen. Bei Rückenproblemen liegt ein Mangel an Unterstützung vor, während es bei steifem Nacken und Knieproblemen an größerer Flexibilität fehlt. »Wer geht dir unter die Haut?« lautet die Frage bei Hautproblemen. Kopfschmerzen werden dadurch hervorgerufen, daß frau sich einer Situation nicht gewachsen fühlt, und die Ursache für Migräne, für viele Frauen ein schweres Problem, ist Abneigung, innerlich getrieben zu sein, und Widerstand gegen den Fluß des Lebens.[7] Nach meinen Erfahrungen – ich selbst leide an Migräne – ist die Ursache für Migräne in Gefühlen von tiefer Unzulänglichkeit, verbunden mit heftiger Wut, zu suchen.

Krankheiten der weiblichen Fortpflanzungsorgane sind Reaktionen auf die Herabsetzung, die Frauen im Patriarchat erfahren. Die männliche Auffassung, daß der weibliche Körper unrein sei, wurde zu lange von Frauen verinnerlicht. Louise Hay zufolge liegt der Grund für Scheidenkatarrh in der Wut auf den Partner, die negative Seite des patriarchalen Paarwesens. Bei Gebärmutter-, Eierstock- und Fruchtbarkeitsproblemen handelt es sich um vereitelte weibliche Kreativität (beim Gebären, in der Kunst oder im Ausdruck der eigenen Persönlichkeit). Zystitis, häufige Blasenentzündungen, kommt daher, daß

Frauen »stocksauer« darüber sind, wie sie behandelt werden. Das klassische Prämenstruelle Syndrom führt Hay auf die Ablehnung der eigenen Weiblichkeit zurück. Doch handelt es sich hier tatsächlich um die *Rolle*, die die Weiblichkeit in einer frauenfeindlichen Welt spielt! Wenn Krebs aus tiefer Verletzung und lange bestehenden Groll entsteht, dann ist es aufschlußreich, daß so viele Frauen Gebärmutter- und Brustkrebs bekommen, ihre Kreativität und ihre Fürsorglichkeit sich in etwas Tödliches verwandelt. Aufschlußreich ist auch die Reaktion der männlichen Medizin auf dieses Un-Wohlsein der Frauen, nämlich alljährlich Tausenden von Frauen die Fortpflanzungsorgane operativ zu entfernen, von denen die Hälfte oder mehr gesund sind. Schwarze Frauen sind von diesen Maßnahmen dreimal so häufig betroffen wie weiße.[8]

Frauen müssen Louise Hays Erklärungen, und das gilt nicht nur speziell für Frauenkrankheiten, mit politisch offenen Augen betrachten. Die patriarchale Definition von der Rolle und dem »Platz« der Frauen macht Frauen buchstäblich krank. Für die Anwendung ihrer Einträge und die Heilung dieser Krankheiten ist es hochwichtig, die auf die innere Göttin bezogene Selbstliebe hervorzuheben. Vergiß nicht, daß mit Schuldzuweisungen niemanden geholfen ist und Selbstbeschuldigungen/Schuldgefühle viele Krankheiten verursachen. Verwende die Informationen, um dir Klarheit zu verschaffen, Verantwortung zu übernehmen, dein Wissen zu erweitern und dein Verständnis zu vergrößern. Gebrauche sie mit matriarchalem Bewußtsein und matriarchaler Selbstliebe, um positive innere Veränderungen herbeizuführen.

Wenn es in der Arbeit mit diesen Krankheiten um die Lösung von emotionalen Ursachen geht, sind für ein vollständiges Steinauflegen zwei Frauen notwendig. Die

# Emotionale Gründe für Un-Wohlsein

| | |
|---|---|
| AIDS | Verleugnung des Selbst. Sexuelle Schuldgefühle, Überzeugung, nicht gut genug zu sein. |
| Allergien | Gegen wen bist du allergisch? Leugnest deine eigene Kraft. |
| Arteriosklerose | Widerstand, Spannung. Sture Engstirnigkeit. |
| Arthritis | Sich ungeliebt fühlen. Kritiksucht. Groll. |
| Atemprobleme | Angst oder Weigerung, das Leben ganz hereinzulassen. |
| Blasenprobleme | Ängstlichkeit. Festhalten an alten Vorstellungen, Angst, loszulassen. »Stocksauer«. |
| Blutdruck | hoch – lange bestehendes emotionales Problem. |
| | niedrig – Zu wenig Liebe als Kind. Defätismus. |
| Brustprobleme – | Übertriebenes Bemuttern und Beschützen. |
| Zysten, Wundheit | Anmaßende Haltung. |
| Candida | Sich sehr konfus fühlen. Enttäuschung und Wut. |
| (Candidiasis) | Fordernd und mißtrauisch. |
| Erkältungen | Verwirrung, Unordnung. Kleine Verletzungen. |
| Fehlgeburt | Angst, Angst vor der Zukunft. Ungeeigneter Zeitpunkt. |
| Frauenleiden | Selbstverleugnung. Ablehnung der eigenen Weiblichkeit und des femininen Prinzips. |
| Grippe | Reaktion auf Massennegativität und -glauben. |
| Hautprobleme | Vergrabene Angst. Furchtsamkeit, sich bedroht fühlen. Wer geht dir unter die Haut? |
| Hypoglykämie | Überwältigt durch die Last des Lebens. |
| (Unterzucker) | »Was soll's?« |
| Kopfschmerzen | Sich selbst invalidisieren. Kritiksucht gegen sich selbst. Angst. |
| Krebs | Tiefe Verletzung. Lange bestehender Groll. |
| Magersucht | Absage an das eigene Leben. Extreme Angst. |
| Menstruations- | Ablehnung der eigenen Weiblichkeit. |
| probleme | Schuldgefühle, Angst. |
| Migräne | Abneigung, innerlich getrieben zu sein. Widerstand gegen den Fluß des Lebens. Sexuelle Ängste. |
| Multiple Sklerose | Mentale Härte, eiserner Wille, Unnachgiebigkeit. Angst. |
| Myome, Zysten | Pflegen einer Verletzung durch den Partner. Ein Schlag gegen das weibliche Ego. |
| Rückenprobleme | oben – Mangel an emotionaler Unterstützung. |
| | Mitte – Schuldgefühle. Bleibt an »all dem Zeug da hinten« hängen. |
| | unten – Mangel an finanzieller Unterstützung. |
| Scheidenkatarrh | Wut auf den Partner. Sexuelle Schuldgefühle. Selbstbestrafung. |
| Vulva | steht für Verletzlichkeit. |
| Wechseljahre- | Angst, nicht mehr begehrt zu sein. Selbstablehnung. |
| Probleme | Angst vor dem Altern. |

Aus Louise Hay: *You Can Heal Your Life* (Dt. *Gesundheit für Körper und Seele*), Kapitel 15. *(Gekürzt)*

Heilerin legt der Frau die Steine auf den Körper und führt sie durch ihre Probleme, wobei sie voreingenommene Bemerkungen sorgfältig vermeidet. In der Selbstheilung lassen sich einfache Legemuster gut mit Meditation verbinden. Eine Frau kann sich selbst eine Reihe von klaren Kristallen vom Kehlkopf-Chakra bis zum Wurzelzentrum auflegen, oder sie kann in jeder Hand einen Kristall halten, sie auf zwei Chakren legen oder sie darüber halten. Abends im Bett ist es besonders wohltuend, die Steine über das Herz- und Solarplexus-Chakra oder über Herz- und Kehlkopf-Chakra zu halten. Richte die Kristallenden nach oben zum Kopf hin, und laß dich von deiner Intuition führen, für welche Zentren du dich entscheidest. Meditiere über die sich einstellenden Gefühle und Emotionen. Für mein Solarplexus-Chakra verwende ich oft einen Kristall und für das Herz-Chakra den langen Kunzit-Stab oder Kunzit für das Herz und einen klaren Kristall für das Kehlkopf-Chakra. Kunzit ist eine sehr liebevolle Energie, und ihre mit dem Herz- und Scheitelzentrum korrespondierende rosa und violette Schwingung ist wirksam bei emotionalem Streß und sorgt für ein Gleichgewicht. Auch Chrysokoll oder Gem silica sowie Lapislazuli eignen sich dafür. Finde durch Experimentieren heraus, was dir gut tut. Probiere verschiedene Edelsteine vor dem Einschlafen und in der Meditation aus.

Eine andere Form des Heilens mit Edelsteinmustern sind Kristall-Legemuster, die auch mit farbigen Edelsteinen ausgeführt werden können. Hierbei erstellt die Frau das Muster oder den Großteil davon auf dem Boden und legt sich dann hinein. Die Grundmuster, die sich auch für die Selbstheilung eignen, lassen viele Gestaltungsmöglichkeiten für die indviduellen Bedürfnisse einer Frau zu.

Informationen über Kristallmuster werden von mehreren Personen mit Verbindung zu Atlantis gechannelt.[9] Catherine Bowman beschreibt in ihrem Buch *Crystal Awareness* diese auf dem doppelten Dreieck beziehungsweise dem sechsstrahligen Stern beruhenden Muster.[10] Auf weibliche Heilbedürfnisse übertragen, leitet es sich von dem Dreieck ab, einem wichtigen Göttin- und Frauensymbol in den Matriarchaten. Zusammen mit dem Symbol der Spirale wurden Dreiecke auf Göttin-Statuetten über die Vulva gemalt. Das Symbol war die Weibliche Yoni und bedeutete Schöpfung, Geburt, Fruchtbarkeit und die Lebenskraft sowie die dreifaltige Göttin. Die Anwendung des Dreiecks für Kristallmuster in der weiblichen Heilkunst ist naheliegend und wirkungsvoll.

Das grundlegende Dreiecksmuster besteht aus drei klaren Quarzkristallspitzen (experimentiere auch mit Kristallgruppen), die um eine sitzende Frau zu einem Yoni-Muster angeordnet werden. Jeweils ein Kristall wird vor die Knie und der dritte Stein hinter sie, nach ihrer Wirbelsäule ausgerichtet, gelegt. Alle drei Kristallspitzen zeigen auf die Frau. Dieses Muster empfiehlt Bowman für die Meditation und zur »geistigen Reinigung«. Es kann umgekehrt werden, so daß zwei Kristalle hinter der Frau und der dritte vor ihr liegen; diesmal ist es zur »körperlichen Reinigung« bestimmt.[11] Auch hier sind die Kristallspitzen auf die Frau gerichtet. Die ein gleichseitiges Dreieck bildenden Steine liegen etwa dreißig Zentimeter von der sitzenden Frau entfernt. Für die Meditation oder Beruhigung können auch Amethystspitzen zu diesem Muster ausgelegt werden. Experimentiere bei dem Muster zur körperlichen Reinigung mit anderen Edelsteinen, vielleicht paarweise angeordnet mit klaren Kristallen. Verwende dabei die Edelstein-/Farbenergie, die die Frau braucht.

Wenn das Muster ausgelegt ist, setzt sich die Frau in die Mitte und zieht mit einem weiteren Kristall (einem Generatorkristall oder einem persönlichen Kristall) eine Linie zwischen den Steinen, um eine Verbindung zwischen ihnen und ihren Energien herzustellen. Diese Verbindungslinie wird dreimal im Uhrzeigersinn gezogen. Der Vorgang gleicht dem Errichten eines Kreises in spirituellen Frauenritualen und dient demselben Zweck. Ein schützender Raum wird geschaffen und mit ihm eine Verbindung und das Freisetzen der Edelsteinenergien. Die Frau, die in diesem Muster sitzt, beginnt zu meditieren und öffnet sich der Heilung.

Werden zwei Dreiecke so gelegt, daß sie ineinandergreifen, entsteht ein sechsstrahliger Stern. Bei diesem Muster verstärken sich die Energien um das Zweifache. Die Steine sind an den Knien, den Ellbogen und jeweils einer über dem Kopf und unter den Füßen der liegenden Frau plaziert. Es sind sechs klare Quarzkristalle notwendig, deren Spitzen nach oben (von den Füßen zum Kopf) weisen. Die Energien werden durch den Generatorkristall miteinander verbunden, aber diesmal wird die Linie sechsmal gezogen, bevor frau in das Muster eintreten kann. Dieses Muster kann auch allein durchgeführt werden. Entspann dich darin – besonders beim ersten Mal – nicht länger als zehn Minuten. Suche danach die Kristalle zusammen, und ruhe dich noch einige Minuten aus.[12] Experimentiere auch mit Amethystspitzen, mit drei klaren Kristallen und drei Amethysten oder mit farbigen Steinen von derselben Art. Lege einen Quarzkristall oder einen farbigen Heilstein für das Herz-Chakra in die Mitte, den die Frau in der Hand halten oder auf ihr Herz-Chakra legen kann. Rosenquarz, rosa Turmalin oder Kunzit sind zu empfehlen. Probiere das Muster mit klaren Kristallen bei einem vollständigen Steinauflegen aus.

Das aus zwei Dreiecken bestehende Muster kann weiter verdoppelt werden, so daß ein zwölfseitiges Rad aus zwölf klaren Kristallen entsteht (zuzüglich des verbindenden Generators).[13] Dieses Legemuster ist nur dann angebracht, wenn du Erfahrungen mit einfacheren Mustern gesammelt hast, da es eine Zeitlang dauert, bis frau sich an diese starke Kristallenergie gewöhnt. Wenn die Steine plaziert sind, legt sich die Frau, die die Kristallenergie nutzen will, in das Muster. Bei diesem Muster wird die Energie von den Füßen zum Kopf gelenkt, und die Kristalle befinden sich an den folgenden Stellen: jeweils ein Kristall über dem Kopf und unter den Füßen und ein Kristall an jeder Schulter, jedem Ellbogen, jedem Handgelenk, jedem Knie und jedem Fußgelenk. Bevor du dich hineinlegst, verbindest du die Energien miteinander, indem du mit dem Generatorkristall zwölf Kreise im Uhrzeigersinn ziehst. Du kannst darin zehn bis fünfzehn Minuten bleiben und es eine Woche später wiederholen. Dieses Muster kann mit dem Steinauflegen verbunden werden, indem zusätzlich ein Kristall oder farbiger Edelstein auf jedes Chakra plaziert wird. Dafür ist normalerweise die Hilfe einer anderen Frau notwendig.

Kristallmuster können in die Heilarbeit des Steinauflegens integriert werden. Dabei wird das Muster um die Frau gebildet, die die Heilung erfährt. Nach der Anordnung des Kristallmusters werden die farbigen Edelsteine auf die Chakren der Frau plaziert. Die Heilung wird wie in anderen Steinauflegen-Sitzungen weitergeführt. Zusätzlich kann mit dieser Methode oder dem Steinauflegen ohne Kristallmuster die Technik des Handauflegens/Berührungsheilens auf den bestimmten Schmerzbereich der Frau angewendet werden.

Einmal arbeitete ich mit einer Frau, die an einem Uterusmyom litt. Nachdem das Kristallmuster ausgelegt und die Steine auf ihren Chakren plaziert waren und die Frau sich in diesem Energiefeld wohl fühlte, legte ich meine Hände auf ihr Unterleibs- und Wurzel-Chakra. Zusätzlich umgab ich die roten und orangenen Edelsteine auf ihren unteren Chakren mit einem Kreis von kleinen Quarzkristallen, deren Spitzen auf den Schmerzbereich gerichtet waren. Die Heilung war intensiv, und danach lag die Frau eine Zeitlang ruhig da. Für sie war bereits eine Operation vorgesehen, aber nach der Heilung fühlte sie sich so gut, daß sie sie verschob. Ich führte sie auch bei der Visualisierung, das Fibrom schrumpfen zu lassen.

Für solch komplizierte Heilmuster sind zwei Frauen erforderlich, während einfache Legemuster auch allein durchgeführt werden können. Vollständige Steinauflegen-Heilungen mit oder ohne Kristallmuster eignen sich auch für die Gruppenheilarbeit. Hierbei wird die Heilung als Ritual durchgeführt –, ein heiliger Raum wird durch das Bilden eines Kreises geschaffen, und Heilgöttinnen werden angerufen. Verwendet Kerzen und Räucherstäbchen, und errichtet einen Altar.[14] Die zu heilende Frau liegt mit ihren Händen an den Seiten flach inmitten des Kreises, während die Frauen ihres Konvents das Kristallmuster und die Edelsteine auf ihre Chakren legen. Die Energie, die in dem Kreis durch die Frauengruppe und die Steine freigesetzt wird, kann auf die in der Mitte liegende Frau gelenkt werden.

Einmal nahm ich an einem Lichtmeß-Ritual teil, in dem die Konventmitglieder sich gegenseitig durch Steinauflegen heilten. Zum Abschluß richteten wir den Kraftkegel darauf, uns alle und den Planeten zu heilen. In einem Heilritual und in der Partnerheilung sollten alle Muster und die Auswahl der Edelsteine auf die beteiligten Frauen zugeschnitten sein. Während einige Frauen viel von dieser Energie genießen und sie ihnen guttut, können andere in der Gruppe nicht so viel verkraften. Eine Frau schlief während unserer Lichtmeß-Heilung ein, und wir ließen sie in Ruhe. Edelsteine können auf einige Frauen eine derartige entspannende Wirkung ausüben. Jede Frau reagiert so, wie sie es braucht und wie es richtig für sie ist. Bei der Planung von Ritualen sollten die Bedürfnisse der einzelnen berücksichtigt werden. (Später neckten wir sie damit, daß wir sie im Ritual schwanger gemacht hätten!)

Ein wichtiger Faktor in jeder Heilarbeit, besonders in der Anwendung von Edelsteinen, ist die Intuition sowohl der Frau, die die Heilung durchführt, als auch der Frau, die sie erfährt. Diese Intuition muß entwickelt werden, und sie wächst durch Vertrauen und ständigen Gebrauch. Wenn die Heilerin »einfach weiß«, daß sie einen bestimmten Edelstein auf eine bestimmte Frau anwenden soll oder nicht, oder »einfach weiß«, daß ein Herz-Chakra-Edelstein auf das Kehlkopf-Chakra der Frau gehört, folgt sie ihrer Ahnung. In einer Heilung kann es »einfach passieren«, daß sie ein phantastisches spiralförmiges Muster aus klaren Kristallen auf die zu behandelnde Frau legt und überhaupt keine farbigen Steine nimmt, oder daß sie entscheidet, die Steine auf eine bestimmte (aber anscheinend unlogische) Weise anwenden zu müssen, um die gewünschte Wirkung zu erzielen.

In einer Heilung gibt es kein Richtig oder Falsch, und die erfolgreichste Heilerin ist diejenige, die offen dafür ist, das zu tun, was sie in dem Augenblick als richtig empfindet. Vielleicht ist ihr der Grund für ihre Entscheidung oder ihr Tun unbekannt, oder sie findet den Grund im nachhinein heraus, aber indem sie ihrer Intuition folgt, liegt sie immer richtig. Dies ist eine Form des

Channelns, des Empfangens von zuvor unbekanntem Wissen, im meditativen Zustand der Heilerin. Eine Frau, die mit Hintergrundwissen arbeitet, lernt, das Wissen frei anzuwenden und paßt es an jede einzelne Klientin an. Nicht eine Heilung gleicht einer anderen. Jede Heilung mit Offenheit und der Bitte um diese Intuition/Channeling zu beginnen, ist die beste Grundlage, um Erfolge zu erzielen. Mit der Absicht, Gutes zu tun, stellt sich Gutes ein.

Sei ebenso offen für das, was während des Steinauflegens, der Anwendung von Kristallmustern und jeder anderen Heilform geschieht. Erwarte nichts, versprich nichs, und laß die Energie sich auf die Weise manifestieren, die für die zu heilende Frau am geeignetsten ist. Einige Frauen fühlen sich durch die Arbeit energetisiert und andere wiederum entspannt. Einige reden über ihre Probleme, stellen ihnen vorher nicht bewußte Verbindungen her und haben emotionale Ausbrüche, während das bei anderen nicht der Fall ist. Auch wenn »Wunderheilungen« möglich sind und sich tatsächlich ereignen, ist es eher so, daß der Heilungsprozeß beschleunigt wird und »Heilungen« auf natürliche Weise und folgerichtig verlaufen. Die weibliche Heilkunst ist weitaus natürlicher als die Spielart: »Nehmen Sie zwei Tabletten und rufen Sie mich morgen früh an.« Die Heilung findet hier auf einer tiefen zellularen Ebene mit Veränderungen statt, die nicht immer unmittelbar sichtbar sind. Anstatt ein Symptom zu verbergen, wird in der weiblichen Heilkunst an den wirklichen Ursachen gearbeitet, und sie ist im wesentlichen auf die Bedürfnisse der einzelnen Frau ausgerichtet. Bei ernsten Krankheiten sollte neben der Anwendung der Heilkunst ein Arzt konsultiert werden.

Die tiefgreifendsten Heilerfolge rühren von unmerklichen subtilen Schichten her, die auf die unsichtbaren

Körper durch Einstellungs-/Bewußtseinsveränderungen einwirken. Die Frau, die wegen Unfruchtbarkeitsproblemen zu einer Heilung kommt, wird vielleicht danach schwanger. Vielleicht entscheidet sie sich aber auch dazu, jetzt keine Kinder haben zu wollen oder eines zu adoptieren. Vielleicht behebt sie die körperlichen Probleme, die ihre Schwangerschaft blockieren, oder sie entdeckt emotionale Probleme, die geklärt werden müssen. Eine Frau mit einer unheilbaren Krankheit kann sich entscheiden, zu leben oder zu sterben. Auf diese ganz persönliche Entscheidung reagiert ihr Körper, was nicht immer auf einer bewußten Ebene geschieht. Wenn ihre Krankheit so weit fortgeschritten ist, daß eine physische Heilung nicht mehr möglich ist, kann die Heilerin mit ihren Edelsteinen dieser Frau helfen, sich auf ein bewußtes und ausgeglichenes Sterben vorzubereiten.

Erst jetzt werden allmählich die Wohltaten des Steinauflegens für die weibliche Heilkunst und das weibliche Wohl-Befinden erkannt. Frauen als ein Kollektiv sind für diese Methode und Energie bereit. Sie verfügen über genügend Sensitivität und sind in der Lage, sie anzunehmen und Nutzen aus ihr zu ziehen. Frauen entwickeln verschiedene Techniken, lernen, wie und wann diese Heilform anzuwenden ist und was sie bewirkt, und finden die besten Techniken heraus, um ein bestimmtes Ergebnis zu erziehen. Die Kunst des Steinauflegens ist eine weit fortgeschrittene Methode der Edelstein- und Kristallarbeit und viel komplizierter als die Arbeit mit einem einzelnen Kristall oder einem oder mehreren farbigen Edelsteinen. Und sie ist aus der zunehmenden Verfeinerung der Heiltechniken durch Frauen entstanden.

Ferner ist diese Methode eine natürliche Folge des weiblichen Gewahrseins der Dynamik der Energiekörper und Chakren, insbesondere in Hinblick auf das Verständnis für den Emotionalkörper. Indem wir die emotionalen/gefühlsmäßigen Ursachen eines Un-Wohlseins oder einer Krankheit ergründen und uns diese Einsichten zunutze machen können, um positive Veränderungen zu bewirken, gehen wir einen großen Schritt vorwärts im Bestreben, unsere Gesundheit in die eigenen Hände zu nehmen und eigene Entscheidungen zu treffen. Die Anwendung des Steinauflegens zur Erschließung dieser emotionalen Ursachen, wobei zunächst die Probleme aufgedeckt und dann geklärt werden, ist ein Meilenstein auf dem Weg zur Erlangung weiblichen Wohl-Befindens.

Obwohl das Steinauflegen die vielleicht älteste Methode der bekannten weiblichen Heilkünste ist, wird sie erst heute wieder neu entdeckt. Es ist jedoch kein Zufall, daß dieses Wissen jetzt zu den Frauen zurückkehrt, zur gleichen Zeit, in der auch die Göttin auf die Erde zurückkehrt. Unsere Verantwortung als Frauen liegt darin, erst uns selbst zu heilen und dann anzufangen, andere und unseren Planeten zu heilen. Das Steinauflegen ist ein Hilfsmittel bei dieser Heilung.

## *Anmerkungen*

1. Für weitere Informationen über Channeling, automatisches Schreiben und Past-Life-/Reinkarnationsarbeit siehe Diane Stein: *Stroking the Python: Women's Psychic Lives*, (St. Paul, Llewellyn Publications, 1989).
2. Judy Chicago: *The Dinner Party: A Symbol of Our Heritage*, (New York, Doubleday, 1979), S. 116 ff.
3. Die Aura, die vier Körper und die Chakren werden in Diane Steins *The Women's Book of Healing* ausführlich behandelt. Das vorliegende Material ist ein kurzer Überblick.
4. Katrina Raphaell: *Crystal Enlightenment* und *Crystal Healing*, (New York, Aurora Press, 1987 und 1985). Sehr

empfehlenswert. (Dt. *Wissende Kristalle*, Interlaken, [Ansata], 1986 und *Heilen mit Kristallen*, München, [Knaur], 1988).
5. Louise Hay: *You Can Heal Your Life*, Santa Monica, CA, Hay House, 1984). (Dt. *Gesundheit für Körper und Seele*, München, [Heyne], 1989.)
6. *Ebd.*, S. 14.
7. *Ebd.*, Kapitel 15.
8. Audre Lorde. »An Open Letter to Mary Daly«, in: Cherrie Moraga and Gloria Anzaldua, Editors, *The Bridge Called My Back: Writings by Radical Woman of Color*, (Watertown, MA, Persephone Press, 1981), S. 97. (Dt. »Offener Brief an Mary Daly«, in *Lichtflut*, Berlin, [Orlanda], 1988.)
9. Frank Alper: *Exploring Atlantis*, 3 Volumes, (Phoenix, Phoenix Metaphysical Society, 1982). (Dt. Erkenntnisse aus Atlantis, Weilersbach, [Reichel], 1991.) Siehe auch John Rea: *Patterns of the Whole*, Vol. 1, (Boulder, CO, Two Trees Publishing, 1986).
10. Catherine Bowman: *Crystal Awareness*, (St. Paul, Llewellyn Publications, 1988), S. 81 ff.
11. *Ebd.*, S. 83.
12. *Ebd.*, S. 93–97.
13. *Ebd.*, 100 ff.
14. Siehe Diane Stein: *The Women's Spirituality Book*, (St. Paul, Llewellyn Publications, 1987) für Ritualstrukturen und *The Women's Book of Healing* für Handauflegen.

*Kapitel 2*

---

# Die alte Kunst des Reiki und des Handauflegens

Reiki ist eine Heilmethode des Handauflegens, deren Ursprünge sich bis nach Tibet zurückverfolgen lassen. Diese Energie war in der einen oder anderen Form lange vor dem Patriarchat in Kulturen auf der ganzen Welt bekannt und wurde hauptsächlich durch mündliche Überlieferung weitergegeben. Ein Großteil des heutigen Heilwissens – das Berührungsheilen sowie das Wissen um die vier Körper und die Chakren – hat seinen Ursprung in Tibet. Die tibetische Lehre der Aura und der Energiekörper sowie ihre Anwendbarkeit zu Heilzwecken ist allgemeingültig und eine Quelle des modernen weiblichen Wissens.

Verschiedene Theorien versuchen zu erklären, wie dieses auch bei den amerikanischen Indianern und in Indien, Afrika, Ägypten sowie China bekannte Wissen entdeckt und gelehrt wurde. Das Dogon-Volk in Afrika zum Beispiel führt seine Herkunft auf den Stern Sirius, den Hundsstern, zurück und glaubt, daß die ersten Stammesangehörigen dieses Wissen von dort mitbrachten.[1] Auch die südamerikanischen Maya haben Jose Arguelles zufolge eine solche Herkunft.[2] Das Chakra- und Aurasystem der nordamerikanischen Hopi-Indianer entspricht im wesentlichen den Heilsystemen, wie sie in Tibet, Südamerika und Afrika zu finden sind.[3] Die heute als

Reiki bekannte Form der Berührungsheilung ist seit den frühesten Matriachaten ein universales Heilwissen.

In ihrem Buch *Der »Reiki« Faktor* führt Barbara Ray die Reiki-Heilmethode auf Tibet zurück, von wo aus sie in zwei Wanderungen nach Indien und China gelangte.[4] Von China kam sie nach Japan, und von dort wurde sie 1938 von Hawayo Takata, einer Heilerin, in die Vereinigten Staaten gebracht. Obwohl das vorpatriarchale Indien die Erfindung der Berührungsheilung und des Aura-/Körper-/Chakra-Systems für sich in Anspruch nimmt, behauptet Ray, daß diese Methoden viel früher in Tibet entstanden seien. Nachdem dieses Wissen in Indien übernommen wurde, gelangte es über Ägypten nach Griechenland, Rom und in den Westen. Von China aus verbreitete es sich im restlichen Asien, insbesondere in Japan, und von Japan kam es nach Nordamerika.

Die Heilung durch Berührung ist zwar im Neuen Testament beschrieben, aber sie verschwand aus der patriarchalen Weltanschauung, da der Lehre zufolge nur Gott oder Jesus heilen konnte. In den Matriarchaten war es bekannt, daß jeder das Heilen lernen konnte, aber durch die Unterdrückung der Frauen und der weiblichen Heilkunst ging dieses Wissen verloren. Ende des letzten Jahrhunderts stellte ein Bibelstudent von Dr. Mikao Usui in Tokio die Lehre des »Gesundbetens« in Frage und verlangte eine solche Heilung zu sehen, bevor er daran glauben könne. Die Zweifel des Studenten weckten das Interesse des Lehrers: Dr. Usui gab sein geistliches Amt und seine Lehrstelle an der Universität auf und machte sich auf die Suche nach der in der Bibel beschriebenen Heilung, eine Suche, die sieben Jahre lang dauern sollte.[5]

Diese Suche führte Dr. Usui zu den alten Schriften verschiedener Kulturen. In Chicago promovierte er zum

Doktor der Philosophie und studierte die Bibel, während er sich in Japan mit Buddhismus und Zen befaßte. Um die buddhistischen Texte im Original lesen zu können, lernte er Sanskrit und reiste nach Indien. Dort fand er schließlich das Wissen, nach dem er gesucht hatte: Es war eine in Sanskrit aufgeschriebene Formel über Buddhas Art zu heilen, die auf einer Reihe von Symbolen basierte.

Das historische Leben von Buddha, Gautama Siddharta (etwa 560 v. Chr.) ist dem Leben, das Jesus sechs Jahrhunderte später zugeschrieben wird, vergleichbar. Doch bemerkenswerter sind die Parallelen zwischen dem Leben Buddhas und dem des weiblichen Bodhisattva (erleuchtetes Wesen, Göttin) Kuan-yin. Während den historischen Quellen zufolge die chinesische Kuan-yin später auftauchte als Buddha, weist die feministische Geschichtsforschung anhand einer Göttin-Schöpfungsgeschichte nach, daß sie ihre Ursprünge in Nü-kua hat, deren Wiederaufbau der Welt 2500 v. Chr. erfolgte.[6] Die Philosophie des Buddha und die Geschichten über sein Leben sind möglicherweise eine patriarchale Vereinnahmung von Kuan-yin/Nü-kua, und die beschriebene Heilmethode wäre dann in den Matriarchaten oder in noch früheren Zeiten entstanden. Sanskrit ist eine der ältesten Schriftsprachen, die dem matriarchalen Wissen nächststehende bekannte Sprache. Das Heilwissen, das Dr. Usui suchte und schließlich fand, indem er Sanskrit lernte und nach Indien reiste, könnte aus den Matriarchaten stammen.

Jedenfalls fand Mikao Usui in Indien das, was er gesucht hatte, in einer in Sanskrit verfaßten Formel. Er kehrte nach Japan zurück, vermochte aber die Formel und die Symbole nicht anzuwenden. Einundzwanzig Tage lang fastete und meditierte er über dieses Wissen auf einem Berg. Am letzten Tag wurden ihm die Symbole in Licht gehüllt sichtbar, und mit dem Heilwissen verließ er den Berg. Während der folgenden sieben Jahre widmete er sich dem Heilen und begann, andere in Reiki einzuweisen. Er ernannte einen seiner Schüler, Chujiro Hayashi, zu seinem Nachfolger, der nach Usuis Tod eine Naturheilklinik in Tokio gründete. Hayashi wurde das nur den als Reiki-Meistern bezeichneten Eingeweihten vorbehaltene Wissen zuteil, anderen die Heilsymbole und die Übertragung der Reiki-Heilenergie zu offenbaren.

Durch die Arbeit von Hawayo Takata kehrte Reiki zu den Frauen und in den Westen zurück. Die an Krebs erkrankte Frau Takata, eine Amerikanerin japanischer Herkunft aus Hawaii, suchte 1935 Chujiro Hayashis Reiki-Klinik auf. Nachdem sie durch eine Reihe von Reiki-Behandlungen von ihrer Krankheit geheilt wurde, wollte sie diese Methode erlernen. Um Aufnahme zu finden, verkaufte sie alles, was sie besaß, und ging mit ihren zwei Töchtern nach Japan. Im Reiki-Zentrum von Tokio wurde sie in die Heilkunst eingewiesen und kehrte ein Jahr später nach Hawaii zurück, wo sie sie ausübte. Hayashi, der wußte, daß der Zweite Weltkrieg ausbrechen würde, weihte 1938 vor seinem Tod Frau Takata zur Meisterin und erkannte sie als seine Nachfolgerin an. Erst ein Jahr vor ihrem Tod im Jahre 1980 gab sie nach vierzigjähriger Ausübung der Reiki-Heilmethode das vollständige Reiki-Wissen an ihre Enkelin, Phyllis Furumoto, weiter. Hawayo Takata und Phyllis Furumoto haben das Usui-System der Reiki-Heilung mit einer tiefen Verpflichtung gegenüber der Tradition und der Verantwortung des Heilens in den Westen eingeführt.

Reiki bedeutet universale Lebenskraft-Energie. Die Silbe »Ki« ist das japanische Wort für diese Energie. Diese Form der heilenden Lebenskraft ist weltweit bekannt. In China wird sie als Ch'i oder Qi, in Indien als Prana, auf Hawaii als Mana und bei den nordamerikanischen Indianern als Orenda bezeichnet. Jede Kultur hat dieser Vitalität beziehungsweise Lebenskraft-Energie einen Namen gegeben. Sie kann auch als Aura bezeichnet werden, das im ersten Kapitel beschriebene elektrische, den physischen Körper umgebende Kraftfeld. Reiki ist die universale, innere Göttin-Energie, die das Leben schürt und die vier Körper der weiblichen Aura umfaßt. Ihre Anwendbarkeit zu Heilzwecken ist eine Technik, die bis in die Matriarchate oder in noch frühere Zeiten zurückreicht, und sie ist das Tochter-Recht jeder Frau.

Das Handauflegen ist eine einfache Methode zur Übertragung der aurischen Lebenskraft-Energie und kann zur Linderung von Schmerzen, Beschleunigung des Heilungsprozesses, Vitalisierung, Regenerierung und Beruhigung eingesetzt werden. Mittels einiger einfacher Informationen kann jede Frau sich diese Technik aneignen. Reiki unterscheidet sich vom Handauflegen/ Berührungsheilen dadurch, daß diese Energie den Chakren durch festgelegte Positionen am Körper zugeführt wird. Aber der bedeutendere Unterschied besteht in der stufenweise erfolgenden Öffnung/Einstimmung.

Reiki wird in drei aufeinanderfolgenden Stufen oder Graden gelehrt. In der Einführung beziehungsweise dem ersten Grad wird die Frau auf das Kanalisieren dieser Energie eingestimmt, und sie erlernt die Heilpositionen. Der zweite Grad beinhaltet die Fernheilung mit Hilfe von Symbolen, so daß eine Reiki-Heilung unabhängig von Raum und Zeit erfolgen kann. Im dritten und letzten Reiki-Grad, der auf sehr wenige Praktizierende beschränkt ist, wird die Fähigkeit, andere für die Energie zu öffnen beziehungsweise sie auf sie einzustimmen, sowie das Wissen und der Vorgang der Einstimmungen an sich vermittelt. Die Frau, die den dritten Grad absolviert hat, erhält den Titel Reiki-Meisterin. In diesem Kapitel werden Reiki-Techniken und das Handauflegen zu einem wirksamen Heilprozeß kombiniert, aber es enthält nicht die Reiki-Einstimmungen.

Durch das Reiki-Gradsystem mit einer patriarchalen Hierarchie und seinen hohen Kosten wird das Wissen ausschließlich einem bestimmten Personenkreis vorbehalten. Der Festpreis für das Wissen und die Einstimmungen des ersten Reiki-Grades beträgt 150 Dollar, des zweiten Grades 500 Dollar und des dritten beziehungsweise Meistergrades 10.000 Dollar. Das Seminar zu jeweils einem Grad dauert etwa einen Abend. Der Meister, der befähigt ist, andere auf die Reiki-Energie einzustimmen, setzt daraufhin bei seinen Schülern die gleichen Gebühren fest. Wenn Reiki heilende Lebenskraft-Energie ist, wovon ich überzeugt bin, dann handelt es sich um eine Energie und ein Wissen, das allen zusteht. Niemand sollte davon ausgeschlossen werden, eine Heilung zu erhalten oder die Fähigkeit zu erlangen, anderen zu helfen, weil die Voraussetzung dafür Geld ist. Das Wesen des Göttin-Heilens ist universal, und das bedeutet, daß es allen gehört. Auch wenn jemand darin bestärkt werden kann, seinen Lebensunterhalt mit Reiki-Heilungen oder der Unterweisung in dieser Methode zu bestreiten, sollte das Wissen allen zugänglich sein, die gute Absichten hegen, und nicht nur jenen, die es sich finanziell erlauben können. Die »International Reiki Alliance« und die Radiance Schulen bieten keine Stipendien an, während die Gebühren der traditionellen Reiki-Meister, Schüler von Takata und Furumoto, kaum variieren.

Trotz dieser Interessenpolitik und Moral lohnt es sich sehr, Reiki zu lernen, sowohl für Frauen, die bereits mit dem Handauflegen vertraut sind, als auch für Neulinge auf dem Gebiet der Heilarbeit. Nach meinen Erfahrungen kann die Bereitschaft und der Wunsch zu heilen genügen, um den Energiefluß in einer danach strebenden Frau zu öffnen. Die kostspieligen Reiki-Seminare sind zwar wirkungsvoll und schön, für das Erlernen der Berührungsheilung aber nicht notwendig. Im ersten Reiki-Grad-Seminar wird mit Hilfe von meditationsähnlichen Ritualen der Kanal für die Heilenergie in der Schülerin zugänglich gemacht. Dabei werden die Chakren der Frau vom Scheitel bis zum Herzzentrum durch einen Lichtstrom, einen Fluß der Reiki-Energie und Symbole über die Hände des Lehrers geöffnet. Die Heilenergie wird über die Hand-Chakren übertragen. Sie kann auch in einem weiblichen Ritual zugänglich gemacht werden, in dem sich die Frau bewußt mit der Göttin verbindet. Ferner kann sich eine Frau diese Energie ohne fremde Hilfe erschließen. Im Reiki wird das Öffnungsritual als Einstimmung bezeichnet.

Bei den Einstimmungen leitet die Lehrerin die Heilenergie in den physischen Körper der Schülerin und öffnet dadurch ihren Heilkanal. Auch eine Frau, die das Handauflegen/Berührungsheilen in irgendeiner Form lernt und anwendet, öffnet und benutzt den Reiki-Heilkanal. Der Vorgang des Handauflegens – das Öffnen dieses Kanals – und die Chakra-Heilpositionen der Reiki-Technik werden weiter unten beschrieben. Jede Frau kann sich mit der Göttin oder ihrer eigenen inneren Göttin verbinden und dadurch zu einem Kanal für heilende Energie werden.

Sowohl die Reiki-Heilung als auch das Handauflegen sind Methoden zur Übertragung der Aura-Energie, um Schmerzen zu lindern, den physischen und nichtphysischen Heilungsprozeß zu beschleunigen und die Emotionen zu beruhigen. Sie stimulieren die Lebenskraft-Vitalität, indem die zu heilende Frau eine »Ladung« Energie erhält, die dort eingesetzt wird, wo es für ihr Wohl-Befinden notwendig ist. Ein Mangel an vitaler Lebensenergie (Ki, Ch'i, Prana oder Mana) ist die Ursache für Un-Wohlsein auf den nichtphysischen Körperebenen, worauf der physische Körper mit einer Schwächung des Immunsystems reagiert. Die Stimulierung der Lebenskraft-Energie durch Reiki und Handauflegen ermöglicht es den nichtphysischen Körpern, eine »voll aufgeladene« Gesundheit wiederzuerlangen. Da sich Gesundheit und Un-Wohlsein zunächst auf den nichtphysischen Ebenen manifestieren, findet der physische Körper zu einem Zustand der Gesundheit zurück, wenn die Aura-Körper vitalisiert sind. Die Heilerin zieht die Energie von der Göttin ab und führt sie der Frau zu, die die Heilung erfährt. Beide Frauen ziehen Nutzen daraus, da auch die Heilerin die vitale Lebensenergie empfängt, die durch ihre Chakren und ihr Sein fließt, bevor sie sie weitergibt. Das Wissen ist nicht dem christlichen Gott, dem Reiki-Meister oder der Frau, die 150 bis 10.000 Dollar aufbringen kann, vorbehalten – es ist da, um von allen, die Reiki lernen wollen, in Anspruch genommen zu werden.

Im Einstimmungsritual des ersten Reiki-Grades wird der Heilkanal der Schülerin schnell und auf wunderschön stilisierte Weise geöffnet. Der Vorgang gleicht einem Erinnern, denn diese universale Lebenskraft-Energie ist in allen Frauen vorhanden. Wenn die Göttin-Energie zur Selbsthilfe und Hilfe anderer sowie zur Entwicklung der eigenen Sensitivität und Bewußtheit angewendet wird, können die Wirkungen der Reiki-Einstimmung auf andere Weise erfolgen. Die Fähigkeit und Beherrschung nehmen durch Übung und Gebrauch zu. Die Heilerin, deren Kanal für das Heilen mit den Reiki-

Ritualen oder auf andere Weise geöffnet wird, lernt, sich der heilenden Energie aus dem Universum anzuschließen. Die Lebenskraft-Energie fließt von ihrem Transpersonalen Punkt weiter durch ihr Scheitel-Chakra, in ihren Körper hinein und schließlich durch ihre Hände, die die Heilkraft in die Stellen leiten, auf denen sie aufliegen – in ihren Schmerzbereich oder ihre Chakren oder in die einer anderen Frau. Die Heilerin, die als Kanal für diese Energie dient, erfährt dabei weder Ermüdung noch Erschöpfung.

Bevor ich näher auf diese Energie eingehe, ist eine Einführung in das Handauflegen notwendig, eine inzwischen vielen Frauen vertraute Technik, die sich für die Heilarbeit interessieren. Aus Gründen der Klarheit und für Frauen, die sich damit noch nicht beschäftigt haben, werden die Grundlagen des Handauflegens in groben Zügen dargestellt.

Reiki ist eine Form des Heilens durch Handauflegen. Als ich das Seminar zum ersten Reiki-Grad besuchte, konnte ich fünfjährige Erfahrungen in der Heilung durch Handauflegen vorweisen. In der Einstimmung erkannte ich eine andere Möglichkeit, diesen Vorgang zu beschreiben und zu lehren, eine schnellere Methode, um ihn zu entfalten. Die Lehrtechnik kam mir vertraut vor, obwohl ich sie zum ersten Mal erlebte. Zu Beginn der Einstimmung spürte ich Wärme/Energie über meinem Kopf, die von den Händen des Reiki-Meisters ausging und erst mein Scheitelzentrum öffnete und weiter durch die oberen Chakren, Stirn, Kehlkopf und Herz, strömte. Ich fühlte, wie meine Hände, die ich vor meinem Herzzentrum aneinandergelegt hatte, von einer Kraft, der Kraft der inneren Göttin, durchflutet wurden, einem Energiefluß, der mir seit Jahren in Heilungen durch Handauflegen vertraut war.

Im folgenden möchte ich beschreiben, wie ich diese Energie zum ersten Mal erfahren habe und immer noch lehre. Zunächst reibe deine Hände kräftig gegeneinander. Jetzt halte sie mit etwa 15 Zentimenter Abstand zwischen den Handflächen. Innerhalb kurzer Zeit wird sich ein Prickeln, eine warme, magnetische, kalte oder pulsierende Empfindung einstellen. Das ist die weibliche Aura, die Lebensenergie des Reiki/Handauflegens. Spiele mit dieser Empfindung, schleudere die Energie in die Luft, als wäre sie ein schwammartiger Ball, oder ziehe sie wie ein Sahnebonbon zwischen deinen sich gegenüberstehenden Handflächen. Halte die Hände auseinander, sie dürfen weder sich noch etwas anderes berühren. Das Gefühl wird stärker und klingt schließlich ab. Probiere es wieder.

Im Reiki werden Daumen und Finger immer dicht beieinandergehalten. An jedem Fingerende befindet sich eine Zone oder ein Meridian (mehr davon im Kapitel über Chinesische Heilkunst). Ferner hat jeder Finger abwechselnd eine positive und negative Energieladung. Durch das Zusammenhalten der Finger und des Daumens wird das Energiefeld miteinander verbunden – so wie die Steine in einem Kristallmuster durch den Generator miteinander verbunden werden. Dadurch entsteht eine stärkere Kraft, ein vereinigtes Reiki oder eine vereinigte elektrische Ladung zu Heilzwecken. Halte die Finger zusammen, während sich die Handflächen gegenüberliegen, und übe dich darin, die Energie wachzurufen und mit ihr zu spielen. Laß nach dem Experimentieren kaltes Leitungswasser über deine Hände laufen, oder lege die Handflächen auf den Boden, um die angehäuften Energie zu erden.

Jetzt kannst du versuchen, diese Energie, die du dir aus dem Göttin-Universum zuführst, zu kanalisieren.

Stell dir einen Lichtstrom über deinem Kopf vor, der in das Scheitelzentrum eintritt und durch die oberen Chakren – Stirn, Kehlkopf, Herz – fließt. Behalte die Vorstellung von dieser fließenden Bewegung bei, während deine Handflächen aneinanderliegen. Spüre, wie der Energiestrom ein Dreieck zwischen dem Scheitelzentrum und den beiden Ellbogen bildet, durch dessen Mitte eine Lichtsäule verläuft. Halte die Handflächen vor dem Herzzentrum zusammen. Spüre die Energie, die über den Scheitel durch die Chakren in die Hände fließt und mit den sich berührenden Handflächen einen geschlossenen Kreislauf bildet. Spüre die sich kreisförmig bewegende Energie, wie sie den Körper wieder verläßt und oben durch das Scheitelzentrum zurückkehrt. Halte diese stetige fließende Bewegung aufrecht. Wenn Frauen zusammen oder in einer Gruppe mit dieser Vorstellung arbeiten, kann eine in Berührungsheilen oder Reiki erfahrene Frau ihre rechte Handfläche auf den Kopf jeder Frau der Reihe nach auflegen, wodurch Energie von der Göttin geschöpft und über das Scheitel-Chakra auf die lernende Frau übertragen wird.

Führe jetzt die Hände auseinander, wobei die Finger weiterhin zusammenbleiben, und spüre, wie die Energie sich zwischen deinen Handflächen bewegt. Die Reiki-Energie tritt am Scheitel der Heilerin ein und fließt durch das dritte Auge, Kehlkopfzentrum und Herz, um schließlich ihren Körper über ihre sich gegenüberliegenden Hände zu verlassen. Weil die Hände auseinanderliegen und sich zwischen ihnen nichts befindet, entsteht ein vollkommener Energiekreislauf. Lerne diesen Energiefluß kennen, laß ihn beständig fließen, und ändere seine Farbe. Stell ihn dir in allen Chakra-Farben einschließlich Schwarz und Weiß vor, und laß ihn anschließend wieder klar werden. Anstatt die Energie zu erden, lege deine Hände auf den Arm der Frau neben dir oder auf einen eigenen Körperteil, falls du allein arbeitest. Versuche es in einer rituellen Umgebung mit Räucherstäbchen, Kerzenlicht und einem magischen Kreis, in dem du um die Anweisungen bittest und die Göttin anrufst. Bitte in der Meditation um die Öffnung der Heilkraft.

Übertrage jetzt die Heilenergie auf andere. Im Idealfall arbeiten zwei Frauen oder eine Gruppe zusammen, aber wenn du allein bist, versuche es mit einem Schoßtier. Die Energie ist völlig positiv und heilsam, sie schadet niemandem und hilft allen. Fürchte dich nicht, sie zu benutzen, mit ihr zu üben oder zu experimentieren. Lege deine Hände entweder nebeneinander oder getrennt mit sich gegenüberliegenden Handflächen über den Schmerzbereich der anderen Frau. Wenn es in der Heilung um einen kleinen Bereich geht, beispielsweise an einer Hand oder einem Arm, kann sie die Hand oder den Arm zwischen deine ausgebreiteten Händen halten, ohne daß es zu einer Berührung kommt. Experimentiere mit der Energie, ohne dich selbst oder die andere Frau zu berühren. Probiere dies mehrmals aus, und erde dich anschließend.

Führe deine Hände wieder auseinander, und leite die über deinen Scheitel durch deine Hände fließende Energie in den Körper oder die Schmerzstelle der anderen Frau. Spüre erst, wie die Energie ansteigt und stärker wird, bevor du mit deinen Händen die andere Frau berühst. Halte beide Hände mit zusammenliegenden Fingern behutsam auf ihre Problemzone. Führe ihr die heilende Energie zu, solange du sie in deinen Händen spürst. Je nach Kraft, Erfahrung und Fähigkeit, den Energiefluß zu kanalisieren, kann diese Empfindung ein paar Sekunden bis zu einer halben Stunde anhalten.

Wenn du ein Gefühl für diesen Energiefluß entwickelt hast, bist du eine Berührungsheilerin.

Manchmal kann es eine Zeitlang dauern, bis eine Frau den Energiefluß spürt oder ein Feingefühl dafür entwickelt. In diesem Fall können die folgenden Anregungen hilfreich sein. Erstens, sei in dem meditativen Zustand so ruhig und entspannt wie möglich. Geh mit der Energie ernsthaft um, aber vergnüge dich auch mit ihr, denn die Beschäftigung mit ihr bereitet Freude. Ferner darfst du nicht vergessen, daß du dich erinnerst. Diese Energie ist dein Geburtsrecht, dein Tochter-Recht, und sie gehört dir. Von der heilenden Energie des Reiki und des Handauflegens kommt nur Gutes, die Fähigkeit, sich selbst und andere zu heilen. Jede Heilung kommt aus dem Inneren und wird von der inneren Göttin-Energie unterstützt, die allen zur Verfügung steht. Indem du entspannt bist, dich nicht so sehr abmühst, sondern an dem Vorgang erfreust, erleichterst du dir das Leben. Es hat nichts damit zu tun, daß du etwas falsch machst, versagst oder Schuld daran hast, wenn der Energiefluß nicht einzutreten scheint. Hör auf, wenn du müde bist, und versuch es ein anderes Mal wieder. Sie wird dir bald zugänglich sein. Wichtig zu wissen ist außerdem, daß auch dann eine Heilung stattfindet, wenn die Heilerin die Energie in ihren Händen nicht wahrnimmt, während die zu heilende Frau viel Energie spüren kann, und umgekehrt. Ferner unterscheidet sich in jeder Heilung die Qualität der Empfindung.

Wenn du mit dem Energiefluß vertraut bist, probiere die Reiki-Positionen aus. (Siehe Zeichnungen.) Am einfachsten ist es, sie in der Gruppe oder mit einer Partnerin zu üben, aber es ist auch allein möglich. Versuche es auch bei Tieren, wofür ein großer Hund besonders gut geeignet ist, auf dem mehrere Reiki-Positionen nicht gleichzeitig abgedeckt werden können. Die meisten Tiere genießen diese Energie, obwohl einige sie nur dann zulassen, wenn sie sie wirklich benötigen. Besonders Katzen mögen fremde Energien nicht. Reiki kommt Tieren genauso zugute wie jedem Erwachsenen und Kleinkind, und es wirkt Wunder bei eingehenden Zimmerpflanzen. Selbst auf mein Auto Shirley wende ich Reiki an, wenn es in der kalten Winterzeit schnell anspringen soll. Es funktioniert.

Die Reiki-Positionen werden der Reihe nach angewendet. Die zu heilende Frau liegt mit den Händen an den Seiten entspannt auf dem Rücken auf einer flachen Unterlage. In der Regel sind beide Frauen bekleidet, und Schmuck braucht nur dann abgelegt zu werden, wenn er stört. Mir ist es lieber, wenn Gürtel entfernt oder zumindest gelöst und Schuhe ausgezogen werden. Die Behandlung sollte auf einer für beide Frauen bequemen Unterlage stattfinden, da die Heilerin ihre Hände etwa fünf Minuten lang in jeder Reiki-Position läßt. Setz oder knie dich so hin, daß es für deinen Körper auf Dauer bequem ist – ich mußte Behandlungen unterbrechen, weil mein Rücken schmerzte oder meine Füße einschliefen. Normalerweise bleibt die Frau während der Heilung ruhig, aber gelegentlich kommt es zu derselben Art von emotionalen Ausbrüchen wie beim Steinauflegen, mit denen du wie auf den Seiten 50/51 beschrieben umgehen solltest.

Die drei Reiki-Positionen am Kopf sind traditionell. Von den neun Positionen am vorderen Körper (eine davon wird auf beiden Seiten ausgeführt) sind sechs traditionell und drei wahlfrei. Bei diesen Handhaltungen liegt die zu heilende Frau auf dem Rücken. Für die sich anschließenden Rückenpositionen dreht sich die Frau um. Die Positionen stehen in enger Beziehung zu den

## Reiki-Positionen

KOPF: Drei Positionen

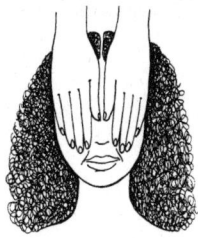 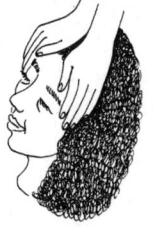 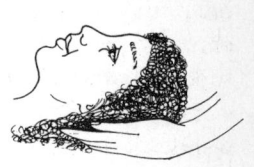

1. Drittes Auge – Über den Augen

2. Scheitel/ Drittes Auge – Kopfseiten

3. Scheitel – Hinterkopf

KÖRPER: Neun Positionen – Vorderseite

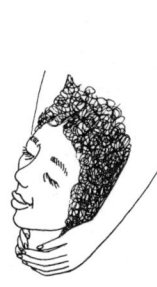 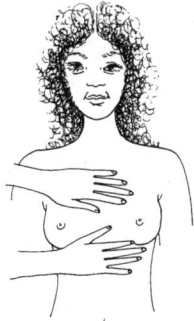 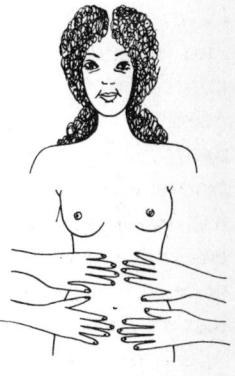

1. Kehlkopf-Chakra – Hals, Schilddrüse

2. Herzzentrum – Brustkorb, Herz, Lungen

3.–4. Solarplexus – (Zwei Handhaltungen) Untere Rippen, Leber, Gallenblase, Bauchspeicheldrüse

# Reiki-Positionen

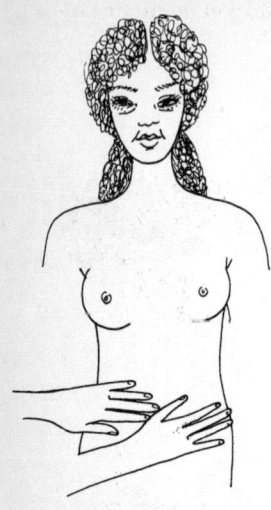
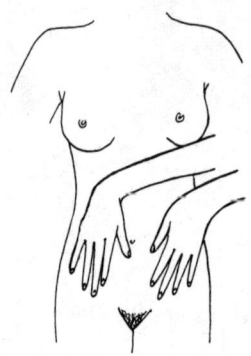

5. Solarplexus-Chakra/
Unterleibs-Chakra –
Auf Hüfthöhe, Magen,
Dickdarm

6. Unterleibs-Chakra –
Auf den Beckenknochen,
Gebärmutter, Eierstöcke

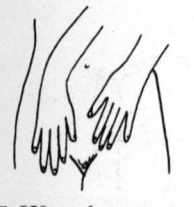
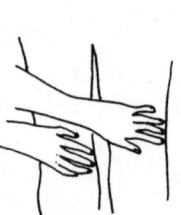
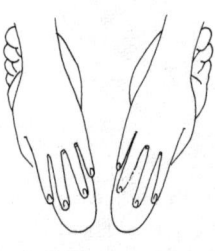

7. Wurzelzentrum –
Am Schambein
(Sonderposition),
Gebärmutter, Vagina,
Dünndarm, Kolon

8. Knie
(Sonderposition)

9. Füße
(Sonderposition)

# Reiki-Positionen

RÜCKEN: Vier Positionen (zuzüglich zwei Sonderpositionen)

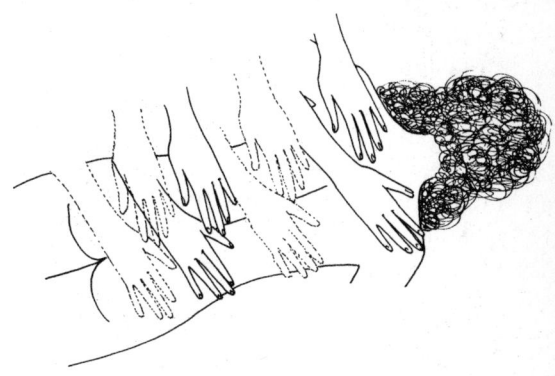

1. Herz-Chakra – Auf den Schulterblättern
2. Solarplexus – Untere Rippen, Nieren
3. Solarplexus – Untere Rippen, Nieren
4. Wurzelzentrum – Auf dem Steißbein

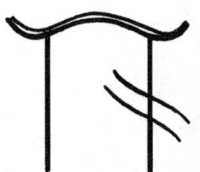

Persönliches Symbol
der Fernheilung

Chakren und den wichtigsten Organzonen in der chinesischen Medizin. Die von Lehrer zu Lehrer leicht variierenden Handhaltungen ähneln denen im Polarity-Ausgleich, wo sie erweitert und verfeinert sind.

Für die Ausführung der drei Positionen am Kopf sitzt die Heilerin hinter der zu heilenden Frau, ihrem Scheitelpunkt zugewandt. In der ersten Reiki-Position bedecken ihre Handballen die Augenbrauen der Frau und ihre Fingerspitzen die Backenknochen unterhalb der Augen. Die Hände liegen sanft auf und berühren die geschlossenen Augenlider der Frau. Ohne Druck auszuüben, bleibt die Heilerin etwa fünf Minuten in dieser Stellung oder bis sie spürt, wie die Energie zunimmt und sich verändert. Diese Position ist für das Stirnzentrum bestimmt.

Um die zweite Kopfposition einzunehmen, führt die Heilerin ihre Hände langsam und sanft an beide Seiten des Kopfes der Frau. Ihre Finger liegen vor oder auf den Ohren und ihre Handflächen auf den Schläfen. Beide Frauen bleiben ruhig und entspannt. Auch diese Position, die auf das dritte Auge beziehungsweise Stirn-Chakra und das Scheitelzentrum einwirkt, wird etwa fünf Minuten beibehalten.

Die dritte Kopfposition in der Reiki-Behandlung wird am Hinterkopf ausgeführt. Die Heilerin bewegt ihre Hände von den Ohren/Kopfseiten der Frau an den Hinterkopf, wobei sie den Kopf leicht anhebt. Ihre Finger berühren den oberen Teil des Nackens, während ihre Hände den Hinterkopf halten. Die Heilerin hält auch diese Position ungefähr fünf Minuten, bis sie eine Veränderung der Energie wahrnimmt.

Während die Positionen gehalten werden, steigt die Energie an und nimmt ab. Zunächst ist sie schwach oder kaum spürbar, wird aber allmählich deutlich stärker.

Jetzt ähnelt sie der Energie, die du wahrgenommen hast, als du zum erstenmal die Hände auseinandergeführt hast, um die Aura zu spüren. Sie kann als prickelnd, warm, kalt, magnetisch, elektrisch oder pulsierend empfunden werden. Während die Heilerin diese Positionen hält, überträgt sie Energie aus dem Universum/von der Göttin, die durch ihr Scheitelzentrum einströmt und über ihre Hände der zu heilenden Frau zugeführt wird. Während sich diese Energie aufbaut, kann es zu Veränderungen in den Gefühlswahrnehmungen kommen. Die Heilerin spürt vielleicht, daß sich die Schwingungen erhöhen, Kälte oder Wärme intensiver werden, sich die Temperatur oder die Wahrnehmung ändert. Möglicherweise werden ihre Hände taub, schmerzen, schwitzen, oder sie spürt einen elektrischen Schlag. Sie sollte sich dann nicht bewegen. Innerhalb weniger Minuten wird die Energie wieder so schwach sein wie zu Beginn oder sie verschwindet ganz. Jetzt ist es an der Zeit, zur nächsten Position überzugehen.

Auch die neun Reiki-Positionen am vorderen Körper reflektieren die Chakren. Mit der ersten Handhaltung wird das Kehlkopfzentrum abgedeckt. Die Heilerin bleibt hinter der Frau sitzen und führt ihre Hände über beide Seiten am Nacken nach vorn, so daß sich die Finger am Zentrum, über der Vertiefung am Kehlkpf-Chakra treffen. Ihre Hände bilden über dem Zentrum ein Zelt, oder sie liegen behutsam auf dem Hals. Sie kann auch eine Hand an den Hals und die andere an den Nacken legen. Da der Hals eine empfindliche Stelle sein kann, achte darauf, daß es der Frau gut geht.

Für die zweite Körperposition, das Herz-Chakra, setzt sich die Heilerin links oder rechts neben die Frau. Sie kann die Reiki-Energie dem Chakra/Brustbein zuführen, indem sie ihre Hände nebeneinander oder hintereinander (Finger der einen Hand am Handgelenk der anderen) auf den Körper der Frau legt, oder sie hält sie nebeneinander über den Brüsten. Da auch dies eine empfindliche und intime Stelle ist, solltest du zurückhaltend sein. Die Heilung ist auf den oberen Brustbereich, das Herz und die Lungen ausgerichtet.

Die nächste am Solarplexus lokalisierte Position umfaßt zwei Handhaltungen (in den Zeichnungen mit 3. und 4. numeriert). Die Hände der Heilerin ruhen untereinander auf den untersten Rippen der einen und dann der anderen Seite. Sie sitzt neben der Frau und möchte nach diesen beiden letzten Handhaltungen vielleicht ihre Stellung wechseln. Durch die Positionen auf den untersten Rippen, die auch jeweils fünf Minuten beibehalten werden, werden Leber, Gallenblase und Bauchspeicheldrüse abgedeckt.

Auch die fünfte Körperposition ist für den Solarplexus bestimmt und nahe des Unterleibs-Chakra lokalisiert. Die Hände der Heilerin sind hintereinander auf Hüfthöhe plaziert und bedecken den Magen, die Nieren und den Bereich des querliegenden Kolons.

In der nächsten Position, die mit dem Unterleibs-Chakra in Zusammenhang steht, ruhen die Hände der Heilerin mit nach unten gerichteten Fingern auf den Beckenknochen. Dieser Bereich umfaßt die Gebärmutter und die Eierstöcke sowie die Hüften und den Beckenbereich. Reiki/Handauflegen-Energie schadet dem Fötus nicht, falls die Frau schwanger ist. Auch diese Position wird fünf Minuten beibehalten.

Die Positionen sieben, acht und neun sind zwar wahlfrei, bilden aber einen sehr wirkungsvollen Abschluß für diesen Teil der Heilung. Die siebente Position wird über dem Wurzel-Chakra ausgeführt, aber da es sich auch hier um eine empfindliche und intime Stelle handelt, ist

Zurückhaltung geboten. Bei Unausgewogenheiten und Erkrankungen des Wurzelzentrums ist sie jedoch sehr hilfreich. Das Wurzel-Chakra ist auf der Vorderseite des Körpers an der Vulva lokalisiert und sollte normalerweise nicht berührt werden, während es sich auf der Rückseite am Steißbein befindet, einer weniger intimen Stelle. Ich lege also meine Hände auf den Unterleib über dem Schamberg (nicht darauf). Die beiden anderen Positionen befinden sich an den Knien und Füßen der Frau, und die Heilerin muß ihren Platz wechseln, um diese Körperteile erreichen zu können. Sie sitzt vor der Frau und berührt mit ihren Händen die Nebenchakren an den Fußsohlen. Falls im Verlauf der Heilung eine Energieblockade auftritt, behandle zunächst die Füße der Frau und fahre dann mit den anderen Positionen fort. Ein Indiz für eine Energieblockade ist, wenn die Frau nach den Positionen am Kopf sehr unruhig wird. Halte die Hände etwa fünf Minuten in dieser Position, bis der Energiefluß stärker wird, sich verändert und schließlich abschwächt.

Nach diesen Reiki-Positionen dreht sich die zu heilende Frau auf den Bauch. Die Positionen am Rücken korrespondieren mit dem Herz-, Solarplexus- und Wurzel-Chakra. Die Chakren sind nicht nur vorn am Körper lokalisiert, sondern entlang der Wirbelsäule aufgereiht. Sie sehen aus wie Spiralen oder Trichter, deren weite Öffnungen nach vorn und deren Spitzen auf den Rücken weisen. Bei den vier Rückenpositionen liegt die eine Hand oberhalb der Finger der anderen. Die erste, mit dem Herz- und Kehlkopf-Chakra korrespondierende Position ist auf den Schulterblättern lokalisiert. Die Heilerin sitzt neben der Frau, und ihre Hände bedecken den ganzen Rücken auf Schulterhöhe.

Die Positionen zwei und drei sind dieselben wie die

auf den untersten Rippenbögen. Die Hände der Heilerin ruhen nebeneinander auf den Rippen erst auf der einen und dann auf der anderen Seite, wodurch Nieren und Solarplexus abgedeckt werden. Bei der vierten Rückenposition, am Steißbein, werden die Hände wieder hintereinander aufgelegt. Diese Stelle, an der der Rücken in das Gesäß übergeht, ist das Wurzel- und Unterleibs-Chakra. Während die Positionen für das Herz-Chakra (zwischen den weibliche Brüsten) und das Wurzelzentrum (Schambein) empfindliche Reaktionen auslösen können, sind diese Chakren am Rücken problemloser zu erreichen. In den Kniekehlen und Fußsohlen sind jeweils zwei Nebenchakren lokalisiert. Durch die wirkungsvolle Behandlung der Knie und Füße wird die Frau mit Erdenergie verbunden. Eine weitere Sonderbehandlung ist das Handauflegen zu beiden Seiten einer Problemzone. Wie alle übrigen Positionen sollte auch diese ungefähr fünf Minuten beibehalten werden.

Nach einer Reiki/Handauflegen-Sitzung sollte sich die Frau ausruhen, solange sie mag, und sich zunächst nur langsam bewegen. Nach der Heilung fühlt sie sich gut, und ihre Energie ist ausgeglichen und fließt frei. Ihre Lebenskraft ist gestiegen, ihre Haut hat eine rosige Färbung angenommen, und sie atmet ruhig und gleichmäßig. Schmerzen sind weitgehend reduziert, und diese Besserung kann von Dauer sein. Der Heilungsprozeß von Verletzungen, Schnittwunden, Verbrennungen sowie Knochenbrüchen wird enorm beschleunigt. In den japanischen Reiki-Kliniken werden Patienten mit chronischen und schweren Krankheiten stationär behandelt, und sie erhalten mehrmals täglich Reiki. Besonders bei chronischen und schwächenden Krankheiten ist diese Form der Heilbehandlung sehr wirksam. Eine Reiki-Heilung ist mit dem Aufladen einer Batterie vergleichbar, und durch wiederholte Anwendungen wird der Energiestand hoch gehalten. Die Zahl der täglichen Behandlungen wird gesenkt, sowie sich die Abwehrkräfte der Frau erholt haben und ihre Aufgabe wieder übernehmen können. Durch wiederholte Reiki-Behandlungen wurde Hawayo Takata während ihres Aufenthaltes in Japan von Brustkrebs völlig geheilt, und ihrer Heilung ist es zu verdanken, daß Reiki in den Westen eingeführt wurde. Zum Aufladen von erschöpften Energien wird Reiki auf AIDS-Patienten angewendet.

Die Erinnerung an eine gute Gesundheit ist im weiblichen Körper auf zellularer Ebene gespeichert, und der Körper ist mit aller Macht bemüht, diesen Zustand zu erreichen, solange die Frau lebt. Dieses Wissen wird in den unsichtbaren Körperschichten, besonders im Ätherkörper, programmiert und gespeichert. Reiki unterstützt diese zellulare Neigung, bei guter Gesundheit zu bleiben, darin, sich zu manifestieren. Ferner sind in den nichtphysischen Körpern Erinnerungen an frühere Leben gespeichert, die mit Reiki (oder Steinauflegen) bewußtgemacht werden können. Mit Hilfe von Reiki werden unterdrückte Emotionen freigesetzt. Durch das Bewußtmachen von emotionalen oder karmischen Problemen wird dem Körper eine gute Gesundheit, die Manifestation der positiven zellularen Programmierung, ermöglicht.

Bei akuter Erkrankung oder Unfällen kann Reiki oder Handauflegen sofort auf den Problembereich angewendet werden. Kleidungsstücke müssen nicht entfernt werden, da diese Energie alles, abgesehen von Blei und Eisen, durchdringt. Wenn eine Körperpartie nicht berührt werden darf, halte die Hände darüber. Mit Reiki werden Traumata und Schocks gelindert, Streß und Schmerzen reduziert und Gewebsbeschädigungen auf ein Minimum reduziert. Das Anschwellen bei Verstauchungen, Blasenbildung bei Verbrennungen und Blutungen werden verhindert oder verringert. Durch Reiki wird der Heilungsprozeß beschleunigt, auch wenn eine Ganzbehandlung nicht gegeben werden kann. Wie auch andere Heilmethoden kann und sollte Reiki zusammen mit der Schulmedizin eingesetzt werden. Durch die Behandlungen wird die für den physischen Heilungsprozeß notwendige Energie zugeführt, die Lebenskraft-Energie, die der Körper zur Regenerierung benötigt. Nach dem akuten Stadium wird die Heilbehandlung bis zur Genesung/Überwindung der Krise fortgesetzt.

Sei dir bei der Ausübung von Reiki und allen anderen Heilmethoden des Wesens der Heilung an sich bewußt. Keine Heilerin heilt eine andere Frau, sondern diese heilt sich selbst. Die Heilung geht im Sein des einzelnen vor sich; zunächst manifestiert sie sich in den unsichtbaren Energiekörpern und schließlich im physischen Körper. Sie tritt dann ein, wenn die Frau es auch will. Ihr Emotionalkörper wird angeleitet, die Energie ihrem Ätherkörper und physischen Körper zuzuführen. Die unsichtbaren Aurakörper der Frau, die physische, emotionale, mentale und spirituelle Ebene, bewirken die Heilung. Die Aufgabe der Heilerin beim Handauflegen, Steinauflegen und Reiki liegt darin, die Frau zusätzlich mit Lebenskraft-Energie für ihre Aura und ihren Körper zu versorgen. Die Frau wendet diese Energie entsprechend ihrer Entscheidung und ihren Bedürfnissen an.

Die Entscheidung für eine gute Gesundheit oder ein Un-Wohlsein wird nicht immer auf einer bewußten Ebene getroffen. Wenn sich eine Frau bewußt oder unbewußt für den Tod entscheidet, vermag keine Heilerin das zu verhindern. Auch wenn ihre Aussichten noch so gering sind, kann sie geheilt werden, falls sie leben will, sofern die physische Degeneration noch umkehrbar ist.

Einige Frauen ziehen es bewußt oder unbewußt vor, ein Un-Wohlsein aufrechtzuerhalten, weil sie daraus einen anderen, für sie wichtigen Gewinn ziehen, wie zum Beispiel die Aufmerksamkeit oder die Fürsorge anderer. Diese Entscheidung kann vorübergehend oder von Dauer sein. Die Gesundheitsprobleme einer Frau können auch karmischer Natur sein. Einige Frauen lehnen die heilende Energie ab, weil sie für ihr Glaubenssystem eine zu große Bedrohung darstellt. Die Heilerin bietet ihre Fähigkeit an und dient als Kanal für die Reiki/innere Göttin-Energie, aber die Frau selbst entscheidet, welche Ergebnisse erzielt werden.

Die Heilerin muß sich bewußt sein, daß sie bei der Heilung eine weibliche Kraft in Anspruch nimmt. Aber es ist nicht sie, die den Vorgang hervorruft oder kontrolliert. Die Energie, die sie kanalisiert, gehört allen. Sie wendet die universale Lebenskraft-Energie an, indem sie sie auf eine andere Frau zu deren Gebrauch überträgt. Die zu heilende Frau heilt sich dadurch, daß sie diese zusätzliche Energie benutzt. Die Heilerin muß sich über diese Unterschiede im klaren sein. Sie ist sich zwar ihrer Fähigkeiten bewußt, darf aber nicht zulassen, daß sich Selbstgefälligkeit einschleicht. Eine Heilung kommt durch das Zusammenwirken von drei Faktoren zustande: die Heilerin, die Frau, die die Heilung erfährt, und die Lebenskraft-Energie der Göttin/inneren Göttin, die zugänglich gemacht wird. Es darf nicht vergessen werden, daß das Anzapfen dieser Energie das Tochter-Recht der Frauen ist und daß alle lernen können zu heilen.

Reiki kann wirkungsvoll in der Gruppenheilarbeit eingesetzt werden. Stehen genügend Frauen zur Verfügung, die heilen können, legt jede ihre Hände in eine der Reiki-Positionen; Zunächst wird die Vorderseite des Körpers behandelt. Nur eine Frau kümmert sich um die

Positionen am Kopf. Arbeiten zwei Frauen an einer dritten, beginnt eine Heilerin mit den Kopfpositionen und die andere mit dem Solarplexus. Beide bewegen sich nach unten. Eine Frau kann die Handhaltungen am Kopf und Körper ausführen, während die andere die Position an den Füßen beibehält. Die Positionen werden immer vom Kopf zu den Füßen ausgeführt.

Während einer Workshop-Reise erlebte ich eine Reiki-Gruppenheilung als Mittel gegen Erschöpfung und Anspannung. Einige Frauen behandelten mich auf dem Bett einer anderen Frau, und jede nahm sich eine Position vor. Diese Frauen, die gemeinsam mein Seminar besucht hatten, waren eine Heilgruppe und demzufolge in der Gruppenarbeit erfahren. Es gefiel mir so gut, daß ich gar nicht wollte, daß sie aufhören. Später gaben sie mir noch eine Reiki-Heilung. Die Behandlung half mir außerordentlich, denn ich empfing nicht nur Energie, sondern mein Lampenfieber vor dem Seminar beruhigte sich.

Ein anderes Mal erhielt ich eine Reiki-Heilung von zwei Freundinnen bei mir zu Hause auf dem Boden. Während eine Freundin die Positionen am Kopf und Oberkörper ausführte, begann die andere an der Taille und bewegte sich weiter zum Becken, zu den Knien und Füßen. Diese Heilbehandlung erfolgte nicht aus gesundheitlichen Gründen, sondern diente zur Veranschaulichung. Während sie an mir arbeiteten, spürte ich eine angenehme Wärme, die durch meinen ganzen Körper strömte. Nach der Sitzung war ich völlig entspannt, und alle physischen und emotionalen Spannungen waren gelöst. Das Gefühl der Ausgeglichenheit und des Zentriertseins hielt einige Tage an. In einer Reiki-Ganzkörperbehandlung werden alle Organe mit Energie versorgt.

Reiki kann zur Selbstheilung wie auch zur Heilung anderer eingesetzt werden. Sobald der Energiekanal geöffnet ist, kommt es der Heilerin im Anfangsstadium zugute, an sich selbst zu arbeiten. Wende Reiki auf alle Problembereiche an, die du erreichen kannst. Wenn die Körperpartie nur mit einer Hand erreichbar ist, sollte die andere Hand irgendwo am Körper liegen, damit ein geschlossener Energiekreislauf zustande kommt. Mit einem Energiekreislauf durch den Gebrauch von nur einer Hand ist gemeint, daß die meisten Frauen Energie mit der linken Seite empfangen und mit der rechten senden. (Bei einigen Frauen ist das Gegenteil der Fall.) Sei dir in der Selbstheilung mit nur einer Hand der Richtung und Energie dieses Kreislaufs bewußt und mache Gebrauch davon. Eine Heilung mit beiden Händen erzeugt einen vollständigen Energiekreislauf. Lege aus diesem Grund beide Hände auf den Körper auf, auch wenn nur mit einer der Problembereich abgedeckt werden kann.

Reiki wird traditionell zwar ohne Kristalle und Edelsteine gegeben, aber einhändig durchgeführte Heilungen werden dadurch verstärkt, daß ein Kristall in der empfangenden (normalerweise der linken) Hand und die sendende (rechte) Hand auf der Schmerzstelle liegt. Bei einigen Frauen verläuft der Energiekreislauf umgekehrt. Die Heilung sollte dementsprechend gegeben werden. Es ist keine Sache von Richtig oder Falsch, sondern es zählt nur das, was funktioniert. Du kannst herausfinden, welche Hand empfängt, indem du zunächst einen Kristall in der linken Hand hältst, worauf du innerhalb kurzer Zeit ein prickelndes Gefühl wahrnehmen solltest. Anderenfalls legst du den Kristall in die andere Hand. Löst der Kristall in deiner rechten und nicht in der linken Hand ein Prickeln aus, ist sie wahrscheinlich deine empfangende Hand. Auf keinen Fall darfst du vergessen, daß in der Selbstheilung durch Handauflegen und in jeglicher Reiki-Heilarbeit Finger und Daumen immer zusammenliegen.

Die Fernheilung, eine Form der Geistheilung, die ohne körperliche Nähe der zu heilenden Person gegeben wird, ist das Hauptthema des zweiten Grades der Reiki-Ausbildung. Es ist nicht nur eine Methode zur Heilung anderer, sondern sie ist auch sehr wirksam in den meisten Fällen der Selbstheilung. Es werden alle Körperpartien, auch die, die mit den Händen nicht erreichbar sind, angesprochen. Fernheilung im Reiki und in anderen Heilformen ist im Grunde ein Visualisationsprozeß mit Hilfe der höheren und niederen Mentalebene sowie des Stirnzentrums. Im meditativen Zustand stellt sich die Heilerin vor, daß die zu heilende Frau vor ihr steht. In einfachen Worten ausgedrückt: Sie visualisiert, daß es der Frau gut geht, indem sie mittels Gedankenkraft ihr Un-Wohlsein in Wohl-Befinden umwandelt.

Im allgemeinen geht eine Fernheilung folgendermaßen vor sich: Zunächst versetzt sich die Heilerin in einen meditativen Zustand und beruhigt ihren Geist und ihre Atmung. Dann stellt sie sich vor, daß die zu heilende Frau vor ihr steht. Sie kann auch einen »Bildschirm« visualisieren, den sie scharf einstellt. Wenn sie die Frau sieht, die die Heilung benötigt, beurteilt sie das Problem. Indem sie darum bittet, Schmerzbereiche oder Chakren sehen zu dürfen, lokalisiert sie das Problem. Sie erkennt das Ausmaß des Un-Wohlseins, welches Chakra betroffen ist und wo sich die Schmerzstelle befindet. Daraufhin nimmt sie an dem Bild mittels Gedankenkraft Korrekturen vor. Wenn die Frau an Kopfschmerzen leidet, die von der Heilerin als roter Schleier um ihren Kopf wahrgenommen werden, hüllt sie den Kopf und die Aura der Frau in blaues Licht ein. Dieses

Licht sendet sie so lange, bis der rote Schleier verschwunden ist. Zum Schluß umgibt sie die Aura der Frau mit blauem Licht und zieht sich zurück. Nach der Heilung erdet sie die Energie, indem sie ihre Hände auf den Boden legt und sich somit von jeglichem Überschuß befreit. Sie verwendet die Farben der Chakren und der Aura – die Farben, die auch in der Edelstein-Heilung Anwendung finden.

In einer anderen Form dieser Heilmethode visualisiert die Heilerin den vollständigen Heilungsprozeß, nachdem sie das Problem erkannt hat. Wenn es sich um eine Wunde handelt, stellt sie sich vor, daß sie die Wunde näht, daß die Blutung aufhört und die zurückbleibende Narbe auf der Haut verschwindet. Diese Methode bezeichne ich als »Kesselflickerin-Heilung«. Bei einem Knochenbruch wird ein »Göttin-Heftpflaster« oder »Göttin-Superkleber« visualisiert, mit dem der Bruch geheilt wird. Sie kann visualisieren, wie Tumore oder Zysten schrumpfen, bis sie völlig verschwunden sind. Den Abschluß der Visualisation bildet immer die Vorstellung, daß die Frau bei guter Gesundheit ist. Dies ist das übliche Verfahren in der Geist-/Fernheilung.

Das erste Mal, als ich eine Fernheilung mit Hilfe von Reiki gab, war anders und unvorhergesehen. Ich hatte den zweiten Reiki-Grad nicht gelernt, stellte jedoch später fest, daß ich diese Energie wirklich in die Ferne gesendet hatte. Wie gewöhnlich visualisierte ich im meditativen Zustand die Frau, die mich um Energie gebeten hatte. Aber diesmal fand ich mich dabei, wie ich meine Hände mit den Handflächen nach außen erhob, und eine Flut von hellem, klarem Licht strömte aus ihnen zum Bild der Frau. Zwischen meinen Händen sah ich in der Luft über dem Herz-Chakra der Frau ein Symbol, das aussah wie der Buchstabe Pi, über dessen eine

Seite jedoch zwei diagonale Linien verliefen. Während der Heilung wußte ich, daß dieses Zeichen ein chinesisches Symbol war und Frieden bedeutete. Ich hatte es noch nie zuvor gesehen und konnte es auch später in keinem Buch finden. Ich bin davon überzeugt, daß Frauen ihre eigenen Heilsymbole herstellen können. Versuche es mit den traditionellen Göttin-Symbol – Spirale, Dreieck, Kreis, Stern, usw. Drei mächtige Symbole werden im Seminar zum zweiten Reiki-Grad gelehrt.

Die Frau, die ich heilte, war in dieses helle Licht gehüllt, und die Energie floß länger als in anderen Fernheilungen. Später erzählte mir meine Freundin, daß sie umgehend müde geworden sei und sich schlafen gelegt habe. Am Morgen danach war ihre Grippe fast abgeklungen. Ich gebe oft Fernheilungen, aber diese unterschied sich von den anderen. Danach fühlte ich mich energetisiert und gut – ich war mir sicher, daß die Fernbehandlung ihren Zweck erfüllt hatte. Wie die Frau, der ich die Heilung gab, war auch ich in dasselbe strahlende Licht gehüllt gewesen.

Das Heilsymbol ist eine astrale Türöffnung, durch die Reiki-Energie in den Raum gesendet wird. Die zu heilende Frau kann diese weder an Entfernung noch an Materie gebundene Energie überall empfangen, wo immer sie sich auf unserem Planeten aufhält, und sie entscheidet, ob sie die Lebenskraft-Energie auf ihre Bedürfnisse anwenden will oder nicht. Wenn ich nicht um eine Fernheilung gebeten werde, suche ich im meditativen Zustand die Frau auf und bitte sie astral um Erlaubnis. Manchmal wird eine Fernheilung abgelehnt, worauf ich mich wieder zurückziehe. Normalerweise wird die Zustimmung zu einer Heilbehandlung persönlich erteilt, was bei Fernheilungen jedoch nicht immer möglich ist. Die ethischen Grundsätze sollten hier klar sein: Es ist eine Verletzung des freien Willens, wenn trotz Ablehnung eine Behandlung gegeben wird. Willigt die Frau jedoch ein, dann ist das Reiki-Symbol eine Tür, die sich der Heilerin und der zu heilenden Frau für die Energieübertragung öffnet.

Es stehen noch weitere Techniken zur Verfügung, um eine spezielle Reiki-Heilung zu geben. Im meditativen Zustand kann die Heilerin ihre Hände zur Weiterleitung der Energie so gebrauchen, als wäre die Frau anwesend. Zum Beispiel kann sie visualisieren, daß sie dem Bild der Frau, die sich an einem anderen Ort aufhält, eine Reiki-Ganzbehandlung gibt. Halte die Handflächen nach außen und Finger und Daumen zusammen, und stell dir vor, wie deine Hände die einzelnen Reiki-Positionen einnehmen. Bevor du die Behandlung abschließt, umgib die Frau und dich selbst mit dem aus dem Heilsymbol strömenden Licht. Vergiß nach der Heilung nicht, dich zu erden.

Eine andere Möglichkeit ist, das visualisierte Bild von der zu heilenden Frau stark zu verkleinern. Halte es in deinen Händen und führe ihrem ganzen Körper Energie über deine Handflächen zu. Laß die Energie fließen, solange sie kommt. Mit zunehmender Erfahrung erkennt eine Heilerin, wann die Behandlung abzuschließen ist. Stell dir das von mir beschriebene Heilsymbol oder ein eigenes vor und laß es über deine Hände schweben, die du in heilende Göttin-Energie einhüllst.

Alle diese Vorgehensweisen funktionieren, und durch Experimentieren kannst du auch deine eigenen herausfinden. Sobald der Heilkanal für Reiki geöffnet ist, wird jede Fernheilung zu einer Reiki-Heilung. Überlege vor einer Heilung nicht, was du tun willst, sondern überlaß es dem Bild, das du siehst, und deiner Intuition, die Methode zu bestimmen. Jede Heilung ist einzigartig. Mit

Hilfe von Reiki und anderen Geistheilungsmethoden sende ich Frauen auch Segnungen. Eine erzählte mir später, daß sie gewußt habe, daß ich es gewesen war, und daß sie es als angenehm empfunden habe. Andere Frauen berichteten mir, daß ein wunderbares Leuchten zurückgeblieben sei, das einige Tage anhielt. Einer Person Energie zu senden, die unter starker Anspannung steht oder traurig ist, kann eine große Hilfe sein.

Wende den zweiten Reiki-Grad in der Selbstheilung an. Visualisiere dich im meditativen Zustand, und gib dem Bild von dir eine Reiki-Heilung. Verkleinere das Bild von dir und halte es in deinen Händen, um die Heilung durchzuführen, oder visualisiere, daß du deine Hände in alle Positionen oder auf die Schmerzstelle legst. Leite die heilende Energie von deinem Transpersonalen Punkt in dein Inneres hinein, durch deine Chakren. Viele Frauen, die wie ich allein arbeiten, eignen sich das Heilen auf diese Weise an und vervollkommnen es an sich, bevor sie es auf andere anwenden. Reiki-Lebenskraft-Energie ist derart wirkungsvoll, daß ihre Anwendung nur Segen bringt. Die Selbstheilung funktioniert darum, weil der Heilungsprozeß in unserem Körper stattfindet und es demzufolge keine Rolle spielt, wer die Behandlung gibt. Trotzdem sind die meisten Heilerinnen erfolgreicher in der Arbeit mit anderen als in der Behandlung ihrer eigenen Probleme. Manchmal ist es in der Selbstheilung notwendig, eine andere Frau zu Rate zu ziehen, die aufgrund ihrer Objektivität weiterhelfen kann. Oft ist Un-Wohlsein ein karmisches Problem, und wenn du es zu schnell heilst, gehen die Lernaufgabe und der Grund dafür verloren. Das soll kein Argument sein, um von der Selbstheilung Abstand zu nehmen; du kannst die Initiative ergreifen und von der Kraft der dir innewohnenden Göttin erfahren.

Ein Reiki-Meister (oder dritter Grad) hat die Fähigkeit, mittels Symbolen und Mantren andere zum Kanal für die Reiki-Energie zu machen. Aber es ist jeder Frau möglich, die die Absicht zu heilen und die Bereitschaft zu üben hat, sich ohne fremde Hilfe auf diesen Kanal einzustimmen. Der Heilkanal ist im Grunde die Kundalini, die Linie (physisch die Wirbelsäule), durch die die Chakren miteinander verbunden sind und Energie von einem Zentrum in das nächste weitergeleitet wird. Die Quelle dieses Kanals ist das Göttin-Universum und die Verbindung der Frau mit der inneren Göttin. Reiki ist eine Methode, die Fähigkeit, sich an die universale Lebenskraft-Energie anzuschließen, und jede Frau, die sich für das Heilen interessiert, sollte nicht nur von ihr wissen, sondern sie auch anwenden können.

Reiki-Heilung/Handauflegen ist wirksam bei allen, die mit ihr in Berührung kommen. Damit werden Schmerzen gelindert, der Heilungsprozeß beschleunigt und Geist und Emotionen beruhigt. In der Reiki-Heilung empfangen die Heilerin und die zu heilende Frau diese Energie, die sie energetisiert und stärkt. Diese Arbeit ermüdet die Heilerin nicht, denn sie schöpft die Energie nicht aus sich selbst, sondern aus dem Universum. Die zu heilende Frau muß lediglich den Wunsch haben, geheilt zu werden, und die Bereitschaft, die Energie anzunehmen und anzuwenden. Die Heilung findet statt, ob sie an Göttin-Heilung oder Reiki glaubt oder nicht. Das Bemühen verschiedener Wissenschaftler, herauszufinden, was bei einer Geistheilung vor sich geht und wodurch die physischen Veränderungen hervorgerufen werden, ist im Grunde unwichtig. Wichtig ist, daß diese Heilmethode funktioniert und von allen angewendet werden kann, um sich und anderen zu einem besseren Leben zu verhelfen. Mit der Reiki-Methode werden das

Wohl-Befinden gesteigert und die weibliche Gesundheit gestärkt, und aus diesem Grund spielt sie in der weiblichen Heilkunst eine bedeutende Rolle.

## Anmerkungen

1. Robert Temple: *The Sirius Mystery*, (Rochester, VT, Inner Traditions, 1987).
2. Jose Arguelles: *The Mayan Factor*, (Santa Fe, Bear and Co., 1987). (Dt. *Der Maya-Faktor*, München, [Goldmann], 1990.)
3. Frank Waters: *Book of the Hopi*, (New York, Ballantine Books, 1963), S. 11–12. (Dt. *Das Buch der Hopi*, Düsseldorf, Köln, [Diederichs], 1980.)
4. Barbara Ray: *The Reiki Factor*, (St. Petersburg, FL, Radiance Asociates, 1983), S. 46. (Dt. *Der »Reiki« Faktor*, München, [Heyne], 1992.)
5. Diese Geschichte wird in Barbara Ray: *The Reiki Factor*, S. 47–49 (Dt. *Der »Reiki« Faktor*), und in: Paul David Mitchell: *The Usui System of Natural Healing*, (Coeur d'Alene, Idaho, The Reiki Alliance, 1985), Broschüre, S. 11 ff, erzählt.
6. Merlin Stone: *Ancient Mirrors of Womanhood*, (Boston, Beacon Press, 1984), S. 27–29.

*Kapitel 3*

# *Polarity-Ausgleich*

Der Polarity-Ausgleich ist ein dem Reiki engverwandtes Heilsystem und auf ähnliche Ursprünge zurückzuführen, wurde aber in diesem Jahrhundert für den Gebrauch der modernen Frau in den Vereinigten Staaten entwickelt. In dem von Dr. Randolph Stone, einem Osteopathen, Chiropraktiker und Naturheilkundigen, begründeten Polarity-System werden Heiltheorien aus dem alten China und Indien sowie universale Heilverfahren durch Berührung herangezogen. Frauen mit Erfahrungen in der Berührungsheilung und Körperarbeit entdecken den Polarity-Ausgleich fast instinktiv, da die Positionen und Griffe so natürlich und wohltuend sind. Auch wenn die Verfasser der Bücher über dieses Heilsystem Männer sind, wird es hauptsächlich von Frauen angewendet.

Stones Absicht war es, daß Ärzte seine Therapieform benutzen. Die lehnten sie jedoch ab, so daß der Polarity-Ausgleich heute überwiegend von Massagetherapeutinnen und Chiropraktikerinnen angewandt wird. Der mit Massage und Körperarbeit leicht kombinierbare Polarity-Ausgleich wird ähnlich wie Reiki durchgeführt und bietet eine gute Einführung in verwandte Techniken wie Akupressur, Shiatsu, Reflexologie und Angewandte Kinesiologie. Diese sanfte, machtvolle Form der weiblichen Heilkunst ist einfach zu erlernen und wird in der Partnerbehandlung sowie in der Gruppenarbeit eingesetzt. Auch wenn einige Positionen allein ausgeführt werden können, ist eine Polarity-Ganzbehandlung als Selbstbehandlung nicht möglich. Wirkungsvoll ist ihre Anwendung zusammen mit Reiki-Techniken. Wie das Steinauflegen und Reiki basiert der Polarity-Ausgleich auf der aurischen Struktur, aber hier steht der Aspekt des Energieflusses durch die Aura und die vier Körper im Vordergrund. Der durch den Einsatz beider Hände entstehende Energiekreislauf im Reiki bildet die Ausgangsbasis der Polarity-Arbeit. Die Handhaltungen auf dem weiblichen Körper beim Polarity-Ausgleich konzentrieren sich auf diesen Kreislauf, und sie reflektieren sowohl die Reiki-Positionen als auch die Chakren und Meridiane. Durch diese Handhaltungen wird ein Gleichgewicht in den Energieströmen der zu heilenden Frau hergestellt. Der Schwerpunkt des Polarity-Systems liegt in den natürlichen Gesetzen der Flüsse und Bewegungen der Aura-Energie und den physischen Positionen, die einen Ausgleich dieser Flüsse bewirken. Die drei wichtigsten, in weiblichen Begriffen neu formulierten Prinzipien lauten wie folgt:

1. Es gibt eine Lebenskraft-Energie in allem Lebendigen, die als Aura, Seele, innere Göttin oder Sein bekannt ist.
2. Diese Energie hat ihre eigenen Muster und eine Flußrichtung durch positive und negative Pole. Wenn die Energie im Gleichgewicht ist und frei fließt, ist die Frau bei guter Gesundheit. Un-Wohlsein resultiert aus Blockaden oder einem Ungleichgewicht dieses Flusses.
3. Energie wird durch die Ebenen des Aurakörpers »materialisiert«: spirituell, mental, emotional und physisch.[1]

Diese auf Tibet, Indien, China und die Matriarchate zurückgehenden Prinzipien sind grundlegend für die weibliche Heilkunst. Während im Reiki und Steinauflegen der Schwerpunkt auf das erste und dritte Prinzip gelegt wird, steht im Vordergrund der Polarity-Therapie die zweite Prämisse, der positiv und negativ geladene Energiefluß.

Die Begriffe »positiv« und »negativ« bieten eine einfache Möglichkeit zur Beschreibung eines Energiekreislaufs mit sich abstoßenden/anziehenden Ladungen. Daß diese Ladungen positiv und negativ genannt werden, soll keineswegs die eine als gut und die andere als schlecht kennzeichnen, denn sie sind ebenbürtig und gleichermaßen wichtig und gut. Sie sind eher im Sinne des chinesischen Yin und Yang in ihrer ursprünglichen Bedeutung zu verstehen. Dieser Philosophie zufolge wohnen jeder Kraft Gegensätze inne, die sich ergänzen und nur zusammen als Ganzes existieren und ein Gleichgewicht bilden können. Dieses Gleichgewicht zeigt sich in komplementären Gegensatzpaaren wie Tag und Nacht, Sommer und Winter, Frühling und Herbst, schwarz und weiß, aktiv und rezeptiv, Morgen und Abend. Es handelt sich keineswegs um eine Gegenüberstellung von guten und schlechten Werten, wie westliche Missionare das Yin-Yang-System interpretierten, als sie es in den Westen einführen. Die Begriffe »positiv« und »negativ« eignen sich lediglich besser als andere Wörter, um auf einfache Weise die Unterschiede in der energetischen Anziehungskraft beziehungsweise die Richtungen der elektrischen Ladungen zu beschreiben. Und sie lassen sich auf das Chakren- und das chinesische Meridiansystem übertragen, um eine ausgewogene Energiebewegung, die dem Wohl-Befinden entspricht, zu veranschaulichen. Bei guter Gesundheit fließt diese Energie frei durch den Körper. Un-Wohlsein ist die Folge eines Ungleichgewichts aufgrund des blockierten Energieflusses. Der Polarity-Ausgleich zielt darauf ab, Energieblockaden zu beseitigen und den freien Fluß wiederherzustellen.

Auf diesem Wissen aufbauend, können die Energieflüsse im Körper graphisch dargestellt werden. Der weibliche Körper läßt sich horizontal in drei Abschnitte – Kopf, Rumpf, Beine – einteilen, von denen jeder über eine elektrische Gesamtladung und ein plus und ein minus gepoltes Energiefeld verfügt. Zwischen diesen beiden Feldern befindet sich ein drittes Feld neutraler Energie. Die drei Abschnitte sind Kopf, Rumpf und Beine, und innerhalb dieser Abschnitte und ihrer Energiefelder wechseln die Energieladungen von Chakra zu Chakra. Wenn wir den Kopf als ersten Abschnitt wieder in drei Zonen einteilen, so ist der Scheitel positiv, das Dritte Auge neutral und das Kehlkopf-Chakra negativ aufgeladen. Beim Rumpf wiederholt sich der Vorgang in derselben Reihenfolge – positiv, neutral und negativ. Das Herzzentrum hat eine positive, der Solarplexus eine neutrale und das Unterleibs-Chakra eine negative Ladung. Nicht nur die Chakren, sondern auch die Zonen sind in horizontal verlaufende Körperbereiche unterteilt. Bei den Beinen sind die Oberschenkel/das Wurzelzentrum positiv, der Bereich zwischen Knie und Knöchel neutral und die Füße negativ geladen.[2] Denk daran, daß sich auch in den Kniekehlen und an den Fußsohlen Chakren befinden. Jeder der drei Abschnitte verfügt also über eine bestimmte Gesamtladung – Kopf positiv, Rumpf neutral und Beine sowie Füße negativ – sowie über spezifisch aufgeladene Felder innerhalb dieser Abschnitte.

Die Hände und Füße sind »Energie-Spiegel« des übrigen Körpers, und ihre horizontale Einteilung in positive, neutrale und negative Ladungen reflektiert gleichfalls die drei Abschnitte am Körper. Diese Ladungen sind insofern wichtig, da bei einer Polarity-Position eine

# Polaritätsladungen: Horizontale Zonen

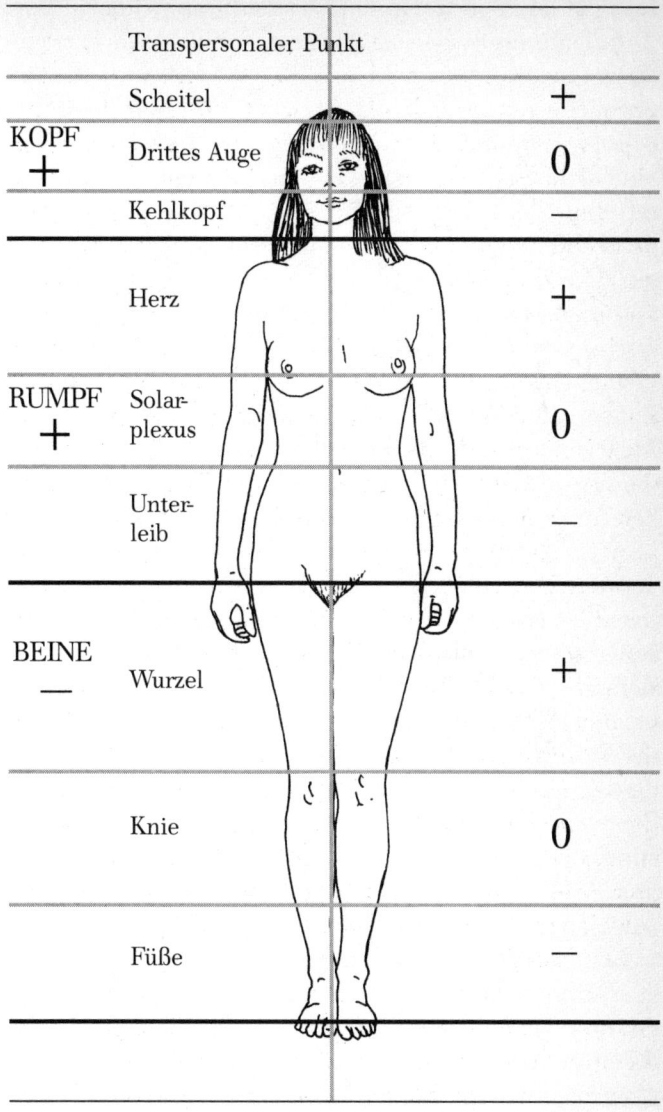

| | | |
|---|---|---|
| | Transpersonaler Punkt | |
| | Scheitel | + |
| KOPF + | Drittes Auge | 0 |
| | Kehlkopf | − |
| | Herz | + |
| RUMPF + | Solarplexus | 0 |
| | Unterleib | − |
| BEINE − | Wurzel | + |
| | Knie | 0 |
| | Füße | − |

# Polaritätsladungen der Hände und Füße

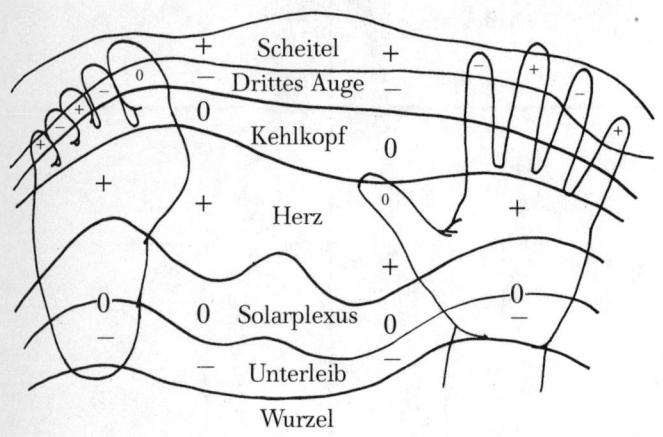

Große Zehe 0  
Zweite Zehe –  
Mittlere Zehe +  
Vierte Zehe –  
Kleine Zehe +

Daumen – 0  
Zeigefinger –  
Mittelfinger +  
Ringfinger –  
Kleiner Finger +

# Polaritätsladungen: Vertikale Zonen

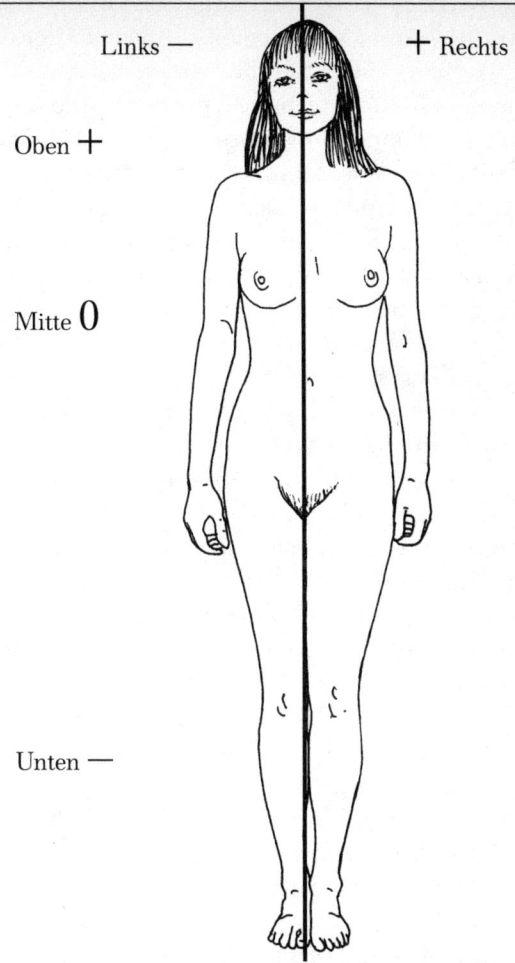

Positiv auf der rechten Körperseite, negativ auf der linken.
Positiv auf der Vorderseite, negativ auf der Rückseite.
Positiv im oberen, neutral im mittleren, negativ im unteren Bereich.

bestimmte Hand oder ein bestimmter Finger für eine bestimmte Körperstelle verwendet wird. Auch in der Heilmethode der Reflexologie, die hauptsächlich auf der Arbeit an Händen und Füßen beruht, wird von ihnen – jedoch in höherem Maße – Gebrauch gemacht. Alle Meridiane (Energieleitbahnen) des Körpers haben Endungen in den Händen und Füßen, und die Ätherkörper-Energie eines jeden Organs spiegelt sich an einer bestimmten Stelle auf ihnen wider. Im Augenblick genügt es jedoch zu wissen, daß jeder Finger und jede Zehe eine bestimmte Energieladung hat.

Der Polarity-Therapeut Maruti Seidman weist den Ladungen der Finger und Zehen die Elemente Erde, Luft, Feuer, Wasser und Geist zu, die Aspekte bzw. Punkte der weiblichen Spiritualität/des magischen Wicca-Kreises oder Pentagramms. Ihm zufolge wird den neutral geladenen Daumen und großen Zehen das geistige Element zugeordnet: Zeigefinger und zweite Zehe sind negativ geladen und stehen mit dem Luftelement in Verbindung; Mittelfinger und mittlere Zehe haben positive Ladungen und werden dem Feuerelement zugeordnet; Ringfinger und vierte Zehe wiederum sind negativ geladen und werden mit dem Wasserelement assoziiert; kleiner Finger und kleine Zehe sind positiv geladen und reflektieren das Erdelement.[3]

Die Aura-Energie des weiblichen Körpers läßt sich ferner vertikal in Linien oder Ströme unterteilen, die in Zonen vom Kopf zu den Füßen verlaufen. Eine Zone zieht sich linienförmig durch den Körper und endet in jeweils einem Finger und einer Zehe. Heiltherapien, die mit diesen Strömen arbeiten, werden manchmal als Zonentherapien bezeichnet; zu diesen zählen – außer dem Polarity-Ausgleich – Reflexologie, Shiatsu, Akupressur und Akupunktur. Die Energieladung auf der rechten Körperhälfte ist positiv und auf der linken negativ; positiv auf der Vorderseite und negativ auf der Rückseite; positiv im oberen, neutral im mittleren und negativ im unteren Körperbereich. Durch diese vertikalen Zonen wird das Energiemuster weiter unterteilt.

Abgesehen von den vertikalen und horizontalen Körperabschnitten weisen verschiedene Stellen am Körper eine bestimmte Ladung auf. Auf den Füßen, Knien, Händen und Schultern sowie Brüsten und Beckenknochen befinden sich ein positiv und ein negativ geladenes Paar. Die Energie ist auf der rechten Körperhälfte positiv und auf der linken negativ geladen. Die Ladungen der Chakren korrespondieren mit den Ladungen der horizontalen Abschnitte. Das Wurzelzentrum ist negativ, der Unterleib positiv, der Solarplexus neutral, das Herz-Chakra positiv, das Kehlkopfzentrum negativ, die Stirn neutral und das Scheitel-Chakra positiv aufgeladen. Die horizontalen und vertikalen Bereiche auf der Körperkarte reflektieren diese individuell lokalisierten Ladungen. Die horizontalen Abschnitte spielen in der grundlegenden Polarity-Arbeit eine größere Rolle.

Zusätzlich zu den Ladungen sind fünf Hauptumläufe des Energieflusses zu unterscheiden: der zentrale Umlauf, der seitliche Oberflächenumlauf, der diagonale Umlauf, der lange Umlauf und die geraden Linien.[4] Der zentrale Umlauf fließt vom Kopf zum Becken und kehrt dann in einem kreisförmigen Muster zum Kopf zurück. Jedem dieser Umläufe ist ein Wicca-Element zugeordnet, und der zentrale Umlauf steht für das Element Geist beziehungsweise Äther. Der dem Luftelement zugeordnete seitliche Oberflächenumlauf bewegt sich spiralförmig vom Kopf bis zu den Füßen. Der dem Feuer entsprechende diagonale Umlauf fließt auf beiden Körperseiten von den Schultern zu den gegenüberliegenden

# Polaritätsladungen innerhalb der Zonen

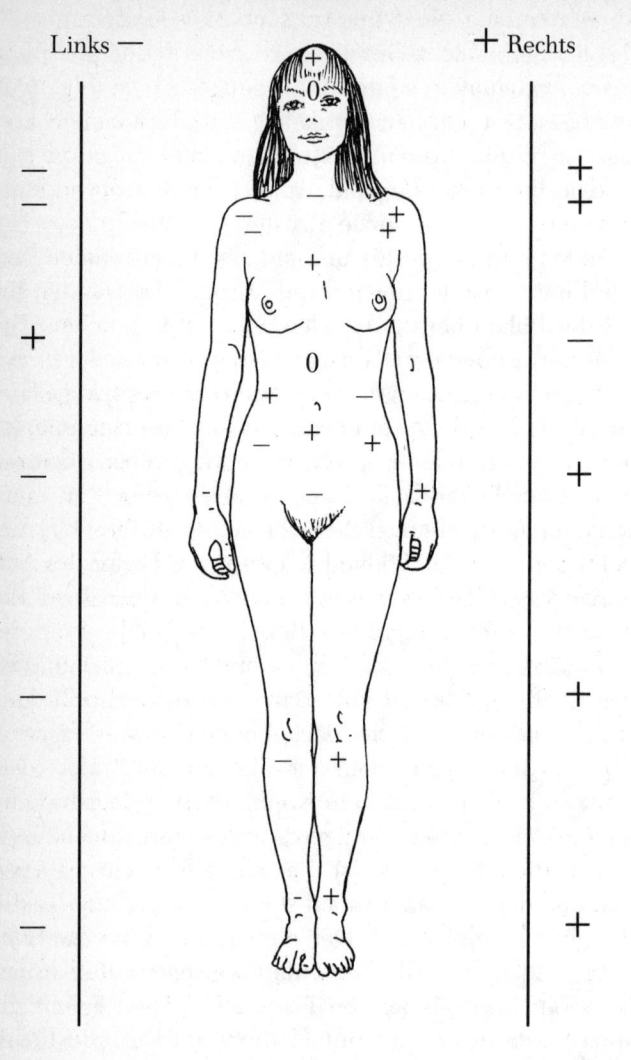

Hüften. Er ist Teil eines sich in Form einer 8 bewegenden Energiemusters. Durch den langen Umlauf wird der Körper entlang der Mittellinie in zwei Hälften geteilt. Diese dem Wasserelement zugeordnete Energie fließt auf beiden Seiten in sich entgegengesetzt bewegenden Spiralen. Der letzte wichtige, mit dem Erdelement korrespondierende Umlauf fließt in geraden Linien, die sich vertikal im Zickzack von einer Körperhälfte zur anderen bewegen.

Beim Polarity-Ausgleich sind die horizontalen Abschnitte und Ladungen in den Fingern und Händen die meistverwendeten Energiemuster. Positiv geladene Bereiche eines Körperteils harmonisieren mit anderen positiv geladenen Körperpartien, während negativ geladene Bereiche ebenfalls miteinander korrespondieren. Neutral aufgeladene Bereiche sind einfach neutral. Blockaden oder Schmerzstellen führen jedoch zu einer Störung dieser Harmonie, worauf entgegengesetzte Ladungen einen Energiekreislauf erzeugen. Durch das Auflegen einer Hand oder eines Fingers mit positiver Ladung auf eine negativ geladene Körperstelle wird der Kreislauf geschlossen und die Energie ausgeglichen. Das Ungleichgewicht wird aufgehoben und die Blockierung gelöst. Grundlegend für die Positionen in der Polarity-Therapie sind das Auflegen der linken Hand auf rechte Körperteile beziehungsweise eines negativ geladenen Fingers auf Körperteile oder -punkte mit positiver Ladung.

Die Energietheorie des Polarity-Ausgleichs ist zwar kompliziert, wird aber durch ständige Übung verständlicher. Als Grundregel gilt, die rechte Hand auf die linke Körperhälfte und die linke Hand auf die rechte Körperhälfte zu legen. Achte zu Beginn einer Heilung auf die Polaritäten, dann wird die Theorie leicht in die Praxis übergehen. Bevor ich bei einer Frau mit einer Polarity-

Heilung beginne, bitte ich sie, wenn ich neben ihr sitze, mir ihre rechte Hand zu zeigen, die mir dann als Bezugspunkt dient. Bei allen Techniken des Handauflegens ist es lehrreicher, eine Reihe von Positionen *durchzuführen* als darüber zu lesen, und das gilt in besonderem Maße für die Polarity-Arbeit. Vergiß nicht, daß du bereits im Reiki mit beiden Händen den Energiekreis vervollständigt hast. In der Polarity-Arbeit wird die gleiche Wirkung erzielt, indem du beide Hände entweder auf dieselbe Stelle oder jeweils eine auf verschiedene Stellen legst.

Polarity-Positionen unterscheiden sich in einiger Hinsicht von denen im Reiki. Während im Reiki stets mit einer sanften beidhändigen Berührung gearbeitet wird, werden in der Polarity-Arbeit verschiedene Arten der Berührung eingesetzt. So kann die Heilerin bei einer bestimmten Körperposition ihre Hände über den physischen Körper der Frau halten und nur mit ihrer Aura in Kontakt kommen, mit ihren Händen wie im Reiki den Körper berühren oder mit einer tiefen Massage arbeiten. Der Druck ist niemals so tief, daß er Schmerzen verursacht, da gerade das Anspannen der Muskeln den Zielen des Polarity widerspricht. Die Technik der tieferen Berührung gehört zu Heilmethoden wie Shiatsu, Akupressur und tiefer Muskelmassage, aber nicht zur Polarity-Arbeit. Während im Reiki die Heilerin ihr Hände mit dicht nebeneinanderliegenden Handflächen auf einer Körperseite ruhen läßt, werden bei einigen Schritten in der Polarity-Behandlung die Hände auf verschiedene Stellen gelegt, und bei anderen wird Bewegung oder Massage eingesetzt. Das Kombinieren von Nicht-Berührung, sanfter Berührung und Massagedruck, wobei die Handflächen zusammen- oder auseinanderliegen (aber den Körper immer an irgendeiner Stelle berühren) unterscheidet sich mehr oder weniger von den Reiki-Heilpositionen. Im Polarity wird bei einigen Positionen mit Bewegung und bei anderen mit Stillhalten gearbeitet, während andere wiederum denen im Reiki gleichen. Die Chakren werden zwar in die Arbeit einbezogen, aber der Schwerpunkt liegt auf den Energieladungen. In einigen Positionen wird die Energie des Handauflegens/Berührungsheilens genutzt und in anderen nicht. Das Polarity-System vereint eine Vielzahl von Techniken in sich.

Die im Polarity-Ausgleich erzielten Ergebnisse ähneln denen im Reiki und in der Heilung durch Steinauflegen. Nach einem Polarity-Ausgleich fühlt sich frau gut und besser, entspannter und ausgeglichener. Je mehr Hilfe eine Frau benötigt, desto größer sind die Veränderungen, die eine Polarity-Heilung in ihr bewirken.[5] Die Technik der Polarity-Therapie ist zwar sanft, aber ihre Wirkung tritt etwas schneller ein als in einer Reiki-Heilung. Wie im Reiki wird durch das Ausgleichen der Aura, das den weiblichen Körper umgebene und ihr Sein enthaltene elektrische Feld, die Lebenskraft regeneriert und aufgeladen. Die Aura weist den Körper an, Wohl-Befinden zu erzeugen, und der Aura-Ausgleich trägt dazu bei, die Blockaden aufzuheben, die eine gute Gesundheit verhindern und Un-Wohlsein oder Krankheiten zur Folge haben. Sind die Auraebenen ausgeglichen, kehrt der Körper in einen Zustand des Gleichgewichts zurück. Die Nerven entspannen sich, was zu einer Entspannung der Muskeln führt, die sie kontrollieren. Die Entspannung der Muskeln hat wiederum die Entspannung der Knochen zur Folge, die von ihnen gehalten werden. Knochen können sich während der Heilung in ihre natürliche Lage zurückbewegen. Nach einem Polarity-Ausgleich ist die Frau entspannt und zentriert, und mehr Lebenskraft-Energie fließt frei durch sie.

Meine Freundin Rebecca Tallman beschreibt die Wirkungsweise im folgenden Beispiel:

Keine Chiropraktikerin oder Osteopathin in The Womb (auf dem Michigan Women's Music Festival) konnte etwas gegen meine rasenden Kopfschmerzen ausrichten, die von einem verschobenen Halswirbel, der auf einen Nerv drückte, herrührten. Tatsächlich verschlimmerten sich die Schmerzen trotz mehrerer Besuche in The Womb, bis ich von den Schmerzen Brechreiz bekam, desorientiert und wahrscheinlich ein wenig »gelähmt« war.

Schließlich bot mir eine Körpertherapeutin ihre Hilfe an. Sie erzählte mir, daß sie nicht nur Massage, sondern auch Meridianarbeit und Polarity-Ausgleich einsetze. Obwohl ich selbst eine Heilerin bin – ich verwende hauptsächlich Heilkräuter – war ich einigen der eher esoterischen Heilmethoden immer mit Mißtrauen begegnet, aber da es mir so schlecht ging, war ich bereit, alles auszuprobieren.

Nichts hat so gut geholfen! (Nicht einmal codeinhaltige Schmerzmittel!) Ich wurde die qualvollen Schmerzen los und fühlte mich hinterher gut – wirklich energiegeladen – und hatte nicht dieses dumpfe, matte, benommene Gefühl wie sonst, wenn die Schmerzen nachließen.

Unnötig zu sagen – jetzt bin ich davon überzeugt!

Wie im Reiki kann es sich bei den zu lösenden Energieblockaden um emotionale handeln. Bei einer Frau, die einen Polarity-Ausgleich erfährt, kommt es vielleicht zu derselben Art von emotionalem Ausbruch, wie es beim Steinauflegen oder im Reiki üblich ist, d.h., sie weint, wird wütend oder zittert. Nach der Sitzung, wenn der Ausbruch vorüber ist und die emotionalen Blockaden gelöst sind, möchte sie vielleicht schlafen. Während der Heilung kann es ihr heiß oder kalt werden, sie kann ein Prickeln am Körper wahrnehmen, oder vielleicht wird ihr schwindelig. Was auch passiert, es ist in Ordnung, und die Heilerin beruhigt und unterstützt sie. »Lebenskraft unterscheidet nicht zwischen physischen und psychischen Schmerzen. Beide sind einfach Ausdruck blockierter Lebenskraft.«[6] Durch einen Polarity-Ausgleich werden die Blockaden gelöst und die Aura-Energie ausgeglichen, so daß es dem Körper ermöglicht wird, Wohl-Befinden zu manifestieren.

Der Polarity-Ausgleich wirkt unmittelbar schmerzlindernd, beruhigend und energetisierend. Bei chronischen Leiden sind – wie in der Reiki-Heilung – mehrere Sitzungen notwendig. Geh dabei wie im Reiki vor, also anfangs häufigere Behandlungen, die reduziert werden, wenn es der Frau besser geht. Je länger ein Leiden besteht, um so länger kann es dauern, bis sich Ergebnisse zeigen. Richard Gorden empfiehlt in *Deine heilenden Hände*:

Eine Polarity-Behandlung drei- oder viermal pro Woche kann Wunder wirken. Wenn der Zustand sich merklich gebessert hat, reichen zwei Sitzungen pro Woche aus. Eine Behandlung pro Woche ist eine gute Unterstützung für jemanden, der ganz gesund werden und von allen Symptomen restlos geheilt werden möchte.[7]

Der Polarity-Ausgleich eignet sich für alle Erwachsenen und Kinder sowie Ältere. Älteren Frauen empfehle ich ein langsames Vorgehen und häufige, kurze Sitzungen. Während in längeren Sitzungen manchmal mehr Giftstoffe im Körper abgebaut werden, als eine Frau problemlos verkraften kann, werden durch kürzere, häufigere Heilungen langsamere, aber dafür sanftere Ergebnisse erzielt. Ich habe Polarity-Arbeit auch bei Tieren erfolgreich eingesetzt.

Eine Polarity-Heilung wird in einer ruhigen Umgebung ohne störende Telefonanrufe oder sonstige Ablenkungen verabreicht. Beide Frauen sind bekleidet, aber die zu heilende Frau zieht ihre Schuhe aus und sollte lockere, bequeme Kleidung tragen. Richard Gordon zufolge sollte auch die Heilerin ihre Schuhe ausziehen, damit sie mit der Erde verbunden ist, und die Frau, die die Heilung empfängt, Schmuck und alle Metalle von ihrem Körper und ihrer Kleidung abnehmen. Durch die Leitfähigkeit von Metall wird die Aura-Energie leicht abgelenkt. Die Frau, die den Polarity-Ausgleich erfährt, liegt auf dem Rücken mit den Händen an den Seiten und entspannt sich so gut wie möglich. Sie kann auf einem Massagetisch liegen, was für die Heilerin bei jeglicher Körperarbeit-Therapie wohl am bequemsten ist, auf einem Bett oder auf dem Boden. Beide Frauen sollten von Anfang an völlig entspannt sein. Mach ein paar tiefe Atemzüge, um dich zu zentrieren.

Als Einführung in den Polarity-Ausgleich sind die folgenden Positionen dem Buch *Deine heilenden Hände*[8] entnommen. Vergiß nicht, daß die rechte Hand eine Stelle auf der linken Körperseite der Frau berührt und Handgriffe an der einen Körperseite auch an der anderen wiederholt werden müssen. Bei Handhaltungen wie in der ersten Position, bei denen die rechte Hand auf der rechten Seite liegt, geht es eher um ein Harmonisieren als um ein Ausgleichen. Auf Fingerpositionen wird in dieser Heilsequenz weniger Wert gelegt. Halte jede Polarity-Position bei, solange Energie fließt, und geh zur nächsten über, wenn die Empfindungen aufhören. Es bestehen wesentliche Parallelen zwischen Polarity-Ausgleich und Reiki; es sind zwei ineinander übergehende Bereiche.

Die als Wiege bezeichnete erste Position in einem allgemeinen Polarity-Ausgleich ähnelt der zweiten Reiki-

Kopfposition. Du sitzt hinter der Frau und legst deine Hände behutsam an die Seiten ihres Kopfes. Die Daumen ruhen an den Ohren, während Zeige- und Mittelfinger an den Seiten des Halses hinabstreichen. Diese für das Scheitel-Chakra und das Dritte Auge bestimmte Position ist sehr beruhigend und entspannend. Wie im Reiki ist deine Berührung leicht. Laß deine Hände an ihrem Platz.

Für die zweite Position legst du deine linke Hand auf die Stirn der Frau und deine rechte unter ihren Kopf. Mittelfinger und Daumen halten den Okzipitalknochen fest, und nur mit der rechten Hand wird der Kopf gerade zurückgezogen. Zieh sanft und beständig und halte fest. Diese Übung bezieht sich in erster Linie auf das Dritte Auge.

Stell dich an die rechte Seite der zu heilenden Frau. Lege deine linke Hand auf ihr Stirn/Stirn-Chakra und deine rechte Hand auf ihren Solarplexus. Schaukle kurze Zeit ihren Körper mit deiner rechten Hand, und laß dann deine Hände an ihrem Platz und sende Reiki-Energie. Diese Position heißt Bauchschaukel. Übe beim Schaukeln gleichmäßigen, sanften Druck aus. In allen drei Positionen halte deine Hände an ihrem Platz, bis die Energie stärker wird, sich verändert und nachläßt. Dann geh behutsam zur nächsten Handhaltung über.

Die ersten drei Übungen sind für den oberen Körperbereich der Frau, für Kopf und Rumpf, und die folgenden für den unteren Bereich, für Füße und Beine, bestimmt. Sie auszugleichen hilft der Frau dabei, sich mit der Erdgöttin zu verbinden, und es beruhigt und zentriert sie. Führe alle Positionen an einem Bein aus, bevor du die Seite wechselst, um sie am anderen Bein zu wiederholen.

Für die erste Beinposition benutzt du beide Hände

wie in einer Heilung durch Handauflegen, um mit leichter oder nichtphysischer Berührung die Aura der Frau von oberhalb des Knies bis zu den Zehenspitzen ihres rechten Beins auszustreichen. Schüttle die Energie von dir ab, die sich in deinen Händen angesammelt hat; sie fühlt sich schwer und klebrig an. Dann halte ihre rechte Ferse in deiner linken Hand und lege deine rechte Hand an ihren Fußballen. Nun strecke den Fußballen zurück, zieh ihn nach vorne und dann hinunter. Um ihn nach vorn zu ziehen, legt die Heilerin ihre Hände an die Zehen. Gehe sanft vor, und wiederhole es mehrmals.

Halte ihre rechte Ferse mit deiner rechten Hand und suche einen schmerzenden Punkt an der Ferseninnenseite. Drücke diesen Punkt stetig, massiere ihn aber nicht. Dabei stützt du mit deiner linken Hand den Fuß in aufrechter Stellung. Halte dann die Ferse mit deiner linken Hand, ertaste einen schmerzenden Punkt an der äußeren Ferse und drücke ihn. Mit der rechten Hand hältst du die Spitze ihres Fußes und drehst sie. Während du ihren Fuß schüttelst, ziehst du sanft jede Zehe, wobei du mit der kleinen Zehe anfängst. (Vermeide das Ziehen der Zehen, wenn die Frau an Arthritis oder schweren Rückenproblemen leidet.) Balle die rechte Hand zur Faust, und massiere mit den Knöcheln deiner rechten Hand die rechte Fußsohle. Arbeite an den Schmerzpunkten.

Drücke mit deinem linken Handballen ihren rechten Fußballen so zurück, daß die breite Sehne unter der großen Zehe gedehnt wird. Drücke in die gespannte Sehne hinein, und bearbeite die Schmerzpunkte. An der äußeren Fußseite zwischen Ferse und Zehen liegt ein kleiner, runder Knochen. Lege deine Daumen unter beide Seiten dieses Knochens. Deine anderen Finger bedecken die rechte Fußspitze. Während du ihren Knöchel drehst, drückst du mit deinen Daumen. Geh an die andere Seite der Frau, und wiederhole alle Bein- und Fußpositionen an ihrem linken Fuß.

Drehe den Kopf der Frau nach links, und lege deine linke Hand auf ihr Stirn-Chakra, um die Stirn zu stützen. Ertaste mit dem Mittelfinger deiner rechten Hand das Ende des rechtsseitigen Okzipitalknochens und drücke. Drehe ihren Kopf auf die andere Seite, und wiederhole diesen Schritt mit der jeweils anderen Hand. An dieser Stelle geht der Nacken in den Schädel über.

Stell dich an die rechte Seite der Frau, und nimm ihre rechte Hand. Presse mit deiner rechten Hand das Gewebe zwischen Daumen und Zeigefinger. Finde einen Schmerzpunkt. Drücke mit deiner linken Hand unterhalb des rechten Ellbogens am äußeren Arm, um einen weiteren Schmerzpunkt zu finden. Stimuliere abwechselnd das Gewebe zwischen Finger und Daumen und den Unterarm unter der Ellbogenfalte. Ziehe mit deiner rechten Hand sanft jeden Finger.

Du stehst an ihrer rechten Seite. Lege deine rechte Hand auf ihren Solarplexus und deinen linken Daumen unter ihr Schlüsselbein. Schaukle mit beiden Händen, wobei du deinen Daumen auf beiden Seiten entlang des ganzen Bereichs ihres Schlüsselbeins/Kehlkopfzentrums bewegst. Arbeite an den Schmerzpunkten, die du findest, und laß abschließend deine Hände kurze Zeit an ihrem Platz. Wiederhole die Hand- und Armpositionen auf der anderen Seite.

Sende zum Abschluß der Übungen Reiki-Energie. Reibe vor jeder Übung die Hände kräftig aneinander, um nötigenfalls die Energie zu erhöhen. Wenn du auf Reiki-Enegie oder Handauflegen-Energie eingestimmt bist, stellt sich der Fluß von selbst ein. Richard Gordon empfiehlt, zwischen den Übungen die Hände auszuschütteln, um sich von der statischen Energie zu befreien, die sich in den Händen der Heilerin ansammelt.

Du stehst an der rechten Seite der Frau und hältst mit deiner rechten Hand ihren linken Fuß und mit deiner linken Hand ihre rechte Hand. Behalte die Position bei, solange du Energie spürst, dann schüttle deine Hände aus, und geh zur nächsten Position über.

Du stehst wieder an ihrer rechten Seite und legst deine rechte Hand auf ihre linke Hüfte und deine linke Hand auf ihre rechte Schulter. Wiege ihre Hüften einige Minuten hin und her, halte dann an, und sende heilende Energie. Stelle dich an ihre linke Seite, und wiederhole den Schritt mit jeweils der anderen Hand. Deine rechte Hand liegt auf ihrer linken Schulter und deine linke auf ihrer rechten Hüfte. Die Hüfte ist das Unterleibs-Chakra und die Schulter ihr Kehlkopfzentrum. Sende nach dem Schaukeln wieder Energie. Durch die Bewegung werden Energieblockaden gelöst, und sie fühlt sich wunderbar an.

Stell dich an ihre rechte Seite, und bilde Fäuste mit beiden Händen, wobei die Daumen nach unten zeigen. Berühre mit dem rechten Daumen ihr Unterleibs-Chakra unterhalb des Nabels. Den linken Daumen hältst du über ihr drittes Auge, ohne die Stirn zu berühren. Diese beiden Zentren ergänzen sich gegenseitig, und durch die Position wird das Unterleibs-Chakra mit dem Stirnzentrum ins Gleichgewicht gebracht. Die Übung eignet sich besonders für Frauen mit Störungen am Unterleibs-Chakra, die sich in Erkrankungen der Eierstöcke sowie Fruchtbarkeits-, Sexualitäts- und Menstruationsproblemen manifestieren. Behalte die Position bei, solange du die Energie fühlst.

Die nächste Position, der Scheitel, ist dieselbe wie die erste Reiki-Kopfposition, nur daß hier die Hände der

Heilerin höher liegen, so daß die Augen der Frau, die die Heilung empfängt, nicht bedeckt sind. Deine Finger ruhen gerade über ihren Augenbrauen und bedecken das Scheitelzentrum und das Dritte Auge. Probiere diese Position aus, ohne die Frau, an der du arbeitest, physisch zu berühren. Laß deine Hände an ihrem Platz, solange du Energie spürst, und schüttle sie danach aus.

Die Frau, die die Heilung erfährt, dreht sich auf den Bauch. Die Heilerin legt die rechte Hand auf ihr Wurzel-Chakra (Steißbein, Ende der Wirbelsäule) und die linke auf ihr Kehlkopfzentrum (Ende des Halses). Schaukle sanft ein paar Minuten, und laß dann deine Hände, solange du die Energie spüren kannst, auf den Zentren. Das Ausgleichen des Wurzel- und Kehlkopf-Chakras ist besonders gut für Frauen mit Rückenproblemen. Wende nach dem Schaukeln nichtphysische Berühungen an, indem du die Hände über die Chakren und nicht direkt auf sie hältst.

Die Frau liegt wieder auf dem Rücken. Gleiche ihr Herzzentrum mit ihrem Dritten Auge aus. Lade den Energiefluß in deinen Händen auf, und halte deine rechte Hand über ihr Herz-Chakra und deine linke über ihre Stirn, ohen sie zu berühren. Das Herz-Chakra ist der Sitz der emotionalen Schmerzen, während das adstringierende Dritte Auge jede Negativität auflöst. Zur Schmerzbehebung kann das dritte Auge mit jedem Chakra oder Schmerzbereich angewendet werden. Durch diese letzte Positionsfolge werden die Chakren der Frau ins Gleichgewicht gebracht.

Laß die Frau, die die Heilung empfängt, liegenbleiben, solange sie mag. Lege vielleicht eine Decke über sie. Währenddessen kannst du die Energie von deinen Händen ableiten und dich erden. Spüle dir die Hände mit kaltem Leitungswasser ab, oder lege sie mit den

Handflächen auf den Boden, um die überschüssige Energie/freigewordene Negativität zu entfernen. Besonders Frauen, die während einer Heilung die Schmerzen anderer aufnehmen, sollten das tun. Auf Reiki eingestimmte Frauen empfinden diese Maßnahme vielleicht als nicht so notwendig, da die Energie leichter durch sie fließt. Sie werden sich nach einer Heilung wahrscheinlich nicht erschöpft fühlen, was bei einer Heilerin, die auf Reiki nicht eingestimmt ist, eher möglich ist. Achte darauf, daß die zu heilende Frau nicht friert. Sie wird völlig entspannt sein, vielleicht schläft sie oder ist kurz davor, einzuschlafen. Möglicherweise ist sie wach und energiegeladen oder aber benommen. Laß sie sich ausruhen, bis sie wieder im Hier und Jetzt und bereit ist, aufzustehen.

Hilf ihr dann dabei, sich zu setzen. Jetzt führe die folgenden abschließenden Schritte aus. Du stehst hinter ihr, und deine Hände liegen auf ihren Schultern. Streiche so über ihren Rücken, daß sich die Hände am Ende des Nackens kreuzen und bis zu den Schultern gehen. Fahre mit deiner rechten Hand ihre linke Körperseite hinunter, während deine linke die rechte Seite hinabstreicht. Deine Hände überkreuzen sich wieder unterhalb der Taille. Streiche ihren Rücken mit immer leichter werdenden Bewegungen aus, bis du den Körper kaum noch berührst, dann fahre ohne Berührung fort. Die Heilerin schüttelt nach jedem Ausstreichen die Energie aus ihren Händen ab.

Stell dich für den letzten Schritt vor die Frau hin, und streiche ihre Aura vom Kopf bis zu den Füßen aus. Deine rechte Hand streicht an ihrer linken Seite und deine linke an ihrer rechten Seite hinunter. Gebrauche beide Hände gleichzeitig und wiederhole das etwa zehnmal. Schüttle nach jedem Ausstreichen deine Hände aus. Laß die Frau sich ausruhen. Spüle deine Hände in kaltem Wasser ab, oder lege sie auf die Erdgöttin, um dich zu erden. Biete der Frau ein Glas Wasser an, wodurch das Ausscheiden der Giftstoffe aus ihrem Körper unterstützt wird. Das ist auch in einer Heilung mit Reiki und Steinauflegen nützlich. Wahrscheinlich wird sie sagen, daß sie durstig ist.

Diese kurze Zusammenfassung eines Polarity-Ausgleichs gibt die grundlegende Heilsequenz wieder, die Dutzende von Variationen offen läßt. Ich empfehle wärmstens, Richard Gordons *Deine heilenden Hände* zu lesen und zunächst damit zu arbeiten, um den Polarity-Ausgleich zu erlernen. Wenn dir die Prinzipien der Energieflüsse vertraut sind, kannst du auch mit anderen Positionen experimentieren, besonders mit solchen über den Chakren. Mit der im folgenden beschriebenen Methode können im Rahmen der Polarity-Arbeit die Chakren ins Gleichgewicht gebracht werden.

Bei dieser Heilungssequenz arbeitest du mit den Handflächen beider Hände, wobei die Finger wie im Reiki zusammenliegen. Die Sequenz wird entlang der Zentrumslinie des Körpers, der Wirbelsäule, an der die Chakren aufgereiht sind, ausgeführt. Denk daran, daß die rechte Hand positiv und die linke negativ, der obere Körperbereich positiv, der mittlere neutral und der untere negativ geladen sind. Halte deine linke Hand über ihren Kopf, die rechte über ihre Beine und eine oder beide Hände zusammen über ihren Rumpf. Die Positionen können insofern abgeändert werden, daß nur mit den Daumen gearbeitet wird oder die Heilerin in beiden Händen einen klaren Kristall hält. Halte deine Hände zehn bis sechzehn Zentimeter über den Körper der Frau und berühre ihn nicht. Folge deiner Intuition, und fürchte dich nicht vor Experimenten.

Die beiden ersten auszugleichenden Chakren sind das Unterleibs- und das Stirnzentrum.[9] Lege deine linke Hand über ihr Drittes Auge und deine rechte über ihr Unterleibs-Chakra. Behalte die Position bei, bis die Energie zunimmt, sich verändert und abschwächt. Dann werden Wurzel- und Scheitelzentrum ausgeglichen. Die rechte Hand liegt über dem Wurzelzentrum/Schambereich der Frau und die linke über ihrem Scheitelzentrum/oberhalb des Scheitels. Die Hände bleiben wieder an ihrem Platz, solange du Energie spürst. Das dritte auszugleichende Paar sind der Solarplexus und das Kehlkopf-Chakra. Denk daran, daß der Solarplexus neutral (einigen Quellen zufolge ist er negativ aufgelagen) und der Hals negativ geladen ist (obwohl er zum oberen Körperbereich gehört, der positiv geladen ist). Halte deine linke Hand über das Kehlkopfzentrum der Frau und deine rechte über ihre Taille, bis der Energiefluß aufhört. Das Herzzentrum wird entweder mit dem Dritten Auge oder dem Scheitel-Chakra ins Gleichgewicht gebracht. Deine linke Hand hältst du über ihren Kopf und deine rechte über ihr Brustbein. Auch diese Position wird beibehalten, solange die Energie wahrnehmbar ist.

Die Frau, die diese Heilung empfängt, liegt bequem auf dem Rücken. Die Heilerin hält ihre Hände in den Positionen über den Körper der Frau, ohne ihn zu berühren, solange sie ein Prickeln oder eine andere Empfindung in ihren Händen spürt. Zwischen den einzelnen Positionen schüttelt sie ihre Hände aus. Die zu heilende Frau ruht sich nach der Heilung aus, solange sie mag, während die Heilerin sich erdet und ihre Kristalle reinigt, falls sie welche benutzt hat. Probiere es aus, die linke Hand über den Solarplexus zu halten, wenn du das Wurzel- und das Unterleibs-Chakra ausgleichst, und die rechte Hand über den Solarplexus zu halten, während du mit der linken das Kehlkopfzentrum, das dritte Auge und das Scheitelzentrum ausgleichst. Experimentiere damit, die Chakren durch Berührung/Reiki auszugleichen, anstatt deine Hände über sie zu halten. Diese Heilsequenz habe ich schon viele Male durchgeführt, und Frauen, die sie empfangen, erleben ein gesteigertes Wohl-Befinden.

Probiere einen Polarity-Ausgleich an den vertikal verlaufenden Einzelpunkten aus. Dabei befindet sich die Heilerin vor den Füßen der Frau und arbeitet sich von dort zum Kopf vor. Lege deine linke Hand auf ihre rechte Seite und deine rechte Hand auf ihre linke Seite für den folgenden Positionsablauf: Füße, Knöchel, Knie, Beckenknochen, Hände (oder Ellbogen) und Schultern. Lege dann deine linke Hand auf ihr Scheitelzentrum und deine rechte auf ihren Solarplexus. Experimentiere mit dieser Sequenz vom Kopf zu den Füßen, anstatt von den Füßen zum Kopf – besonders dann, wenn die Frau Erdung braucht. Für die abschließende Handhaltung kannst du auch mit beiden Händen ihr drittes Auge und Scheitelzentrum bedecken, anstatt die rechte Hand auf ihren Solarplexus zu legen. Bei dieser beruhigenden und vitalisierenden Sequenz wird Energie aus dem Wurzelzentrum in das Scheitel-Chakra geleitet. Die zu heilende Frau spürt, wie die Energie durch ihren Körper nach oben fließt. Die Positionsfolge eignet sich sehr bei Erschöpfung und geringer Vitalität. Zum Abschluß der Heilung streiche mit deiner Hand durch ihre Aura vom Kopf bis zu den Füßen, ohne sie zu berühren. Dadurch wird ihre Aura von freigewordener Negativität gereinigt und die Frau wieder geerdet.

Einen anderen Chakrenausgleich mittels Polarity beschreibt Maruti Seidman in *A Guide to Polarity Therapy*[10]. Dieses Buch ist fortgeschrittener als *Deine heilen-*

*den Hände* und sieht Polarity-Heilungen für die einzelnen wichtigsten Körpersysteme und verschiedene spezifische Zustände wie Rückenprobleme und Schwangerschaft vor. In dieser Sequenz und fast während der ganzen Sitzung bleibt eine Hand an ihrem Platz, und zwar die rechte auf dem Kehlkopfzentrum (Nacken) der Frau. Die Sequenz wird Frauen mit Streßerkrankungen, nervösen Spannungen sowie Kopfschmerzen empfohlen.

Die zu heilende Frau liegt auf dem Bauch, und die Heilerin befindet sich an ihrer rechten Seite. Bei den Positionen wird eine leichte Berührung eingesetzt, und sie werden beibehalten, solange Empfindungen in den Händen wahrgenommen werden. Führe die Sequenz ruhig und langsam durch, damit sich die Frau entspannen und Spannungen sowie Schmerzen lösen kann. Lege deine linke Hand an den Nacken (Kehlkopf-Chakra) und deine rechte mit nach unten weisenden Fingern auf ihr Steißbein (Wurzelzentrum). Wenn die Empfindungen aufhören, bewegst du die rechte Hand seitwärts, so daß sie horizontal auf ihrem Wurzelzentrum ruht. Schaukle das Wurzelzentrum ungefähr eine Minute lang. Laß die Hand nach dem Schaukeln noch eine weitere Minute an ihrem Platz liegen.

Führe deine rechte Hand zu ihrem Unterleibs-Chakra und wiederhole den Vorgang mit flachen Händen ohne zu schaukeln. Wiederhole den Vorgang erst am Solarplexus und dann am Herzzentrum an den Schulterblättern. Deine linke Hand bleibt am Nacken (Kehlkopf-Chakra). Wenn du das Kehlkopfzentrum erreicht hast, führe deine rechte Handfläche zu ihrem Nacken und deinen linken Daumen zu ihrem Stirnzentrum. Bleibe in den Positionen, solange die Energie fließt, und gehe erst dann zur nächsten über. Lege deinen linken Daumen auf ihren

Scheitel und laß ihn an seinem Platz, solange der Energiefluß wahrnehmbar ist, während deine rechte Hand am Nacken liegenbleibt. Die Sequenz wirkt beruhigend, sehr entspannend und zentrierend.

Seidman wendet einfache Polarity-Sequenzen auf verschiedene Körpersysteme und Krankheiten an. Seine Rücken-Sequenz sieht folgendermaßen aus.[11] Probiere sie nach der grundlegenden Polarity-Sequenz aus, wenn die Frau völlig entspannt ist, und führe abschließend einen Chakrenausgleich durch. Während der Sitzung liegt die Frau auf dem Bauch.

Stell dich zunächst an ihre rechte Seite. Deine linke Hand liegt auf ihrem Kehlkopf-Chakra (Nacken) und deine gewölbte rechte Hand auf ihrem Wurzelzentrum (Steißbein). Schaukle ihr Wurzel-Chakra etwa eine halbe Minute, und laß dann deine Hand genauso lang an ihrem Platz ruhen. Dieser Vorgang wird dreimal wiederholt.

Lege deine linke Hand auf ihre linke Schulter und deine rechte Hand auf ihre rechte Hüfte (Unterleibs-Chakra). Schaukle beide Bereiche, Schulter und Hüfte, abwechselnd eine halbe Minute lang, und laß die Hände etwa eine halbe Minute an ihrem Platz ruhen. Wiederhole den Vorgang dreimal, bevor du ihn mit den jeweils anderen Händen an ihrer linken Seite ausführst.

Lege den Daumen und Zeigefinger deiner linken Hand an beide Seiten ihres höchsten Halswirbels und Daumen und Zeigefinger deiner rechten Hand an beide Seiten ihres Steißbeins (unterster Rückenwirbel). Deine Finger ruhen auf den Muskeln neben ihrer Wirbelsäule und nicht direkt auf ihr. Führe deine rechte Hand in einer wiegenden Bewegung über jeden Wirbel entlang der Seiten ihrer Wirbelsäule hinauf. Wiederhole diesen Vorgang. Deine linke Hand bleibt am Nacken liegen. Dadurch werden Energieblockaden gelöst, so daß die spinale Energie (die auch Kundalini-Energie ist) wieder frei fließen kann.

Wenn du bei dieser Übung einen Schmerzpunkt findest, laß deine Finger kurze Zeit dort ruhen und sende heilende Energie. Führe deine linke Hand (Nacken) nach unten, so daß sich eine Hand oberhalb und die andere unterhalb der Schmerzstelle befindet. Hebe den Daumen (neutrale Ladung) einer Hand und den Zeigefinger (negative geladene Energie) der anderen und erzeuge einen heilenden Polarity-Strom. Wechsle die erhobenen Finger und wiederhole das fünfmal. Dadurch wird der Schmerz gelöst und werden die Rückenwirbel im Hals- sowie im Steißbeinbereich (Kehlkopf- und Wurzelzentrum) ausgerichtet. Berühre den Schmerzpunkt mit deiner linken Hand und beuge mit deiner rechten Hand das Knie der Frau, um ihren Fuß zu heben. Finde den mit der Wirbelsäule korrespondierenden Schmerzpunkt an ihrem Fußgewölbe. (Für diese Korrespondenzen siehe das Kapitel über Reflexologie.) Die Energieblockade in ihrer Wirbelsäule wird sich dadurch lösen.

Jetzt beuge ihren Ellbogen und bewege so ihren Arm und ihre Hand nach hinten. Dadurch wird ihr Schulterblatt gedreht und gehoben. Lege zur Unterstützung deine obere Hand unter ihre Schulter, und massiere mit deiner anderen unter dem Schulterblatt. Arbeite von unten zum oberen Teil des Knochens. Wiederhole das an der anderen Seite. Diese auf die oberen Brustwirbel einwirkende Übung ist hilfreich bei Schmerzen im oberen Rücken und Halsproblemen. Wenn ich Rückenprobleme habe und diese Sequenz bei mir durchgeführt wird, lindert gerade diese Übung die Schmerzen und die Muskelanspannung. Führe sie durch, wenn die Frau völlig entspannt oder so entspannt wie möglich ist. Manchmal sind mehrere Versuche notwendig, um diese Anspannung aufzulösen. Gehe sanft vor.

Für Hüftleiden und Beschwerden des unteren Rückens sowie Menstruationsprobleme eignet sich die nächste Position. Drehe den Oberschenkel der Frau um 45 Grad von ihrem Körper weg. Halte ihren Knöchel mit deiner rechten Hand und senke den Fuß auf ihr Gesäß. Lege zur Unterstützung deine linke Hand auf ihr Unterleibs-Chakra, etwa dort, wo ihr Gesäß anfängt. Führe ihren Fuß fünfzehnmal zu ihrem Gesäß, und wiederhole den Vorgang am anderen Bein. Bei allen Bewegungspositionen hebt und senkt nur die Heilerin die Gliedmaßen. Die zu heilende Frau entspannt sich und versucht nicht, dabei zu helfen. Wenn sie in diesem Bereich eine Behinderung oder Schmerzen in den Beinen beziehungsweise im unteren Rücken hat, erkundige dich, wie es ihr geht, und tue nur das, was für sie angenehm ist.

Für die letzte Position in dieser Sequenz lege deine rechte Hand mit der Handfläche nach oben auf ihr Steißbein, und streiche mit deiner linken Hand langsam ihre Wirbelsäule hinunter. Streiche die Energie von ihrem Körper nach unten hin weg. Schüttle nach jedem Ausstreichen deine Hände aus und wiederhole den Vorgang, bis sich die Energie rein und nicht mehr statisch oder schwer anfühlt. Durch das Ausstreichen wird die blockierte und negative Energie, die in den vorherigen Übungen gelöst wurde, von ihrer Aura entfernt. Laß sie sich ausruhen, solange sie mag, und lege eine Decke über sie. Spüle deine Hände in kaltem Wasser ab, um dich von der Heilung zu erden. Mit einem Chakrenausgleich läßt sich die Sitzung sinnvoll abschließen.

In der Polarity-Therapie kommt dem Steißbein eine wichtige Rolle zu. Wie das Dritte Auge kann es zum Lösen von Schmerzpunkten angewendet werden. Dazu lege den Mittelfinger deiner rechten Hand an das äußerste Ende des Steißbeins und deine linke auf irgendeinen Schmerzpunkt am Körper oberhalb des Steißbeins.[12] Das Steißbein, Wurzel-Chakra, ist der niedrigste Punkt in der negativ geladenen Energiezone dieses Körperbereiches und hat somit die größte negative Polarität gegenüber anderen Punkten am Körper. Diese Übung wird empfohlen bei Rückenproblemen, zur Erleichterung der Geburt, bei Verkrampfungen und Beschwerden, die mit dem Wurzelzentrum zusammenhängen, und kann während des allgemeinen Polarity-Ausgleichs durchgeführt werden.

Das Dritte Auge beziehungsweise das Stirn-Chakra ist ein weiteres Zentrum, das Negativität auflöst. Lege den Zeigefinger der linken Hand auf das Dritte Auge und die rechte Hand auf einen Schmerzbereich. Im Gegensatz zum Steißbein ist diese Stelle die stärkste positive Polarität am Körper. Auch mit dem neutral geladenen Solarplexus kann Energie durch die anderen Chakren geleitet werden. Seine Anwendbarkeit als Energieverteilungszentrum spiegelt sich in mehreren Polarity-Positionen wider.

Ich selbst habe zwei Polarity-Heilungen empfangen und einige gegeben. Meine erste Sitzung erhielt ich 1987 auf dem Michigan Women's Music Festival. Am Tag zuvor hatte ich einen ganztägigen Workshop geleitet, und danach hatten mich mehr als ein Dutzend Frauen um Heilungen aufgesucht. Damals hatte ich noch nicht mit Reiki angefangen, sonst wäre ich wohl energiegeladener gewesen, und ich fühlte mich zu erschöpft, um in den folgenden Tagen weitere ganztägige Workshops zu halten. Meine Freundin Judi behandelte mich im dicksten Trubel auf einem Feldbett. Ihre Sequenz enthielt einen Chakrenausgleich und das Verbinden von Punkten mit ihren polarisierenden Fingern, aber kaum Bewegung oder Massage. Im Verlauf der Heilung entspannte ich mich immer mehr, und als sich die Anspannung gelöst hatte, wollte ich schlafen. Das hatte ich wohl auch am dringendsten nötig, aber dafür war keine Zeit. Also ruhte ich mich eine halbe Stunde aus, bevor ich wieder aufstand. Ich fühlte mich ausgeglichen, zentriert, beruhigt und sehr energetisiert, und dieses Gefühl hielt bis zum Ende des Festivals an. Ich schlief besser als sonst und blieb stabil während der verregneten Woche, in der die Harmonic Convergence, mehrere Workshops und viele weitere Heilungen stattfanden.

Einige Monate später erlebte ich meine zweite Polarity-Sitzung in Atlanta. Dieses Mal übte die Heilerin fast zu tiefen Druck aus, um Schmerzpunkte und Blockaden zu lösen. Während der Heilung begann ich zu zittern, und mir wurde sehr kalt, aber nach der Behandlung fühlte ich mich energiegeladen und ruhig. Ich wußte, daß ich vieles losgelassen hatte. Eine Woche zuvor hatte ich mir den Rücken verrenkt und litt vor der Heilung an starken Schmerzen. Pams heilende Hände linderten sie und waren mir eine große Erleichterung.

Mehreren Frauen habe ich Polarity-Sitzungen einschließlich des Chakrenausgleichs und der vertikalen Sequenzen, die in diesem Kapitel beschrieben sind, gegeben. Polarity habe ich auch zusammen mit Reiki auf meine Hunde angewendet. Über die Humane Society [Gesellschaft zur Verhinderung von Grausamkeiten an Tieren, A.d.Ü.] nahm ich einen sibirischen Husky auf, der mißhandelt worden war und etwa zwanzig Pfund Untergewicht hatte. Dann wurde er krank und wäre beinahe gestorben. Als ich ihn vom Tierarzt nach Hause brachte, war er sehr schwach, und mehrere Wochen lang wendete ich regelmäßig Polarity- und Reiki-Positionen auf ihn an. Der Hund ließ mich gewähren. Jetzt ist er gesund, und es geht ihm gut. Die Behandlungen lösten seine Ängste auf und halfen ihm dabei, sich an sein neues Zuhause zu gewöhnen.

Der Polarity-Ausgleich ist eine als Partnerbehandlung konzipierte Körperarbeit-Methode und in der Selbstheilung weniger einsetzbar als andere Formen der weiblichen Heilarbeit. Er eignet sich für Gruppen und besonders für weibliche Heilkreise oder Rituale.[13] Für einen Polarity-Kreislauf sind sechs Frauen notwendig, die sowohl Nichtberührung als auch Berührung ohne Druck und Massage auf eine siebente anwenden. Energie von sechs Frauen zu empfangen ist eine kraftvolle Erfahrung und einer Reiki-Gruppenheilung ähnlich. Ich habe in solchen Heilkreisen mitgewirkt und eine Reiki-Gruppenheilung empfangen, aber mit Polarity-Kreisläufen habe ich keine Erfahrung.

In einer Polarity-Gruppenheilung berühren die Heilerinnen die zu heilende Frau zuerst mit der ihnen zugewiesenen Handhaltung. Nachdem die Energie stärker geworden ist, sich verändert und schließlich abgenommen hat, heben die Frauen ihre Hände und halten sie über ihren Körper, solange die Energie wahrnehmbar ist. Da der physische und nichtphysische Kontakt bis zu fünfzehn Minuten dauern kann, sollten die Frauen, die die Heilung geben, daran denken, sich bequem hinzusetzen, bevor sie ihre Hände auflegen. Die Heilung kann auf dem Boden vollzogen werden, aber ein Massagetisch ist für die Heilerinnen weitaus bequemer. Nach der Heilung schütteln die Frauen ihre Hände aus und erden sich, während sich die Frau, die die Heilung empfangen hat, ausruhen kann, solange sie mag. Legt eine Decke über sie. In der Heilung berühren die Heilerinnen nur die Frau, an der sie arbeiten, und achten darauf, sich nicht gegenseitig zu berühren, wenn ihre Hände auf dem Körper aufliegen. Richard Gordon empfiehlt, daß die Heiler während des ersten Teils der Sitzung, in dem Berührung eingesetzt wird, die Silbe OM singen. (Frauen singen MA.)

Die Heilerinnen berühren die Frau gleichzeitig. Die erste Heilerin sitzt oder steht hinter dem Kopf der Frau und führt die Wiege durch, die zweite die Reiki-Kopfposition. Ihre Daumen liegen an den Ohren der Frau, und ihre Finger fahren an den Seiten ihres Halses hinab. Es ist eine leichte Berührung ohne Druck.

Von rechts legt die zweite Heilerin ihre linke Hand auf das Dritte Auge und ihre rechte auf den Solarplexus, am Ende des Brustkorbes in der Körpermitte. Auch hier wird kein Druck ausgeübt.

Auch die dritte Heilerin befindet sich an der rechten Seite und legt ihre rechte Hand auf den linken Beckenknochen und ihre linke auf die rechte Schulter. Wenn alle Frauen ihre Haltungen eingenommen haben, schaukelt sie mit der vierten Heilerin die Hüften der Frau.

Die vierte Heilerin befindet sich an der linken Seite der zu heilenden Frau. Sie plaziert ihre linke Hand auf den rechten Beckenknochen und ihre rechte auf die linke Schulter. Mit der dritten Heilerin schaukelt sie die Hüften der Frau, sobald alle Heilerinnen ihre Positionen eingenommen und mit der Berührung begonnen haben. Die Schaukelbewegung ist rhythmisch und sanft.

Die fünfte Heilerin sitzt oder steht an der rechten Seite der Frau. Ihre rechte Hand hält den linken Fuß und ihre linke die rechte Hand der Frau.

Die sechste Heilerin ist an der linken Seite der Frau plaziert. Mit ihrer linken Hand hält sie den rechten Fuß und mit ihrer rechten die linke Hand der Frau.

Bevor die Heilerinnen ihre Hände auf den Körper der

Frau auflegen, wollen sie sie vielleicht aneinanderreihen, um die heilende Energie zu erhöhen. Ebenfalls wahlfrei ist das Singen, wenn sie die Frau berühren. Wie im Reiki spüren die Heilerinnen die Energie in ihren Händen stärker werden, sich in der Qualität verändern und schließlich abnehmen. Sie halten ihre Hände auf den Körper ihrer Freundin, solange sie die Energie wahrnehmen. Bei sechs Frauen, die Energie durch die siebente in einem Polarity-Kreislauf kanalisieren, kann dieser Vorgang lange dauern. Die Frau, die die Heilung empfängt, spürt oft Wärme oder Energie, die sie durchflutet, zusammen mit einem Gefühl des Wohl-Befindens.

Wenn die Heilerinnen den heilenden Energiefluß nicht mehr fühlen, nehmen sie ihre Hände von der Frau weg und halten sie über sie in derselben Position. Wartet wieder, bis die Empfindung stärker wird, sich verändert und verschwindet. Jetzt nehmen sie ihre Hände ganz fort. Während die Frau, die die Heilung empfangen hat, sich ausruht, schütteln die anderen ihre Hände aus, spülen sie in kaltem Wasser ab oder legen sie mit den Handflächen auf den Boden, um die statische Energie abzuleiten. Wenn die Frau, die die Heilung empfangen hat, bereit ist zu sitzen, sollte ihr ein Glas Wasser angeboten werden. Sie sollte auch nicht allein gelassen werden, solange sie nicht wieder im Hier und Jetzt ist. Vielleicht möchte sie schlafen oder fühlt sich einige Minuten benommen, da sie Zeit braucht, um sich an das neue Gleichgewicht ihrer Aurakörper zu gewöhnen.

Der Polarity-Ausgleich ist eine wirkungsvolle weibliche Heiltechnik und in der Ausführung nicht so kompliziert wie in der Beschreibung. Frauen, die Reiki anwenden, werden feststellen, daß sie in allen Polarity-Positionen Reiki-Energie senden. Der Polarity-Ausgleich eignet sich dafür, Schmerzen, Anspannung und Streß zu lindern und Gesundheit und Wohl-Befinden im allgemeinen zu steigern. Bei chronischen und akuten Erkrankungen kann er in Verbindung mit anderen Heilmethoden und der Schulmedizin eingesetzt werden. Er ist hilfreich bei jeglichem Un-Wohlsein, da durch die Polarity-Therapie die ganze Aura und die Energiekörper ins Gleichgewicht gebracht und die Blockaden gelöst werden, die Un-Wohlsein hervorrufen. Frei fließende Aura-Energie ist gleichbedeutend mit Wohl-Befinden, und durch eine Polarity-Sitzung wird der Fluß der Aura-Energie erhöht. Spezifische Polarity-Sequenzen konzentrieren sich auf einzelne Körpersysteme und Krankheiten dieser Systeme. Eine allgmeine Polarity-Behandlung erhöht die Lebenskraft-Energie und das Wohl-Befinden der Frau im ganzen. Wie im Reiki wird durch den Polarity-Ausgleich die Lebenskraft, »die Batterien«, einer Frau aufgeladen, so daß sie durch ihre eigenen natürlichen Abwehrkräfte geheilt werden kann.

## *Anmerkungen*

1. Dr. Randolph Stone, DC, DO: *Polarity Therapy*, Vol. I, (Reno, NV, CRCS Publications, 1986), Nicht numerierte Einführung (S. 1). (Dt. *Polaritätstherapie*, München, [Hugendubel], 1969.)
2. Die horizontalen Energiezonen sind von Richard Gordon: *Your Healing Hands*, (Santa Cruz, CA, Unity Press, 1978), S. 87–88, entnommen. Ihre Verbindung zu den Chakren stammt von mir. (Dt. *Deine heilenden Hände*, München, [Heyne], 1992.)
3. Maruti Seidman: *A Guide to Polarity Therapy*, (N. Hollywood, CA, Newcastle Publishing Co., 1986), S. 7.
4. *Ebd.*, S. 6.
5. Richard Gordon: *Your Healing Hands*, S. 26-29. (Dt. *Deine Heilenden Hände.*)

6. *Ebd.*, S. 26.
7. *Ebd.*, S. 28.
8. *Ebd.*, S. 38 ff.
9. Der Heiler David Speer aus Pittsburgh zeigte mir die Grundlagen dieser Sequenz, die ich für den Polarity-Ausgleich ergänzt und überarbeitet habe.
10. Maruti Seidman: *A Guide to Polarity Therapy*, S. 91–93.
11. *Ebd.*, S. 113–116.
12. Richard Gordon: *Your Healing Hands*, S. 100–102. (Dt. *Deine Heilenden Hände*.)
13. *Ebd.*, S. 112–117.

*Kapitel 4*

---

# Chinesische Heilkunst und Akupressur

Das chinesische *Nei Jing* ist der älteste bekannte medizinische Text. Das ca. 300 v. Chr. entstandene Werk enthält genaue Informationen über die komplexen Theorien östlicher Heilkunst, die Akupressur- und Akupunkturtechniken, das Meridiansystem und die Kräutermedizin. Dieses erste medizinische Lehrbuch, dessen Verfasser unbekannt sind, ist noch heute eine Wissensquelle der alten Wege des Heilens, die im Osten sowie im Westen wiederaufleben. Das *Nei Jing* ist die schriftliche Quelle der Heilkünste der Vergangenheit, die jetzt in das westliche medizinische System eingegliedert werden.

Die im *Nei Jing* dargestellte chinesische Heilkunst vereinigt die Volkstradition mit dem Wissen und den Schriften der Ärzte, die am kaiserlichen Hof dienten. In jeder Dynastie wurden neue Erkenntnisse und Berichtigungen hinzugefügt, die sich teilweise sogar widersprachen, bis das *Nei Jing* – dem jüdischen Talmud gleich – mit Büchern über Erläuterungen und Interpretationen anschwoll.

Heute werden in China zur Ausbildung traditioneller Ärzte Interpretationen und Erläuterungen des *Nei Jing* aus der Qing-Dynastie (1644–1911) verwendet. Diese Lehrbücher sind Überarbeitungen von Texten aus der Ming-Dynastie (1368–1644) und diese wiederum Überarbeitungen früheren Materials.

Dieser Prozeß geht bis zur Han-Dynastie (202 v. Chr. – 220 n. Chr.) zurück. Eine solche Übertragung auf dem Wege von Dynastie zu Dynastie hat die ursprünglichen Quellen nicht nur erhalten und konserviert, sondern auch erläutert und reformiert.

Aus diesem Grund ist das *Nei Jing* – obgleich es die Quelle der Tradition darstellt – gewöhnlich einer der letzten Texte, die heute beim Studium der Medizin behandelt werden.[1]

Das in einem archaischen Dialekt geschriebene *Nei Jing* oder *Der Innere Klassiker des Gelben Kaisers* stellt noch immer die Quelle der heutigen asiatischen Heilkunst dar.

Trotz seines hohen Alters und der hohen Verehrung, die es genießt, ist die östliche Medizin um Jahrhunderte älter. Die Akupunktur, die Kunst des Einsetzens von Nadeln, um Schmerzen zu lindern und blockierte Energieflüsse freizusetzen, ist vor 5000 Jahren entstanden. Die Akupressur, die Anwendung von Fingerdruck auf Nerven- und Meridianpunkte, ist die ältere Tradition, aus der die Akupunktur entwickelt wurde.[2] Eine weitaus ältere chinesische Heilmethode, die auch heute noch praktiziert wird, ist die Kräuterheilkunde mit 500 klassischen Mitteln und fast 6000 Kräutern und Zubereitungen. Die mündliche Überlieferung der chinesischen/asiatischen Medizin ist älter als das ehrwürdige *Nei Jing*, um wieviel älter, ist nicht bekannt. Die in China entwickelten Techniken verbreiteten sich im übrigen Asien und besonders in Japan.

Wie auch bei anderen Kulturen verfolgt die Archäologie die her-story, die Geschichte von Frauen, in China und Japan bis zu Göttinnen und wahrscheinlich den Matriarchaten zurück. Merlin Stone zufolge ist China seit mindestens 500 000 Jahren von Menschen besiedelt, und sie führt eindeutige Artefakte an, die auf eine Göttin-Zivilisation schließen lassen, die irgendwann vor

4000 v. Chr. unterging.³ In jener Zeit, der sagenhaften Zeit der Großen Reinheit, in der die Menschen in Einklang mit der Natur lebten, kam es zum Untergang der Erde und des Universums. Durch den Großen Kosmischen Streit fand dieses goldene Zeitalter des Ostens ein Ende – und mit dem Ende der Großen Reinheit ging der Verlust der Harmonie mit der Natur einher. In Aufzeichnungen aus der Zeit um 1000 v. Chr. wird die Göttin Nü-kua als die Schöpferin der Erde, des Universums und der Menschen beschrieben und ihr Name mit der Zeit der Großen Reinheit in Verbindung gebracht.

Die Geschichte von Nü-kua, die das Universum repariert, läßt sich in China in die Zeit um 2500 v. Chr. zurückverfolgen. Sie ist die Ahnfrau der späteren Göttin/des weiblichen Boddhisattva Kuan-yin. Dieser Geschichte zufolge half Nü-kua nach einer Zeit von verheerenden Erdbeben, Feuern und Überschwemmungen, die Schäden zu beheben und die Menschen und die Erde wieder in Harmonie zu vereinen. Eine solche Geschichte von Zerstörung und Erdveränderungen scheint frühen Zivilisationen weltweit eine gemeinsame Erinnerung zu sein, und in New Age-Kreisen und von verschiedenen nordamerikanischen Indianern wird eine Wiederholung dieser Ereignisse vorausgesagt. Die Gestalt der Nü-kua als Meerjungfrau oder Schlange findet sich in Göttin-Geschichten – Kwannon in Japan, Yamaja in Westafrika, Tiamat, Nina und Atargatis im Nahen und Mittleren Osten sowie Chalchihuitlicue in Südamerika – und in den Fluß-/Wassergöttinnen wie der indischen Sarasvati und der afrikanischen Oshun wieder. Viele dieser Göttin-Geschichten sind mit Flutgeschichten verknüpft. Auch hier lassen die Ähnlichkeiten zwischen Göttinnen und der her-story auf eine Verbindung zwischen den Kulturen schließen.

Vorausgesetzt, es gab eine Göttin-Kultur, die immer durch den Respekt vor Frauen und der Lebenskraft gekennzeichnet war, dann ist es möglich, daß das vordynastische China in der Zeit der Großen Reinheit – den vorpatriarchalen Zivilisationen in Europa, Asien und Afrika gleich – matriarchal organisiert war. Der Untergang der Matriarchate aufgrund von Erdveränderungen (vielleicht die, die Atlantis versinken ließen) oder Eroberungen war in China vielleicht gleichbedeutend mit dem Ende der Zeit der Großen Reinheit und dem Beginn des Großen Kosmischen Streites.

Ein eindrucksvolles Beweisstück dafür liefert eine kürzlich in China entdeckte Sprache, die ausschließlich von Frauen benutzt wurde und Männern unbekannt war.[4] Die von Mutter zu Tochter mündlich weitergegebenen und ansonsten streng geheimgehaltenen Schriftzeichen sollen mehrere tausend Jahre alt sein. Ihre Syntax unterscheidet sich stark von der Syntax der späteren chinesischen Sprache, während sie den auf Schnitzereien gefundenen Zeichen ähnelt, die aus der Zeit um 1600 v. Chr. stammen. Vor ihrem Tod vernichteten die Frauen ihre Aufzeichnungen und Unterlagen.

Von Beginn der Dynastien in China um 221 v. Chr. an wurden Frauen vom Hof und von der Bildung ausgeschlossen. Sie bildeten sich jedoch weiter durch mündliche Überlieferung; unter anderem wurde so die alte weibliche Sprache übermittelt, die einige Frauen noch heute beherrschen. Diese her-story weist Parallelen zum europäischen Mittelalter auf, einer Zeit, in der die Kirche den Frauen dieselben Einschränkungen auferlegte und Wissen und Heilkünste von Mutter zu Tochter weitergegeben und bewahrt wurden. Weltweit bestehen Ähnlichkeiten sowohl in der Unterdrückung der Frau als auch in der Unterdrückung und Übermittlung der weiblichen Heilmethoden. Es ist nicht auszuschließen, daß das frühe Heilwissen, das im *Nei Jing* überlebt hat, von Frauen und aus den ganz frühen Matriarchaten stammt, daß die »Volksmedizin«, die später die Grundlage für die chinesischen und japanischen Heilkünste bildete, tatsächlich eine weibliche Medizin war.

Welches auch ihre Ursprünge sind, die chinesische Heilkunst wurde über Jahrtausende erfolgreich angewendet, bevor die westliche Medizin aufkam. Sie beruht auf der ganzheitlichen Betrachtungsweise des Seins, die die Harmonie und das Gleichgewicht aller Teilaspekte in der Frau berücksichtigt. Gesundheit ist gleichbedeutend mit Harmonie, und ein unausgewogener Aspekt oder ein blockierter Energiefluß ist die Ursache für Un-Wohlsein.[5] Der physische und die unsichtbaren aurischen Körper dringen ineinander ein und schließen sich nicht aus. Alle asiatischen Heilmethoden zielen darauf ab, das Gleichgewicht wiederherzustellen, gewöhnlich mittels Techniken, die Energieüberschuß ableiten oder fehlende Energie zuführen. In der chinesischen Medizin wird jede Heilpflanze in Hinblick auf ihre spezifische Wirkungsweise beschrieben, um die Energie ins Gleichgewicht zu bringen. Akupressur und Akupunktur sind weitere Methoden zur Wiederherstellung des Gleichgewichts, indem die Energie (Ki) – wie im Polarity-Ausgleich – kanalisiert wird. Eine wichtige Rolle in der Kunst und Wissenschaft der östlichen Medizin spielt die Fähigkeit des Heilers, zu diagnostizieren, wo ein Mangel oder Überschuß an Energie vorliegt.

Der Fluß der Lebenskraft wird im Chinesischen mit Qi oder Ch'i und in Japan mit Ki bezeichnet. Qi beziehungsweise Ch'i oder Ki ist »Materie an der Grenzlinie zur Energie oder Energie am Punkt der Materialisierung.«[6] Ki ist die Lebenskraft, die innere Göttin, aus der sich alles Leben zusammensetzt, die weibliche Auraenergie oder das weibliche Sein. In der chinesischen Medizin setzt sich das Normale Ki – die Lebenskraft in jeder Frau – aus drei Formen zusammen: das Ursprungs-Ki, das Nahrungs-Ki und das Natürliche-Luft-Ki. Das Ursprungs-Ki ist ein von den Eltern weitergegebenes Erbe und bei der Geburt vorhanden. Das Nahrungs-Ki nehmen wir durch die Nahrung und das Natürliche-Luft-Ki durch den Atem auf. Im Körper bewegt sich das Normale Ki in vier Hauptrichtungen: Kommen und Gehen, Aufsteigen und Absteigen. Anders ausgedrückt, ist das der Weg der Chakren oder des Kundalini-Kanals entlang der Wirbelsäule. Eine Störung in einer Ki-Richtung führt zu einem Stau oder Überschuß in einem Teil der Körpers und einem Mangel in einem anderen, woraus Un-Wohlsein folgt.

Von dem in viele verschiedene Arten unterteilte Normalen Ki sind fünf Hauptformen hervorzuheben.[7] Organ-Ki ist die zwischen Organen unterscheidende Lebenskraft-Energie. Aufgrund ihrer verschiedenen Funktionen werden dem Herzen und der Leber eine andere Lebenskraft zugeordnet. Jedes Organ hat sein eigenes Ki. Die zweite Ki-Form ist das Leitbahnen- oder Meridian-Ki, die Lebenskraft, die auf den Energiekanälen oder Bahnen, den sogenannten Meridianen, fließt. Akupressur, Akupunktur, Reflexologie, Shiatsu und Polarity-Ausgleich arbeiten an den Meridianen und dem Meridian-Ki. Das Meridiansystem folgt den lymphatischen Kanälen des Körpers. Nahrungs-Ki manifestiert sich im Blut. Abwehr-Ki entspricht dem Immunsystem und schützt den Körper vor Infektionen durch äußere Einflüsse (Bazillen etc.). Atmungs-Ki oder Ahnen-Ki sorgt für die Harmonie der Lungen und des Herzschlages und ist mit der Atmung eng verbunden. Das Gleichgewicht und der richtige Fluß dieser Ki-Formen schafft gute Gesundheit, während Disharmonien oder Unausgewogenheiten der Lebenskraft-Energie Un-Wohlsein zur Folge haben.

Wie die weibliche Heilkunst basiert die chinesische Medizin auf der Verhütung von Unausgewogenheiten und ihrer Behebung, bevor schwere Krankheiten ausbrechen können. Erkrankt eine Frau, zielen die ärztlichen Bemühungen auf die Wiederherstellung dieses Gleichgewichts hin. Chinesische Ärztinnen werden nur bezahlt, wenn die Patientin gesund ist; wird die Patientin krank, erfolgt die Behandlung kostenlos, da die Ärztin ihre Aufgabe nicht angemessen erfüllt hat. Wir alle sind unsere eigenen Ärztinnen und entscheiden uns so weit wie möglich für unser Wohl-Befinden, wofür wir mit guter Gesundheit belohnt werden.

Die chinesische Medizin ist in all ihren Aspekten um die Stärkung von Ki und den Ausgleich der Energieflüsse bemüht, um Wohl-Befinden zu schaffen. Auch wenn es für den Westen befremdlich erscheint, wird heute im kommunistischen China traditionelle asiatische Heilkunst praktiziert. Unzählige klinische Studien haben bewiesen, daß sie genauso wirksam ist wie die westliche Medizin.[8] Abgesehen von Problemen, die chirurgische Eingriffe verlangen (Blinddarmentzündung, Knochenbrüche etc.), haben sich auf das *Nei Jing* zurückzuführende Heilmethoden bewährt. Zudem sind sie nichtinvasiv und sehr viel sicherer als die westliche Medizin. Die traditionelle chinesische Medizin, wie sie heute Anwendung findet, basiert in erster Linie auf Heilkräutern und Akupunktur, wobei die Heilkräuterbehandlung dominiert. Iatrogene (durch Ärzte verursachte) Krankheiten oder Nebenwirkungen sind in der chinesischen Medizin unbekannt.

Ein weiteres wichtiges Prinzip der asiatischen Medizin und des Ki-Flusses im Körper ist das uralte Konzept von Yin und Yang. Nur ein Hauch ihrer ursprünglichen Bedeutung ist in den Westen gelangt. Mit den Begriffen Yin und Yang wird das Gleichgewicht und die Harmonie mit dem Universum, das Gleichgewicht von gegensätzlichen/komplementären Energien veranschaulicht.[9] Der asiatischen Medizin zufolge entsteht Harmonie durch sich im Gleichgewicht befindliche Gegensätze, einem Gleichgewicht, das in der matriarchalen Zeit der Großen Reinheit bestand und durch den Großen Kosmischen (patriarchalen) Streit verlorenging. Chinesische Heilmethoden stellen einen Versuch dar, die Große Reinheit zumindest in der Harmonie des physischen Körpers wiederzugewinnen, indem komplementäre Ki-Energien ausgeglichen werden. Yin und Yang sind komplementäre Gegensätze, und dem Ki aller belebten und unbelebten Dinge wird eine Yin- sowie eine Yang-Qualität zugeschrieben. In der Polarity-Arbeit werden sie als positiv und negativ geladene Energien bezeichnet. Durch das Gleichgewicht zwischen dem Gegensatzpaar Yin und Yang entsteht die natürliche Harmonie der Lebenskraft. Zusammen sind Yin und Yang im Rad des Jahres der Wicca-/weiblichen spirituellen Kosmologie dargestellt, denn das sich drehende Rad oder der Zyklus der Jahreszeiten symbolisiert die Harmonie des Lebens auf der Erde.

Tag und Nacht, das Zu- und Abnehmen des Mondes, Ebbe und Flut sowie der Jahreszeitenwechsel stehen beispielhaft für das Gleichgewicht von Yin und Yang. Die Assoziation von Yang mit Qualitäten wie Wärme, Aktivität, Beständigkeit, Erregung und Helligkeit und von Yin mit den Qualitäten wie Kälte, Empfänglichkeit, Nachgiebigkeit, Passivität und Dunkelheit bildet im Westen die Grundlage für das Mißverständnis, Yang auf das Männliche und Yin auf das Weibliche einzuschränken.

Das Konzept von Yin und Yang ist ein ganzheitliches, wie es sich beispielsweise in der Vorstellung von ganzheitlicher Gesundheit zeigt. In jedem Ding, ob männlich oder weiblich, ob Gras, Hase oder Berglöwe, ist ein Gleichgewicht von Yin- und Yang-Energieflüssen zu finden. Die Aufrechterhaltung dieses harmonischen Gleichgewichts ist gleichbedeutend mit der Aufrechterhaltung von Wohl-Befinden. In der chinesischen und japanischen Medizin werden auch die Körperorgane nach Yin und Yang eingeteilt. (Organ bedeutet eher Funktion als das westliche Äquivalent für Körperorgan.) In China waren Sezierungen in der Zeit, als das *Nei Jing* geschrieben wurde, verboten, und das östliche Verständnis von Physiologie beruht eher auf der Beobachtung als auf der Anatomie. Die Organe in der chinesischen Medizin stimmen mit den westlichen Zuordnungen ziemlich überein, aber das östliche System enthält auch Organe ohne physische Entsprechung. Es wird zwischen sechs Yang- und fünf Yin-Organen unterschieden.[10] Zu den Yang-Organen zählen Gallenblase, Magen, Dünn- und Dickdarm, Blase und Dreifacher Erwärmer (Solarplexus). Ihre Funktionen sind die Verdauung, das Aufnehmen und Verarbeiten von Nahrung sowie die Ausscheidung der unbrauchbaren Anteile. Die Yin-Organe sind Herz, Lungen, Milz, Leber, Nieren und Perikardium (Beschützer des Herzens oder Kreislauf-Sexualitäts-Meridian), der das Herz umgebende Schutzmantel. Die Yin-Organe im Körper sind dafür verantwortlich, die Grundsubstanzen im Körper – Ki, Blut, Jing (Vitalität), Shen (Geist) und Säfte (alle Flüssigkeiten außer dem Blut – Lymphe, Schweiß, Urin, Speichel usw.) – zu produzieren, zu speichern, umzuwandeln und zu regulieren. Außerdem werden sechs »Seltsame« oder »Außergewöhnliche Organe« beschrieben: Gehirn, Mark, Knochen, Blutbahnen, Gebärmutter und Gallenblase (die auch als Yang-Organ gilt). Krankheiten werden als Ki-Überschuß oder Ki-Mangel in dem/den ihnen zugeordneten Organ/Organen klassifiziert, und die Heilung besteht darin, die das Ungleichgewicht verursachenden Blockaden zu öffnen, wodurch Yin und Yang, die Organe und Ki in Harmonie gebracht und gute Gesundheit geschaffen wird.

Mit den grundlegenden Konzepten von Ki, Yin und Yang und den Organen ist die Theorie von den Meridianen und den »Sonderbaren« oder »Merkwürdigen« Flüssen verknüpft. Diese den Yin- und Yang-Organen zugeordneten Kanäle leiten Ki durch den Körper. Außer den zwölf Meridianen, die mit den Organen in Verbindung stehen, gibt es noch zwei an der Mittellinie des Körpers verlaufende Meridiane (die als »Sonderbare« Flüsse bezeichnet werden), das Konzeptionsgefäß (oder Zentralgefäß) und das Lenkergefäß. Den anderen sechs »Sonderbaren« Flüssen wird eine unbedeutendere Rolle zugeschrieben. Diese Leitbahnen sind mit dem Chakrensystem verbunden und verteilen Energie über die Wirbelsäule hinaus in den ganzen Körper. Die im Reiki und Polarity-Ausgleich, in der Akupressur und Akupunktur, in der Reflexologie sowie im Shiatsu angewendeten Positionen beziehen sich auf die Meridiane, die Bahnen, auf denen Ki zu allen zwölf Hauptorganen fließt.

Hiroshi Motoyama, ein japanischer Arzt und Heiler, hat elektrische Geräte entwickelt, die die Energieflüsse der Chakren und Meridiane aufzeichnen, und festgestellt, daß die zwei Systeme identisch sind.[11] Ob eine Reiki-Heilerin an den Chakren arbeitet oder eine Akupresseurin oder Reflexologin an den Meridianen, beide konzentrieren sich auf Energieaspekte desselben elektrischen/Aurasystems des weiblichen Körpers. Die Meridiankanäle wiederum verzweigen sich in den Nadis, den zahlreichen winzigen Nervenenden in der Haut. Jeder Teil des Systems trägt dazu bei, Ki, Lebenskraft-Energie, in die Aura oder das Leben selbst, das weibliche Sein oder die innere Göttin zu transportieren. Die Meridianenden oder Seiketsu (japanische Bezeichnung) befinden sich an Händen und Füßen. Dadurch wird die Übertragung von Ki beim Handauflegen oder Reiki durch die Handflächen und Finger der Heilerin und auch die hohe Wirksamkeit der Reflexologie verständlich, deren Arbeit sich hauptsächlich auf Hände und Füße konzentriert.

»Das Nei Jing sagt: Die Leitbahnen transportieren Qi und Blut, regulieren Yin und Yang, halten Sehnen und Knochen elastisch und fördern die Gelenke.«[12] Sie sind wie Kette und Verschluß des Gewebes der Aura und der vier Körper, ein Netzwerk, das die Organe und Grundsubstanzen des physischen Körpers miteinander verknüpft. Die Meridiane verbinden das Körperinnere mit dem Äußeren, und die Arbeit an ihnen an der Körperoberfläche bewirkt die Aufhebung der Energiefluß-Blockaden in den Organen und Säften, dem Yin und Yang der inneren Anatomie. In der Akupunktur werden Nadeln entlang der Meridiane eingesetzt, um Unausgewogenheiten wieder in Harmonie zu bringen. Die feinen Nadeln wirken derart auf die Meridiane ein, daß Ki-Überschüsse abgeleitet und fehlendes Ki ergänzt wird. Es werden Energiestauungen beseitigt, das Heiße gekühlt und das Kalte gewärmt, Yin und Yang stabilisiert, vitalisiert und harmonisiert. Von den 365 klassischen Akupunkturpunkten werden 150 standardmäßig angewendet. Insgesamt stehen der Akupunkteurin oder Akupresseurin über 2000 mögliche Punkte zur Verfügung.[13]

Wie die Akupunktur zielt auch die Akupressur auf den Ausgleich der Energieflüsse, von Ki und Yin und Yang hin, aber statt Nadeln einzustechen, wird Fingerdruck auf die Haut ausgeübt. Sie ist in höherem Maße eine Laiinnen-Methode als die Akupunktur, obwohl in China und Japan Nichtmedizinerinnen ermutigt werden, beide Heilformen auszuüben. Die Akupressur arbeitet an den Organ-Meridianen und den sie durchströmenden Ki-Flüssen, um durch das Öffnen von Blockaden die Energie im Körper auszugleichen. Sie ist die grundlegende Technik, die sich eine Akupunkteurin aneignet, bevor sie Nadeln einsetzt, und sie war im vorpatriarchalen Asien und auch später eine typische Form der Volksmedizin. Der Schwerpunkt liegt auf der Verhütung von Blockaden, so daß kein Un-Wohlsein aufkommt, und auf der Anwendung von tiefem Fingerdruck, um physisches, emotionales, mentales und spirituelles Gleichgewicht herbeizuführen. Auch im Polarity-Ausgleich und Reiki werden die Energieflüsse beeinflußt, aber durch leichte Berührung oder Nicht-Berührung und nicht durch Druckausübung.

Die Meridiane sind die Ki-Kanäle durch die Organe, und in der Akupressur finden vierzehn Hauptmeridiane Anwendung – sechs in Zusammenhang mit Yin-Organen stehende, sechs mit Yang-Organen verknüpfte und zwei »Sonderbare Flüsse«, von denen der eine Yin und der andere Yang ist. Die Bahnen oder Meridiane werden durch die Elemente Wasser, Holz, Feuer, Erde und Metall des chinesischen Pentagramms (gegenüber dem aus Erde, Luft, Feuer, Wasser und Geist bestehenden Pentagramm der westlichen weiblichen Spiritualität) verständlicher. Jedem Element ist ein Yin- und Yang-Meridianpaar zugeordnet, außer dem Feuerelement, dem zwei Paare zugeteilt sind.[14] Die »Sonderbaren« Flüsse sind Yin und Yang, ihnen werden jedoch keine Elemente zugeordnet. Sie bilden die Zentren des Kreislaufs oder des Rades.

## Die Elemente

| Element | Wasser | Holz | Feuer | Erde | Metall |
|---|---|---|---|---|---|
| Farbe | Blau/Schwarz | Grün | Rot | Gelb | Weiß |
| Klang | seufzen | rufen | lachen | singen | weinen |
| Geruch | eitrig | ranzig | verbrannt | aromatisch | faul |
| Emotion | Angst | Zorn | Freude | Sympathie | Kummer |
| Jahreszeit | Winter | Frühling | Sommer | Schwermut | Herbst |
| Geschmack | salzig | sauer | bitter | süß | scharf |
| Meridiane | Niere (Yin) Blase (Yang) | Leber (Yin) Gallenblase (Yang) | Herz (Yin) Perikardium (Yin) Dünndarm (Yang) Dreifacher Erwärmer (Yang) | Milz (Yin) Magen (Yang) | Lunge (Yin) Dickdarm (Yang) |
| Störungen | Gehör, Sexualität, Knochen, PMS, Unfruchtbarkeit, Blasenentzündungen, Schmerzen im unteren Rücken, Heißhunger auf Salz, kalte Hände und Füße, trockenes Haar, Angst, Phobien | Kopfschmerzen, Augen, Migräne, Wirbelsäule, Muskelkrämpfe, Bursitis (Schleimbeutelentzündung), Zorn, Unentschlossenheit, Sehnen | Blutkreislauf, Schutz, Herz, Mangel an Freude/Sexualität, Depression, Hautveränderungen, Temperaturveränderungen, Apathie, Unempfindlichkeit | Menstruation, Verdauung, emotional, PMS, Unfruchtbarkeit, Eisprung, Pilzinfektionen, Magen, Geschwüre, Übelkeit, Diabetes, Erbrechen, Eßstörungen, Stimmungsschwankungen, Selbstmitleid | Akne, Ekzeme, trockene Haut, Nesselausschlag, Asthma, Allergie, Nebenhöhlen, Stirnkopfschmerz, Erkältung, Bronchitis, Verstopfung, Diarrhöe, Kummer, verspätete Menstruation, Niedergeschlagenheit |

Das Wasserelement regiert den Nieren- und den Blasenmeridian. Der Nierenmeridian (Yin) speichert Energiereserven, und der Blasenmeridian (Yang) reguliert den Wasser-/Flüssigkeitshaushalt im Körper. Probleme mit dem Gehör, der Sexualität und den Knochen beruhen auf Störungen dieser Meridiane. Weiterhin zählen zu den Unausgewogenheiten des Wasserelements PMS, Unfruchtbarkeit, Blasen- und Nierenentzündungen, Schmerzen im unteren Rücken, Heißhunger auf Salz, kalte Hände und Füße, trockenes Haar, Angst und Phobien. Die Elemente spiegln das Yin-Yang-Rad des Jahres und die Lebenskraft Ki als Körper, Emotionen, Geist und Seele wider.

Holz beherrscht den Gallenblasenmeridian (Yang) und den Lebermeridian (Yin). Die Leber ist ein Blutreiniger und setzt Nahrung um, während die Gallenblase den Verdauungsprozeß unterstützt und Energie verteilt. Disharmonien der Holzmeridiane zeigen sich in Kopfschmerzen und Migräne, Augen- und Sehbeschwerden, Muskelkrämpfen, Wirbelsäulenproblemen, Bursitis (Schleimbeutelentzündung), Sehnenentzündungen, Unentschlossenheit, chronischen Zuständen des Zorns und der Aggressivität. Das Holzelement regiert die Gelenke, Muskeln, Sehnen und Bänder sowie die Augen und die Emotion Zorn. Wie den Chakren werden den Meridianen ihren Eigenschaften entsprechend eine Emotion, ein Klang, ein Geschmack, eine Jahreszeit, ein Geruch und eine Farbe sowie bestimmte Störungen im physischen Körper zugeordnet. Ein Übermaß einer Eigenschaft ist Yang und ein Mangel Yin. Wenn das Yin und Yang, die Leber und die Gallenblase, für diese Meridiane im Gleichgewicht ist, vollzieht sich die Heilung ihrer physischen und emotionalen Störungen.

Das Feuer ist Lebenskraft-Kreativität, und dem Feuerelement sind vier Meridiane in zwei Paaren zugeordnet. Das Herz und das Perikardium (oder der Kreislauf-Sexualitäts-Meridian) sind Yin, während der Dünndarm- und der Dreifache-Erwärmer-Meridian Yang sind. Im Westen haben das mit dem Kreislauf und Schutzfunktionen verbundene Perikardium und der Dreifache Erwärmer, der im Grunde der Solarplexus ist, keine organische Entsprechung. Der Dreifache Erwärmer umfaßt die drei vitalen Bereiche Brustraum, Solarplexus und unterer Bauchraum. Der Herzmeridian regiert das gesamte Meridiansystem und reguliert den Blutkreislauf, während das Perikardium (der das Herz umgebende Schutzmantel) das Herz vor schädlichen physischen und emotionalen Belastungen und Einflüssen schützt. Von den Yang-Meridianen verarbeitet der Dünndarm Nahrung und scheidet Abfallprodukte aus, und der Dreifache Erwärmer ist das Energie-Steuerzentrum des Körpers. Zu den Störungen der Feuermeridiane zählen Herzerkrankungen, niedriger Blutdruck, Fehlen von Freude, Depression, Mangel an sexuellem Interesse, Veränderungen der Körpertemperatur und der Haut, Apathie (»den Mut verlieren«) und Unempfindlichkeit gegenüber anderen. Es sollte nicht vergessen werden, daß es sich bei einem Un-Wohlsein des Herzens buchstäblich um ein »gebrochenes Herz« handelt und daß das Herz das zentrale Feuer im weiblichen Körper darstellt.

Das Erdelement ist erdend und zentrierend, es steht für emotionales und physisches Gleichgewicht und bewohnt die materielle Welt. Seine Meridiane/Organe sind die Milz (Yin) und der Magen (Yang), und kommen sie mit Wasser in Berührung, wirken die Erdmeridiane auf Sexualität und Fruchtbarkeit ein. Die Milz ist an der Blutbildung beteiligt, und der Magen steuert die Verdauung. Zusammen herrschen sie über Menstruation, Verdauung und emotionales Gleichgewicht. Störungen des Erdelements, die in der Akupressur behandelt werden, sind PMS, Unfruchtbarkeit, unregelmäßiger Eisprung, Pilzinfektionen, Magen- und Unterleibsbeschwerden, Geschwüre, Übelkeit und Erbrechen, Diabetes, Eßstörungen, Hypoglykämie, Stimmungsschwankungen, Übermaß an Schwermut und Selbstmitleid.

Das Metallelement regiert den Dickdarm- (Yang) und den Lungenmeridian (Yin), und Unausgewogenheiten dieses Elements beziehen sich auf Ausscheidung, Atmung und Haut. Der Dickdarm scheidet Abfallprodukte aus dem Körper aus, womit auch emotionale Abfälle gemeint sind. Die Lunge reguliert die Atmung. In den östlichen Traditionen wird der Atembeherrschung im Rahmen ihrer Kriterien für Wohl-Befinden ein hoher Stellenwert zugewiesen, da die Atemfrequenz den Stoffwechsel und Emotionen widerspiegelt. Disharmonien in diesen Meridianen führen zu Akne, Ekzemen, trockener oder rissiger Haut, Nesselausschlag, Asthma, Allergien, Stirnkopfschmerzen und Nebenhöhlenproblemen, Erkältungen und Bronchitis, Verstopfung und Durchfall, verspätete Regelblutungen, dem Verhaftetsein in der Vergangenheit, übermäßigem Kummer und Niedergeschlagenheit.

Die zwei wichtigsten »Sonderbaren Flüsse« oder »Extraleitbahnen« sind das Lenkergefäß und das Konzeptionsgefäß (oder Zentralgefäß), die ein Paar bilden. Ihrer Funktion nach speichern sie Energie und leiten Ki aus dem Nierenmeridian zur weiteren Verbreitung. Punkte auf diesen Meridianen werden zur Beruhigung und Kräftigung angewendet und um die Wirkung zu erhöhen, die durch die Stimulierung der anderen Kanäle erzielt wurde. Das Lenkergefäß ist Yang und steigt auf der Rückseite des Körpers hinauf. Auf der Körpervorderseite beginnt das Konzeptionsgefäß im Becken und verläuft über den Damm (zwischen Vagina und Anus) aufwärts. Die Lokalisation des Konzeptions- und des Lenkergefäßes entspricht dem Sitz der Chakren entlang der Wirbelsäule. Außer diesen beiden Sonderleitbahnen enden alle Meridiane in einer Stelle am Fuß oder an der Hand und manchmal an beiden, und diese Endungen oder Seiketsu bilden die Grundlage der Fuß- und Handreflexologie.

In der Akupressur-Behandlung wird fester Fingerdruck auf Nervenpunkte entlang der Meridianbahnen ausgeübt. Jin Shin Do unterscheidet sich von anderen Akupressur-Techniken durch die Einbeziehung der acht »Sonderbaren Flüsse« in der Arbeit an den Organmeridianen, während beim Shiatsu nicht nur mit Fingern und Daumen, sondern auch mit Handflächen, Ellbogen und sogar Knien Druck ausgeübt wird. In diesem Kapitel werden Sequenzen aus allen Formen der Akupressur vorgestellt und die verwendeten Meridianpunkte so deutlich wie möglich durch ihre Lage am Körper identifiziert und nicht durch ihre entsprechende Numerierung. In der Körperreflexologie, in der die Punkte eher massiert und nicht gedrückt werden, wird zwar Gebrauch von den Meridianen gemacht, aber die Druckpunkte werden ausschließlich durch ihre Lage am Körper identifiziert. Quellen der vorgestellten Druckpunkte und Heilsequenzen sind angegeben.

Die als Partnerbehandlung durchgeführte Akupressur eignet sich auch sehr gut für die Selbsthilfe. Im Jin Shin Do und Shiatsu werden beide Hände und in der Körperreflexologie nur eine Hand eingesetzt. Der Punkt kann mit einem Finger, dem Daumen oder der ganzen Hand gedrückt werden. Wichtig dabei ist, was am bequemsten ist und den gleichmäßigsten Druck erzeugt. Der Druck ist fest, aber ohne Kraftaufwand, und die Punkte, bei de-

## Die Meridiane

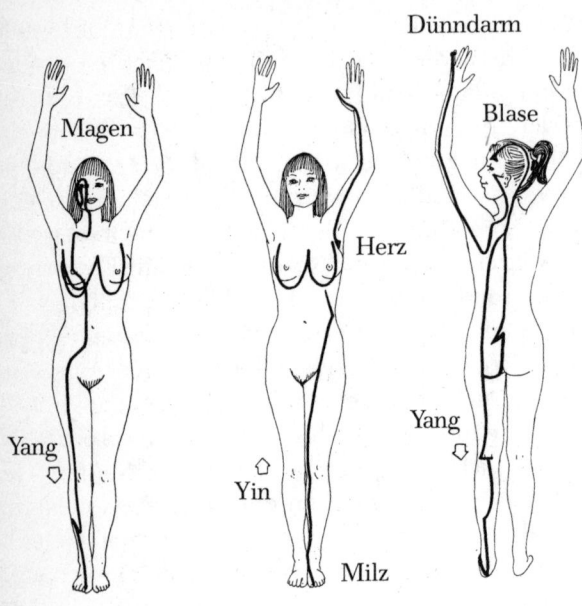

Der Meridiankreis

# Die Meridiane

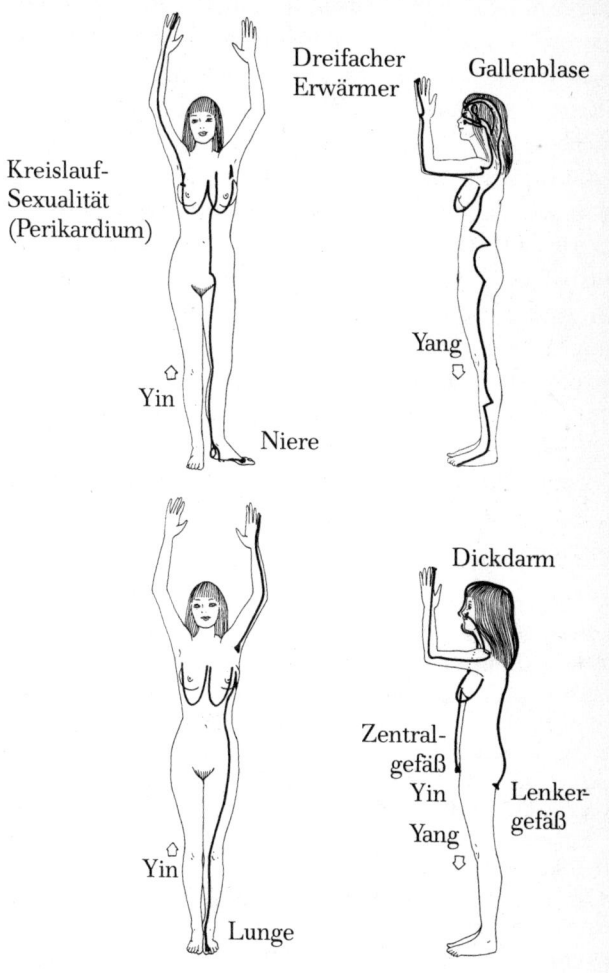

nen es sich um Nervenenden handelt, fühlen sich prickelnd und hart an. Durch die Arbeit an den Punkten wird sowohl Un-Wohlsein als auch die seltsame Empfindung bei der Druckausübung aufgelöst, und ein freigesetzter Punkt pulsiert leicht unter der Berührung. Übermäßige, Schmerzen verursachende Kraftanwendung ist in der Akupressur und anderen Heilmethoden nicht positiv. Das Hauptaugenmerk richtet sich vielmehr auf die richtige Lokalisierung des Punktes, so daß wenig Kraft erforderlich ist, um ihn zu lösen. Einige, überwiegend an den Füßen, Beinen und am Unterleib lokalisierte Punkte, auf die in den jeweiligen Sequenzen hingewiesen wird, dürfen in der Schwangerschaft nicht gedrückt werden, da dadurch vorzeitige Wehen ausgelöst werden können. Bei geschwächten oder älteren Frauen sowie bei Kindern und in der Selbstbehandlung wird leichterer Druck angewendet. Das gilt auch für Kleinkinder und Haustiere.

In ihrem Buch *Acupressure for Women* gibt Cathryn Bauer folgende Tips für die Anwendung von Akupressurpunkten:

Für den Anfang ist es hilfreich, die Hand einfach über den ungefähren Bereich des Punktes zu halten. Lassen Sie sie dort ruhen, während Sie einen tiefen, entspannten Atemzug tun. Mit der Spitze Ihres Zeigefingers nähern Sie sich langsam dem bestimmten Punkt. Bewegen Sie Ihren Finger um den Bereich herum und ertasten ihn sanft, bis Sie eine leichte Vertiefung spüren, an der Sie den Akupressurpunkt erkennen. Drücken Sie den Punkt leicht und halten Sie ihn, bis das Gewebe unter Ihrer Fingerspitze weich wird und sich entspannt. Dann drücken Sie den Punkt ganz langsam, bis Sie spüren, daß tieferer Druck Kraftanwendung verlangen würde.[15]

An einem leichten Pulsieren erkennst du, wann ein Punkt entspannt ist. Das Wahrnehmen dieses Pulsierens erfordert einige Erfahrung und Sensibilität. Die meisten Positionen werden etwa eine Minute lang gehalten. Ist die Frau sehr angespannt und sind die Punkte sehr druckempfindlich, versuche nicht, in einer Sitzung ein seit Jahren bestehendes energetisches Ungleichgewicht zu beheben. Bei akuten Problemen, zum Beispiel bei Migräne, halte den Punkt etwa 30 Sekunden, und bearbeite dann die Punkte auf beiden Seiten. Laß die Punkte 30 Sekunden lang los und drücke sie dann wieder. Dies gilt eher für Selbstheilungssequenzen, bei denen ein einzelner oder nur wenige Punkte behandelt werden. In einer Ganzkörperbehandlung, die eine Frau einer zweiten verabreicht, werden die Punkte etwa eine Minute, manchmal zwei Minuten lang gehalten und dann losgelassen, und die Heilerin geht zu anderen Punkten über.

Die auf den Meridianen liegenden Akupressurpunkte sind in der chinesischen und japanischen Medizin numeriert, wodurch eine Energiekarte des Körpers entsteht. Dank ihrer Lokalisation an der Körperoberfläche kann der Ki-Fluß beeinflußt werden, obgleich er durch die inneren Organe verläuft. Die physischen und nichtphysischen Aspekte der Frau sind wie das Äußere und das Innere ihres Körpers miteinander verbunden. Das Ausgleichen von Ki durch den Akupressur- oder Akupunktur-Punkt hilft, Schmerzen, Un-Wohlsein, Streß sowie Anspannung zu lindern, Vitalität, Widerstandskräfte und innere Ruhe zu stärken und das allgemeine Wohl-Befinden zu steigern. Viele Akupressurpunkte und -sequenzen zielen darauf hin, Streß zu reduzieren. Mit zunehmender Übung lernst du, die leichten Vertiefungen in der Haut zu finden, an denen die Punkte lokalisiert sind, und wieviel Druck notwendig ist, um sie zu lösen. Der Mittlere Weg ist für die Stärke des Drucks der beste. Die Sensibilität deiner Fingerspitzen zu entwickeln, um die

Punkte zu lokalisieren, nimmt die Hälfte des Lernprozesses ein. In der Körperreflexologie werden alle Schmerzpunkte oder empfindliche Bereiche massiert. Natürlich wird kein Druck auf eine Wunde oder einen gebrochenen Knochen ausgeübt, und niemals werden die Fingernägel eingesetzt.

Iona Marsaa Teeguarden beschreibt in ihrem Buch *Die Kunst der mitfühlenden Berühung* eine Jin-Shin-Do-Akupressur-Ganzkörperbehandlung und Lucinda Lidell in *Massage: Anleitung zu östlichen und westlichen Techniken* eine Shiatsu-Grundabfolge.[16] Diese beiden Bücher empfehle ich Frauen, die sich für die Anwendung der Akupressur als Ganzkörperbehandlung interessieren. Die Sequenzen sind jedoch zu lang, um sie hier wiederzugeben. Dieses Kapitel befaßt sich hauptsächlich mit kurzen Abfolgen für die Selbstbehandlung. Es sollte nicht vergessen werden, daß Akupressur nicht nur als partnerschaftlich ausgerichtete Körperarbeit-Therapie, sondern auch als Selbsthilfe-Technik eingesetzt wird. Eine Akupressur-Ganzkörperbehandlung ist ein sehr wirksames Mittel zur Linderung von Schmerzen und zum Lösen von Spannungen. Wie eine am ganzen Körper durchgeführte Polarity-Sitzung oder Reiki-Heilung dauert sie ungefähr eine Stunde. Eine Akupressur-Selbstbehandlung dagegen, in der nur einige Punkte von einer Ganzkörperbehandlung aufgegriffen werden, nimmt nur wenige Minuten in Anspruch und ist hochwirksam, da sie auf spezifische Beschwerden gerichtet ist.

Die Nackenbehandlung, eine von mehreren kurzen Positionsfolgen, die im folgenden beschrieben werden, ist wirksam bei Kopfschmerzen und Migräne sowie Streß, Schulterverspannungen oder Schmerzen im oberen Rücken. Vergleiche sie mit den im dritten Kapitel vorgestellten Polarity-Sequenzen. Polarity-Positionen unterscheiden sich von Akupressurgriffen oft nur durch ihre leichte Berührung, während die letztgenannten anatomisch präziser sein können. Die Sequenz stammt aus der japanischen Akupressurmethode Jin Shin Do und ist dem Buch von Iona Teeguarden entnommen.[17] Die meisten Schritte können allein durchgeführt werden.

Mit der grundlegenden Nackenbehandlung werden fast alle Jin-Shin-Do-Ganzbehandlungen abgeschlossen. Alle Punkte befinden sich am Rücken und Hals der Frau, und die Heilerin setzt beide Hände ein, um das jeweilige Punktepaar gleichzeitig zu halten. Das erste Punktepaar ist an den hinteren Schultern lokalisiert, direkt unterhalb des Gelenks zwischen Arm und Schulter in einer Vertiefung unterhalb des Schulterblattkammes. Das zweite Punktepaar liegt in einer Vertiefung direkt über der Oberkante des Schulterblatts. Im Gegensatz zu den übrigen Positionen können diese zwei Punktepaare, die auf Berührung druckempfindlich reagieren, nicht allein erreicht werden. Das dritte Paar befindet sich auf dem Trapeziusmuskel, dort, wo die Schultern in den Nacken übergehen. Die letzten zwei Punktepaare sind am Nacken selbst angesiedelt. Das erste Paar befindet sich im mittleren Nackenbereich neben der Wirbelsäule zwischen dem zweiten und dritten Halswirbel. Drücke nicht auf die Wirbelsäule; die Punkte liegen etwa zwei Fingerbreit von ihr entfernt auf beiden Seiten. Die zweite Nackenposition, der fünfte Schritt in der Sequenz, ist an der Schädelbasis/am oberen Nacken lokalisiert, in einer Kuhle zwischen den Muskeln. Diese Punkte am Schädel sind druckempfindlich. Auch dieses Punktepaar liegt neben der Wirbelsäule und nicht auf ihr.

Jedes Punktepaar wird etwa eine Minute lang gehalten, bis du das Freiwerden der blockierten Energie, ein Pulsieren an den Punkten, wahrnimmst. Frauen leiden

# Akupressur

## NACKENBEHANDLUNG

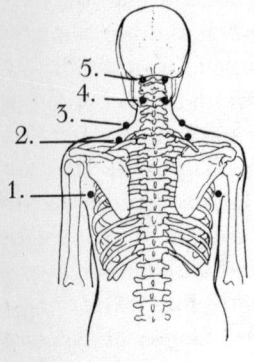

Punktepaare:

1. Unterhalb der Schulterblätter (Dünndarm 10)
2. Oberkante der Schulterblätter (Dreifacher Erwärmer 15)
3. Nacken-Schulter-Muskeln (oberer Trapezius) (Gallenblase 21)
4. Mittlerer Nacken (kein traditioneller Punkt, unnumeriert)
5. Nacken-Schädel (Gallenblase 20)
6. Gewebe zwischen Daumen und Zeigefinger (kein traditioneller Punkt)
7. Über den Augenbrauen (Gallenblase 14)
8. Wangen (Magen 3)

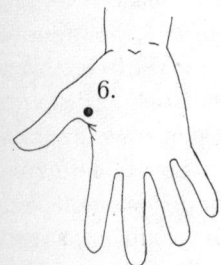

DAUMENGEWEBE
(Nicht in der Schwangerschaft anzuwenden)

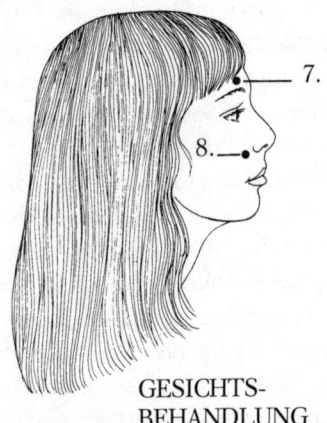

GESICHTSBEHANDLUNG

oft an starken Verspannungen am Hals, an den Schultern und im oberen Rücken. Ich wende dieses Behandlungsmuster im Anfangsstadium einer Migräne an, um ihr entgegenzuwirken. Weitere Punktepaare, die in dieser Sequenz bei Migräne und Kopfschmerzen hilfreich sein können, liegen im Gewebe zwischen Daumen und Zeigefinger, über den Augenbrauenmitten und am unteren Rand der Wangenknochen genau unterhalb der Pupille zwischen Nase und Mund. In der Selbstbehandlung kannst du diese Punkte an ihrer Druckempfindlichkeit erkennen. In der Partnerbehandlung wird es dir die Frau sagen, und die Heilerin lernt, die Vertiefungen unterhalb der Haut zu spüren. Die Empfindung bei der Druckausübung auf einen dieser Meridianpunkte ist unverkennbar, wenn du sie einmal erfahren hast. Der Punkt im Gewebe der Hand darf in der Schwangerschaft nicht angewendet werden, da seine Stimulierung vorzeitige Wehentätigkeit auslösen kann.

Cathryn Bauer beschreibt in *Acupressure for Women*[18] eine Akupressur-Sequenz gegen Menstruationsschmerzen. Das erste Punktepaar befindet sich am Rücken auf Hüfthöhe in den Muskelbändern neben der Wirbelsäule. Der nächste Einzelpunkt ist am Vorderkörper genau unter dem Nabel lokalisiert. Der dritte Punkt liegt auf den Unterschenkeln, an der Basis der Wadenmuskeln auf den Innenseiten der Knochen. (Da die Stimulierung dieses Punkts die Menstruation herbeiführt, sollte er in einer möglichen/gewünschten Schwangerschaft vermieden werden.) Das letzte Paar ist auch am vorderen Körper angesiedelt, an der unteren Kante der Beckenknochen.

Zusätzlich zu der aus diesen vier Punkten bestehenden Sequenz stehen weitere wahlfreie Punkte zur Verfügung. Ein Einzelpunkt liegt am hinteren Körper über dem Steißbein/Wurzelzentrum. Zwei Punktepaare sind

# Akupressur

## BEI MENSTRUATIONSSCHMERZEN UND VERDAUUNGSSTÖRUNGEN

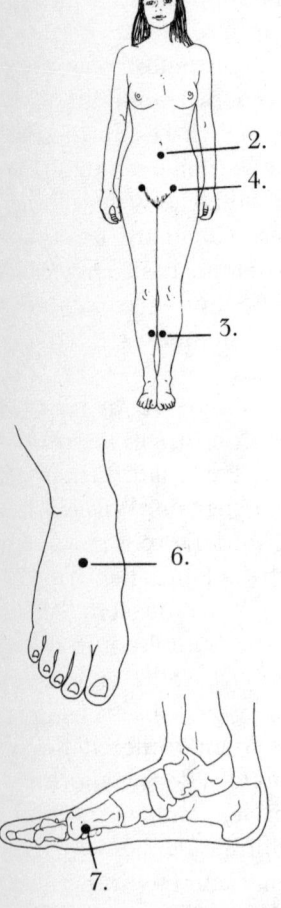
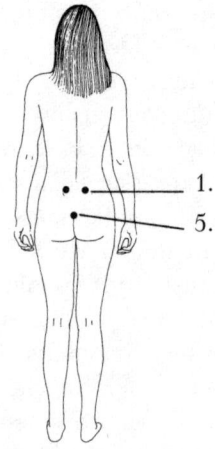

1. Mittlerer Rücken (Blase 47)
2. Unterhalb des Nabels (Konzeptionsgefäß 3)
3. Unteres Wadenbein (Milz 6) (Nicht in der Schwangerschaft anzuwenden)
4. Unterer Beckenknochen (Milz 12)
5. Steißbein (Lenkergefäß 2)
6. Fußrücken (Magen 42)
7. Fußinnenseite (Milz 2)

# Akupressur

## BEI PRÄMENSTRUELLEM SYNDROM/PMS:

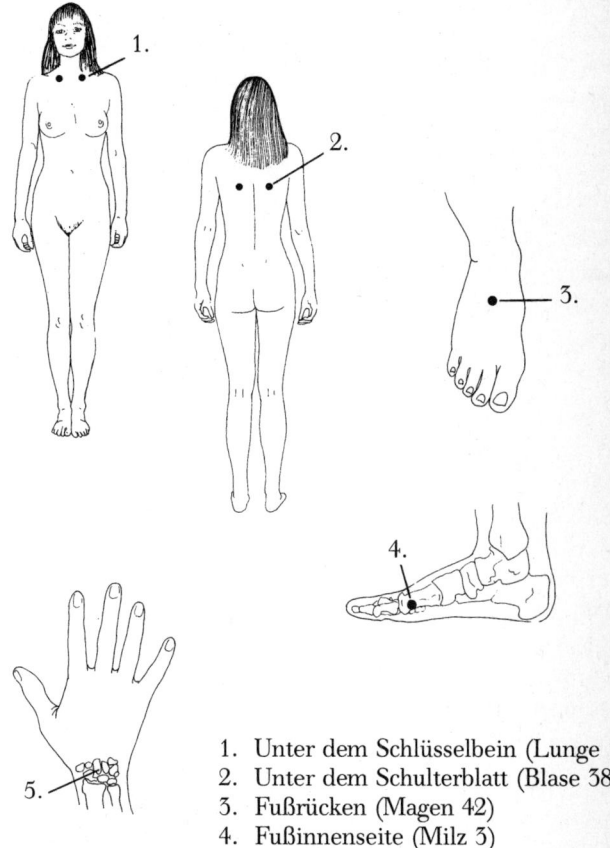

1. Unter dem Schlüsselbein (Lunge 1)
2. Unter dem Schulterblatt (Blase 38)
3. Fußrücken (Magen 42)
4. Fußinnenseite (Milz 3)
5. Handgelenk (Herz 7)

## Akupressur

BEI WASSERRETENTION:  BEI HITZEWALLUNGEN:

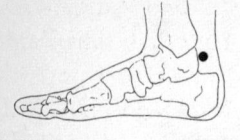

4. und 1.

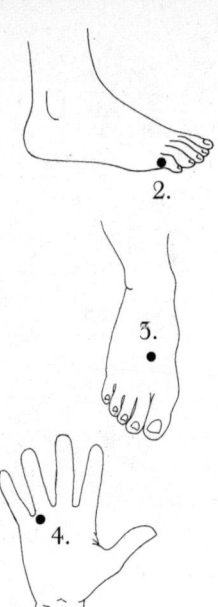

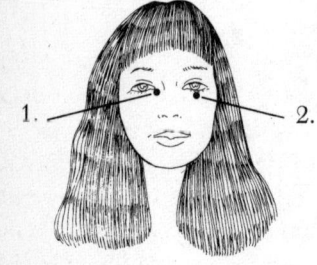

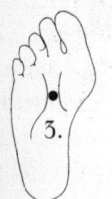

1. Augenwinkel
   (Blase 1)
2. Unter dem Auge
   (Magen 1)
3. Fußballen
   (Niere 1)
   (Nicht in der
   Schwangerschaft
   anzuwenden)
4. Oberhalb der Ferse
   (Niere 3)

1. Oberhalb der Ferse
   (Niere 3)
2. Außenseite an der
   kleinen Zehe
   (Blase 66)
3. Fußrücken
   (Magen 43)
4. Grundgelenk des
   Ringfingers
   (Dreifacher
   Erwärmer 3)

an den Füßen angesiedelt, ein Paar mitten auf dem Fußrücken und das andere an der Fußinnenseite, hinter den Knochen der großen Zehe. Diese Punkte werden auch bei Verdauungsstörungen empfohlen. Die Punkte am Körper liegen auf dem Unterleibs- und Wurzel-Chakra (die Punkte eins und zwei am Unterleib und Punkt fünf am Wurzel-Chakra). Die Punkte drei, vier und sieben sind auf dem Milz-Meridian lokalisiert. Die Milz beziehungsweise das Unterleibszentrum ist das zweite Energiezentrum im Chakrensystem.

Die nächste Akupressur-Sequenz für die Selbstbehandlung aus Cathryn Bauers Buch ist hilfreich bei emotionalen Problemen in Zusammenhang mit dem Prämenstruellen Syndrom (PMS)[19]. Das erste Punktepaar liegt unterhalb des Schlüsselbeins, dort, wo es mit den Schultergelenken zusammentrifft. Das nächste Paar befindet sich nahe dem oberen Rand der Schulterblätter (dieser Punkt kann allein nicht erreicht werden), an der inneren Kante der Schulterblätter. Erinnere dich an die Drehung und Massage unterhalb der Schulterblätter beim Polarity-Ausgleich. Das dritte Punktepaar liegt auf den Fußrücken, es ist dasselbe Paar wie in der letzten Sequenz. Position vier befindet sich hinter den großen Zehen an den Fußinnenseiten, genau hinter dem Fußpunkt aus der Sequenz gegen Menstruationsschmerzen. Das letzte Punktepaar ist an der Handaußenseite am kleinen Finger in der Vertiefung des Handgelenks angesiedelt. Außer der zweiten Position am Rücken kann die PMS-Sequenz als Selbstbehandlung durchgeführt werden.

Bei prämenstrueller Wasserretention (Wasseransammlung) können die folgenden Selbsthilfe-Punkte ausprobiert werden, die auch aus dem Buch *Acupressure for Women*[20] stammen. Zwei Punktepaare sind an den

Füßen und zwei im Gesicht im Augenbereich angesiedelt. Die Gesichtspunkte befinden sich im Innenwinkel der Augen. Es sind druckempfindliche Stellen in den knochigen Vertiefungen, in die die Augen eingebettet sind. Am unteren Rand der Augenhöhlen liegt das nächste Punktepaar. Von den Fußpunkten ist ein Paar auf den Fußsohlen zwischen den beiden Ballen lokalisiert. Das zweite Punktepaar liegt über den Fersen, an der Fußinnenseite zwischen dem Innenknöchel und der Achillesferse. Durch die Stimulierung der Gesichtspunkte werden der Magen- und der Blasenmeridian ausgeglichen, während die Fußpunkte auf den Nierenmeridian einwirken. Vermeide auch hier die Fußpunkte in einer möglichen Schwangerschaft, da ihre Stimulierung frühzeitige Gebärmutterkontraktionen auslösen kann.

Das letztgenannte Punktepaar an den Fersen ist zusammen mit den folgenden Punkten wirksam zur Linderung von Hitzewallungen. Ein Paar ist an der Fußaußenseite an der kleinen Zehe hinter dem Gelenk lokalisiert. Das nächste Paar liegt auf dem Fußrücken genau unter dem Fußpunkt, der bei prämenstruellen Emotionen und Schmerzen angewendet wird. Der letzte Punkt ist auf dem Handrücken direkt unterhalb des untersten Ringfingergelenks lokalisiert.[21] In der Reflexologie können Positionen für jedes Körperorgan auf den Füßen und Händen lokalisiert und ausgeglichen werden. Die Reflexologie ist eine andere Form der Akupressur.

Wenn eine Frau sich selbst ohne großen Zeitaufwand eine den ganzen Körper, alle Chakren und alle Meridiane umfassende Akupressur-Behandlung verabreichen will, braucht sie nur ihre Ohren zu massieren, denn Endungen der mit den Körperorganen verbundenen Meridiane sind an den äußeren Ohren lokalisiert. Die Ohr-Akupunktur ist in China und bei westlichen Akupunkteuren eine Wissenschaft für sich. Am Ohr sind einhundert Akupressur-/Akupunkturpunkte angesiedelt, die – aus naheliegenden Gründen – dicht nebeneinanderliegen, so dicht nebeneinander, daß die besten Ergebnisse durch die Massage aller fleischigen Teile des äußeren Ohrs erzielt werden.[22]

Diese Ohr-Massage wirkt äußerst wohltuend. Indem der ganze fleischige Bereich mit Daumen und Zeigefinger mit einer rollenden Bewegung gekniffen wird, werden verschiedene kleine Stellen lokalisiert, die auf die Berührung empfindlich oder leicht schmerzhaft reagieren. Es sind blockierte Meridianpunkte, und durch die Manipulation/den Druck werden diese Blockaden aufgelöst. Nach der Massage ist zunächst ein prickelndes, warmes Gefühl in den Ohren selbst zu spüren, das sich auf das Gesicht und dann auf den ganzen Körper ausdehnt. Überall im Körper lösen sich Spannungen, was fast unmöglich erscheint, wenn frau bedenkt, daß nur ein kleiner Teil von ihr mit Akupressur behandelt wurde. Versuche es einfach mal! Da diese Massage so viele Meridiane einbezieht, kann sie nur Gutes bewirken. Die Ohren weisen auch Zuordnungen zu den Chakren auf, so daß ihre Akupressur/Massage eine weitere Methode ist, um die Chakren zu stimulieren und auszugleichen.

Zu Beginn der Ohr-Akupressur wird das Ohr nach vorn gezogen und die Hinterseite des Ohres mit dem Zeigefinger leicht von oben nach unten geklopft. Dann:

Sie beginnen oben an den Ohren und bearbeiten sie gleichzeitig mit Daumen und Zeigefinger mit einer kneifenden, rollenden Bewegung ... Dabei werden Sie wahrscheinlich auf viele empfindliche Reflexpunkte stoßen. Ziehen Sie die Ohren nach oben und drücken Sie sie dabei dicht an den Kopf. Führen Sie Ihre Finger mit der kneifenden, rollenden Bewegung weiter zu dem schmalen Teil der Ohren, und ziehen Sie die Ohren vom

Kopf weg. Wiederholen Sie das mehrmals. Achten Sie darauf, wie sie zu prickeln und glühen anfangen.

Für die Ohrläppchen:

Ziehen, zerren und kneifen Sie kurze Zeit an den Ohrläppchen mit der kneifenden, rollenden Technik ... Dann wird der äußere Rand der Ohren von oben bis zu den Ohrläppchen mit derselben Technik bearbeitet. Stecken Sie jetzt die kleinen Finger in die Ohren und dehen Sie die Öffnungen in alle Richtungen. Zum Abschluß der Massage wird der kleine Vorsprung (Tragus) vor der Öffnung des äußeren Gehörgangs gekniffen und massiert.[23]

Ein wundervolles Gefühl des Wohl-Befindens schließt sich dieser kurzen Massage an. Wenn du einen Schmerzpunkt lokalisierst, kannst du mit Hilfe des Schaubildes herausfinden, mit welchem Chakra oder Körperteil er zusammenhängt, und Akupressur, Reiki, Polarity-Ausgleich oder andere Heilweisen anwenden, um die Ki-Blockade aufzuheben. Wahrscheinlich ist die Ohr-Akupressur dafür die einfachste Akupressur-Sequenz.

Körperreflexologie beruht auf einer Reihe von Punkten, die normalerweise, aber nicht immer, unter der Haut in den Bereichen über den Organen, auf die sie sich beziehen, zu finden sind. Vergleiche die Schautafel der Körperreflexpunkte mit der Schautafel der positiv und negativ geladenen Polarity-Körperpunkte im dritten Kapitel. Die Druckpunkte verlaufen in einer Hauptlinie entlang der Wirbelsäule/Chakra-Kundalini-Säule, und sie korrespondieren mit den jeweiligen Chakren. Diese Mittellinie ist das aufsteigende Konzeptions- oder Zentralgefäß auf der Vorderseite und das absteigende Lenkergefäß auf der Rückseite des Körpers. Die Linie der Punkte auf der rechten Körperseite folgt wahrscheinlich dem Magen-Meridian, und die Linie der Druckpunkte

## Ohr-Akkupressur

## DAS OHR

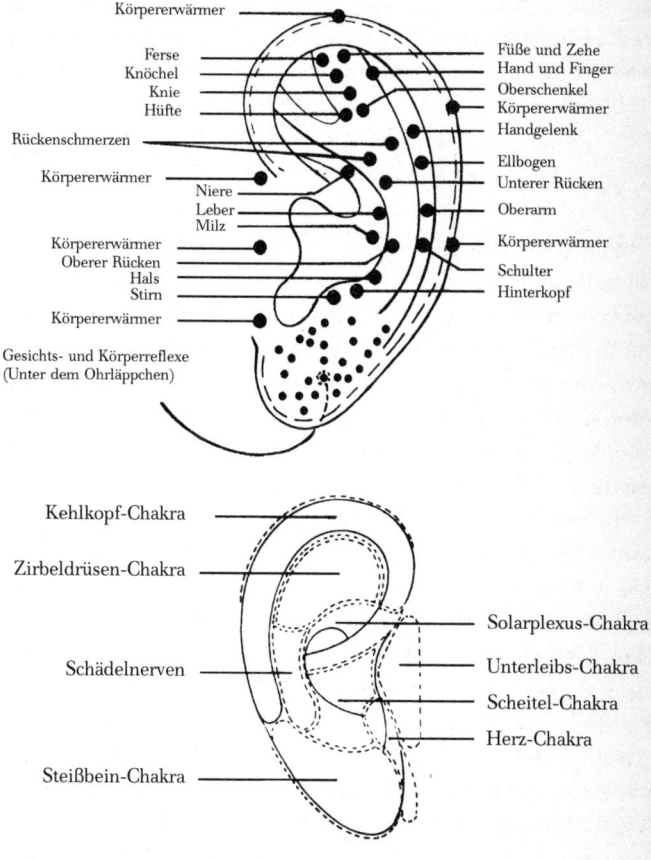

Aus Mildred Carter: *Body Reflexology* (W. Nyack, NY, Parker Publishing Co., 1983)

die linke Seite hinunter entspricht dem Milz- und dem Lebermeridian. Im Polarity-System würden sie vertikale Energieflüsse darstellen.

Um diese Meridian-Akupressurpunkte in der Selbstbehandlung anzuwenden, drücke in ihrer Umgebung, bis du ihre genaue Lokalisation unter der Haut gefunden hast. Einige liegen tiefer als andere, und vielleicht dauert es eine Zeitlang, bis du sie gefunden hast. Übe Fingerdruck aus, um unter die Fettschicht zu gelangen, da viele Punkte an Knochen oder Muskeln angesiedelt sind. Wenn du einen Druckpunkt findest, der bei der Berührung schmerzt, halte ihn mit deinem Zeige- oder Mittelfinger oder massiere ihn kurze Zeit, bis sich die Empfindlichkeit gelöst hat. Durch die Bearbeitung des schmerzhaften Meridianpunktes löst du die Ki-Blockade oder Stauung in dem mit ihm korrespondierenden Organ auf. Die Heilung geht nicht von dem Organ selbst aus, sondern von dem Meridian oder der Bahn, auf der Ki fließt. Wenn ein Punkt sehr schmerzhaft ist, halte ihn einige Sekunden, laß ihn für einige Sekunden los, und halte ihn wieder. Dieses Vorgehen sollte nicht mehr als drei- oder viermal wiederholt werden. Versuche es an einem anderen Tag wieder.

Die Reflexologin Mildred Carter weist darauf hin, daß jeder Druckpunkt, der bei der ersten Berührung (vor Druckausübung) pulsiert, blockiert, und zur Lösung der Stauung Fingerdruck notwendig sei. Dieses Pulsieren unterscheidet sich von dem, welches wahrgenommen wird, wenn ein Punkt entspannt ist, ein Gefühl, das nur nach dem Akupressieren des Meridianpunkts eintritt. Um sich für den ganzen Tag energetisch aufzuladen und wohl zu fühlen, empfiehlt sie vor dem morgendlichen Aufstehen, in Rückenlage die Punkte auf dem Unterleib und der Brust zu überprüfen und schmerzhafte Stellen

# Körperreflexologie-Punkte

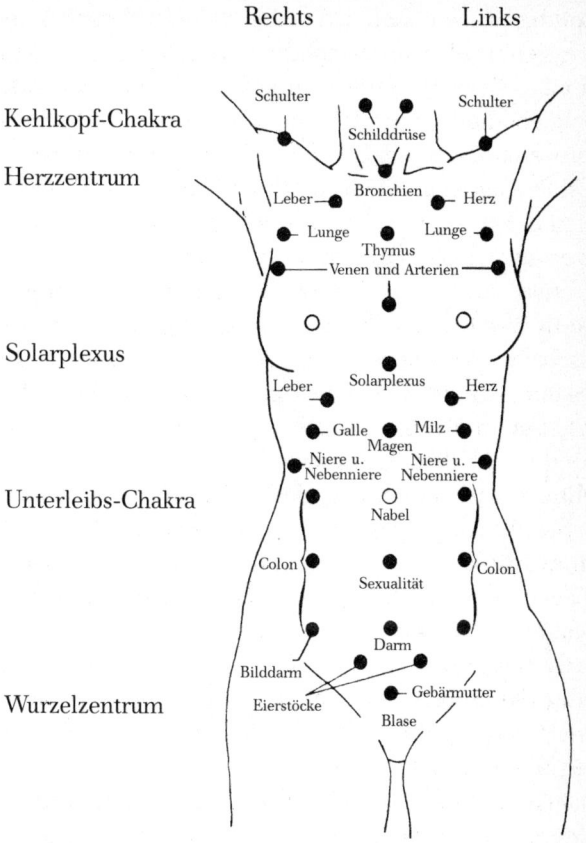

Aus Mildred Carter: *Body Reflexology* (W. Nyack, NY, Parker Publishing Co., 1983)

durch Druck zu lösen.[24] Probiere mit den im Schaubild dargestellten Punkten einen Chakrenausgleich aus. Ein Punkt auf der Stirnmitte spiegelt das Dritte Auge wider, und ein Punkt genau darüber liegt auf einem Meridian, der zum Scheitel-Chakra führt. Die anderen Punkte sind im Körperreflexologie-Schaubild dargestellt und den Frauen, die dieses Buch bis jetzt gelesen haben, vertraut.

Die folgenden Punkte können bei einem spezifischen Un-Wohlsein angewendet werden. Bei einem Asthmaanfall wird ein Punkt auf dem Kehlkopf-Chakra, in der Vertiefung am Hals genau unter dem Kehlkopf, gedrückt und nach unten gezogen. Andere Asthma-Reflexpunkte liegen etwa fünf Zentimeter unterhalb der V-förmigen Vertiefung des Schlüsselbeins, am Dritten Auge auf der Stirn, und ein Punktepaar liegt jeweils seitlich am Haaransatz, dort, wo die Ohren beginnen.[25] Von diesen Meridianpunkten sind die ersten drei auf der Körpermittellinie lokalisiert, die ersten zwei auf dem Konzeptionsgefäß und der dritte Punkt, das Dritte Auge, auf dem Lenkergefäß, das von der Oberlippe über den Kopf zur Rückseite des Körpers verläuft. Das Punktepaar an den Ohren scheint auf dem Milz- und dem Gallenblasenmeridian zu liegen, Organe, die mit dem Unterleibs-Chakra korrespondieren.

Bei Kopfschmerzen wende die zuvor beschriebene Nackenbehandlung an. Bei häufigem Auftreten von Kopfschmerzen oder Migräne probiere, alle in der Körperreflexologie-Schautafel dargestellten Körperpunkte zu bearbeiten. Schenke dabei den Nieren-, Magen-, Colon- und Darmpunkten besondere Aufmerksamkeit. Frauen mit chronischen Kopfschmerzen- oder Migränebeschwerden sollten zur Verhinderung einer Ansammlung von Giftstoffen auf regelmäßige Ausscheidung achten. Akupressiere auch den ganzen Kopf, um Ki-Blockaden in den Schädel-Meridianen zu öffnen. Ein Punkt gegen Kopfschmerzen und Migräne liegt auf der Hand im Gewebe zwischen Daumen und Zeigefinger (darf nicht in der Schwangerschaft angewendet werden). Bei Schwäche oder Schwindel drücke den Lenkergefäß-Meridianpunkt zwischen Oberlippe und Nase (kann in der Schwangerschaft angewendet werden).[26] Im nächsten Kapitel werden weitere Punkte an Händen und Füßen, die bei verschiedenen Beschwerden eingesetzt werden können, beschrieben.

Eine mit der Akupressur verwandte Form, die wie Jin Shin Do aus Japan stammt, ist Shiatsu. Hierbei werden die Meridianpunkte mit Hilfe von Druck und Dehnung der Muskeln und Gliedmaßen dichter an die Oberfläche gebracht. Druckpunkte heißen im Shiatsu Tsubos. Beim Shiatsu, das sich von Jin Shin Do und Körperreflexologie leicht unterscheidet, wird nicht nur mit dem Finger oder dem Daumen Druck ausgeübt, sondern mit Daumen, der ganzen Hand/Handfläche, Ellbogen sowie Knie und auf Körperbereiche, die mit Daumen und Zeigefinger zu umfassen sind. Shiatsu ist eine auf Partnerbehandlung ausgerichtete und am ganzen Körper durchgeführte Heiltechnik und weniger für die Selbstanwendung geeignet, während im Vergleich dazu die Körperreflexologie in erster Linie für die Selbstbehandlung vorgesehen ist.

Wer sich näher mit der Shiatsu-Ganzkörperbehandlung beschäftigen möchte, sollte das Shiatsu-Kapitel in Lucinda Lidells: *Massage: Anleitung zu östlichen und westlichen Techniken* lesen. Sie ist jedoch zu lang, um sie in diesem Kapitel wiederzugeben, aber dafür wird die Anwendung der Shiatsu-Punkte in einer Massagebehandlung beschrieben.[27] Diese Sequenz zielt darauf ab, Entspannung herbeizuführen und Streß zu lösen. Sie sollte verabreicht werden, wenn die Frau nach einer Körperarbeit-Massage, einem Polarity-Ausgleich oder einer Reiki-Sitzung völlig entspannt ist. Falls eine Schwangerschaft vorliegt, darf kein Druck auf Beine, Füße, das Gewebe zwischen Daumen und Zeigefinger und Unterleib ausgeübt werden.

Auf der Rückseite des Körpers beginnt die Heilerin mit drei Druckpunkt-Paaren am oberen Rücken zwischen den Schulterblättern. Sie liegen zu beiden Seiten der Wirbelsäule und nicht auf ihr. Finde die Vertiefungen, und drücke die Punkte paarweise. Vergleiche die Positionen mit denen der Nackenbehandlung. Diese Tsubos oder Meridianpunkte sorgen für Ausgeglichenheit aller inneren Funktionen. Zwei weitere Punktepaare sind auf Hüfthöhe lokalisiert, wieder zu beiden Seiten der Wirbelsäule. Ein Paar wird auch in der Sequenz gegen Menstruationsschmerzen angewendet. Drücke die Seiten der Pohälften mit den Handballen zusammen, um das Becken zu entspannen und Ki in die Beine fließen zu lassen. Dieser Schritt ist auch bei Menstruationsbeschwerden wirksam.

Vier weitere Meridianpunkte-Paare liegen am Kreuzbein, es sind die »Öffnungen« im Kreuzbein, dem knochigen Dreieck der Wirbelsäulenbasis. Ihre Manipulation lindert den Blutandrang im Becken und ist hilfreich bei Frauen mit Menstruationsbeschwerden und Problemen mit den Fortpflanzungsorganen. Das nächste Paar befindet sich in der Mitte der Pofalte, wo der Po in die Beine übergeht, und sie entspannen die Muskulatur von unterem Rücken und Hüften.

In den Kniekehlen, dem Sitz kleiner Chakren (außerdem Reiki-Positionen), über den Fersen auf beiden Seiten der Achillessehne (beide Seiten jeder Ferse werden gleichzeitig gehalten) und unter der Mitte des Fußbal-

# Shiatsu-Massagesequenz

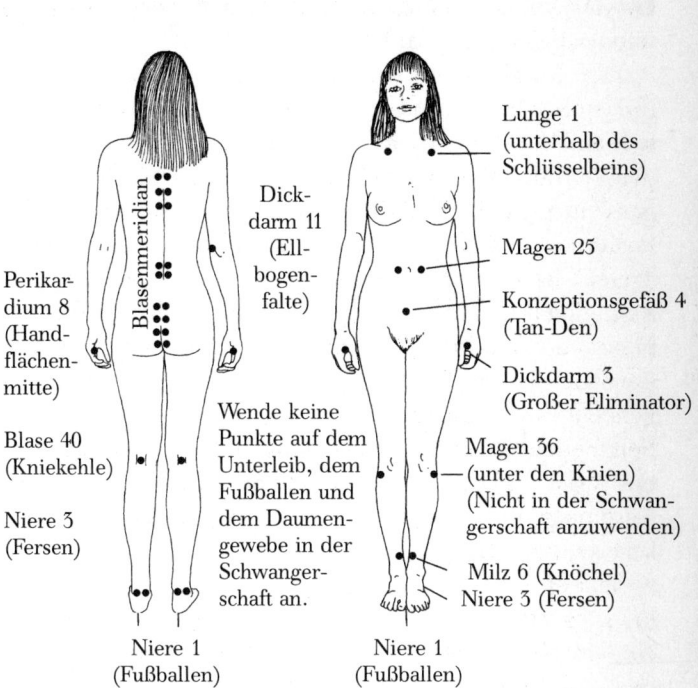

Körperrückseite     Körpervorderseite

Perikardium 8 (Handflächenmitte)

Blasenmeridian

Dickdarm 11 (Ellbogenfalte)

Blase 40 (Kniekehle)

Niere 3 (Fersen)

Wende keine Punkte auf dem Unterleib, dem Fußballen und dem Daumengewebe in der Schwangerschaft an.

Niere 1 (Fußballen)

Lunge 1 (unterhalb des Schlüsselbeins)

Magen 25

Konzeptionsgefäß 4 (Tan-Den)

Dickdarm 3 (Großer Eliminator)

Magen 36 (unter den Knien) (Nicht in der Schwangerschaft anzuwenden)

Milz 6 (Knöchel)

Niere 3 (Fersen)

Niere 1 (Fußballen)

lens liegen weitere Druckpunkte. (Nicht in der Schwangerschaft anwenden.) Einige dieser Positionen sind aus Polarity- und anderen Akupressur-Sequenzen vertraut. Vergiß bei der Arbeit an Beinen und Füßen nicht, daß kein Druck auf die Venen ausgeübt werden darf, wenn die Frau Krampfadern hat.

Die Nackenpositionen aus der Polarity-Sitzung, die Nackenbehandlung oder andere Shiatsu-Positionen können auf Nacken und Gesicht angewendet werden. Bearbeite auf der Vorderseite des Körpers den Punkt aus der Sequenz gegen prämenstruelle Emotionen unterhalb des Schlüsselbeins, um die Lungenfunktion zu stimulieren. Presse die Punkte im Gewebe zwischen Daumen und Zeigefinger (aber nicht in der Schwangerschaft), wodurch Kopf- und Zahnschmerzen beseitigt und die Nebenhöhlen geöffnet werden. Das Pressen der Handflächenmitte beruhigt den Geist und die Emotionen. Beuge den Arm und suche eine Tsubo am äußersten Ende der Ellbogenfalte; Arm- und Schulterschmerzen werden gelindert und der Dickdarmmeridian wird belebt. Dieser Schritt wird auch in der Polarity-Arbeit angewendet.

Die ersten Unterleibspunkte liegen etwa 7—8 cm neben dem Nabel. Drücke sie einwärts zum Nabel hin, um den Darm zu stimulieren und Unterleib und Magen zu entspannen. Der nächste Punkt unter dem Nabel stimuliert den ganzen Körper und kann allein gedrückt werden. Dieser auf dem Konzeptionsgefäß angesiedelte Punkt entspricht in seiner Position dem Unterleibs-Chakra und wird in der asiatischen Heilkunst als das Hara bezeichnet. An dieser Stelle soll die Körperenergie gespeichert werden, und der Punkt ist mit dem Solarplexus verwandt, der jedoch weiter unten liegt. Drücke diesen Punkt tief mit vier flach liegenden Fingern, ohne

Schmerzen zu verursachen. Vermeide die Punkte vom Unterleib bis zu den Füßen, wenn die Frau schwanger ist; ihre Stimulierung kann zu vorzeitigen Gebärmutterkontraktionen und in der frühen Schwangerschaft zur Fehlgeburt führen, während sie andererseits später während der Wehen und bei der Geburt sehr hilfreich ist.

Der Punkt auf den Beinen ist unterhalb der Kniescheibe außen am Schienbein lokalisiert. Die Knöchel-Positionen liegen auf der Innenseite, vier Fingerbreit über dem inneren Fußknöchel neben dem Schienbein. Durch Druck auf dieses Punktepaar werden Menstruationsschmerzen gelindert. Auf den Fußrücken wird 3-5 cm über der Verbindung zwischen großer und zweiter Zehe Druck ausgeübt, wodurch der Lebermeridian harmonisiert wird. Das letzte Punktepaar befindet sich in der Mitte der Ferseninnenseiten und wirkt stimulierend auf die Nieren. Wie auch nach anderen Heilbehandlungen laß die Frau sich danach ausruhen, halte sie warm, und biete ihr ein Glas Wasser an, wenn sie aufgestanden ist.

Dieses Kapitel ist nur eine Einführung in die Heilmethoden der Akupressur. Für Ganzkörpersequenzen und Informationen über spezifische Beschwerden sollten die in diesem Kapitel angeführten Bücher gelesen werden. Die Akupressurpunkte sind mit denen der Akupunktur identisch, bei der Nadeln an diese Stellen gesetzt werden, und Frauen, die sich für die eine Heilmethode interessieren, fühlen sich vielleicht auch zur anderen hingezogen. Die asiatische Medizin ist eine Welt der Heilkunst in sich.

# Anmerkungen

1. Ted Kaptchuk, OMD: *The Web That Has No Weaver: Understanding Chinese Medicine*, (New York, Congdon and Weed, 1983), S. 24. (Dt. *Das Große Buch der Chinesischen Medizin. Die Medizin von Yin und Yang in Theorie und Praxis*, München [Heyne], 1994).
2. Iona Marsaa Teeguarden: *Acupressure Way of Health: Jin Shin Do*, (New York, Japan Publications, Inc., 1978), S. 8. (Dt. *Die Kunst der mitfühlenden Berührung. Jin Shin Do-Akupressur*, München [Knaur], 1989.)
3. Merlin Stone: *Ancient Mirrors of Womanhood*, (Boston, Beacon Press, 1984), S. 24–27.
4. Agency France-Press, »Ancient Feminist Script Found in China«, in: *The Minneapolis Star Tribune*, Sunday, May 18, 1986.
5. Ted Kaptchuk: *The Web That Has No Weaver*, S. 18. (Dt. *Das Große Buch der Chinesischen Medizin.*)
6. *Ebd.*, S. 25. In diesem Kapitel verwende ich den japanischen Begriff Ki, da seine Verbindung zu Reiki und Polarity-Arbeit wichtig ist. Jede Kultur hat ihre eigene Bezeichnung für diese Lebenskraft-Energie.
7. *Ebd.*, S. 38–39.
8. *Ebd.*, S. 20.
9. Iona Marsaa Teeguarden: *Acupressur Way of Health*, S. 22–26. (Dt. Die Kunst der mitfühlenden Berührung.)
10. Ted Kaptchuk: *The Web That Has No Weaver*, S. 53ff. (Dt. *Das Große Buch der Chinesischen Medizin.*)
11. George W. Meek, Ed.: *Healers and The Healing Process*, (Wheaton, IL, Quest/Theosophical Society Books, 1977), S. 150–155.
11. Ted Kaptchuk: *The Web That Has No Weaver*, S. 77. (Dt. *Das Große Buch der Chinesischen Medizin.*)
12. *Ebd.*, S. 79–80.
14. Meridiane und Elemente sind aus Cathryn Bauer: *Acupressure for Women*, (Freedom, CA, The Crossing Press, 1987), S. 17–21.
15. *Ebd.*, S. 6.
16. Iona Marsaa Teeguarden: *Acurpessure Way of Health*, S.

88–102 (Dt. *Die Kunst der mitfühlenden Berührung*.) und Lucinda Lidell: *The Book of Massage*, (New York, Simon and Schuster, Inc., 1984), S. 79–129. (Dt. *Massage, Anleitung zu östlichen und westlichen Techniken*, München [Mosaik], 1988.)

17. Iona Marsaa Teeguarden: *Acupressure Way of Health*, S. 98–99. (Dt. *Die Kunst der mitfühlenden Berührung*.)
18. Cathryn Bauer: *Acupressure for Women*, S. 58–60.
19. *Ebd.*, S. 48–49.
20. *Ebd.*, S. 51.
21. *Ebd.*, S. 118.
22. Mildred Carter: *Body Reflexology*, (West Nyack, NY, Parker Publishing Co., 1983), S. 47–49.
23. *Ebd.*, S. 48–49.
24. *Ebd.*, S. 42–43.
25. *Ebd.*, S. 182–183.
26. *Ebd.*, S. 195–197.
27. Lucinda Lidell: *The Book of Massage*, New York, Simon and Schuster, Inc., 1984), S. 129. Das Kapitel über Shiatsu auf Seite 79–129 ist empfehlenswert. (Dt. *Massage. Anleitung zu östlichen und westlichen Techniken*, München [Mosaik], 1988.)

## Kapitel 5

# Reflexologie an Füßen und Händen

Die Fuß- und Handreflexzonentherapie beziehungsweise -reflexologie ist eine Form der Akupressur und beruht darauf, Stauungen in den Seiketsu, den Meridianenden an Händen und Füßen, zu lösen. Allein an den Fingerspitzen und Zehen sind 28 Seiketsu und auf den Handflächen und Fußsohlen viele weitere Ki-Kanal-Punkte lokalisiert. Hände und Füße sind wie Landkarten, auf denen der Körper abgebildet ist, und durch die Bearbeitung der in ihnen verlaufenden Meridiane können Heilwirkungen auf die inneren Organe erzielt werden. Da die Meridiane die Energiekanäle zu den Organen sind, löst die Heilerin durch das Öffnen der Blockierungen (schmerzhafte Stellen) in den Meridianendungen die Ki-Blockierungen in den Organen selbst auf.

Die Reflexologie entwickelte sich aus denselben Wurzeln, dem chinesischen *Nei Jing*, wie Akupressur, Akupunktur und Polarity-Ausgleich. In China war sie ungefähr um 4000 v. Chr. bekannt, und in Ägypten wurde sie mindestens um 2330 v. Chr. angewendet. Eine aus dieser Zeit stammende Wandmalerei, die im Grab eines Arztes in Saqqara, Ägypten, gefunden wurde, zeigt die Ausübung der Hand- und Fußreflexologie.[1] Abgesehen von den frühen chinesischen Schriften und der Wandmalerei im Grab des ägyptischen Arztes sind die Anfänge dieser

Heilmethode nicht zurückzuverfolgen. Beide Kulturen waren Zentren der Heilkünste, deren Lehren sich in der ganzen Welt verbreiteten.

1917 stellte William H. Fitzgerald, ein amerikanischer Hals-, Nasen-, Ohrenarzt, seine Ideen über die »Zonentherapie« vor.[2] Er leitete seine Methode von intensiven Studien der chinesischen und indischen Heilkünste ab. Sein Hauptwerk bestand darin, den Körper in zehn vertikale Energiezonen einzuteilen (die auch im Polarity-Ausgleich Anwendung finden), und er wies nach, daß durch Druckausübung in einem Teil einer Zone Schmerzen oder Beschwerden an einer anderen Stelle in derselben Zone gelindert werden können. Seine Zonen folgen den Meridianen. Einige Ärzte, unter ihnen Dr. J.S. Riley, machten diese Idee eine Zeitlang publik. Anfang der 30er Jahre lehrte Dr. Riley seine Assistentin, Eunice Ingham, Reflexologie, und sie begann, diese Methode anzuwenden und ihre Wirkungen zu untersuchen. Von den frühen 30er Jahren bis zu ihrem Tod 1974 erforschte und entwickelte sie die Reflexologie zu dem, was sie heute ist. Ingham legte den Schwerpunkt auf die Arbeit an den Füßen und vermittelte sie so vielen Laien und Ärzten, daß sich die Reflexologie etablieren konnte und zu einem wichtigen Heilverfahren für Frauen wurde. Diese für den Westen einfache und hochwirksame Heilmethode ist aus den komplizierten Theorien und Methoden der chinesischen Medizin hervorgegangen.

Reflexologie ist Akupressur, und in ihrer Wirkungsweise entspricht sie der Akupressur und Akupunktur, da alle drei Methoden auf denselben Prinzipien der chinesischen Medizin beruhen. Dieser Theorie zufolge fließt die Energie, die Lebenskraft Ki, durch zwanzig vertikale Kanäle beziehungsweise Meridiane (sechs yin, sechs yang und acht »Sonderbare Flüsse«) im Körper. Die Meridiane stehen mit jeweils einem Hauptorgan in Verbindung, nach dem sie benannt sind, und versorgen es mit Energie. Frei fließende Energie durch die Organe ist die wesentliche Voraussetzung für gute Gesundheit. Solange die Energie in den Meridianen im Gleichgewicht ist und frei fließt, ist die Frau gesund. Aber wenn Ki an einem Punkt in einem Meridian (oder einer Zone) blockiert ist, kommt es zu einem energetischen Ungleichgewicht mit Überschüssen an einigen Stellen und Mängeln an anderen, und diese Blockierung führt zu Un-Wohlsein. Emotionales, mentales und spirituelles Un-Wohlsein sowie physische Erkrankungen entstehen dadurch, daß die Zufuhr von Ki zu einem Organ unterbrochen wurde beziehungsweise durch eine Ki-Blockierung in einem Meridian. Akupressur, Akupunktur, Shiatsu, Polarity-Ausgleich und Reflexologie zielen alle darauf hin, Ki-Blockierungen in den Meridianen aufzuheben, so daß die Energie wieder frei fließen kann und Un-Wohlsein behoben oder verhütet wird.

Die Fuß- und Handreflexologie ist nicht nur ein wichtiges Mittel zur Streßauflösung, sondern auch eine wirksame Technik zur Schmerzlinderung, Muskelentspannung, Stärkung des Blutkreislaufs und Erhöhung des Nerventonus. Durch die Massage eines empfindlichen Punktes am Fuß oder an der Hand werden Schmerzen und Beschwerden der inneren Organe gelindert und geheilt. Obwohl die Praxis der Reflexologie verblüffend einfach ist, erzielt sie tiefgehende Ergebnisse. Eine umfassende Behandlung an den Füßen oder Händen sollte nur alle drei oder vier Tage wiederholt werden, da die erhöhte Ausscheidung von Toxinen unangenehme (aber keine schädlichen) Nebenwirkungen hervorrufen kann. In der Selbstbehandlung sollten die Sitzungen zunächst auf etwa zehn Minuten täglich begrenzt sein. Reflexologie *sollte nicht in einer gewünschten Schwangerschaft angewendet werden*, da die Stimulierung einiger Meridiane zur Fehlgeburt führen kann (während sie bei der Entbindung hilfreich ist). Auch sollte sie bei Frauen mit Krampfadern oder Venenentzündungen vermieden und bei Diabetes nur mit Vorsicht angewendet werden, weil sie Einfluß auf das Insulin-Gleichgewicht haben kann. Auf Ältere, Kinder sowie Haustiere wirkt diese Technik sehr positiv, sie sollte aber behutsamer und nicht so häufig angewendet werden wie bei kräftigeren Frauen.

Frau sollte sich dieser Warnungen zwar bewußt sein, aber sich davon nicht abschrecken lassen. Die Reflexologie ist eine mächtige und wirksame Methode in der weiblichen Heilkunst und kann besonders wirkungsvoll in der Selbstbehandlung eingesetzt werden. Sie kann Schluckauf und Migräne im Frühstadium aufhalten, Verstopfung beheben, Menstruationskrämpfe und überall am Körper auftretende Schmerzen lindern, die Entbindung erleichtern, verstopfte Nebenhöhlen befreien, bei emotionalen Problemen helfen und die Organe, Drüsen und Chakren im ganzen Körper ausgleichen. Sie kann dazu beitragen, Genesung und Regenerierung voranzutreiben, die Ausscheidung von Toxinen zu beschleunigen, und sie ist nützlich bei praktisch allen chronischen oder akuten Erkrankungen. Durch die Arbeit von Eunice Ingham wurde die Reflexologie in Nordamerika und Europa weithin bekannt, hauptsächlich wegen ihrer Einfachheit und Wirksamkeit. Heute wird sie von ihrer Schülerin Mildred Carter gelehrt, die mehrere Bücher geschrieben hat[3], und sie ist ein System, das ich selbst anwende und empfehle.

Die Reflexologie kann auch zu Diagnosezwecken eingesetzt werden. Bei einer Ki-Blockierung in einem Organ kommt es an der Meridianendung dieses Organs zu einer winzigen Ablagerung, die die erfahrene Reflexologin ertastet und bearbeitet. Diese kristallinen Ablagerungen werden durch Druck auf die Meridianpunkte zerbröselt und aufgelöst. Die Sensibilität für das Ertasten dieser Ablagerungen zeichnet die Erfahrenheit einer Reflexologin aus, und um sie zu entwickeln, ist viel Übung an vielen verschiedenen Füßen notwendig. Die Heilerin, die – unter Berücksichtigung der individuellen Unterschiede bei jeder Frau, an der sie arbeitet – die Organkarte kennt und diese Ablagerungen ertasten kann, vermag mit der Reflexologie Diagnosen zu erstellen.

Eine Reflexologin, die meine Füße behandelt, hat mehrmals gerade beginnende oder von mir nicht erwähnte Krankheiten diagnostiziert. Einmal war es eine Blasenentzündung im Frühstadium, ein anderes Mal die Notwendigkeit einer neuen Brille; sie bemerkte eine Ovarialzyste, die ich seit einigen Jahren hatte. Pat hat mit ihrer Diagnosefähigkeit Menschenleben gerettet, und sie weiß, wann eine Krankheit der ärztlichen Versorgung bedarf und wann sie selbst behandelt werden kann. Der Einsatz von Massage und Fingerdruck zur Auflösung der körnigen Ablagerungen öffnet die Ki-Blockierung in dem Meridian, wodurch das Organ ins Gleichgewicht gebracht und das Un-Wohlsein annähernd behoben wird. Viele Male habe ich erlebt, wie die Hände dieser sehr erfahrenen Heilerin diese Arbeit durchführten. Falls trotz frühzeitig angewendeter Selbsthilfe nicht bald eine Wirkung eintritt und bei ernsten Erkrankungen sollten – wie bei allen Heilformen – ärztlicher Rat und alternative Methoden in Anspruch genommen werden.

Die meisten Heilerinnen, die Reflexologie praktizieren, ziehen die Füße den Händen vor, obwohl die Organkarte für beide gleich ist. Der Grund dafür ist in den körnigen Ablagerungen zu suchen. Durch den ständigen

Gebrauch der Hände lösen sich Ablagerungen in ihnen oft auf. Die Füße jedoch werden weniger beansprucht, und da sie normalerweise durch Schuhe geschützt werden, sind sie direkten Stimulierungen seltener ausgesetzt. Die Fußreflexe liegen näher an der Oberfläche, und die Ablagerungen bleiben für die Diagnose erhalten. Wenn eine Frau barfuß läuft, besonders im Freien, werden die Reflexe an ihren Sohlen automatisch bearbeitet, so daß ein mögliches Un-Wohlsein beseitigt wird, bevor es sich manifestiert. Weil aber normalerweise Schuhe getragen werden, ist es wahrscheinlicher, daß die Blockierungen an den Füßen bestehen bleiben. Reflexologie an den Füßen ist exakter, weil die Ablagerungen hier leichter zu ertasten sind, und in einer Ganzbehandlung werden an den Füßen mehr Blockierungen erreicht und aufgelöst als an den Händen. Hände dagegen können fast jederzeit bearbeitet werden, und sie sind auch in der Reflexologie nützlich. In diesem Kapitel wird die Behandlung an Händen und Füßen beschrieben, und die Heilerin findet durch Experimentieren die Vor- und Nachteile beider Arbeitsmöglichkeiten heraus.

Die Reflexologie arbeitet mit demselben Druck wie die Akupressur, aber er wird anders ausgeübt. Die Reflexpunkte liegen unter der Haut, oft an härteren Knochen oder Muskeln, und für ihre Lokalisierung ist längeres Ertasten erforderlich. Wenn sie gefunden werden, lösen sie dieselbe scharfe Empfindung aus wie bei Akupressurpunkten, ein Gefühl, das einigen zufolge der Berührung eines Glassplitters gleicht. Druck wird mit dem Daumen oder Zeigefinger entweder stetig oder in einer massageähnlichen Bewegung auf den Punkt ausgeübt. In der Reflexzonenarbeit am ganzen Fuß oder an der ganzen Hand besteht die Grundtechnik darin, den Daumen in einer »wandernden« Bewegung zur Bearbeitung der Meridiane an der Sohle und den Fußseiten einzusetzen.[4] Wie eine Raupe bewegt sich das erste Glied des Daumens vorwärts. Die Innenseite des Daumens – und nicht die Fingernägel oder der Ballen – berührt die Fußsohle oder die Handfläche. Die übrigen Finger halten den Fuß der Frau, um ihn zu stützen. Wo leichterer Druck notwendig ist, beispielsweise um die Zehen, wird der Zeigefinger mit derselben kriechenden Bewegung verwendet. Diese Bewegung unterscheidet sich von anderen Formen der Akupressur.

Es werden immer die Innenseite oder der mittlere Rand des Daumens oder des Fingers eingesetzt und niemals die Fingernägel. Ziel der Reflexologie ist die Linderung und nicht das Verursachen von weiteren Schmerzen. Der Druck sollte auch nicht so tief sein, daß blaue Flecken entstehen. Es bedarf viel Übung, um Druck und Bewegung von Daumen und Finger richtig auszuüben. Achte auf die verbalen und nonverbalen Reaktionen der Frau.

Zwei spezialisertere Techniken in der Reflexologie sind das Haken und die Reflexrotation. Das Haken wird an Stellen am Fuß, an denen die Haut dick ist, angewendet sowie für die Bearbeitung von besonders kleinen oder schwer zugänglichen Schmerzstellen. Die Heilerin drückt ihren Daumen kurz und scharf in den Reflexpunkt und zieht ihn dann sofort wieder zurück. Für die präzise Ausführung dieser Technik ist einige Übung erforderlich. Die Reflexrotation wird für besonders empfindliche Bereiche zur Ausarbeitung von schmerzhaften Blockierungen eingesetzt und auch nur für die untere Hälfte des Fußes, von der Ferse bis zu den oberen Unterleibsbereichen (siehe Schautafeln), aber nicht höher auf der Landkarte des Körpers. Halte deinen Daumen auf den Meridianpunkt, während du mit der anderen

Hand den Fuß der Frau beständig, aber sanft drehst. Nach einigen Minuten Reflexrotation ist der Schmerz normalerweise schwächer geworden. Auch hier sollte sorgfältig darauf geachtet werden, weder die Fingernägel noch Kraft anzuwenden.

Die Reflexologie basiert auf den Theorien der Zonentherapie, die von William Fitzgerald für die moderne Anwendung entwickelt wurde, aber bereits in den alten chinesischen und östlichen Heilkünsten bekannt war. Dieser Theorie zufolge ist der Körper in zehn vertikale Zonen, Energiekanäle (Meridiane), eingeteilt, durch die sich Ki in vier Hauptrichtungen (Aufsteigen, Absteigen, Kommen, Gehen) im Körper bewegt. Horizontale Energiezonen mit Kopf, Rumpf und Beinen als Hauptzonen spielen in der Polarity-Therapie eine große Rolle. Jedes Körperorgan spiegelt sich in seiner vertikalen Zone oder seinem Meridian an einer Stelle in allen horizontalen Zonen und zusätzlich in den Händen und Füßen wider. Die Ohren stellen eine weitere Energiekarte des Körpers dar. Folglich hat jedes Organ einen Reflexpunkt am Kopf, am Rumpf und an den Beinen sowie an den Händen, Füßen und Ohren in seiner vertikalen Zone.[5]

So geht beispielsweise ein Schmerzpunkt am linken Fuß einer Frau, der gemäß der Fußreflexkarte ihren Querdarm widerspiegelt, mit Schmerzpunkten auf denselben Meridianen und demselben Organ in anderen Teilen ihres Körpers einher. Ihr Schmerzpunkt an dem einen Fuß wiederholt sich am anderen Fuß, an beiden Händen, an den Beinen unterhalb der Knie, am Gesicht, an beiden Ohren und am Rücken.[6] Die Schmerzpunkte an ihren Füßen sind im unteren Teil der neutralen Zone lokalisiert, fast in der Mitte ihrer Fußinnenseiten. Die korrespondierenden Schmerzpunkte an anderen Stellen ihres Körpers befinden sich ebenfalls im unteren Bereich ihrer neutralen Zonen an den Innenseiten. Obwohl der erste Schmerzpunkt am linken Fuß liegt, ist er auch am rechten Fuß und an beiden Beinen und Armen vorhanden.

Die zehn vertikalen Zonen sind in fünf Paare zusammengefaßt und jeweils von eins bis fünf numeriert. Wenn ein Reflex-/Meridianpunkt in einer Zone (beispielsweise am Fuß der Frau) blockiert ist, dann sind die anderen Schmerzpunkte ebenfalls in dieser vertikalen Zone lokalisiert. Durch die vertikalen und horizontalen Körperzonen entsteht ein gitterförmiges Muster. Das erste Zonenpaar verläuft entlang der Körpermittellinie. Ein Teil des Paares verläuft durch ihren linken Arm, ihr linkes Bein und ihr linkes Ohr und der andere Teil auf ihrer rechten Körperseite. Demgemäß gehören zur ersten Zone die Daumen, die Großzehen, die Innenseite der Beine und Arme, der Bereich entlang der Körpermittellinie am vorderen Körper sowie zu beiden Seiten der Wirbelsäule am hinteren Körper. Liegt auf diesem Meridian eine Blockierung vor, sind blockierte Meridianpunkte (Schmerzpunkte) überall in diesem Zonenpaar zu finden, auf der linken und rechten Seite, jeweils ein Punkt in allen horizontalen Körperzonen. Innerhalb der horizontalen Abschnitte sind die Punkte in den entsprechenden Energiezonen lokalisiert.[7] Wenn ihre Schmerzen vom Querdarm herrühren und folglich am Rumpf in einer neutralen Zone lokalisiert sind, befinden sich weitere Schmerzpunkte auf demselben Meridian ebenfalls in neutralen Zonen.

Auch die im vierten Kapitel dargestellten Punkte der Körperreflexologie sind an beiden Händen und Füßen wiederzufinden. Ferner verfügt die Kopfhaut über eine Körperkarte wie auch die Ohren und die Zunge, da alle vertikalen Ki-Zonen durch diese Organe verlaufen. Die

# Zonentherapie

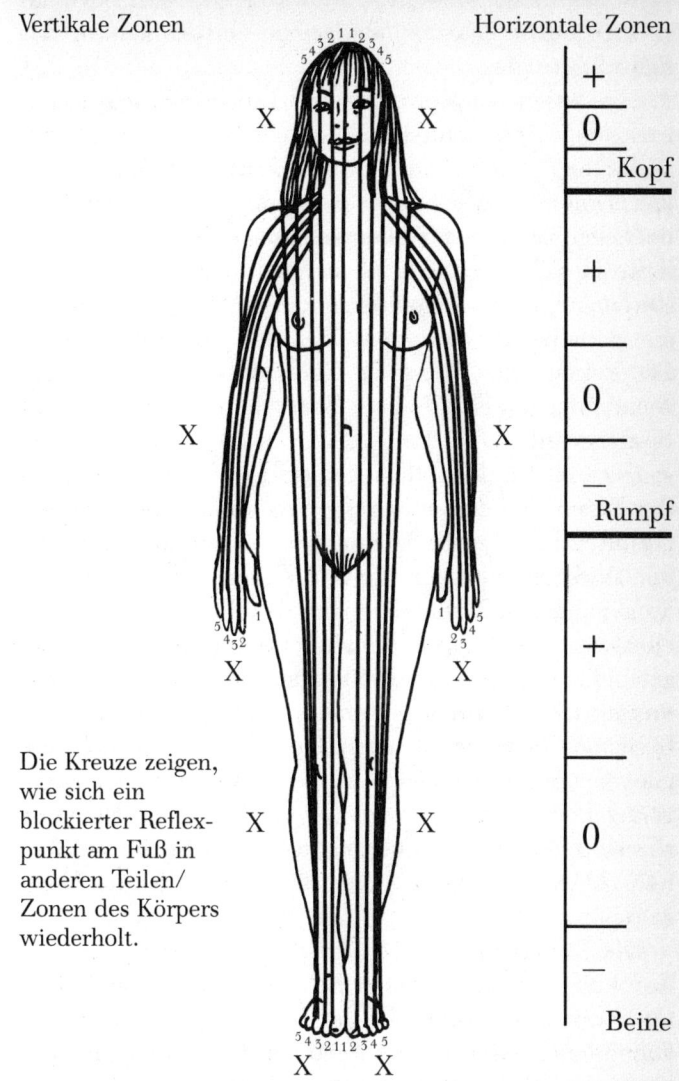

Vertikale Zonen        Horizontale Zonen

+
0
− Kopf

+

0

− Rumpf

+

0

−
Beine

Die Kreuze zeigen, wie sich ein blockierter Reflexpunkt am Fuß in anderen Teilen/Zonen des Körpers wiederholt.

Theorien über die Energiekanäle und -flüsse, auf die sich die Polarity-Therapie und Akupressur stützen (siehe entsprechende Kapitel), finden sich in der Hand- und Fußreflexologie wieder. Aber wenn Reflexologie gelehrt wird, werden die Meridiane selbst nicht hervorgehoben und die Meridianpunkte nicht angegeben. Der Schwerpunkt liegt auf der Landkarte des Körpers an den Füßen und Händen, wo sich jedes Körperorgan in seiner inneren Lage an einer Stelle widerspiegelt. Darin unterscheidet sich dieses Meridiansystem, das als Reflexologie bezeichnet wird, von den anderen. Der weitere wichtige Unterschied zwischen Reflexologie und anderen Akupressur- oder Meridian-Heilmethoden liegt in den Daumentechniken, die zum Bearbeiten der Punkte eingesetzt werden.

Die Füße und Hände selbst sind in die zehn vertikalen Zonen der Zonentherapie eingeteilt, fünf an jedem Fuß und jeder Hand. An den Zehen und Fingern liegen die Meridianenden für alle fünf Zonen. Alle Zehen und Finger sind Reflexbereiche für den Kopf, obwohl der Daumen und die große Zehe die Hauptreflexe beherbergen. Für jeden Fuß und jede Hand gelten die gleichen drei horizontalen Energiezonen, wie sie auch für andere Bereiche des Körpers Anwendung finden, eine positive und negative Zone, zwischen denen eine neutrale liegt. In der Fußreflexologie wird der Fuß von den Zehen abwärts in Zwerchfell-, Taillen- und Fersen-Linie eingeteilt.[8] Diese Linien beziehen sich zwar auch auf die Hände, aber hier finden sie weniger Anwendung.

Die Linien dienen als Orientierungspunkte am Fuß und sollten zu Beginn einer Behandlung lokalisiert werden. Jeder Fuß unterscheidet sich leicht in der Form, und folglich ist bei jeder Frau die Organkarte an den Füßen beziehungsweise Händen etwas anders angelegt.

Die Energiezonen erleichtern das Orten von korrespondierenden Schmerzpunkten in anderen Körperbereichen, die – falls gewünscht – durch Fingerdruck gelöst werden können. Polarity-Ausgleich, Akupressur und Reflexologie treffen sich an diesem Punkt, ein Netzwerk von Heilmethoden, die zu den ältesten bekannten Heiltechniken zählen. Eine umfassende Landkarte des Körpers ist auf den Fußsohlen und Handflächen abgebildet, und indem Blockierungen an diesen Stellen geöffnet werden, lösen sie sich auch im ganzen Körper und in allen inneren Organen der Frau auf.

Hiroshi Motoyama, ein japanischer Heiler und Arzt, der elektrische Geräte für die Arbeit an den Chakren und Akupressur-Meridianen einsetzt, hat auf diese Weise auch die Meridianendungen (Seiketsu) in Fingern und Zehen erfaßt.[9] Ein von ihm entwickeltes Instrument mißt die elektrischen Impulsveränderungen in den Endungen. Anhand dieser Messungen ist er in der Lage, Un-Wohlsein zu diagnostizieren, bevor es sich im Körper manifestiert, ungefähr so, wie es die Reflexologin durch das Ertasten der körnigen Ablagerungen in den Meridianendungen vermag, die auf Blockierungen hinweisen und mit Organen auf der Landkarte der Füße und Hände korrespondieren. Seine Arbeit beweist, was Heiler seit Jahrhunderten wissen, daß sich nämlich an einem blockierten Meridianpunkt, der mit einem Überschuß an einer Stelle und einem Mangel an einer anderen Stelle in seinem Ki-Fluß einhergeht, Schmerz entwickelt, der sich später als Un-Wohlsein in einem Organ oder Teil des Körpers manifestiert. Seine elektrischen Messungen zeigen auch,

wenn wir die überschüssige Energie von diesem Punkt ableiten und die Blockierung aufheben, so daß die Energie wieder

## Zonen an den Füßen

Vertikale Zonen     Horizontale Zonen

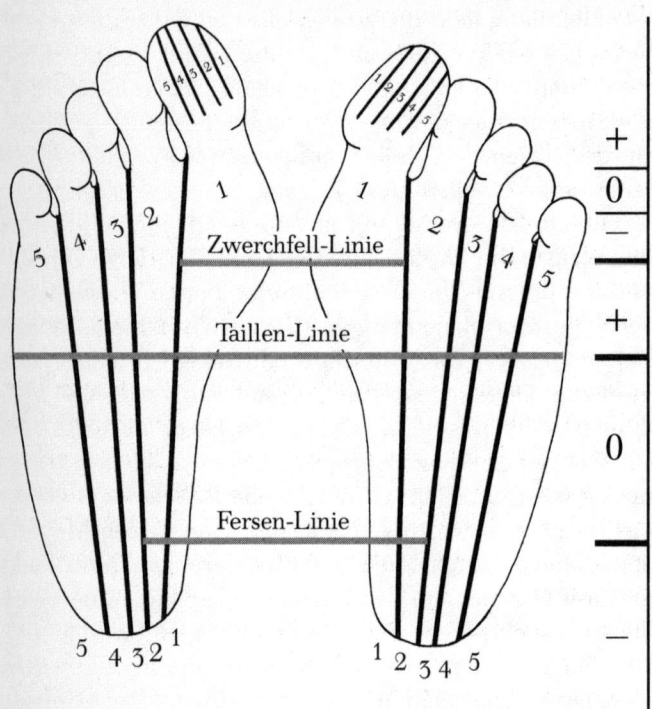

frei fließen kann, werden die Krankheiten oder die subjektiven Symptome, Schmerzen usw. verschwinden.[10]

Viele Heilmethoden, tatsächlich alle, die bisher in diesem Buch dargestellt wurden, basieren darauf, diese Blockierungen zu öffnen, damit die Energie wieder frei fließen kann. Vielleicht wird die Schulmedizin durch weitere Forschungen das herausfinden, was Heilerinnen schon immer gewußt haben, und den Bund mit den Heilkünsten schließen, der wegen ihrer Frauenfeindlichkeit bisher nicht zustande kam.

Füße und Hände bilden genaue Landkarten von den inneren Körperorganen. Der weibliche Körper ist nur mit beiden Füßen (beziehungsweise beiden Händen) vollständig zu erfassen. Die Wirbelsäule ist auf beiden Füßen und Händen lokalisiert; sie verläuft längs der Innenseiten beider Füße beziehungsweise Hände von den großen Zehen/Daumen bis zu den Fersen/Handgelenken. Die Landkarte von der Wirbelsäule kann nur gebildet werden, wenn beide Füße oder Hände zusammenliegen, große Zehe neben großer Zehe (oder Daumen neben Daumen). Die Wirbelsäule verläuft die Mitte entlang auf beiden Seiten, entsprechend ihrer Lage längs der Körpermitte. Die Reflexzonen für den Kopf liegen in allen Fingern und Zehen, aber in den großen Zehen und Daumen befinden sich die Hauptreflexe. Die Zwerchfell-Linie wird als die Solarplexus-Linie angesehen (bei den Händen bezeichnet Mildred Carter sie als die Schulter-Linie) mit den Lungen oberhalb und den Verdauungsorganen unterhalb von ihr. Der s-förmige Sigmoid und der Ischiasnerv sind unterhalb der Fersen-Linie lokalisiert.

Der Herzreflex befindet sich nur in der Mitte der linken Fußsohle beziehungsweise Handfläche (nicht auf beiden Seiten) oberhalb der Zwerchfell-Linie, während die Leber nur auf dem rechten Fuß beziehungsweise der rechten Hand lokalisierbar ist, unterhalb der Zwerchfell-Linie an der Seite der kleinen Zehe/des kleinen Fingers. Wenn ein Organ nur auf einer Körperseite vorhanden ist, dann ist sein Reflex auf derselben Seite lokalisiert. Auf beiden Körperseiten liegende Organe haben ihre Reflexe auch auf beiden Füßen und Händen. So sind zum Beispiel die Nierenreflexe auf beiden Seiten lokalisiert, auf der linken Seite für die linke Niere und auf der rechten Seite für die rechte Niere. Der Colon beginnt auf der rechten Fußsohle unter der Taillen-Linie, wo er aufsteigt und in die linke Sohle übergeht, wenn er zum Querdarm wird. Am linken Fuß steigt er an der Fußaußenseite von der Taillen- zur Fersen-Linie ab. Auf der rechten Seite der linken Sohle wendet er sich wieder zum s-förmigen Sigmoid und Rektum. Das Muster wiederholt sich an den Händen. Bei der Ortung von Organen an Händen und Füßen darf nicht vergessen werden, daß die Positionen bei jeder Frau leicht schwanken. Überdies variieren die Positionen für die Fuß- und Handreflexe in den verschiedenen Quellen. Damit soll nicht gesagt werden, daß eine Quelle recht hat und die andere nicht oder daß die Körperkarte einer Frau »falsch angelegt« ist, sondern nur, daß es Variationen gibt. Sowie eine Frau mit der Reflexologie vertraut wird, indem sie so viele Füße wie möglich bearbeitet und sich selbst behandelt, lernt sie die verschiedenen Variationen kennen. In der Selbstbehandlung erfährt sie die Wirkungsweise auf sich selbst.

Für Frauen sind auch die Positionen außerhalb der Fersen/Handflächen und Zehen/Finger an den Seiten der Füße und der Handgelenke sehr wichtig. Am Fuß ist die Gebärmutter unterhalb des inneren Knöchels und die Eierstöcke unterhalb des äußeren Knöchels lokalisiert. Die Eileiter ziehen sich über den Fußrücken zwi-

# Fußreflexzonenkarte

Rechte Seite        Spiegelbild        Linke Seite

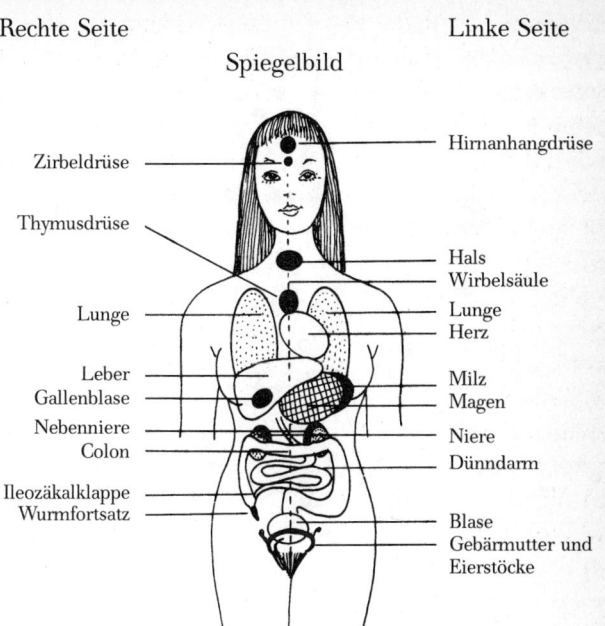

Rechter Fuß        Linker Fuß

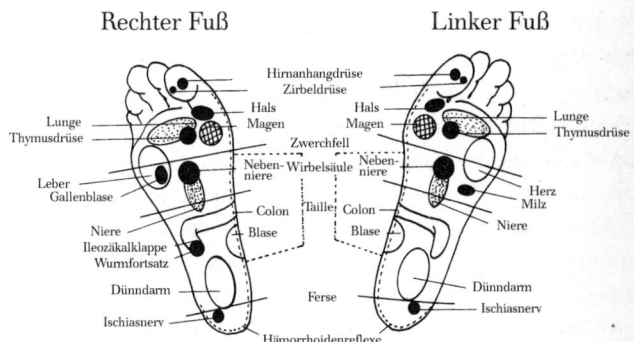

# Handreflexzonenkarte

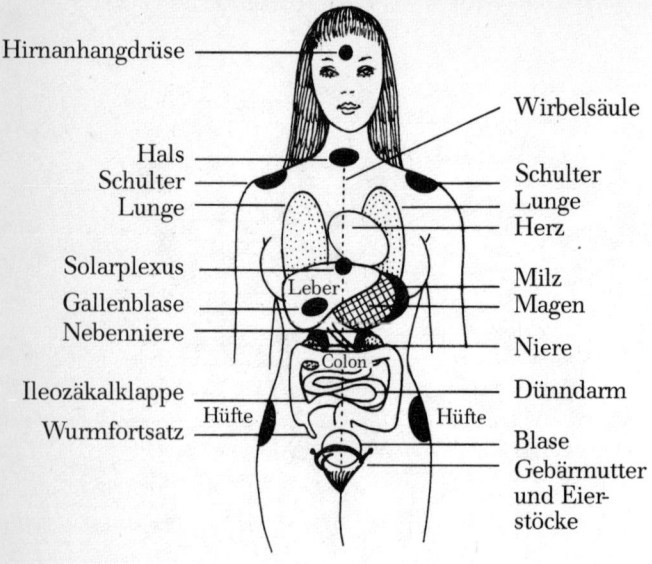

schen dem inneren und äußeren Knöchel hin. Der Lymphknotenreflex liegt an der Fußaußenseite oberhalb des runden Knochenvorsprungs. An den Innenseiten am Fußgewölbe sind die Punkte für die Lendenwirbelsäule lokalisiert und dahinter auf den Fersen die Reflexe für den Ischiasnerv und zur Linderung von Hämorrhoiden. Der Ischiasnerv verläuft entlang der Achillessehne die Ferse hinauf.[11] Diese Reflexe sind auch an den Händen vorhanden. Der Reflex für die Eierstöcke liegt am Handgelenk an der Seite der kleinen Finger und der Gebärmutterreflex auf gleicher Höhe an der Daumenseite. Die Reflexe für die unteren Lendenwirbel sind zwischen den Eierstockreflexen sowie an der Hand an der Seite der

# Handreflexzonenkarte

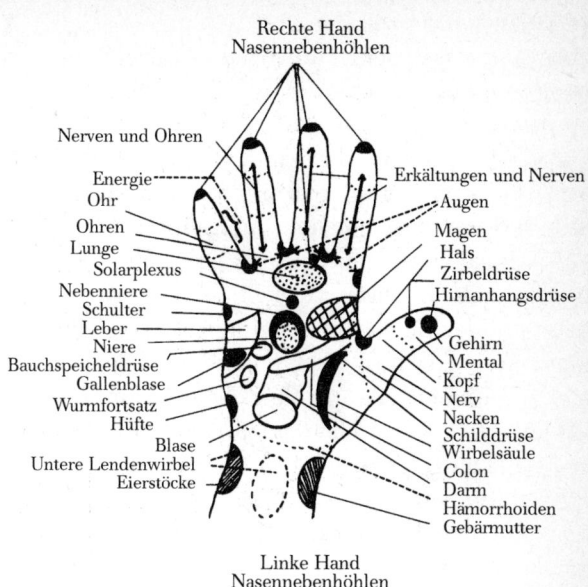

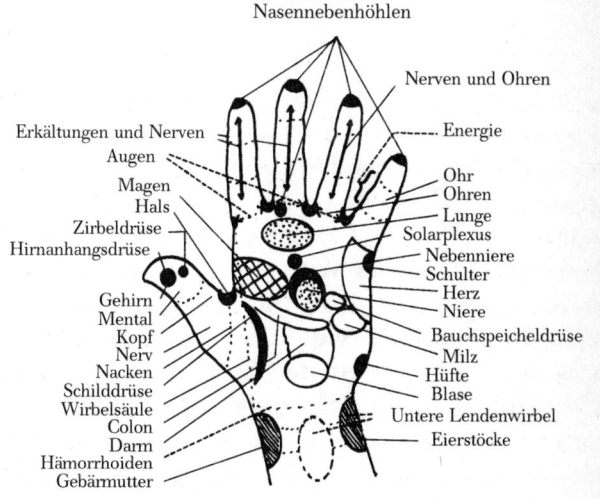

kleinen Finger und der Härmorrhoidenreflex an der Daumenseite zwischen dem Gebärmutterreflex und der Basis der Hand zu finden.

Auch die mit dem endokrinen Drüsensystem korrespondierenden Chakren sind durch Reflexpunkte an Händen und Füßen vertreten.[12] Jede endokrine Drüse entspricht einem Chakra, und durch die Stimulierung der Drüsen werden gleichzeitig die jeweiligen Chakren stimuliert und ausgeglichen. An den Füßen und Händen sind Reflexe für alle endokrinen Drüsen und demzufolge auch für alle Chakren vorhanden. Das Wurzelzentrum entspricht der Gebärmutter (einigen Quellen zufolge den Nebennieren, siehe weiter unten), und der Reflex liegt an der Fußinnenseite (große Zehe) am inneren Knöchel beziehungsweise am Handgelenk an den Daumenseiten. An den Handgelenken liegen die Meridianpunkte etwa fünf Zentimeter weiter unten. Das Unterleibs-Chakra entspricht den Eierstöcken als endokrine Drüse, deren Reflex an der Fußaußenseite am Knöchel und an den Handgelenken an der Seite der kleine Finger lokalisiert ist.

Der Solarplexus ist die Zwerchfell-Linie am Fuß und korrespondiert mit der Bauchspeicheldrüse und den Nebennieren, zwei kleinen Drüsen am oberen Pol der Nieren. Einige Quellen ordnen die Nebennieren dem Wurzelzentrum zu. Ihre Reflexe liegen zwischen Taillen- und Zwerchfell-Linie in der Mitte der Fußsohlen und an den Händen gleichfalls in der Mitte der Handflächen. Die Shiatsu-Position, bei der die Heilerin die Handflächenmitten drückt, stimuliert den Solarplexus, die Bauchspeicheldrüse sowie die Nebennieren. Das Herz-Chakra ist nur an der linken Hand und am linken Fuß lokalisiert, am Fuß oberhalb der Zwerchfell-Linie unter der zweiten und dritten Zehe beziehungsweise an der Hand unterhalb des Zeige- und des Mittelfingers den Lungen gegenüber. (Einigen Quellen zufolge liegt das Herz unter dem Grundglied des kleinen Fingers.) Die mit dem Herz-Chakra korrespondierende endokrine Drüse ist die Thymusdrüse, das Immunzentrum des Körpers. Es sei an die chinesischen Meridianbezeichnungen für dieses Chakra, Herz und Perikardium (Herzprotektor), erinnert.

Die dem Kehlkopf-Chakra entsprechende endokrine Drüse ist die Schilddrüse mit den Nebenschilddrüsen. Diese Drüsenreflexe liegen oberhalb der Zwerchfell-Linie nahe der Fußinnenseiten an der Basis der großen Zehen. An den Händen befinden sich die Schilddrüse und die Nebenschilddrüsen auf den Innenflächen an der Krümmung der Daumenfalte. Das Stirn-Chakra beziehungsweise das Dritte Auge korrespondiert mit der Hirnanhangdrüse, der Drüse, die alle anderen Drüsen im Körper reguliert. An der Stirn, nahe des Dritten Auges, liegt der Reflexologiepunkt für dieses Chakra. An den Händen befindet sich der Reflex-Meridianpunkt in der Mitte der Daumenballen und an den Füßen auf dem mittleren Ballen der großen Zehen. Da diese Stellen sehr fleischig sind, ist tieferer Druck für ihre Lokalisierung notwendig.

Das Scheitel-Chakra wird mit der Zirbeldrüse, einer weiteren endokrinen Drüse tief im Gehirn, in Verbindung gebracht. An der Stirn direkt über dem Druckpunkt für das Dritte Auge liegt der Reflexpunkt für dieses Chakra. An den Händen und Füßen befinden sich die Reflexmeridiane sehr dicht neben denen für das Dritte Auge, auf den Ballen der Daumen und der großen Zehen. Auch für ihre Ortung ist tiefer Druck erforderlich.

Die Stimulierung der mit den Chakren assoziierten Meridiane ist eine Möglichkeit, um die Chakren auszu-

## Reflexzonen für die Chakren

### KÖRPERKARTE DER ENDOKRINEN DRÜSEN

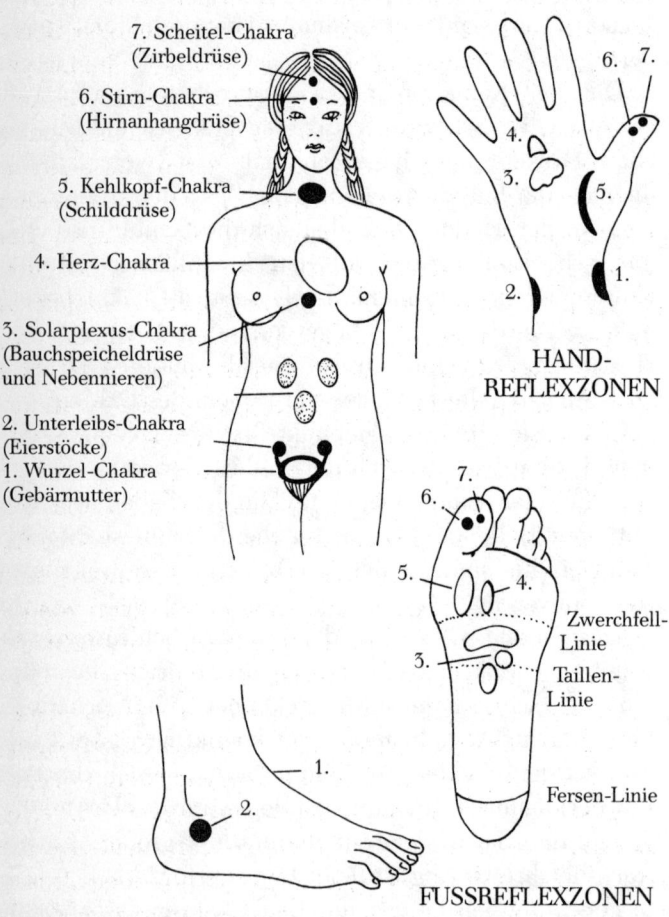

HAND-REFLEXZONEN

FUSSREFLEXZONEN

gleichen und das gesamte Normale Ki einer Frau zu stimulieren. Die Arbeit an der Thymusdrüse, dem Herzzentrum, ist bei jeder Krankheit oder Infektion besonders wichtig, da ihr gutes Funktionieren das ganze Immunsystem des Körpers ausbalanciert. Bei AIDS, Arthritis, Multipler Sklerose, Asthma, Allergien sowie Krebs – Krankheiten, die eine Folge von Schwächung oder Überreaktion (Ki-Mangel oder -Überschuß) des Immunsystems sind – sollte der Thymusdrüse besondere Aufmerksamkeit geschenkt werden. Die Hirnanhang- und die Zirbeldrüse aktivieren und regulieren alle anderen hormonproduzierenden endokrinen Drüsen und spielen eine wichtige Rolle dabei, daß Ki frei fließen kann. Bei Störungen im Menstruationszyklus und hormonellen Störungen sowie allen Erkrankungen der endokrinen Drüsen sollten sie stimuliert werden. Die Schilddrüse, das Kehlkopf-Chakra, reguliert den Stoffwechsel, und die winzigen Nebenschilddrüsen, die mit ihnen stimuliert werden, bewirken geistige und körperliche Stabilität. Der Solarplexus/die Bauchspeicheldrüse ist wichtig für die Verdauung und die Verteilung von Ki und von Nahrung im ganzen Körper. Die Gebärmutter und die Eierstöcke sind die weiblichen Fortpflanzungsorgane, und ihre Hormone spielen eine wichtige Rolle beim weiblichen Monatszyklus und dem hormonellen Gleichgewicht der Frau. Wenn diese Zentren bei spezifischen Beschwerden stimuliert werden, sollten die Hirnanhang- und die Zirbeldrüse (Stirn- und Scheitel-Chakra) ebenfalls bearbeitet werden. Die oberhalb der Nieren liegenden Nebennieren stehen in Zusammenhang mit Überlebenstrieb und Energie. Eine Reflexzonenbehandlung, die darauf abzielt, Blockierungen an den endokrinen Drüsen zu öffnen, gleicht die Chakren aus und trägt zum Wohl-Befinden der Frau bei.

Jetzt kann mit einer Reflexologie-Ganzbehandlung am Fuß begonnen werden, in der alle Fußmeridiane stimuliert und Druck/Massage auf alle Bereiche der Körperkarte ausgeübt wird.[13] Die Sequenz ist auf eine Partnerbehandlung ausgerichtet, kann aber für die Selbstanwendung abgewandelt werden. Erst wird ein Fuß vollständig bearbeitet und dann der zweite. Dabei spielt es keine Rolle, mit welchem Fuß angefangen wird. Die Behandlung beginnt oben am Fuß mit den Zehen. Der Körperkarte zufolge entsprechen die Zehen dem Kopf. Die großen Zehen sind Reflexzonen für Kopf, Gehirn sowie Hals, und die kleinen Zehen an den Kuppen reflektieren die Nebenhöhlen und an ihrer Basis die Sinnesorgane (Augen- und Ohrenreflexe liegen unterhalb der untersten Zehgelenke). Bei der Behandlung des linken Fußes werden die Zehen mit der rechten Hand gehalten und mit dem linken Daumen wird Druck auf die Reflexe ausgeübt, während die anderen Finger der linken Hand den Fuß umfassen. Am rechten Fuß wird seitenverkehrt gearbeitet. Du beginnst an der großen Zehe und wanderst mit deinem Daumen an allen Zehen herunter bis zur Basis, an der kleinen Zehe angekommen, kehrst du wieder zur großen Zehe zurück. Die Zehen sind klein, und das richtige Gefühl für die Daumenbewegung stellt sich erst nach längerer Übung ein. Auf eine schmerzhafte Stelle, die durch deine Berührung oder die Reaktion der Frau lokalisiert wird, wird Druck ausgeübt, um sie zu entspannen.

Mit derselben Daumentechnik wird entlang der fleischigen Ballen an der Basis der Zehen gearbeitet. Bei der kleinen Zehe angekommen, werden die Daumen gewechselt und der Vorgang in beide Richtungen wiederholt. Denk daran, nur mit den Außenseiten der Daumen und nicht mit den Ballen oder mit den Fingernägeln zu arbeiten. Bearbeite dann den Hals- und Kehlreflex an der Basis der großen Zehe. Dadurch werden auch die Mandeln, das obere Ende der Wirbelsäule, die Schilddrüse und die Nebenschilddrüse beeinflußt. Arbeite von der Seite aus um die Basis der großen Zehe herum, wechsle die Hände, und behandle die andere Seite. Dabei wird der Fuß mit der anderen, der freien Hand gehalten.

Wandere mit dem Daumen zwischen den Gelenken der Mittelfußknochen von der Unterkante des Fußballens zur Basis der Zehen und wieder zurück. Bearbeite den Fuß von einer Seite zur anderen, und wechsle am Anfang und am Ende jeder Reihe die Hände. Während du mit dem Daumen die Fußsohle bearbeitest, liegt der Zeigefinger hinter ihm am Fußrücken. Halte die Zehen so in einer Hand, daß sie völlig bedeckt sind. Bearbeite jetzt mit deinem Zeigefinger dieselben Reflexe, aber diesmal an der Oberseite und nicht an der Unterseite des Fußes. An der Oberseite des Fußes, oberhalb der Zwerchfell-Linie, liegen die Reflexe für die Lungen, die Schultern, das Herz und das Atmungssystem.

Die Reflexe für den oberen und unteren Bauchraum, die als nächstes bearbeitet werden, liegen auf der Fußsohle. Der obere Bauchraum konzentriert sich auf die Leber und verläuft zwischen dem Fußballen (Köpfe der Mittelfußknochen, Zwerchfell-Linie) und der Taillen-Linie. Mit dem Daumen der einen Hand wird der ganze Bereich von einer Seite zur anderen in vertikalen Linien bearbeitet, während die stützende Hand auf den Zehen liegt. Auch hier werden die Hände abwechselnd eingesetzt. Am rechten Fuß wird das Daumen-Stechen angewendet, um die Reflexe für die Ileozäkalklappe und den Blinddarm im unteren Bauchraum zu erreichen, die an der Fußaußenseite liegen. Wandere mit deinem Daumen von dieser Stelle zur Taillen-Linie. Um den aufsteigenden Dickdarm (am rechten Fuß) zu behandeln, wandere den Fuß hoch und für den absteigenden Dickdarm (an der linken Fußaußenseite) am Fuß abwärts. Die Bearbeitung des aufsteigenden Dickdarms ist hilfreich bei Verdauungsbeschwerden, Bronchitis, Asthma und Allergien. Werden die Reflexe für den absteigenden Dickdarm bearbeitet, hilft das gegen Blähsucht, Verstopfung, Migräne und andere mit Streß zusammenhängende Probleme. Der Sigmoid liegt unterhalb der Fersen-Linie auf dem Fersenknochen. Da die Haut hier sehr hart ist, ist stärkerer Druck notwendig.

Die Reflexe für die Wirbelsäule werden in einer stetigen Daumenbewegung von der Ferse zu den Zehen entlang der Innenseite beider Füße bearbeitet. Jede Wölbung des Fußes entspricht einer Kurve der Wirbelsäule, und die Bearbeitung der Wirbelsäulenreflexe am Fuß fördert Entspannung und Lockerung der Muskeln im ganzen Körper. Dabei werden die Finger der Arbeitshand mindestens einmal weiterbewegt. Halte den Fuß an den Zehen mit der Stützhand und an der Ferse mit den Fingern der Arbeitshand, während du Druck ausübst. Die Haut an der Ferse ist ziemlich hart und erfordert tieferen Druck, aber weiter aufwärts wird sie dünner. Wenn du empfindliche Stellen entdeckst, wende massierenden Druck an. Versuche jedoch nicht, ein chronisches Rückenleiden in einer Sitzung zu »heilen«. Als Regel gilt, dreimal Druck mit Unterbrechungen auszuüben und dann zum nächsten Reflex überzugehen.

Die Reflexe für Hüften, Knie und Beine (wieder an beiden Füßen, aber behandle erst einen Fuß und dann den zweiten) liegen an der Fußaußenseite genau oberhalb der Wirbelsäulen-Linie. Der Hüftreflex, der auch der Ischiasnervpunkt ist, läuft um die Rückseite des Fußgelenks herum. Halte den Fuß mit der Stützhand aufrecht, während du mit dem Daumen oder Zeigefinger gründlich und in alle Richtungen gehend den Bereich bearbeitest. Wenn du Schmerzpunkte findest, versuche sie mit Druck oder Massage auszuarbeiten. Bearbeite den Bereich die Ferse entlang zum Knöchel hoch und oberhalb und unterhalb des runden Knochenvorsprungs. Dadurch werden der untere Rücken, Hüften, Knie, Ischiasnerven, Gebärmutter und Eierstöcke reflexiert. Wenn du an der Fußoberseite zwischen dem äußeren und dem inneren Knöchel arbeitest, werden gleichzeitig die Eileiter massiert. Wiederhole die Abfolge am anderen Fuß.

Diese Sequenz deckt jeden Bereich der Körperkarte und folglich jedes Organ ab. Wenn du eine empfindliche Stelle entdeckst, finde mit Hilfe der Schautafeln heraus, auf welches Organ sie sich bezieht. Für die Selbstbehandlung empfiehlt Mildred Carter den Einsatz der Zeigefingerknöchel, um Druck auf die mittleren Bereiche der Füße, den unteren und oberen Bauchraum, auszuüben. Ferner sollte dem Magenbereich zur Heilung von Geschwüren besondere Aufmerksamkeit geschenkt werden. Bei Diabetes ist Mildred Carter zufolge Vorsicht angezeigt, da eine Reflexmassage der Bauchspeicheldrüse/des Solarplexus die natürliche Insulinproduktion des Körpers erhöhen kann, wodurch das mit Hilfe von Insulingaben hergestellte Gleichgewicht gestört wird. Sei dir dieser Warnung bewußt, und ergreife die erforderlichen Maßnahmen im Falle eines Insulinschocks.[14] Bei Herzerkrankungen kann es der Frau nach der Behandlung sehr gut gehen. Trotzdem sollte sie sich nicht überanstrengen, weil sie sich besser fühlt, sondern sich weiterhin schonen, bis sie völlig geheilt ist.[15] Ferner müssen in jeder Behandlung beide Füße bearbeitet werden. Die Fußsohlen mit den Reflexzonen sind so abgebildet, wie sie sich der Frau darstellen, die eine andere behandelt. Die Reflexologie eignet sich auch für die Selbstbehandlung. Dafür beuge dein Knie und laß deinen Fuß in deinem Schoß oder neben deiner Hüfte ruhen, so daß du alle Positionen erreichen und den ganzen Fuß massieren kannst. Vergiß nicht, die Fußseiten die hinteren Fersen und den Bereich um den Knöchel herum zu bearbeiten.

Mildred Carter beschreibt einen schnelleren Weg, um Reflexologie als Selbstbehandlung durchzuführen – mit dem Einsatz von speziellen Hilfsmitteln. Ihr wichtigstes Instrument für die Füße sieht aus wie eine Gummihantel mit kurzen Noppen in der Mitte, und für die Hände empfiehlt sie einen mit Noppen versehenen Ball, den sogenannten Igelhandmassageball. Ein anderes Hilfsmittel für die Füße erinnert etwas an einen gebogenen Pizza-Schneider, mit dem Druck auf schwer zu erreichende Stellen ausgeübt wird. Für die Hände verwendet sie ferner einen bruchsicheren Kamm aus Metall oder Holz mit breiten Zähnen, der nach unten gehalten wird, um Druck auszuüben, und für die Fingerspitzen Holzklammern, die wie Wäscheklammern aussehen. Diese Hilfsmittel sind in einigen Gesundheitszentren und Naturkostläden erhältlich. Die Klammern dürfen nicht zu oft verwendet werden und nicht zu lange befestigt sein, damit der Blutfluß nicht behindert wird. Durch den Einsatz dieser Hilfsmittel werden Blockierungen an vielen Meridianpunkten gelöst. Arbeite mit ihnen zunächst nur jeden zweiten Tag etwa zehn Minuten lang,[16] weil durch übermäßigen Gebrauch mehr Toxine freigesetzt werden, als der Körper problemlos auf einmal bewältigen kann. Diese Nebenwirkungen sind zwar nicht schädlich, aber warum sollte man sich ihnen aussetzen? Die Warnung gilt insbesondere für ältere Menschen und Frauen, die wegen ihrer Beschwerden geschwächt sind. Übe niemals Druck auf Verletzungen oder gebrochene Knochen aus, und führe keine Behandlung an den Händen oder Füßen in der Schwangerschaft durch, um vorzeitige Gebärmutterkontraktionen und eine Fehlgeburt zu vermeiden.

Die Handreflexologie ist im wesentlichen dieselbe wie die Fußbehandlung. Die Positionen der Handreflexe entsprechen denen an den Füßen, und auch die Handbewegungen sind ähnlich.[17] Aber da die Hände kürzer und breiter sind als die Füße, weist die Körperkarte leichte Unterschiede auf. Die Hände werden häufiger gebraucht als die Füße, und unter der knochigen Oberfläche liegen die Handreflexe viel tiefer, so daß die kristallinen Ablagerungen und Schmerzpunkte schwerer zu ertasten sind. Reflexologinnen stellen im allgemeinen fest, daß mit der Fußbehandlung bessere Ergebnisse zu erzielen sind. Wenn bei einer Frau mit Krampfadern die Fußbehandlung nicht möglich ist, kann man z. B. auf die Hände ausweichen. Wenn eine Frau für die Selbstbehandlung ihre Beine nicht genügend beugen kann, um ihre Füße zu bearbeiten, oder wenn sie ihre Beine nicht bewegen kann, um die Massagehilfsmittel zu gebrauchen, bleibt ihr immer noch die Handreflexologie. Für behinderte Frauen ist von Bedeutung, daß nach der Amputation eines Körperglieds, eines Fingers oder einer Zehe die Reflexpunkte in diesem Teil am Stumpfende weiterhin vorhanden sind.[18] In der Handreflexologie werden die Daumen für die Handflächen und die Zeigefinger für den Bereich zwischen den Fingern und den Handrücken eingesetzt. Wie auch in der Fußbehandlung wird niemals Druck auf ein gebrochenes Glied, erkrankte Hautstellen oder einen blauen Fleck ausgeübt.

Auch in der Handreflexzonenarbeit wird die wandernde Daumentechnik zur Massage der Handflächen eingesetzt. Die Abfolge ist dieselbe wie die der Fußbehandlung unter Berücksichtigung der Handreflexkarte. Massiere jeden Finger gründlich mit Daumen und Zeigefinger mit einer kneifenden Bewegung, und suche Schmerzpunkte an den Gelenken sowohl seitlich als auch auf dem Handrücken und um die Fingernägel herum. Der Lungenreflex wird – wie an den Füßen – auf der Handinnenfläche mit dem Daumen von oben nach unten bearbeitet. Dann behandelst du ihn auf dem Handrücken, indem du in einer Linie zwischen den Mittelhandknochen abwärts arbeitest. Die Wirbelsäulenreflexe sind leichter zu finden als die meisten anderen Reflexe an der Hand. Massiere sie gründlich von unterhalb des ersten Daumengliedes abwärts zum Handgelenk. Vergiß nicht, Druck auf die Reflexe für die Gebärmutter, die Eierstöcke, den Lymphbereich und die untere Wirbelsäule an den Handgelenken auszuüben. Vergiß nicht, beide Hände zu behandeln.

Das Gewebe zwischen Daumen und Zeigefinger ist ein Bereich, der in der Fußreflexologie nicht leicht einzuordnen ist. Im Shiatsu wird dieser Meridianpunkt wegen seiner vielseitigen Anwendbarkeit für die Linderung von verschiedenen Arten von Schmerz und Blutandrang »Der Große Eliminator« genannt. Massiere mit einer kneifenden, rollenden Technik das gesamte Gewebe an beiden Händen. Dies hilft bei verstopften Nasennebenhöhlen, Schluckauf, Kopfschmerzen und Migräne, Zahnschmerzen und anderen Arten von Schmerz. In diesem Gewebe liegen Reflexe für den Hals, den Nacken, die Wirbelsäule, den Magen, die Schilddrüse, die Leber (rechte Hand) und das Herz (linke Hand). Gegen Schmerzen im allgemeinen wende Druck auf die Fingerspitzen an, und bearbeite das Gewebe zwischen den anderen Fingern (und an den Zehen).[19]

Andere bei **Schmerzen** hilfreiche Hand- und Fußreflexe sind die Reflexe für Zirbel- und Hirnanhangdrüse auf den Ballen der Daumen und der großen Zehen, eine horizontale, quer über die Fersen-Linien beider Sohlen verlaufende Linie und die Fußmitten direkt unterhalb der Zwerchfell-Linien. An den Daumen und großen Zehen am unteren Nagelrand befindet sich ein schmerzlindernder Punkt. Ferner liegt eine Reihe von Punkten unterhalb der Gelenke des Zeige- und Mittelfingers auf dem Handrücken und der zweiten und dritten Zehe auf dem Fußrücken. Ein weiterer Punkt ist unterhalb des inneren Fußknöchels lokalisiert. Alle diese Punkte bewirken eine vom Gehirn ausgehende Ausschüttung von Endorphinen, natürlichen, schmerzstillenden Chemikalien. Auch an der Beininnenseite, entlang des Schienbeins am unteren Ende der Wadenmuskeln, liegen mehrere Schmerzpunkte, die du ausprobieren kannst.[20] Einige dieser Punkte wurden in den Akupressursequenzen beschrieben. Reagiert einer dieser Punkte druckempfindlich, wird der Schmerz ausmassiert.

Während der **Wehen** und bei der **Entbindung** können Kämme aus Holz oder Metall (ich ziehe Holzkämme vor) zum Reflexieren der Hände wirksam eingesetzt werden. Mit dieser Technik, die erst zu Beginn der Wehen und auch nur dann eingesetzt werden sollte, wenn die Entbindung an einem sicheren Ort stattfindet, kann das Baby schnell geboren werden. Die Frau hält in jeder Hand einen Kamm (nicht aus Plastik, da diese entzweibrechen können) mit den Zähnen nach unten gegen die Handflächen und übt während der Kontraktionen mit den Fingern festen und stetigen Druck aus. Wenn die Hände ermüden, hört sie auf, entspannt sich und wiederholt den Vorgang. Dadurch wird der Wehenschmerz gelindert und als Folge der Dehnungsvorgang in der ersten Phase und die Geburt in der Austreibungsphase beschleunigt. Das Verlangen, etwas festzuhalten, ist bei Frauen während der Wehen ein Instinkt, und durch den Druck auf die Reflexe werden die Schmerzen gemindert und die Wehen zu einem gewissen Grad vorangetrieben. Experimentiere mit dieser Technik nicht in der Schwangerschaft, da die Wehen ausgelöst werden können (oder eine Fehlgeburt, wenn sie zu früh angewendet wird), sondern erst bei Einsetzen der Wehen und an einem sicheren Entbindungsort.[21] Im Handel erhältliche Reflexologie-Kämme haben dicke Zähne mit abgerundeten Enden, um Verletzungen an den Händen zu vermeiden.

Zum Herbeiführen der **Menstruation** bearbeite die Zungenreflexe. Wie die Ohren ist die Zunge ein Organ, durch das alle zehn vertikalen Zonen verlaufen. Drücke die Zunge mit einem Zungenspatel oder dem Griff eines Eßlöffels in einer festen, stetigen Bewegung so weit wie möglich zurück, ohne zu würgen. Behalte diese Position zwei bis drei Minuten bei, entspann dich, und verlagere den Druck von der Mitte des Zungenrückens auf die eine und dann auf die andere Seite. Die Menstruation wird bald, wenn nicht sofort eintreten. Mit derselben Methode können Menstruationsschmerzen gelindert werden. Halte den Löffel oder den Zungenspatel etwa zwei Drittel nach hinten, wodurch Druck auf die Meridianzonen 1, 2 und 3 ausgeübt wird. Die Technik ist sicher und kann jeden Monat angewendet werden. Übe ferner Druck auf Daumen, Zeige- und Mittelfinger aus.[22]

Bei **Hitzewallungen** werden alle Positionen der endokrinen Drüsen an den Händen, den Füßen oder am Körper sowie die Positionen für die Eierstöcke und die Gebärmutter bearbeitet. Dabei sollte den Reflexen für die Eierstöcke und für die Hirnanhangdrüse besondere Aufmerksamkeit geschenkt werden. Auch bei Epilepsie werden die Reflexe für die endokrinen Drüsen behandelt.[23] Bei Verstopfung bearbeite die Reflexe des aufsteigenden, querliegenden und absteigenden Dickdarms sowie des Sigmoids, die Organe des unteren Bauchbereichs.

Die Reflexologie bietet eine Vielzahl von Behandlungsmöglichkeiten für **Kopfschmerzen**, da Kopfschmerzen und Migräne durch vielfältige Ursachen hervorgerufen werden. Bearbeite zunächst die Reflexe an und zwischen allen Fingern oder Zehen, besonders am Daumen/an der großen Zehe und das Gewebe zwischen Daumen und Zeigefinger (oder große Zehe und zweiter Zehe). Massiere gründlich alle Finger- und Zehgelenke sowie die Finger von der Spitze bis zur Basis und an den Seiten. Wenn du empfindliche Stellen entdeckst, bist du auf der richtigen Spur; massiere sie aus. Bearbeite ferner die Ballen an den Handinnenseiten und an den Füßen unterhalb der Zehgelenke, da die Beschwerden von Nackenverspannungen herrühren können. Versuche es mit den Reflexen für Magen und Dickdarm, denn Kopfschmerzen sind oft eine Folge von Verdauungsstörungen. Bearbeite den Daumen und die große Zehe, die Reflexe der oberen Wirbelsäule/des Nackens, und die Wirbelsäulenpunkte an den Händen oder Füßen. Um mit der Reflexologie Kopfschmerzen zu lindern, beginne mit den Daumen oder den großen Zehen und gehe auf die anderen Finger oder Zehen über, bis du die Schmerzpunkte gefunden hast, auf die du dich dann konzentrierst.[24]

Bei **Hypoglykämie**, niedrigem Blutzucker, reflexiere die Meridiane zu allen endokrinen Drüsen/Chakren, und schenke besondere Aufmerksamkeit der Bauchspeicheldrüse, der Thymusdrüse und den Nebennieren. Bearbeite auch die Leberreflexe.[25] Die Behandlung ist an den Händen oder Füßen möglich (die Fußbehandlung wird als wirksamer angesehen) und sollte regelmäßig (mehrmals die Woche) verabreicht werden. Arbeite alle Schmerzpunkte aus, die du finden kannst. Hypoglykämie ist für viele Frauen ein Problem und gilt bei einigen Ärzten als Vorstadium zu Diabetes. Proteinreiche, zuckerarme Ernährung und häufiges Einnehmen von kleinen Mahlzeiten werden empfohlen.

In der Partner- sowie in der Selbstbehandlung kann bei **Rückenproblemen** das Reflexieren der Wirbelsäulen-Meridiane sehr hilfreich sein, um Schmerzen zu lindern und die Beweglichkeit zu erhöhen. Die Reflexzonen können entweder an den Händen oder Füßen bearbeitet werden. Die Reflexe für die Wirbelsäule sind an den Händen leichter zu finden als einige andere Reflexe. Schmerzpunkte werden gründlich ausgearbeitet. Wenn ein Punkt zu empfindlich ist, bearbeite den anderen Fuß oder die andere Hand, da er dort vielleicht weniger schmerzt, und kehre zu der ursprünglichen Stelle zurück. Leidet die Frau unter starken Rückenschmerzen, sollte vielleicht erst die restliche Reflexmassage durchgeführt werden. Wenn sie nach der Ganzbehandlung völlig entspannt ist, können die Wirbelsäulen-Meridiane besser bearbeitet werden. Versuche nicht, in einer Sitzung seit Jahren bestehende Schmerzen oder strukturelle Probleme zu beheben. Bearbeite eine Zeitlang einen Schmerzpunkt und gehe zum nächsten Punkt über: verabreiche einige Tage später eine weitere Behandlung. Die Anwendung der Reflexologie auf die Schmerzbereiche und die Wirbelsäulen-Meridiane wird strukturelle Fehler nicht korrigieren können, aber sie lindert Schmerzen und löst Muskelverspannungen.[26] Rate der Frau, eine Chiropraktikerin aufzusuchen, und gib ihr parallel dazu Reflexzonenbehandlungen. Bei Wirbelsäulenproblemen sollte nicht nur die Wirbelsäule bearbeitet werden, sondern vielmehr eine reflexologische Ganzbehandlung erfolgen.

Bei **Arthritis, AIDS, Multipler Sklerose, Krebs** und anderen schwächenden Erkrankungen wird die reflexologische Arbeit an den endokrinen Drüsen, dem Chakrensystem, begonnen. Die Zirbel- und die Thymusdrüse (bei Arthritis die Nebennieren) sind besonders zu beachten, aber alle Zonen sollten gründlich massiert werden, um die Chakrenreflexe und Drüsen des endokrinen Systems zu stimulieren. Bearbeite dann alle Reflexe an den Händen oder Füßen gründlich und suche nach Schmerzpunkten. Wenn möglich, massiere jeden Schmerzpunkt aus, den du findest. Ist ein Punkt zu empfindlich, versuche, ihn am anderen Fuß oder an der anderen Hand zu bearbeiten. Widme dich für einige Minuten anderen Bereichen, und kehre später zu dem Schmerzpunkt zurück. Plane für jeden zweiten Tag eine Ganzbehandlung am Fuß ein, aber gehe in den ersten Sitzungen sehr behutsam vor, besonders dann, wenn die Frau starke Schmerzen hat oder sehr geschwächt ist. Die Sequenz für das endokrine System ist sehr hilfreich bei der Regenerierung und Heilung, und das Lösen von Schmerzpunkten kann innere/körperliche Schmerzen annähernd lindern.[27] Selbst bei einer unheilbaren Krankheit kann die Reflexologie große Erleichterung verschaffen. Bei vielen Krankheiten, die unheilbar erscheinen, aber es nicht sind, kann sie den Verlauf dadurch beeinflussen, daß der freie Fluß von Ki durch die Meridiane und Organe wiederhergestellt wird. Immer mehr Frauen erkranken an multipler Sklerose, einer Krankheit, die intensiverer Medizinischer Forschung bedarf. Wie AIDS und Arthritis ist sie eine Erkrankung des Immunsystems, und eine Verbesserung der Funktion der Thymusdrüsen/des Herz-Chakras und der Hirnanhangdrüse/des

Dritten Auges durch Reflexologie ist hilfreich. Versuche, die reflexologische Arbeit mit Reiki oder Polarity-Ausgleich zu verbinden.

Bearbeite die Reflexe im Gewebe zwischen Daumen und Zeigefinger (oder zwischen großer und erster Zehe), um die Nasennebenhöhlen bei **Erkältungen** zu befreien. Da es sich bei Erkältungen um einen Eliminationsprozeß durch das Immunsystem handelt, sollte nicht versucht werden, sie mit Reflexologie (oder rezeptfreien Medikamenten) zu unterdrücken. Durch die Reflexologie werden mehr Toxine freigesetzt, die der Körper dann ausscheiden kann. Arbeite kurz an den Lungen- und Nieren-Meridianpunkten, um den Eliminationsprozeß zu beschleunigen. Bei Halsschmerzen und Mandelentzündungen massiere die Bereiche unterhalb der großen Zehen oder um die Daumen herum. Bei Husten ist die Massage von Daumen, Zeige- und Mittelfinger (oder der großen und der zwei kleineren Zehen) hilfreich. Übe mit dem Griff eines Löffels oder einem Zungenspatel fünf bis zehn Minuten lang Druck auf die Reflexe in der Zungenmitte aus. Um einen Hustenanfall zu unterbrechen, kannst du auch versuchen, den Daumen gegen das unterste Zeigefingergelenk zu drücken. Bei Fieber, das wiederum vom Immunsystem eingesetzt wird, um Un-Wohlsein zu bekämpfen, wird Reflexologie nur dann angewendet, wenn das Fieber übermäßig lange anhält oder zu hoch ansteigt. Drücke die Reflexe für die Hirnanhang- und die Zirbeldrüse (Stirn- und Scheitel-Chakra) in den Ballen der Daumen oder der großen Zehen.[28]

Eine reflexologische Methode zur Linderung von **nervöser Anspannung und Schlaflosigkeit** besteht darin, die Fingerspitzen zusammenzulegen und zu drücken. Die Zehenspitzen können auch benutzt werden, aber dies ist schwieriger zu bewerkstelligen. Der Trick besteht darin, auf alle Finger- oder Zehenspitzen gleichzeitig Druck auszuüben. Eine Möglichkeit ist, die Hände zusammenzudrücken, eine andere der Einsatz von Reflexologie-Klammern, die wie Wäscheklammern aussehen (Wäscheklammern können auch verwendet werden), mit denen Druck auf die Finger ausgeübt wird. Klammern oder andere künstliche Hilfsmittel zur Druckausübung müssen nach wenigen Minuten abgenommen werden, bevor die Finger blau anlaufen.[29] Achte unbedingt darauf, daß es nicht zu einer Behinderung des Blutflusses kommt. Bei Anspannung und Erschöpfung wirkt eine reflexologische Ganzbehandlung, in der beide Hände oder Füße massiert werden, Wunder – und sie ist bei weitem wirksamer als das Reflexieren nur eines Punktes. Ein weiterer Einzelpunkt, den du ausprobieren kannst, ist der Reflex für die Zirbeldrüse beziehungsweise das Scheitel-Chakra auf dem Ballen der Daumen und der großen Zehen.

Mildred Carter beschreibt eine reflexologische Heilsequenz bei **Herzerkrankungen,** die auch bei einem Anfall angewendet werden kann, bevor ärztliche Hilfe eintrifft. Der mit dem Daumen der rechten Hand zu massierende Reflexpunkt liegt auf dem Ballen unterhalb des kleinen Fingers an der linken Hand. Es kann auch der Bereich unter der kleinen Zehe massiert werden. Massiere den gesamten für Herz und Lungen zuständigen Bereich am linken kleinen Finger oder am linken kleinen Zeh. Bearbeite alle empfindlichen Reflexe, und setze die Massage an der Hand oder am Fuß bis zum Daumen oder zur großen Zehe fort. Diese Behandlung sollte regelmäßig und nicht nur bei Schmerzen oder im Notfall durchgeführt werden. Bei hohem Blutdruck werden die Leberreflexe und die Zirbeldrüsen-Meridiane bearbeitet; etwa zweimal wöchentlich wird eine Ganzbehandlung an den Händen oder Füßen verabreicht. Carter zufolge kann der Einsatz der Reflexologie bei Schlaganfall-Patienten hilfreich sein, um volle oder bessere Bewegungsfähigkeit und Gesundheit wiederzuerlangen.[30]

Bei sorgfältiger Anwendung ist die Reflexologie eine sehr wichtige weibliche Heilmethode. Verschiedenen anderen komplizierten Heilsystemen gleich, zielt sie darauf ab, die Blockaden zu öffnen, die den freien Fluß der Lebenskraft-Energie verhindern, und die Heilung von Un-Wohlsein anzuregen. Sie stärkt den Kreislauf, steigert den Nerventonus, fördert den Streßabbau und stimuliert die Regeneration sowie die Funktionen des Immun-, des lymphatischen und des endokrinen Systems. Diese Methode ist seit uralten Zeiten weltweit bekannt und hat sich früher wie auch heute als wirksam und positiv erwiesen. Die meisten Frauen erlernen leicht ihre Anwendung für die Selbst- oder Partnerbehandlung. Für Frauen, die den nötigen Druck manuell nicht ausüben können, sind Massagehilfsmittel im Handel erhältlich. Darüber hinaus können auch gewöhnliche Haushaltsgegenstände verwendet werden. Auch wenn die Reflexologie nicht auf Schwangere, bei Krampfadern nicht an den Füßen und bei Diabetes nur mit Vorsicht angewendet werden darf, können sehr viele Frauen von ihr profitieren. Sie eignet sich für die kleinsten Kinder, ältere Menschen und Haustiere. Es sind keine oder nur wenige Hilfsmittel erforderlich. Die Druckbewegung von Daumen und Finger bedarf der Übung, sie ist aber recht einfach zu erlernen, und die Körperkarte ist in die Arbeit in geringerem Maße einbezogen als die Meridianpunkte in anderen Meridiansystemen.

## Anmerkungen

1. Lucinda Lidell: *The Book of Massage*, (New York, Simon and Schuster, Inc., 1984), S. 13 und 130. (Dt. *Massage. Anleitung zu östlichen und westlichen Techniken*, München, [Mosaik], 1988.)
2. *Ebd.* Mildred Carter gibt in ihrem Buch *Helping Yourself with Foot Reflexology*, (W. Nyack, NY, Parker Publishing Co., 1969), S. 1, das Jahr 1913 an.
3. Mildred Carter: *Body Reflexology, Helping Yourself With Foot Reflexology,* und *Hand Reflexology: Key to Perfect Health*, (W. Nyack, NY, Parker Publishing Co., jeweils 1983, 1969 und 1975). Ein großer Teil dieses Kapitels bezieht sich auf ihre Arbeit.
4. Lucinda Lidell: *The Book of Massage*, S. 138–139. (Dt. *Massage. Anleitung zu östlichen und westlichen Techniken.*)
5. Richard Gordon: *Your Healing Hands*, (Santa Cruz, CA, Unity Press, 1978), S. 19 und 96 ff. (Dt. *Deine heilenden Hände*, München, [Heyne], 1992.)
6. *Ebd.*, S. 96.
7. Lucinda Lidell: *The Book of Massage*, S. 132. (Dt. *Massage. Anleitung zu östlichen und westlichen Techniken.*)
8. *Ebd.*, S. 133.
9. George W. Meek: Ed., *Healers and the Healing Process*, (Wheaton, IL, Quest/Theosophical Book Society, 1977), S. 153–155.
10. *Ebd.*, S. 155.
11. Mildred Carter: *Body Reflexology,* (W. Nyack, NY, Parker Publishing Co., 1983), S. 32.
12. *Ebd.*, S. 30 und 116–125.
13. Lucinda Lidell: *The Book of Massage*, S. 140–145. (Dt. *Massage. Anleitung zu östlichen und westlichen Techniken.*) Dasselbe Material ist bei Mildred Carter: *Helping Yourself With Foot Reflexology,* S. 21 ff, zu finden.
14. Mildred Carter: *Helping Yourself With Foot Reflexology,* S. 68.
15. *Ebd.*, S. 80–81.
16. *Ebd.*, S. 24, und *Hand Reflexology: Key to Perfect Health*, (W. Nyack, NY, Parker Publishing Co., 1975), S. 68–86.

Hilfsmittel für die Reflexologie sind erhältlich über: Stirling Enterprises, Inc., Box 216, Cottage Grove, OR, 97424. Katalog kann angefordert werden.
17. Die Behandlungsabfolge an der Hand beruht auf Lucinda Lidell: *Book of Massage*, S. 146–148, (Dt. *Massage. Anleitung zu östlichen und westlichen Techniken*.) mit zusätzlichen Informationen aus Mildred Carter: *Hand Reflexology: Key to Perfect Health*, S. 51 ff.
18. Mildred Carter: *Hand Reflexology: Key to Perfect Health*, S. 218.
19. *Ebd.*, S. 62.
20. Mildred Carter: *Body Reflexology*, S. 34.
21. Mildred Carter: *Hand Reflexology: Key to Perfect Health*, S. 218.
22. *Ebd.*, S. 206–207.
23. Mildred Carter: *Helping Yourself With Foot Reflexology*, S. 135–136 und S. 16.
24. Mildred Carter: *Hand Reflexology: Key to Perfect Health*, S. 97–100.
25. *Ebd.*, S. 138–140.
26. Mildred Carter: *Helping Yourself With Foot Reflexology*, S. 41–47.
27. *Ebd.*, S. 148–151.
28. Mildred Carter: *Hand Reflexology: Key to Perfect Health*, S. 166–170.
29. *Ebd.*, S. 232–233.
30. *Ebd.*, S. 115–121.

*Kapitel 6*

# Pendeln, Muskeltest und Angewandte Kinesiologie

Obwohl sich die Arbeit mit dem Pendel sehr von Reflexologie, Akupressur, Polarity-Ausgleich, Reiki sowie Steinauflegen unterscheidet, wird auch hier von der Ki-Energie Gebrauch gemacht. Aus der einfachen Pendeltechnik wird die etwas höhere Technik des Muskeltestens, deren Weiterentwicklung die höchst fortgeschrittene Methode der Angewandten Kinesiologie ist. Bei allen drei Formen wird Ki/die auf die innere Göttin bezogene Lebenskraft-Energie für die Heilung der Frau verwendet. Das Pendel, das wie ein Spiegel des im Inneren fließenden Ki funktioniert, ist ein einfaches Hilfsmittel zur Entscheidungsfindung. Beim Muskeltesten wird der Körper selbst als Hilfsmittel zu diesem Zweck eingesetzt. Die überwiegend von Chiropraktikern ausgeübte Angewandte Kinesiologie, die auf das der Akupressur und Akupunktur zugrunde liegende Meridianwissen zurückgreift, ist eine sehr komplizierte Methode des Testens und Entspannens der Muskeln. In allen drei Methoden wird mit Ki gearbeitet, um Frauen dabei zu helfen, klare Entscheidungen in Hinblick auf ihre Gesundheit zu treffen, darüber, was ihnen nutzt und was ihnen schadet. Dieses Kapitel versteht sich als Einführung in diese drei Methoden, von der einfachen Pendelarbeit bis zur überaus schwierigen Angewandten Kinesiologie.

Mit diesem Kapitel wird eine Brücke geschlagen zwischen den in der ersten Hälfte dieses Buches dargestellten Körperarbeit-Techniken und den im weiteren beschriebenen Essenzen, die von innen auf Ki einwirken. Während es sich bei den Methoden in den ersten fünf Kapiteln um Energiearbeit handelt, bei der die Aura von außen beeinflußt wird, beschäftigen sich die folgenden vier Kapitel mit der Anwendung von Vitaminen und Mineralien, Heilkräutern, Homöopathie, Blütenessenzen und Edelsteinelixieren, Heilverfahren, die von innen auf das weibliche Ki, also auf die Gesundheit und das Wohlbefinden von Frauen einwirken. In diesen Kapiteln werden eine Vielzahl von Möglichkeiten vorgestellt, und die Frau entscheidet, welche (oder welche Kombinationen) die richtige für sie ist. Noch präziser ausgedrückt: sie entscheidet, welche von den vielen Möglichkeiten sich am besten für ihre Bedürfnisse an einem bestimmten Ort und zu einer bestimmten Zeit eignet. Pendeln und Muskeltesten sind hilfreiche Werkzeuge. Hier vereinen sich mediale und medizinische Fertigkeiten, und sie können bei korrekter und vernünftiger Anwendung erstaunlich genau sein. Der Muskeltest ist wahrscheinlich genauer als das Pendel, während die Angewandte Kinesiologie, von erfahrenen Personen ausgeübt, die präzisesten Ergebnisse erzielt. Es sind wichtige weibliche Hilfsmittel aus Diagnose und Heilung.

In der modernen Medizin wird die Patientin an die Behandlung angepaßt, statt die Behandlung nach ihr auszurichten. Frauen verdanken der Medizin die hohe Rate an iatrogenen Krankheiten und unnötigen chirurgischen Eingriffen. Im Gegensatz dazu wird durch die weibliche Heilkunst die Lebensqualität und das Wohl-Befinden von Frauen erhöht, weil hier die Frau selbst im Mittelpunkt steht. Die Medizin ist frauenfeindlich, während die Frau in der weiblichen Heilkunst Hochschätzung erfährt. Obwohl immer mehr Ärztinnen versuchen, diese Haltung zu ändern, sind sie immer noch in der Minderzahl, so daß die Veränderung nur langsam vorangeht. Jedes System und jede Behandlung, die den weiblichen Körper und das weibliche Sein nicht ehren, sind frauenfeindlich (einschließlich einiger Richtungen, die sich selbst als New Age bezeichnen). Die Schulmedizin ist auf Frauenfeindlichkeit aufgebaut.

Wenn eine Frau einen Arzt konsultiert und ihm ihr Problem schildert, ignoriert er sie und stellt kostspielige Untersuchungen an, um ihr dann mitzuteilen, daß das, was sie ihm bereits gesagt habe, falsch sei. Wenn eine Frau mit einer Heilerin zusammenarbeitet, finden beide Frauen gemeinsam die Ursache des Problems heraus, indem sie sich hauptsächlich an dem Körperwissen der Frau orientieren, und sie entscheiden gemeinsam, wie ihr zu helfen ist. In der Selbstheilung arbeiten Frauen an der Wiederherstellung ihrer Gesundheit, indem sie die Macht übernehmen und sich nach innen wenden, um Wissen zu erhalten.

Die Medizin und die Heilkunst unterscheiden sich in erster Linie darin, wer die Entscheidungen trifft und durchführt. Wenn eine Frau einen Arzt aufsucht – falls sie nicht an einen außergewöhnlichen gerät – ist normalerweise er es, der die Entscheidungen trifft. Vielleicht verordnet er ihr ein Medikament, das sie kranker macht, als sie es zuvor gewesen ist, weil er die Nebenwirkungen, die das Mittel haben kann, nicht berücksichtigt hat (oder nicht mit ihr besprochen hat). Wenn sie auf das Mittel mit Beschwerden reagiert, kann der Arzt nichts für sie tun (außer ihr weitere Medikamente zu verschreiben, die dem ersten entgegenwirken), und oft ist es ihm gleichgültig. In der Kräuterheilkunde, der chinesischen traditionellen Medizin und der Homöopathie wird anerkannt, daß die Nebenwirkungen eines Medikaments Teil einer Wirkungsweise sind. Die erwünschten und unerwünschten Wirkungen eines Medikaments können nicht voneinander getrennt werden. Vielleicht erklärt der Arzt der Frau, daß ein chirurgischer Eingriff notwendig sei, nicht, weil dieser wirklich erforderlich ist, sondern weil diese Behandlung teurer ist, oder weil es der einfachste Weg ist, sie zu »heilen«, oder weil es gerade in dieser Zeit die beliebteste Behandlungsmethode gegen ihr Un-Wohlsein ist. Wenn die Bevölkerung jährlich 5 200 000 000 $ für verschreibungspflichtige Medikamente und weitere 2 200 000 000 $ für apothekenpflichtige Medikamente ausgibt, von denen sie zwei Drittel nicht benötigt, dann ist es an der Zeit, daß wir uns darüber klar werden, was im Gesundheitsbereich eigentlich vor sich geht.[1]

Nicht die Frau, sondern der Arzt ist es, der die Entscheidungen für diese Medikamente und für Operationen trifft, und es ist die Frau, die die Folgen trägt.

In der weiblichen Heilkunst trifft die Frau die Wahl, welche Behandlung oder Heilmethode sie anwenden will und welche nicht. Sie ist über alle Möglichkeiten informiert, und ihr wird keine Information vorenthalten. Sie wählt eine oder mehrere Methoden aus, von denen sie glaubt, daß sie ihren Bedürfnissen am besten entsprechen. Sie arbeitet mit der Heilerin zusammen, um die Eigenschaften und Möglichkeiten eines jeden Heilsystems zu verstehen. Es gibt keine Medikamente mit Nebenwirkungen und Operationen nur als allerletzten Ausweg und gewöhnlich nur dann, wenn ihre Krankheit zu weit fortgeschritten ist. Die Frauen besprechen die positiven und negativen Aspekte jeder Methode, die Kosten der Behandlung (die in der weiblichen Heilkunst geringfügig sein sollten) und ihre Dauer, was mit ihr verbunden ist und wie sie mit den Bedürfnissen und dem Lebensstil der Frau übereinstimmt.

Die Frau paßt die Methoden an ihre eigenen Heilungsbedürfnisse an, und die Veränderungen in ihrem Körper während des Heilungsprozesses können sich auf ihre Bedürfnisse auswirken. Das Heilkraut hat nach einem Monat seine Nützlichkeit erfüllt und jetzt braucht sie etwas anderes. Das homöopathische Mittel, das anfangs geholfen hat, hilft ihr jetzt nicht mehr, oder ihre Symptome haben sich möglicherweise verändert. Die Diät[2], die drei Monate lang sättigend und bekömmlich gewesen war und ihr in verstärktem Maße zu Wohl-Befinden verholfen hat, ist jetzt weniger zufriedenstellend. Durch die Vitamine, die viel ausgemacht haben, haben sich ihre Bedürfnisse verändert. Die Frau und die Heilerin oder die Frau allein treffen in jeder Phase viele Entscheidungen und gleichen die Behandlung an den Heilungsprozeß an. Darin liegt der wichtigste Unterschied zwischen herkömmlicher Medizin und weiblicher Heilkunst – daß die Auswahlmöglichkeiten, die Kontrolle und die Durchführung der Heilung in den Händen der Frau liegen und daß die Behandlung ihren individuellen Bedürfnissen entspricht.

Um diese Entscheidungen treffen zu können, beginnt die Frau, Informationen zu sammeln. Sie liest und spricht mit anderen Frauen über die verschiedenen Methoden und vergleicht deren Gesundheitsprobleme mit ihren eigenen. Sie meditiert und schaut nach innen, um von ihren Führerinnen oder der Inneren Göttin Hilfe zu erhalten. Sie spricht mit einer Heilerin, einer Person außerhalb von ihr selbst, die über andere Informationen oder größere Erfahrungen verfügt, objektiver oder geübter ist. Trotzdem trifft sie allein die Entscheidungen. Sie arbeitet mit vielen bewußten Informationen und erlernt Techniken, mit denen sie ihr Unterbewußtsein anzapfen kann, um ihre Innere Göttin, ihre Aura selbst, zu befragen, was ihr Körper braucht. Pendelarbeit, Muskeltesten und Angewandte Kinesiologie helfen ihr dabei, Zugang zu dieser inneren Frau zu finden, damit ihr dieses Wissen um ihre Gesundheit bewußt wird. Alle Antworten liegen in ihr selbst.

In der Einzelbehandlung frage ich irgendwann während der Trancearbeit, beim Reiki oder Steinauflegen: »Woher kommt das?« Zumindest neunzig Prozent der Frauen wissen den Grund und können es mir sagen. Stelle ich dieselbe Frage im alltäglichen Bewußtseinszustand, bekomme ich kaum Antworten. Aber im höchst entspannten, meditativen Zustand der Tiefenheilung wissen es die Frauen. Dann frage ich sie: »Was brauchst du, um geheilt zu werden?« Und auch auf diese Frage wissen die meisten Frauen die Antwort, und ich helfe der Frau auf jede mir möglichen Weise, damit sie das erhält, was sie für ihre Heilung braucht. Wenn eine Frau es nicht weiß, weise ich sie an, an einen Ort in ihrem Inneren zu gehen und ihre Innere Göttin zu fragen. Die Antwort kommt. Es hört sich einfach an, aber gewöhnlich ist es so.

Pendeln und Muskeltesten sind Methoden und Hilfsmittel, mit denen Frauen an das Wissen in ihrem Inneren gelangen, ohne daß ich sie befragen muß. Das Pendel ist ein Weissagungsinstrument, und Weissagen bedeutet, Wissen aus dem Unbewußten an die bewußte Oberfläche hervorzuholen. Mit einem Pendel können präzise Fragen gestellt und präzise Ratschläge eingeholt werden, aber es ist kein Orakel. Besonders wertvoll ist es bei Gesundheitsproblemen, Gesundheitsfragen und der Auswahl der Heilmethoden, denn in der Pendelarbeit wird das Unterbewußtsein angezapft, das genau weiß, was frau braucht. Das Unterbewußtsein kann bei Gesundheitsfragen ungünstige Botschaften übermitteln (wie »Gib mir eine Pause«, was sich vielleicht in einem gebrochenen Bein manifestiert), aber auch positivere darüber, wie ein Ungleichgewicht im Leben einer Frau behoben werden kann. Das Unterbewußtsein ist die aurische Ebene des Emotionalkörpers, und das Pendel ist ein Instrument, mit dem das im Emotionalkörper gespeicherte Wissen der Frau geweissagt werden kann.

Das Pendel an sich ist ein sehr einfacher Gegenstand – ein kleines Gewicht (der verschiedensten Arten und Formen), das an einem Faden oder einer Kette hängt. Mein Pendel ist eine 28 Zentimeter lange silberne Halskette mit einem Kristall an einem und einem polierten Peridot am anderen Ende. Von Zeit zu Zeit benutze ich jede Halskette als Pendel, die ich gerade trage, und bin mit den Ergebnissen zufrieden, aber ein Ring oder ein Knopf an einem Faden erfüllt denselben Zweck. Einige Frauen sind in dem Typ ihres Pendels sehr wählerisch, während andere dafür alles hernehmen. Einige geben viel Geld für Silbergewichte aus, und andere schwören darauf, daß nur mit einer glasähnlichen, zugespitzten Zylinderform präzise Ergebnisse zu erzielen sind. Trotzdem bekommen alle das, was sie brauchen, mit dem Pendel ihrer Wahl. Die Länge der Kette (oder der Kordel oder des Fadens) reicht von einigen bis zu mehr als 30 Zentimeter, und die Art der Anhänger variiert genauso. Offensichtlich ist es nicht die physische Eigenschaft des Pendels an sich, die zählt.

Ägyptische Höhlenmalereien, die 1949 im Atlasgebirge entdeckt wurden, zeigen einen nach Wasser suchenden Rutengänger. Das Alter der Malereien in den Höhlen von Tassili wurde mittels der Karbon-Methode auf 8000 Jahre bestimmt. Für ein Wüstenvolk war das Wasserfinden eine Überlebenstechnik. Die Wünschelrute ist die Ahnfrau des Pendels. Beim Aufspüren mit einer Wünschelrute oder mit einem Pendel handelt es sich um ein und dieselbe Fertigkeit, die in alten Zeiten überall bekannt war. Der Umgang mit der Wünschelrute und dem Pendel waren den Ägyptern, Hebräern, Skythen, Persern, Medern, Etruskern, Druiden, Griechen, Römern, Hindus, Chinesen, Polynesen, Peruanern und amerikanischen Indianern bekannt.[3] Artefakte aus der Zeit um 1300 v. Chr. in Mesopotamien und um 2200 v. Chr. in China zeigen das Wassersuchen und Wahrsagen mit einem Stab, und Beweise für ihren Einsatz sind im alten Afrika und in der ganzen Geschichte Indiens zu finden. Wo immer Bergbau betrieben wurde und wird, gehören Wünschelrute und Pendel seit uralten Zeiten in allen Teilen der Welt zur Standardausrüstung. Mit Hilfe des Pendels und der Wünschelrute wurden Metalle und Wasser lokalisiert. In Europa hatte sich die Rute bis zum Mittelalter zum schwingenden Pendel entwickelt, und die Technik wurde als Radiästhesie bekannt. Aufgrund ihres ehrwürdigen Alters war sie mit Sicherheit bereits in den Matriarchaten bekannt, und dieses Wissen verbreitete sich in den Kulturen. Heute greifen Frauen überall auf dieses einfache Hilfsmittel zurück, das wahrscheinlich durch Kristallheilerinnen wiedereingeführt wurde.

Zunächst einmal mußt du ein Pendel selbst anfertigen oder kaufen. Als Materialien können einfache Haushaltsgegenstände verwendet werden. Ich bevorzuge einen Kristall am Ende meines Pendels, was ich auch empfehle. Aber wenn Edelsteine für ein Pendel benutzt werden, ist ihre Reinigung wichtig. Meine Steine lege ich alle paar Tage in trockenes Meersalz oder unter eine Pyramide. Wenn die Steine zu viele Energien absorbieren, registrieren sie nichts mehr oder erzeugen sehr wirre Ergebnisse. Probiere verschiedene Längen für die Kette oder Kordel zwischen Pendel und Griff aus. Während einige Frauen finden, daß Metall die Energien ablenkt, bin ich der Meinung, daß sie dadurch verstärkt werden. Finde durch Experimentieren heraus, womit du am besten arbeiten kannst. Der Griff oben an der Verbindung ist gewöhnlich kleiner als das Pendel selbst und bequem zu halten.

Wenn du das Pendel hergestellt und die Steine gereinigt hast (falls du Edelsteine verwendest), kannst du mit der Arbeit beginnen. Halte das Pendel mit dem Daumen und den beiden ersten Fingern am Griff fest und laß es kurze Zeit schwingen. So kommen eine neutrale (Daumen), negative (Zeigefinger) und positive (mittlerer Finger) Energieladung gleichzeitig mit dem Hilfsmittel in Kontakt. Die meisten Frauen empfangen Energie mit ihrer linken Hand und senden sie mit der rechten, aber bei einigen ist es umgekehrt. Das Pendel wird mit der Hand, die Energie sendet, also normalerweise mit der rechten, gehalten. Hältst du es mit der empfangenden Hand, schwingt es nur willkürlich. Wird das Pendel mit der rechten Hand gehalten, die mit der Handfläche der linken Hand in Berührung kommt, reagiert das Pendel auf die elektrische Energie der linken Hand – meines mit Nein. Dasselbe Nein bekomme ich, wenn ich es mit einer empfangenden Hand halte. Bei anderen Frauen kann es sich anders verhalten.

Wenn dir das Pendel vertrauter geworden ist und du herausgefunden hast, mit welcher Hand du Energie sendest, richte die Codes ein, damit es sich mit deinem inneren Sein verbinden kann. Ein Pendel hat sechs Bewegungsmöglichkeiten: vertikal von vorn nach hinten, horizontal von links nach rechts, im Uhrzeigersinn und entgegen dem Uhrzeigersinn. Es kann auch willkürlich schwingen oder sich nicht bewegen. Mit einer kürzeren Kette oder Kordel wird es eher ein kreisförmiges Muster ausführen. Mit einer längeren Verbindung bewegt es sich von vorn nach hinten. Während du dein Pendel mit der sendenden Hand hältst, die auf keinen Fall die andere berührt, klärst du deinen Geist und konzentrierst dich auf den Gedanken: »Gib mir ein Ja«. Dabei beobachtest du die Reaktion des Pendels und prägst dir ein, wie es bei einem Ja schwingt. Bei den meisten Frauen bewegt es sich im Uhrzeigersinn oder von vorn nach hinten.

Dann konzentrierst du dich darauf zu denken: »Gib mir ein Nein«. Beobachte die Veränderung in der Bewegung. War es zuvor ein kreisförmiges Muster, bewegt es sich jetzt vielleicht vertikal oder gegen den Uhrzeigersinn. Bei einer vorherigen vertikalen Bewegung kann es jetzt von links nach rechts schwingen. Wenn dir klar ist, wie das Nein aussieht, denke abwechselnd Ja und Nein und beobachte, wie sich die Muster verändern. Eine andere Möglichkeit ist die, das Pendel über einen negativ geladenen Finger (Zeigefinger) zu halten und ein Nein zu verlangen, für ein Ja über einen positiv geladenen Finger (Mittelfinger) und für ein Vielleicht über den neutral geladenen Daumen. Innerhalb weniger Minuten weißt du, wie dein Pendel ein Ja und ein Nein anzeigt.

Viele Jahre lang war ich nicht in der Lage, die Antworten eines Pendels zu entschlüsseln, obwohl ich in Abständen verschiedene ausprobierte. Die kreisförmigen Muster, die ich erhielt, waren allen anderen verständlich, nur mir nicht, denn ich leide an Leseschwäche. Beide Bewegungen – für ein Ja gegen den Uhrzeigersinn und für ein Nein im Uhrzeigersinn – sahen für mich gleich aus, so daß ich daraus keine bedeutungsvolle Antwort entnehmen konnte. Ich war sehr auf die Hilfe einer Freundin angewiesen, die es aber leid wurde, ständig angerufen zu werden. Schließlich entschloß ich mich, ein eigenes Pendel anzufertigen, etwas, was ich noch nicht versucht hatte, und ich programmierte es so, daß ich die Ja- und Nein-Antworten problemlos lesen konnte. Ich stellte das Pendel mit der langen Kette her, das ich immer noch benutze, und beim Einrichten der Codes bat ich um für mich eindeutige Muster. Für ein Ja schwingt es in weitem Abstand von vorn nach hinten, und für ein nein beschreibt es einen Kreis. Seitdem habe ich es immer bei mir und verwende es ausgiebig.

Wenn du für dein Pendel ein Ja und ein Nein bestimmt hast, dauert es ein wenig, bis sich dein Bewußtsein und dein Unterbewußtsein verbunden haben. Das Pendel kann Fragen nur mit Ja oder Nein und möglicherweise mit Vielleicht beantworten, indem es nicht reagiert. Nimm etwas Bekanntes in die Hand, beispielsweise dein tägliches Vitamin, und frage es: »Ist das mein Vitamin?« Stell ihm einige Tage lang eine Reihe von eindeutigen Ja- und Nein-Fragen. Verwende die aus der Polarity-Arbeit vertrauten Energieladungen, d. h. mit der linken (empfangenden) Hand wird der Gegenstand, über den Fragen gestellt werden, berührt und gehalten, während das Pendel mit der rechten (sendenden) Hand gehalten wird. Die Antworten sind zuverlässiger und eindeutiger, wenn der Griff mit allen drei Fingern gehalten wird, so daß das Pendel mit einer positiven, negativen und neutralen Ladung in Kontakt kommt.

Deine Aura ist die elektrische Energie, die die Ja- und Nein-Antworten des Pendels steuert. Wenn du energetisch geschwächt bist, funktioniert dein Pendel nicht. Wenn du sehr müde bist, wird es genau sein. Wenn du dich nicht gut fühlst, kann sein Schwingen erratisch sein, und das um so mehr, wenn du wütend oder aufgebracht bist. Stell dem Pendel keine Fragen in bezug auf einen großen Wunsch – die Antwort wird immer ein Ja sein. Wenn du etwas nicht tun möchtest, aber glaubst, daß du es tun solltest, folgt das Pendel deinen Emotionen und schwingt negativ. Wenn die Energielinien deines Körpers gekreuzt sind, weil du beispielsweise deine Beine übereinandergeschlagen hast, wird die Pendellesung ungenau sein. Einige Frauen sind der Meinung, daß das Pendel bei elektrischen Stürmen ungenau ist.[4] Dein Pendel antwortet dir am eindeutigsten, wenn dein Geist klar und in einem Alpha-Zustand ist und deine Emotionen neutral sind, da deine eigene Aura-Energie, dein Unterbewußtsein/Emotionalkörper die Informationen steuert, die du erhältst.

Das Unterbewußtsein/der Emotionalkörper kann auch nur dann antworten, wenn es über die notwendigen Informationen verfügt. Wenn du niemals die Wirkungsweise der Homöopathie kennengelernt hast und nicht weißt, was ein Heilmittel ist, kannst du auf eine Frage über ein homöopathisches Mittel keine klare Pendelantwort erwarten. Wenn du dagegen einige Bücher über Homöopathie gelesen hast und es sich bei dir um ein einfaches Gesundheitsproblem handelt, befrage dein Pendel, ob ein bestimmtes Mittel richtig für dich ist. Du wirst bestimmt brauchbare Informationen erhalten.

Der Grund für das Funktionieren des Pendels liegt darin, daß der Mensch nur fünf bis zehn Prozent seiner Gehirnkapazität bewußt nutzt. Warum nur solch ein kleiner Prozentsatz des menschlichen Gehirns aktiv ist, ist noch ungeklärt. Aber die restlichen 90 Prozent erfüllen auch einen Zweck. Wenn du einer Frau eine Zeitung gibst und ihr fünfzehn Sekunden Zeit zum Lesen einräumst, erinnert sie sich an die Schlagzeilen und vielleicht an eine oder zwei weitere Informationen, nachdem du sie ihr wieder weggenommen hast. In der Hypnose wird sie sich an den Inhalt der ganzen Seite erinnern, weil ihr Gehirn die Information unbewußt aufgenommen und gespeichert hat. Mit dem Pendel ist es möglich, Zugang zu gespeichertem und nur vereinzelt abrufbereitem Wissen zu finden.

Pendelantworten sind ferner auf Ja und Nein und eventuell auf Vielleicht beschränkt. Folglich ist die Formulierung deiner Fragen wichtig. Erstens kannst du nur Ja- und Nein-Fragen stellen. Zweitens kannst du nur nach bereits gespeicherten Informationen fragen, und drittens müssen die Fragen ohne Mehrdeutigkeiten oder Abstraktionen formuliert werden. Wenn du das Pendel beispielsweise fragst: »Wird mich diese Blütenessenz heilen?«, wirst du wahrscheinlich keine bedeutungsvolle Antwort erhalten. Besser ist die Frage: »Ist diese Blütenessenz positiv für mich?« oder »Wird diese Blütenessenz meine Heilung unterstützen?« Eine Vielzahl von inneren und äußeren Faktoren ist für die Wiederherstellung der Gesundheit einer Frau maßgeblich, und auch wenn die Blütenessenz hilfreich sein kann, wird sie allein wohl kaum eine »Heilung« bewirken. In diesem Fall könnte das Pendel mit Nein antworten, weil sie allein keine Heilung hervorruft, aber auf deine Frage: »Wird sie helfen?«, wird es dir genauere Informationen geben. Die Fragen müssen sehr präzise und dürfen nicht zu allgemein gehalten sein, damit du eine genaue Pendellesung erhältst.

Viertens sollte sich dein Geist während des Fragenstellens in einem neutralen emotionalen Zustand befinden. Fünftens halte den Energiekreislauf deines Körpers unvermischt und nicht gekreuzt. Deine Arme und Beine sind gerade und berühren sich nicht, und die Füße stehen fest auf dem Boden. Arbeite mit dem Pendel in einer Umgebung, in der so viele elektrische Geräte wie möglich ausgeschaltet sind.[5] Stell deine Fragen so präzise und so klar wie möglich im Präsens. Wie jede andere Technik erfordert die Handhabung des Pendels häufigen Gebrauch und Übung, und je intensiver du mit dem Pendel arbeitest, um so eher lernst du, wann du Vertrauen in seine Genauigkeit setzen kannst und wann nicht. Pendel sind keine Orakel und werden die Zukunft ungenau voraussagen. Wenn das Gewicht ein Kristall oder ein Edelstein ist, muß seine Energie häufig gereinigt werden.

Es gibt verschiedene Möglichkeiten, das Pendel in der Heilung, als Entscheidungshilfe und in der Diagnose einzusetzen. Im Naturkostladen (oder im Buch- oder Edelsteingeschäft) halte ich mein Pendel über einen Artikel, den ich kaufen möchte, und frage es, ob er positiv für mich sei. Beispielsweise hilft es mir herauszufinden, welches Vitamin gut für mich ist, sagen wir Vitamin C. Ich lasse also mein Pendel über alle Vitamin-C-Marken schwingen, bis es bei der Marke mit der richtigen Menge, Stärke usw., die sich für meine Bedürfnisse am besten eignet, positiv schwingt. Manchmal reagiert es auf eine Marke mit Nein und auf die nächste mit Ja, auch wenn es sich bei beiden um Vitamin C mit derselben Dosierung handelt. Aufgrund der unterschiedlichen Herstellung von Vitaminen ist diese Reaktion nur logisch. Wenn ich ein bestimmtes Vitamin verbraucht habe, frage ich mein Pendel: »Brauche ich das immer noch?« oder »Soll ich das wieder kaufen?« Das Pendel hilft mir außerdem bei der Festlegung der Dosierung. »Soll ich davon täglich eine nehmen? Zwei? Drei? Soll ich es zum Frühstück nehmen? Zum Mittagessen?« Befrage das Pendel über viele andere Dinge außer Vitaminen, um das Mittel, das du brauchst, die Menge und die Häufigkeit der Einnahme festzustellen. Es bedarf einer gewissen Übung, eine Reihe einfacher Fragen zu stellen, aber auf diese Weise erhältst du genaue Antworten. Befrage das Pendel auch hier nur über Dinge, über die deinem Unterbewußtsein Informationen vorliegen.

Mit dem Pendel kannst du ermitteln, welche der verschiedenen Heilmethoden die beste für dich ist oder ob ein bestimmtes Heilsystem zur Zeit günstig für dich ist oder nicht. Bitte es um Hilfe bei fast allen Entscheidungen, nur nicht bei moralischen. Die genauesten Antworten erhältst du, wenn die Frage auf keinerlei Weise mit einem Vorurteil oder Befangenheit behaftet ist. Ich arbeite mit dem Pendel, um Edelsteine, Vitamine, homöopathische Mittel (mit vorhergehender intensiver Beschäftigung) und bestimmte Heilkräutermischungen für mich selbst und für andere auszuwählen. Das Pendel funktioniert auch bei Fragen für andere, vorausgesetzt, du hast die Einwilligung der Person, die Antworten für sie entgegenzunehmen.

Bei Ernährungsfragen und Nahrungsmittelallergien kannst du mit Hilfe des Pendels das problematische Nahrungsmittel spezifizieren. Lies von einer Seite, auf der Nahrungsmittel mehrspaltig aufgeführt sind, die erste Spalte und frage dein Pendel: »Ist in dieser Spalte irgendein Nahrungsmittel, gegen das ich allergisch bin?« Antwortet das Pendel mit Nein, arbeitest du die nächste Spalte mit derselben Frage durch. Wenn es positiv schwingt, fährst du mit deinem Finger über die einzelnen Einträge, bis das Pendel reagiert. Deine empfangende Hand verwendest du für die Seite, während du mit deiner sendenden Hand das Pendel hältst.

In einer streßreichen Zeit fielen mir einmal die Haare aus. Eine Frau erstellte mit dem Muskeltest eine Diagnose und empfahl mir eine Reihe von Vitaminen. Ich fühlte mich zwar besser, aber die Haare wuchsen nicht nach. Eines Tages befragte ich mein Pendel einfach aus einer Ahnung heraus: »Ist das eine Nahrungsmittelallergie?« und erhielt ein Ja. Mit dem Pendel überprüfte ich alle Nahrungsmittel, die für mich vielleicht nicht gut waren, und stieß auf die Schokoladeneiscreme, die ich fast jeden Tag zum Nachtisch aß. Es stellte sich heraus, daß nicht die Eiscreme das Problem war, sondern die Schokolade, und daß ich sie ab und zu, aber nicht jeden Tag, essen durfte. Ich änderte die Geschmacksrichtung und umging so die Schokoladenallergie worauf innerhalb eines Monats meine Haare nachzuwachsen begannen. Mit dem Pendel suchte ich auch die Heilkräuter zur Unterstützung des Haarwuchses und für eine innere Reinigung aus. Ein chronischer Hautausschlag verschwand, als ich keine Schokolade mehr aß. Ernährungsbedingte Allergien können von jedem Produkt kommen, auch von solchen, die eigentlich gut für dich sind, aber zuerst sollten Schokolade, Milchprodukte und Lebensmittel, die raffiniertes Mehl, weißen Zucker und Weizen enthalten, verdächtigt werden.

Bei der Auswahl von Edelsteinen zu Heilzwecken kannst du mit dem Pendel herausfinden, welche Steinart und welche bestimmten Steine du gerade jetzt brauchst. Beim Steinauflegen kann es dir helfen, die Positionen der Edelsteine zu bestimmen, beispielsweise, wo die Geode liegen soll. Ich frage mein Pendel, wann meine Steine gereinigt werden müssen und ob ich auf eine Frau, an der ich arbeite, einen bestimmten Edelstein oder eine bestimmte Heilmethode anwenden soll oder nicht.

Mit dem Pendel kann überprüft werden, welche Meridiane blockiert sind und Akupressur oder Reflexologie benötigen. Es kann auch beim Polarity-Ausgleich eingesetzt werden, um Energieblockaden aufzulösen.[6] Das geschieht folgendermaßen: Du hältst das gereinigte Pendel mit einer sendenden Hand und führst den Zeige- und den Mittelfinger deiner anderen Hand etwa zwei bis sieben Zentimeter vor das Dritte Auge der anderen Frau. Fahre mit den Fingern (eine positive und eine negative Ladung) langsam entlang der Körpermittellinie beziehungsweise der Chakrenlinie oder dem Lenkergefäß-Meridian nach hinten über ihren Scheitel, ihren Hinterkopf und weiter ihren Nacken und ihre Wirbelsäule hinunter. Zeigt dein Pendel an einer Stelle ein Ja an, liegt dort ein Überschuß an positiver Energie vor, während ein Nein einen Überschuß an negativer Energie signalisiert. Merke dir die einzelnen Stellen.

Kehre zu einem Punkt mit einem Überschuß an positiver Energie zurück, halte nur den Mittelfinger (positiv geladener Finger) deiner empfangenden Hand über diese Stelle und mit deiner anderen Hand das Pendel. Es wird solange positiv ausschlagen, bis der Überschuß ausgeglichen ist. Die Energie kann neutralisiert werden, indem gleichzeitig die Pendelspitze über eine Schüssel mit Wasser oder eine Kerzenflamme gehalten wird. An einer Stelle mit einem Überschuß an negativer Energie verfährst du genauso, aber diesmal verwendest du deinen Zeigefinger (negativ geladener Finger). Wenn das Pendel seine Richtung ändert, werden die Finger gewechselt, bis es die neutralisierte Energie registriert. Bei lange bestehenden Beschwerden dauert der Ausgleich länger als bei solchen, die erst vor kurzem aufgetreten sind. Wenn alle energetischen Unausgewogenheiten korrigiert sind, wird abschließend die Aura der Frau ausgestrichen. Vergiß nicht, dich zu erden und dein Pendel, besonders eines mit einem Kristall, von den Energien zu reinigen, die es absorbiert hat.

Dieses Verfahren wird auch in einer Pendel-Gruppenheilung von Anya Fields angewendet. Dabei lokalisiert die Frau mit dem Pendel die blockierten Meridianpunkte. Sie legt ihren Mittelfinger auf einen positiven Punkt und eine andere Frau ihren Mittelfinger auf den Fingerknöchel der ersten Frau. Die nächste Frau plaziert ihren Mittelfinger auf dem Fingerknöchel der zweiten Frau, usw. Alle gebrauchen den Mittelfinger für einen positiven und den Zeigefinger für einen negativen Punkt. Wenn das Pendel in der Hand der ersten Frau seine Richtung ändert, wechseln alle Frauen den Finger. Angesichts der vielen Frauen, die an einer solchen Heilung teilnehmen, kommt die Energie sehr schnell ins Gleichgewicht.[7]

Manchmal macht die Frau, die eine Heilung dieser oder einer anderen Art weiblicher Heilkunst erfährt, eine sogenannte Heilkrise durch, in der sie vorübergehend kranker zu sein scheint. Diese Krise kann sich in Durchfall, Erkältung, Kopfschmerzen usw. äußern. Die gesundheitliche Wiederherstellung erfolgt schnell, und der Frau geht es dann sehr viel besser als vorher. Eine Heilkrise ist gewöhnlich mit der Ausscheidung von Toxinen verbunden. In der Homöopathie wird dies als Verschlimmerung bezeichnet und als sehr positiv angesehen, und sie kommt auch in der Reflexologie vor.

Der Muskeltest funktioniert aus denselben Gründen wie das Pendel, denn auch hier werden unbewußte Informationen durch die Meridianlinien und das Ki des weiblichen Körpers übertragen. Aber während das Pendel von einer Frau angewendet wird, müssen beim Muskeltest zwei Frauen zuammenarbeiten. Wie in der Pendelarbeit sind auch die Antworten beim Muskeltesten auf ein Ja oder Nein beschränkt. Es wird auf das Wissen der Inneren Göttin zurückgegriffen, das Aufschluß darüber gibt, was eine Frau zu ihrer Heilung braucht. Der

Muskeltest bildet die Grundlage der Angewandten Kinesiologie, eines Verfahrens zur Korrektur von Muskelschwäche.

Auch die Technik des Muskeltestens wurde vom *Nei Jing* und den alten chinesischen Systemen der Akupunktur und des Ki-Flusses durch die Meridiane abgeleitet. Der auf der chinesischen Medizin basierende Muskeltest wurde im Westen überwiegend von Chiropraktikern, die mit der Angewandten Kinesiologie arbeiten, entwickelt. Zu ihnen zählen Dr. Frank Chapman, ein Osteopath, die Chiropraktiker Dr. Terrence Bennett, Dr. George Goodheart sowie Dr. John Thie und ein holistischer, vom medizinischen System enttäuschter Psychiater, Dr. John Diamond.[8] Diamond war es, der den Muskeltest für Laiinnen allgemeinverständlich darstellte, indem er den Vorgang stark vereinfachte. John Thie entwickelte mit dem Muskeltest die Touch-for-Health- beziehungsweise Gesund-Durch-Berühren-Methode. Beide waren Schüler von George Goodheart. Damit soll nicht gesagt werden, daß der Muskeltest oder die Angewandte Kinesiologie Männerdomänen sind. Im Gegenteil, ihr Ursprung liegt in frühen, wahrscheinlich matriarchalen Heilsystemen, und sie werden heute von einer großen Zahl von Chiropraktikerinnen und Laienheilerinnen angewandt. Besonders der Muskeltest kann für die weibliche Heilkunst eine einfache und vielversprechende Technik sein.

Der Muskeltest basiert auf der Idee, daß jeder Stimulus, der auf dem Körper, die Emotionen, das Denken oder den Geist einwirkt, für die Gesundheit einer Frau entweder positiv oder negativ ist. Während das Pendel eine neutrale oder Vielleicht-Antwort anzeigen kann, ist beim Muskeltest nur eine Ja- oder Nein-Antwort möglich. Eine Substanz oder ein Gegenstand – ein Vitamin, ein Heilkraut, eine Blütenessenz, ein homöopathisches

Mittel, ein Nahrungsmittel, ein Edelstein, usw. – ist entweder positiv oder negativ für das Wohl-Befinden der Frau. Die zu testende Substanz befindet sich in der empfangenden Hand der Frau oder in ihrem Mund, berührt ihr Scheitel-Chakra oder ihren Nabel, oder es handelt sich um eine verbale Äußerung, die sie hört. Das Unterbewußtsein/der Emotionalkörper der Frau gibt die Antworten durch den Code des Muskeltests. Wie beim Pendeln auch wird beim Muskeltestverfahren die Innere Göttin der Frau bewußtgemacht.

Zur Durchführung eines Muskeltests stehen sich zwei Frauen gegenüber. Die zu testende Frau streckt einen Arm seitlich bis zur Waagrechten. Die Frau, die sie testet, legt zur Stabilisierung eine Hand auf die gegenüberliegende Schulter der Frau. Dann legt sie ihre andere Hand auf den ausgestreckten Arm der Getesteten, oberhalb des Handgelenks. Sie teilt der Frau mit, »zu halten« oder »standzuhalten«, und drückt den Arm der Frau langsam nach unten. Der Arm wird wahrscheinlich sperren und ausgestreckt bleiben, und die Testerin läßt los. Das Sperren bedeutet ein Ja und besagt, daß der Arm der Frau stark ist. In diesem Augenblick stört kein Stimulus.

Probiere es noch einmal, aber lege diesmal ein Stück weißen Zucker in die empfangende Hand der Frau. Wenn die Testerin »halten« sagt und das ausgestreckte Handgelenk der Getesteten nach unten drückt, gibt ihr Arm nach. Er sperrt nicht, und der Frau gelingt es nicht, dem Druck der Testerin standzuhalten. Das ist ein Nein und bedeutet, daß der Zucker für das Wohl-Befinden der Frau nicht positiv ist. Ein Stimulus, der für sie positiv ist und sie stärkt, zeigt ein Ja an, d. h., ihr Arm bleibt ausgestreckt. Ein für sie negativer, sie schwächender Stimulus zeigt ein Nein an, und ihr Arm geht nach unten.[9] Versuche es mit anderen negativen Stimuli, beispielsweise mit einer negativen Äußerung, einer Plastiktüte auf ihrem Scheitel-Chakra, einem Stück Weißbrot in ihrer Hand oder ihrem Mund, einem konservierten Napfkuchen, einem Aspirin oder einem anderen apothekenpflichtigen Medikament, mit Nahrungsmitteln, auf die sie allergisch reagiert, oder laß sie in fluoreszierendes Licht blicken. Wiederhole den Test dann ohne den negativen Stimulus. Experimentiere mit postiven Stimuli: ein gutes Multivitamin, ein Stück Vollkornbrot, eine Blume in ihrer Hand (falls sie nicht allergisch dagegen ist), eine Affirmation, laß sie ein Lied hören, das ihr gefällt, und beobachte den Unterschied. Ihr Arm sperrt und bleibt ausgestreckt, ihr Körper sagt »Ja«.

Das ist das Grundverfahren eines einfachen Muskeltests. Hinzu kommen noch einige Anweisungen und Ratschläge zur Optiminierung der Ergebnisse, von denen die meisten jedoch eher wahlfrei als notwendig sind. Führe den Muskeltest in einem in neutralen Farben gehaltenen Raum und vor allem ohne fluoreszierende Beleuchtung durch. Auch die Testerin und die Getestete sollten in neutrale Farben gekleidet sein. Entferne alle Metalle von deinem Körper – Schmuck, Uhrenarmbänder aus Metall, Schlüssel aus Taschen, Gürtelschnallen usw. Die besten Ergebnisse erhält frau, wenn keine Kleidungsstücke mit Metallreißverschlüssen getragen werden. Lege auch Brillen mit Fassungen oder Verzierungen aus Metall ab. Der Raum sollte ruhig, ohne Lärm oder Musik sein. Diese Anweisungen sind wahlfrei.

Dagegen ist es notwendig, daß beide Frauen keine Nahrung im Mund oder in den Händen zur Zeit des Testens haben, außer wenn die Nahrung getestet wird. Das gilt für Vitamine und andere Substanzen. Die Getestete steht aufrecht und blickt geradeaus. Ihre Augen sind auf einen neutralen Punkt an der Wand gerichtet. Die Testerin drückt mit ihrer Handfläche den Arm der anderen Frau oberhalb des Handgelenks nach unten. Bevor sie den Test mit einem Artikel wiederholt, drückt sie den Arm der Frau nach unten, um die Basiskraft des Muskels zu überprüfen. Vor dem Drücken sagt sie »Halten« oder »Standhalten«.[10]

Das Drücken und das Loslassen sollten langsam und ohne Kraftaufwand erfolgen. Die Absicht ist nur, zu sehen, ob der Arm der Frau sperrt oder nachgibt. Es ist sehr wenig Druck notwendig, damit die eine oder die andere Reaktion eintritt, besonders, wenn die Hand der Testerin an der richtigen Stelle, direkt hinter dem gestreckten Handgelenk der Getesteten, liegt. Zu starker Druck führt zu Muskelzerrung und — nach meiner eigenen Erfahrung — zu Rücken- und Nackenschmerzen am nächsten Tag. Obendrein hatte ich nach dem Testen am Arm oberhalb des Handgelenks blaue Flecke. Der Punkt ist der, daß übermäßige Kraftanwendung beim Muskeltest weder nützlich noch notwendig ist. Wenn die Antwort ein Nein ist, fällt der Arm der Frau ohne viel Druck herunter. Übe das mehrmals, um zu lernen, wieviel Druck erforderlich ist. Wenn sogar ein sanftes Testen bei einer Frau Schmerzen hervorruft, nimm statt dessen das Pendel zu Hilfe, oder führe den Test mit einer weniger empfindlichen Stellvertreterin, den sogenannten Surrogattest, durch (siehe weiter unten).

Verwende den Muskeltest, wie er bisher beschrieben wurde, für jegliche Entscheidung in bezug auf Heilungsmöglichkeiten. Um herauszufinden, ob ein bestimmtes Vitamin oder ein homöopathisches Mittel, ein Heilkraut oder eine Blütenessenz für eine Frau hilfreich ist, lege das Mittel in ihre Hand oder unter ihre Zunge. Wenn das Mittel ihr Meridiansystem, den Ki-Fluß und ihr körperliches Wohl-Befinden stärkt, zeigt ihr Arm ein Ja an. Wenn ihr Arm bei einem bestimmten Vitaminpräparat mit Nein antwortet, kann der Test mit einer anderen Marke oder Dosierung dieses Vitamins wiederholt werden.

Um die Dosis und die Häufigkeit der Einnahme zu bestimmen, lege zum Austesten verschiedene Mengen in ihre Hand. Bei der richtigen Dosis testet der Muskel stark. Zur Festlegung der Tageszeit sagt die Testerin laut: »Beim Mittagessen« oder »Beim Frühstück«, wenn sie den Arm der Frau nach unten drückt. Finde durch den Muskeltest heraus, ob ein bestimmter Edelstein die Frau stärkt, ob sie allergisch gegen ein Nahrungsmittel ist, ob sie von einem Nahrungsmittel mehr oder weniger essen sollte, ob sie die Anwendung einer bestimmten Heilmethode oder eines bestimmten Heilmittels fortsetzen oder beenden sollte.

Es kann vorkommen, daß beim Testen die Antworten einer Frau unlogisch zu sein scheinen. Beim ersten Test fällt ihr Arm sofort, ohne daß ein schwächender Stimulus eingesetzt wurde. Etwas für sie Positives testet mit Nein, während ein Stück Zucker in ihrer Hand ein Ja auslöst. Häufig ist die Frau Linkshänderin, und häufig empfängt sie Energie mit ihrer rechten (anstatt ihrer linken) Hand. Vielleicht ist sie mit beiden Händen gleich geschickt, oder sie leidet an einer Leseschwäche. Wenn eine oder alle Möglichkeiten zutreffen, sind möglicherweise die Energiekreisläufe der Frau unausgeglichen, d. h. sie befindet sich in einem Zustand des »Switching«. Das kann eine Eigenart von ihr sein oder durch eine Beeinträchtigung wie fluoreszierendes Licht im Testzimmer hervorgerufen werden. Das Umstellen des Energiekreislaufs hilft ihr unverzüglich dabei, dem Licht zu widerstehen, und, was noch wichtiger ist, es wirkt sich günstig auf ihr Wohl-Befinden aus. Durch das Umschalten, dessen Wirkung vielleicht nur von vorübergehender Dauer ist, wird das Muskeltesten erst ermöglicht.

Um die Energieflüsse auszubalancieren und die Korrektur vorzunehmen, wird Druck auf bestimmte Akupressurpunkte ausgeübt, bis die Blockierung gelöst ist. Normalerweise genügt ein kräftiges Reiben. Ein Punktepaar liegt auf dem Nierenmeridian, in der Vertiefung des Halses zu beiden Seiten unter dem Schlüsselbein. Ein Punkt ist auf ihrem Konzeptionsgefäß am Nabel und ein anderer etwa zweieinhalb Zentimeter rechts unten vom Nabel entfernt lokalisiert. Weitere Punkte, die für die Korrektur weniger wichtig sind, befinden sich auf dem Fußrücken etwa zweieinhalb Zentimeter hinter den Zehengliedern. Zwischen jedem Mittelfußknochen liegt ein Meridianpunkt, insgesamt vier in einer Reihe, und ein weiterer befindet sich an der Fußinnenseite.[11]

Mit zwei Fingern werden die Punkte am Nabel tief gedrückt oder massiert. Dieser Punkt findet für die »Switching«-Korrektur am häufigsten Verwendung. Die zwei Schlüsselbein-Punkte werden gleichzeitig mit Daumen und Zeigefinger gedrückt. Nach dem Ausbalancieren der Meridianpunkte wird der Test wiederholt. Eventuell müssen die Punkte mehrmals aktiviert werden, um die Kreisläufe ins Gleichgewicht zu bringen. Priscilla Kapel zufolge können anhaltende »Switching«-Zustände auf ernährungsbedingte Unausgewogenheiten oder auf die Toxizität von Metallen hinweisen. Ist diese »Switching«-Korrektur bei einer Frau einmal erforderlich, wird sie bei jeder weiteren Muskeltest-Sitzung vorzunehmen sein. Wenn die Störung auf die Umgebung zurückzuführen ist, kann es genügen, sie im Freien zu testen.

Falls die zu testende Frau am Test nicht aktiv teilnehmen kann oder falls es schmerzhaft für sie ist, wenn die

## »Switching«-Korrekturen

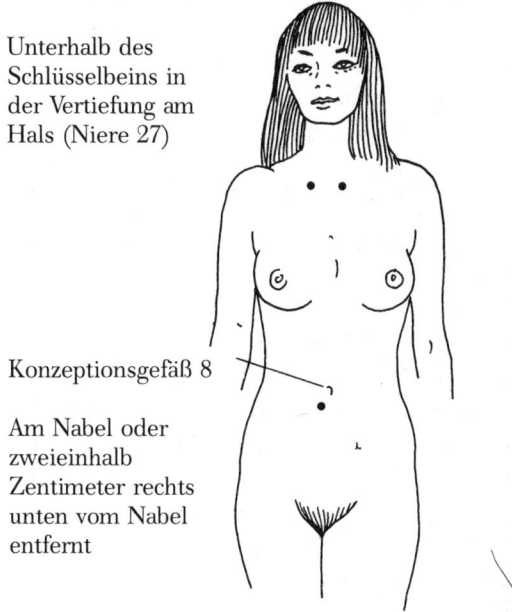

Unterhalb des
Schlüsselbeins in
der Vertiefung am
Hals (Niere 27)

Konzeptionsgefäß 8

Am Nabel oder
zweieinhalb
Zentimeter rechts
unten vom Nabel
entfernt

Milz 3

Testerin ihren Arm nach unten drückt, kann sie trotzdem mit Hilfe einer Stellvertreterin getestet werden. Dieser sogenannte Surrogattest ist auch hilfreich in der Arbeit mit Tieren oder Kleinkindern. Beim Surrogattest fungiert eine dritte Frau als Stellvertreterin. Sie legt ihre linke Hand auf die zu testende Frau, während die Testerin ihren anderen ausgestreckten Arm herunterdrückt, um eine Antwort zu erhalten. Ihr Kontakt mit der ersten Frau ist wichtig, da sie dadurch deren Energiemuster auf sich überträgt. So wird beispielsweise eine Heilpflanze, die getestet werden soll, in die Hand der Frau gelegt. Jetzt berührt die Stellvertreterin die Frau. Wenn die Heilpflanze die Frau stärkt, hält der Arm der Stellvertreterin dem Druck der Testerin stand. Bevor der Surrogattest durchgeführt wird, sollte die Stellvertreterin selbst »stark« testen. Sie darf sich nicht in einem »Switching«-Zustand befinden, und sie muß die Frau, die sie ersetzt, berühren. Wenn es beim Testen um einen bestimmten Muskel oder eine bestimmte Position geht, wie es in der Angewandten Kinesiologie der Fall ist, berührt die Stellvertreterin mit ihrer empfangenden Hand die Frau an dieser Stelle und streckt ihren anderen Arm zum Testen aus.[12]

Mit dem Muskeltest kann der Ki-Fluß durch die Chakren einer Frau überprüft werden. Teste zunächst nur ihren Arm. Er sollte stark testen. Führe nötigenfalls die »Switching«-Korrektur durch. Während ihre freie Hand auf ihrem Wurzelzentrum liegt, testest du mit ihrem anderen Arm. Überprüfe so jedes Chakra der Reihe nach, um Ki-Blockaden oder ein unausgewogenes Zentrum zu lokalisieren. Wenn ein Chakra schwach ist (mit Nein testet), kräftige es durch Anwendung der entsprechenden Körperreflexologie-Punkte oder mit einem anderen Chakrenausgleich-Verfahren. Teste erneut.

Der Kinesiologe John Diamond konzentriert sich bei diesem Chakrenverfahren auf das Herzzentrum, die Thymusdrüse.[13] Bei einer schwachen Thymusdrüse ist das Immunsystem der Frau schwach oder nicht aktiv genug. Diese Reaktion kann die Folge von Streß sein. Er weist nach, wie der Thymus durch mehrmaliges leichtes Klopfen auf das Brustbein gestärkt oder aktiviert werden kann. Der Armmuskel testet, zumindest eine gewisse Zeit, »stark«. Der entscheidende Punkt in seiner Arbeit ist der, daß jeder Stimulus, bei dem der Arm nachgibt (ihn schwächt), auch den Thymus beziehungsweise das Herz-Chakra schwächt und daß durch das Klopfen die Drüse gestärkt wird. Diese Aktivierung des Chakras kann jederzeit durchgeführt werden. Wenn die Testerin zu der Frau sagt: »Ich liebe dich« und daraufhin den Thymus erneut testet, hält der Arm der Frau stand.

Es gibt zwei Gründe, um über diesen Test zu schreiben. Einer der Gründe ist, die Wichtigkeit des Thymus für die weibliche Gesundheit hervorzuheben. Der Thymus reguliert einen Großteil des Immunsystems des Körpers und produziert die für die Abwehr gegen Infektionen, Krebs und AIDS so wichtigen T-Zellen. Das weibliche Wohl-Befinden hängt vom einwandfreien Funktionieren dieses Systems ab, und wenn das System durchweg »schwach« testet, ist eine Korrektur erforderlich. Auf das Brustbein zu klopfen oder die Äußerung »Ich liebe dich« sind lediglich Hilfsmaßnahmen. Stelle mit dem Muskeltest oder dem Pendel die Ursache für den schwachen Thymus fest – handelt es sich um Streß, falsche Ernährung, die Umgebung, emotionale Faktoren? Und finde heraus, welche Veränderungen vorgenommen werden müssen, damit eine Stärkung eintritt – sind es Vitamine, ein bestimmtes Nahrungsmittel, Mineralwasser anstatt Leitungswasser, eine neue Liebe, ein neuer Job?

Der andere Grund liegt darin, daß dieser Test auf einfache, sehr einfache Weise eine kinesiologische Behandlung veranschaulicht. In der Angewandten Kinesiologie wird ein Organ oder ein Muskel getestet und beim Vorliegen einer Schwäche eine Korrektur mittels Bewegung oder Polarity durchgeführt. Die dem zugrunde liegende Theorie besagt, daß jeder Hauptmuskel – wie jeder Meridian – mit einem Organ in Verbindung steht, und wenn ein Muskel »schwach« testet (Nein), wahrscheinlich ein Ki-Mangel in dem entsprechenden Organ vorliegt.[14] Während beim Muskeltesten nur ein Arm, der mittlere Teil des Deltamuskels, als Indikator verwendet wird, werden in der Angewandten Kinesiologie über hundert Muskelpunkte am Körper in den verschiedensten Körperpositionen getestet. Die getestete Frau liegt gewöhnlich auf einer Massageliege, und die Anwenderin plaziert ihren Arm oder ihr Bein in bestimmte Positionen und sagt ihr, wie und wann sie während des Testens halten soll. Erweist sich ein Muskel beim Testen als schwach, bedient sich die Anwenderin verschiedener Korrekturverfahren, wie Polarity, Akupressur oder chiropraktischer Manipulationen. Nach erfolgreicher Korrektur testet der Muskel »stark«.

Für die Ausübung der überaus komplizierten Angewandten Kinesiologie ist ein gründliches Wissen über die Physiologie und die Muskeln des Körpers erforderlich. In der chinesischen Medizin war die Voraussetzung für diese Arbeit die Kenntnis des Meridiansystems einschließlich einer großen Anzahl von Punkten auf jedem der vierzehn oder zwanzig Meridiankanäle. Angewandte Kinesiologie wird heute im Westen überwiegend von Chiropraktikern ausgeübt, und sie ist eine nützliche und wunderbare Erfahrung. Im Gegensatz zu dem Kraftaufwand, den viele Chiropraktiker beim Einrenken einsetzen, ist die Behandlung bei einem kinesiologisch arbeitenden Chiropraktiker sehr sanft. Hierbei wird ein Energiepunkt gegenüber einem anderen ausbalanciert, so daß ein verschobener Knochen sich wie von selbst in die richtige Position zurückbewegt. Es liegt auf der Hand, daß dieses Verfahren für ein Buchkapitel zu umfangreich ist, aber der Muskeltest und seine Anwendungsmöglichkeit für den Chakrenausgleich und das Austesten von Stimuli bilden einen Anfang. Bei der Gesund-durch-Berühren-Methode, die in verschiedenen Teilen der USA in Kursen erlernt werden kann, handelt es sich um Angewandte Kinesiologie. [Kurse finden auch in Deutschland statt. A.d.Ü.] Diese leider sehr teuren Kurse sind Frauen, die sich dafür interessieren, zu empfehlen.

Im folgenden werden einige Korrekturmöglichkeiten für einen »schwach« testenden Muskel oder einen Schmerzbereich vorgestellt. Bei den Korrekturen, die sich auf die Meridianlinien beziehen, handelt es sich im wesentlichen um Akupressur. Um die Beispiele anzuwenden, lokalisiere die zu massierenden Punkte und überprüfe mit dem Muskeltest, ob sie schwach oder stark sind. Testet ein Punkt schwach, wird er mit Massage oder Druckausübung ausbalanciert. Nach der Bearbeitung der angegebenen Meridianpunkte wird der Test wiederholt. Zum Testen einer Position hältst du deine empfangende Hand auf die entsprechende Stelle, während die Testerin deinen anderen ausgestreckten Arm nach unten drückt. Neben einigen möglichen Ursachen werden eine Reihe von Heilkräutern, Vitaminen sowie Lebensmitteln angeführt, die zur Heilung des jeweiligen Un-Wohlseins beitragen können. Überprüfe alle empfohlenen Mittel mit dem Muskeltest, und nenne dessen Bezeichnung laut, falls kein Muster zur Verfügung steht, um herauszufinden, welches im Einzelfall eine Stärkung bewirkt. Die Anwendung einer Affirmation bei jedem Heilungsvorgang und jeder Korrektur kann nützlich sein. Affirmationen findest du in Louise Hays *Gesundheit für Körper und Seele* (München, Heyne, 1989) und in jeder beliebigen anderen Quelle. »Ich bin stark und gesund und werde geliebt« ist ein Beispiel dafür.

Die folgenden Muskeltest-Punkte, Massagepositionen und Heilkräuter- sowie Vitaminempfehlungen für die verschiedenen Beschwerden sind dem vom Biokinesiology Institute herausgegebenen Buch *Muscle Testing: Your Way to Health*, (Shady Cove, OR, Biokinesiology Institute, 1982) entnommen. Ich lehne zwar die in diesem Buch vertretene patriarchale, selbstgefällige Haltung strikt ab, aber meines Wissens ist es das einzige zur Zeit auf dem Markt erhältliche Buch, in dem die Angewandte Kinesiologie für Laiinnen zur Selbsthilfe einfach dargestellt wird. Die Angewandte Kinesiologie ist ein Bereich, über den weitere Informationen für die Laiin dringend notwendig sind, und sie ist ein Bereich von großem Potential für die weibliche Heilkunst. Die meisten Kinesiologen sind Chiropraktikerinnen – will eine von euch nicht ein Lehrbuch für uns Laiinnen schreiben? Für die Heilung sind zwei Frauen notwendig: die eine wird getestet und erhält die Meridiankorrekturen, während die andere testet und massiert/akupressiert. Die zu heilende Frau möchte vielleicht die Stellen, die sie erreichen kann, selbst massieren.

Bei wiederkehrenden **Kopfschmerzen** teste die Muskeln am oberen Rücken entlang der Wirbelsäule zwischen Schulterblättern. Wenn sie »schwach« testen, bearbeite die Akupressurpunkte von den Schulterblättern aufwärts bis zum Halsansatz. (Diese Punkte werden auch in der Shiatsu-Sequenz angewendet.) Teste wieder. Als mögliche Ursache teste aus, ob eine Allergie gegen Vitamin $B_5$ (Pantothensäure), Tomaten, Kokosnuß, Kantalupe besteht. Empfohlene Heilmittel sind Vitamin-C-Komplex, Mineral-Komplex, Honig, die Rinde oder die Blätter der Silberweide.[15] Überprüfe mit dem Muskeltest die Reaktion der Frau auf die einzelnen Substanzen und folge den entsprechenden Hinweisen. Falls durch das Testen eine Allergie als Ursache ermittelt wird, sollte das bestimmte Nahrungsmittel vom Speiseplan gestrichen werden. Wenn ein Nahrungsmittel, Heilkraut oder Vitamin dich stärken kann, probiere es aus und beobachte seine Wirkungsweise.

Falls die Kopfschmerzen hinter den Augen auftreten oder bei sinogenen Kopfschmerzen teste die vorderen und seitlichen Muskeln am Hals und massiere sie fest, aber sanft, wenn sie »schwach« testen. Mögliche Ursachen sind eine Allergie gegen Polyvinylchlorid (PVC) oder den Schaumstoff in Schaumstoffmatratzen, ein empfindlicher Nerv oder ein Loch im vordersten Backenzahn unten. Mögliche Heilmittel sind Vitamin A, Vitamin-B-Komplex, $B_{12}$, Zellsalze oder Kaliumjodid.[16] Vitamin-B-Komplex kann besonders wirksam sein.

Wenn es sich um Frontalkopfschmerzen handelt, teste die Muskeln, die vom Nacken neben der Wirbelsäule zum Schädel verlaufen. Eine Allergie gegen die Vitamine A, E oder F sowie gegen Sojaprodukte, Salbei, Honig oder Pankreatin ist möglich. Als empfohlene Heilmittel sollten Eisen, Mineral-Komplex, Pankreatin, Zellsalze, B-Komplex, Bierhefe und Süßholz ausgetestet werden.[17] Wenn diese Muskeln angespannt sind, kann eine Akupressur-Nackenbehandlung Wunder wirken. Bearbeite die Punkte auf den Muskeln, die am Nacken aufwärts verlaufen und teste wieder.

Bei **Hypoglykämie** teste eine Stelle in der Mitte der

Arminnenseite etwa ein Drittel von der Ellbogenfalte entfernt. Wenn diese Position schwach testet, suche den Akupressur-Meridianpunkt und löse die Blockierung. Dieser tief sitzende Punkt muß fest gedrückt werden. Andere Punkte liegen auf der Körpermittellinie vom Nabel zum Brustbein (massiere sie aufwärts), und an der Außenfläche des Oberarms, die abwärts massiert werden. Ebenfalls am Nacken aufwärts und an der Innenseite des Unterarms abwärts. Teste wieder, nachdem du die blockierten Punkte gelöst hast. Empfohlene Heilmittel sind Vitamin-E-Komplex, Vitamin $B_{12}$, Vitamin F, Kelp, Lecithin, Mineral-Komplex, Zellsalze, Adzukibohnen und Sojaeiweiß-Pulver.[18] Pantothensäue ($B_5$) wird hier zwar als Mittel mit einer möglichen allergischen Reaktion erwähnt, aber gleichzeitig als wichtiges Mittel zur Heilung von Hypoglykämie hervorgehoben. Bei Frauen habe ich selten schwere Vitaminallergien erlebt, aber gelegentlich Unverträglichkeiten gegen die bei der Herstellung von Vitaminpräparaten verwendeten Bindemittel. Teste verschiedene Marken.

Bei **hohem Blutdruck** werden mit dem Muskeltest die Muskeln am Steißbein, indem zwischen Wirbelsäule und Hüftknochen gedrückt wird, und ferner die Muskeln am oberen Rücken bis zum mittleren Nacken zu beiden Seiten der Wirbelsäule überprüft. Wenn eine der Positionen schwach testet, bearbeite die Akupressurpunkte und teste wieder. Empfohlene Heilmittel sind die Vitamine $B_6$, $B_{12}$, E, F, Kelp, Lecithin, Mineral-Komplex, Kalium, Zink, Cayenne, Ingwer, Honig, Akelei, Papayasamen, Rotklee und Yucca.[19] Zu empfehlen sind auch Dong Qai [Angelika- oder Engelwurz] und Kyolic [Geruchloses Knoblauchkonzentrat aus Japan in Form von Perlen oder Kapseln].

Bei **Menstruationsschmerzen** oder unregelmäßigen

Zyklen sowie problematischen Wechseljahren teste den Druckpunkt am muskulösen Ballen zwischen Handgelenk und unterem Daumengelenk. Bearbeite die empfindlichen Reflexpunkte, dann teste wieder. Überprüfe die Reflexpunkte für Schild-, Hirnanhang- und Zirbeldrüse an der Hand. Zum Austesten werden E-Komplex, Lecithin, PABS und Zink empfohlen.[20] Probiere auch Dong Qai und Himbeerblätter aus.

Bei Eierstock- oder Gebärmutter**zysten** sowie Schmerzen an diesen Organen teste den Meridianpunkt am Tragus, dem Vorsprung vor der Vertiefung des Gehörgangs, und bearbeite den Reflexpunkt, wenn er »schwach« testet. Empfohlene Heilmittel sind Vitamin $B_6$, E-Komplex, Lecithin, Mineral-Komplex, Pankreatin und krauser Ampfer.[21] Überprüfe auch Rotklee mit Veilchenblättern.

Bei **Pilzinfektionen** teste eine Stelle direkt oberhalb des Knies an der Außenseite. Bei schwachem Testergebnis suche einen Akupressurpunkt etwa 15 $1/2$ Zentimeter oberhalb des Knies. Massiere den Punkt und wiederhole den Muskeltest. Bearbeite auch die Nebennieren- und Schilddrüsenreflexe. Teste Kalzium und PABS als empfohlene Heilmittel.[22] Überprüfe auch Kyolic, Dong Quai und Acidophilus.

Bei **Halsentzündungen** werden die Muskelpositionen an den Seiten unterhalb des Kiefers und von der Mitte des Brustbeins zur Schulter getestet. Massiere auch den gesamten Halsbereich in kreisförmigen Bewegungen, und teste die Oberschenkel-Position oberhalb des Knies, die für die Eierstockbehandlung verwendet wird. Wenn einer dieser Punkte »schwach« testet, bearbeite die Meridianreflexe und teste erneut. Massiere den Hals unterhalb des Kiefers tief, aber sanft. Besonders die Kieferpunkte können sehr empfindlich sein. Überprüfe eine mögliche Allergie gegen Honig, Feigen oder Rosinen. Empfohlene Heilmittel zum Austesten sind Lecithin, E-Komplex, Mineral-Komplex, Ahornsirup, PABS und Kalzium. Bei Mandelentzündungen überprüfe Meridianpunkte, die auf Hüfthöhe von der Wirbelsäule beidseitig zu den unteren Rippen verlaufen. Teste zusätzlich zu den oben erwähnten Heilmitteln Vitamin $B_{12}$, Zink und Zellsalze, und überprüfe eine mögliche Allergie gegen Knoblauch, Vitamin A, Eisen oder $B_6$.[23] Knoblauch (Kyolic) als eines der wichtigsten Heilmittel gegen chronische Mandel- und Halsentzündungen sollte auch getestet werden. Finde heraus, was dich stärkt und was dich schwächt. Dies ist nur eine sehr knappe, laienhafte Einführung der Angewandten Kinesiologie in die weibliche Heilkunst.

Die zuweilen schwierige Frage, welche Vitamine oder Mineralien im Einzelfall benötigt werden, kann durch den Muskeltest mit resonanten Punkten gelöst werden. Resonante Punkte sind Stellen im aurischen Feld, Meridianpunkte, die – in diesem Beispiel – Vitamin-Positionen anzeigen. Diese Punkte werden mit einer Hand gehalten, während mit dem anderen Arm der Muskeltest durchgeführt wird. Bei einem Vitamin- oder Mineralstoffmangel gibt der Muskel nach. Das Ergebnis wird mit dem Muskeltest nochmals überprüft, indem das entsprechende Vitamin- oder Mineralstoffpräparat in die empfangende Hand der Frau oder in ihren Mund gelegt wird. Wenn der Muskel »stark« testet, ist das Präparat positiv und stärkt sie.[24] Vor dem Testen werden die Meridiane durch Druckausübung auf die Schlüsselbeinenden an beiden Seiten des Hals-Chakras oder auf den Nabel ins Gleichgewicht gebracht. Eine kurze kräftige Massage sollte genügen.

Nimmt die Frau bereits Vitamine ein, können diese in

## Nährstoffreflexe für den Muskeltest

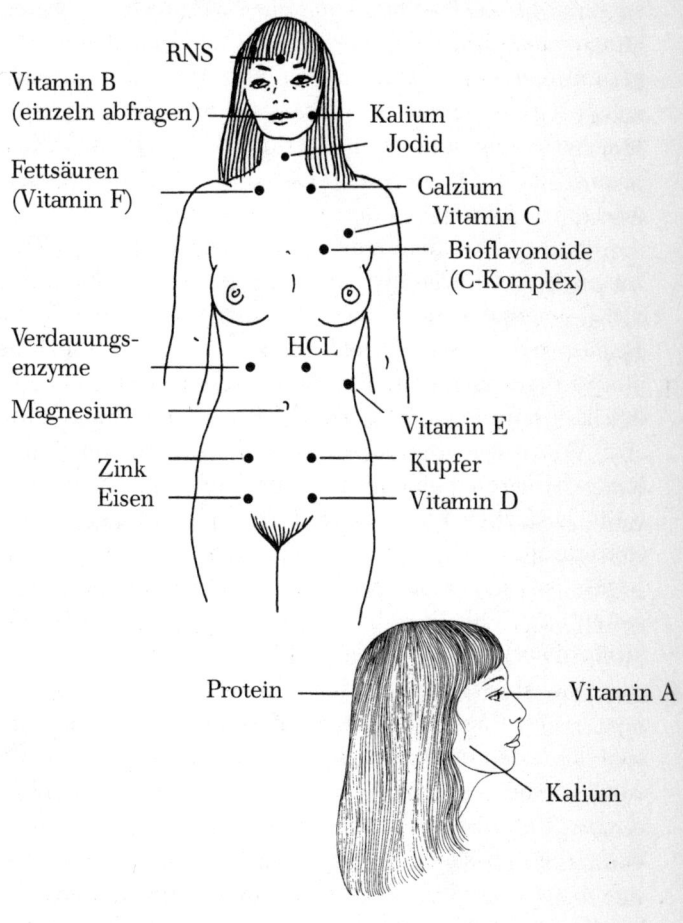

der Test-Sitzung überprüft werden. Wenn sie bei einem Vitamin »schwach« testet, aber aus dem Nährstoffreflex-Test hervorgeht, daß sie es braucht, kann es an der Marke oder der Dosis liegen, die für sie ungeeignet ist. Vielleicht rührt das Problem von dem Bindemittel oder dem Drageemantel her, den übrigen Bestandteilen in den Vitaminpräparaten. Wenn sie bei einem Vitamin »schwach« testet, für das ein anderes Vitamin oder ein Mineralstoff zur Umsetzung notwendig ist (zum Beispiel benötigt Calcium Vitamin D), teste den Co-Nährstoff, da an diesem ein Defizit vorliegen kann.

Der Testpunkt für Vitamin B liegt auf der Zunge. Zum Testen legt die Frau also ihren Finger in den Mund. Da die B-Gruppe viele Vitamine umfaßt, wird jedes laut ausgesprochen und einzeln getestet, während die Frau ihren freien Finger auf den Vitamin-B-Testreflex hält. Zu den B-Vitaminen zählen $B_1$, $B_2$, $B_3$, $B_5$, $B_6$, $B_{12}$, $B_{13}$, $B_{15}$ und $B_{17}$ sowie Biotin, Cholin, Inosit, Folsäure und PABS.[25] Liegt bei einem dieser Vitamine ein Mangel vor, sollte zusätzlich ein Vitamin-B-Komplex eingenommen werden.

Für das Testen auf Nahrungsmittel-Überempfindlichkeiten empfiehlt Priscilla Kapel einen Besuch im Supermarkt. Die Frau berührt eine Ware mit der einen Hand, während ihre Freundin ihren anderen ausgestreckten Arm testet. (Wenn du glaubst, daß ein Pendel Stirnrunzeln und Bemerkungen in einem Geschäft hervorruft, dann versuche es mit dieser Methode.) Testet alle Nahrungsmittel, die die Frau kauft und zu sich nimmt. Eine Ware, die in frischer Form »schwach« testet, wird in konservierter, tiefgefrorener Form usw. überprüft. Eine Allergie gegen Mais oder Weizen kann in natürlicher Form leichter aufgedeckt werden, als wenn die Substanz Bestandteil eines Lebensmittelproduktes ist. Diese Stoffe sind nicht immer leicht zu vermeiden, aber ihre Streichung vom Speiseplan kann einen wichtigen Teil der Heilung darstellen. Frauen mit multipler Sklerose sollten insbesondere auf Weizen-/Glutenallergien und Frauen mit Asthma auf Getreide-Überempfindlichkeit getestet werden.

Allergie-Auslöser, die besonders beobachtet und getestet werden sollten, sind Weizen, Mais, Milch, Eier, Hefe, Zucker, weißes Mehl, Schokolade, Nahrungsmittelzusätze und -farben. Eine Allergie kann periodisch auftreten, einmal testet sie »schwach« und beim nächsten Mal »stark«. Beim Testen einer Substanz visualisiere, wieviel du davon ißt, damit dein Unterbewußtsein eine bessere Vorstellung davon erhält, worauf es reagieren soll. Ein paar Nüsse können einer Frau nichts ausmachen, während sie bei einer Tasse voll Nesselausschlag bekommt. Die Körperaura durchdringt die meisten Verpackungen, auch wenn Pappe sie ein wenig zu verlangsamen scheint.[26] Angesichts der Menge an Chemikalien, Zusätzen und Konservierungsstoffen in den meisten verpackten Nahrungsmitteln ist die Aufdeckung von Allergien nicht überraschend.

Dieses Kapitel gibt nur einen sehr kurzen Überblick über die Angewandte Kinesiologie, den Muskeltest und die Pendelarbeit. Die Möglichkeiten dieser Heilmethoden sind fast unbegrenzt. Der Laiin stehen erstaunlich wenig schriftliche Informationen über diese Bereiche zur Verfügung, während für den fortgeschrittenen Anwender einige hervorragende und sehr komplexe Bücher über Angewandte Kinesiologie auf dem Markt erhältlich sind.

Dieses Kapitel verknüpft die Körperarbeit-Techniken /Methoden, die von außen auf die Aura einwirken, mit den Methoden, die Ki von innen beeinflussen. Die Methoden wirken auf das Meridiansystem derart ein, daß sich das Wissen der nichtphysischen Aurakörper der Frau mit ihrem Bewußtsein und ihrer physischen Ebene verbinden. Pendeln, Muskeltesten und Angewandte Kinesiologie stellen eine große Hilfe dar, um eine Entscheidung zwischen mehreren Möglichkeiten zu treffen. Durch ihre Anwendbarkeit als diagnostisches Werkzeug wird die Entscheidung erleichtert, welche Vitamine, Heilkräuter, homöopathische Mittel oder Blütenessenzen für die individuellen Heilungsbedürfnisse einer Frau angebracht sind, und sie kann den Fortschritt und die Veränderungen verfolgen, die während der Einnahme der jeweiligen Heilmittel eintreten.

## Anmerkungen

1. John Thie, DC: *Touch For Health*, (Marina del Rey, CA, DeVorss and Co. Publishers, 1979), S. 6. (Dt. *Gesund Durch Berühren*, Basel, [Sphinx], 1993, 9. Aufl.) Diese Zahlen sind in den vergangenen zehn Jahren stark angestiegen. (Das Zitat ist in der deutschen Ausgabe nicht enthalten. A.d.Ü.)
2. Mit Diät ist dein Speiseplan gemeint. Ich befürworte keinesfalls die Idee von Reduktionsdiäten.
3. Greg Nielsen and Joseph Polansky: *Pendulum Power*, (Rochester, VT, Destiny Books, 1987), S. 16. (Dt. *Die Magie des Pendels*, München, [Heyne], 1978/87.)
4. Anya Fields: *Dowsing Dykes*, (Milwaukee, WI, Crystal Revelations, 1982). S. 14–15.
5. Greg Nielsen and Joseph Polansky: *Pendulum Power*, S. 38-41. (Dt. *Die Magie des Pendels*.)
6. Diese Sequenz ist aus Anya Fields: *Dowsing Dykes*, S. 27–29. Auch in Nett Hart and Lee Lanning: *Awakening*, (Minneapolis, Word Weavers, 1987), S. 139.
7. *Ebd.*, S. 29.
8. Priscilla Kapel: *The Body Says Yes*, (San Diego, CA, ACS, Publications, 1981), S. 3–4.

9. John Diamond, MD: *Your Body Doesn't Lie*, (New York, Warner Books, 1979), S. 7–10. (Dt. *Der Körper lügt nicht.* Freiburg, [Verlag für Angewandte Kinesiologie], 1993, 9. Auflage.)
10. Biokinesiology Institute, *Muscle Testing: Your Way to Health*, (Shady Cove, OR, Biokinesiology Institute, 1982), S. 9–10.
11. Priscilla Kapel: *The Body Says Yes*, S. 27–48.
12. *Ebd.*, S. 53–56.
13. John Diamond, MD: *Your Body Doesn't Lie*, S. 42 ff. (Dt. *Der Körper lügt nicht.*)
14. *Ebd.*, S. 32.
15. Biokinesiology Institute, *Muscle Testing: Your Way to Health*, S. 49.
16. *Ebd.*, S. 50 und 55.
17. *Ebd.*, S. 51–52.
18. *Ebd.*, S. 63–65.
19. *Ebd.*, S. 32–33.
20. *Ebd.*, S. 72.
21. *Ebd.*, S. 75.
22. *Ebd.*, S. 94.
23. *Ebd.*, S. 88–89 und 92.
24. Priscilla Kapel: *The Body Says Yes*, S. 42-47.
25. *Ebd.*, S. 45–46.
26. *Ebd.*, S. 47–48.

*Kapitel 7*

# Vitamine und Mineralstoffe

Vitamine und ihre heilende Wirkung wurden erst sehr spät entdeckt, und Vitamine stellen wahrscheinlich die am meisten kommerzialisierte und umstrittenste Heilmethode dar. Nachdem im Jahr 1906 die lebenswichtige Funktion der Vitamine erkannt wurde, gelang es 1915 zum erstenmal, ein Vitamin zu isolieren – und zwar konnte ein fettlösliches Nahrungselement bestimmt und aus Butter, Eigelb und Fischleber und ein wasserlösliches aus Weizenkleie gewonnen werden. 1920 wurde die fettlösliche Substanz »Vitamin A« und die wasserlösliche »Vitamin B« genannt, einfach um die beiden zu unterscheiden. Erst 1956 identifizierte man die restlichen Vitamin $B_1$, $B_2$ usw. Alle weiteren Vitaminarten wurden bei ihrer Entdeckung, das Alphabet fortführend, mit Buchstaben versehen und Vitamin C, D, E, F, K, P und U genannt.[1]

Diese Substanzen, von denen man nur wußte, daß sie verschiedene Krankheiten verhinderten, blieben lange Zeit chemische Rätsel, bis man 1933 erstmals die Struktur von Vitamin A entschlüsselte. So war Vitamin C der Anti-Skorbut-Faktor, der Vitamin B-Komplex die Anti-Beriberi-Substanz und Vitamin D das Anti-Rachitis-Element. Seit 1907 war zwar bekannt, daß diese Substanzen mit der Ernährung zu tun hatten (Wissenschaftler hatten schon vorher nach den Erregern dieser Krankheiten gesucht), aber aufgrund der winzigen Mengen, um die es hier ging, und der Schwierigkeit, sie zu isolieren, wurde ihre Beschaffenheit lange Zeit nicht untersucht. Erst 1933 wurde die chemische Struktur von Vitamin A erkannt und 1947 das Vitamin zum erstenmal synthetisch hergestellt.[2] Seitdem konnten fast alle Vitamine synthetisch hergestellt werden. Dies bildete die Grundlage für die Vitamin-/Reformkostindustrie und die weitreichende Verfügbarkeit von Vitaminen und Mineralstoffen. Die Mineralstoffe, die von immer größerer Bedeutung sind, wurden erst später entdeckt.

Noch heute ist über Vitamine nicht allzuviel bekannt. Einige als Vitamine geführte Substanzen sind womöglich gar keine (PABS, Inosit, die Vitamin-P-Bioflavonoide, Pangamsäure/Vitamin $B_{15}$, Vitamin $B_{13}$ und Coenzym Q)[3], während andere große Kontroversen über ihr Wesen und ihre Eigenschaften ausgelöst haben (Vitamin $B_{17}$/Laetrile als Wirkstoff gegen Krebs, Vitamin U gegen Geschwüre). Wahrscheinlich gibt es Vitamine, die noch gar nicht entdeckt wurden. Im allgemeinen herrscht Übereinstimmung darin, daß die Federal Food and Drug Administration [FDA; die amerikanische Gesundheitsbehörde, der alle Zulassungen von Medikamenten unterliegen, A.d.Ü.] für das Fehlen systematischer Forschungen und ernsthafter Untersuchungen in den Vereinigten Staaten verantwortlich ist – die höchst gewinnbringenden und Wucher treibenden Pharma- und Nahrungsmittelindustrien hinter sich.

Die Aufgabe der FDA ist es, zu verhindern, daß der Mensch durch Nahrungsmittel oder zum menschlichen Verzehr bestimmte Arzneimittel zu Schaden kommt bzw. durch eine falsche Darstellung (z. B. der Inhaltstoffe) auf der Verpackung und in der Werbung irregeführt wird.

Vitamine tun viel Gutes und sind selten schädlich. Lediglich bei drei Vitaminen besteht die Gefahr einer Überdosierung, das sind die Vitamine A, D und K. Vitamin K wird nur in ganz speziellen Fällen verwendet und ist auch nur auf Rezept erhältlich; die Folgen einer Überdosierung von Vitamin A und D werden maßlos übertrieben — sie verschwinden, sobald die Vitamine wieder abgesetzt werden. Bei allen anderen Vitaminen, einschließlich des fettlöslichen Vitamins E, wird der Überschuß vom Körper problemlos wieder ausgeschieden. Toxische Wirkungen bei Mineralstoffen kommen selten vor.

Vitamine und Mineralstoffe sind natürliche Substanzen (wie Heilpflanzen auch) und können als solche nicht patentiert werden. Da kontrolliert nun die gigantische (und nicht unbedingt ehrliche) Arzneimittelindustrie den Gesundheitsmarkt mit patentierten Pharmazeutika, die zu überhöhten Preisen verkauft werden können, und sieht sich zu ihrem Leidwesen außerstande, die Vitamine zu patentieren oder zu kontrollieren. Und die Nahrungsmittelindustrie hat den Lebensmitteln in solchem Maße Vitamine und Nährstoffe entzogen und sie mit Chemikalien versetzt, daß ihr Nährwert kaum noch nennenswert ist. Verständlich, daß ihr nicht daran gelegen ist, daß bekannt wird, daß Vitamine für eine vollwertige Ernährung und zur Gesunderhaltung notwendig sind. Und so liegt es im Interesse beider Industrien, die Vitamine entweder vom Markt oder zumindest unter ihre Kontrolle zu bekommen (aufgelistet als Arzneimittel, auf die sie ein Monopol ausüben können). Dies ist der wahre Grund für den Druck, den die FDA auf die Vitamin- und Naturkostindustrien ausübt.

Die rigorose Unterdrückung der Vitamine, die in den 60er Jahren begann, sollte das öffentliche Interesse von ernsteren Gesundheitsproblemen ablenken, Problemen, die die FDA eigentlich unter Kontrolle haben *sollte*, aber nicht hatte. Zu der Zeit begann ein erster massiver Einsatz von Lebensmittelzusätzen, chemischen Konservierungs- und Farbstoffen in Lebensmitteln und Hormonen in Fleisch. Die Seuche der verarbeiteten Lebensmittel und Fast-Food-Produkte mit wenig oder gar keinem Nährwert breitete sich rasend schnell aus, und man begann, die Nebenwirkungen und verheerenden Folgen von Medikamenten zu durchschauen.

Viele Kritiker beschuldigten die FDA, die Vitamindebatte nur als Ablenkungsmanöver zu benutzen, um sich nicht mit ernsteren Angelegenheiten wie Arzneimittelsicherheit und irreführenden Angaben auf Lebensmittelverpackungen befassen zu müssen. Bei einer Untersuchung dieser anderen, wichtigeren Probleme hätte man ja zu vielen Großunternehmen auf die Zehen treten müssen, sagten die Kritiker. Daher bediente sich die FDA der Vitaminkontroverse (welche, wie sie wußte, große Aufmerksamkeit erregen würde), um sich selbst als tatkräftige Behörde hervorzutun, die sich dem öffentlichen Wohlergehen verschrieben hat.[4]

Eines dieser Probleme war die steigende Zahl von Hormonbehandlungen bei Frauen. Die FDA war bereits 1960 darüber informiert, daß die Einnahme von Hormonen während der Schwangerschaft kongenitale Schädigungen zur Folge haben konnte, und schon 1962 gab es die ersten Warnungen, daß die Pille Venenentzündungen verursacht. 1965 wurde über die ersten Todesfälle durch das Intrauterinpessar berichtet, und in den 60er Jahren wurde mit Östrogen-Ersatz-Behandlungen begonnen – zum größten Teil ungetestet –, die sich später in höchstem Maße als krebserregend erwiesen.[5] Die Tragödie der Contergankinder sowie die Erkrankung an Vaginalkrebs bei Frauen, deren Mütter zur Verhinderung einer

Fehlgeburt DES [Diethylstilboestrol, ein nichtsteroides Östrogen, A.d.Ü.] eingenommen hatten, wurden später bekannt. Auch der Anstieg von un- oder nur halbgetesteten (oder nur in firmeneigenen Laboratorien getesteten) Medikamenten auf dem Markt, deren Nebenwirkungen und Gefahren später entdeckt wurden, wurde von der FDA nicht untersucht. Statt dessen wurden die Vitamine attackiert. Jede Frau sollte Women and the Crisis in Sex Hormones (New York, Rawson Associates, 1977) von Barbara und Gideon Seaman auf ihre Liste der Pflichtlektüre zum Thema dieser tödlichen Medikamentenschlampereien setzen.

Währenddessen begann die FDA in den 60er Jahren ihren Feldzug gegen die Vitamine. Zuerst, auf der Grundlage unzureichender ernährungswissenschaftlicher Forschungen, wurde ein gesetzlicher sogenannter täglicher Mindestbedarf (Minimum Daily Requirement, MDR) festgesetzt, der nicht überschritten werden sollte. Gleichzeitig wurden eine Anzahl von Beschränkungen hinsichtlich Dosierung, Vertrieb und Informationsverbreitung für Vitamin- und Mineralstoffpräparate verfügt, die noch heute bestehen. 1968 wurde der tägliche Mindestbedarf durch die sogenannte Empfohlene Tägliche Menge (Recommended Daily Allowance, RDA) ersetzt, und diese wiederum wurde 1974 von der Empfohlenen Verzehrmenge (Recommended Dietary Allowance, auch RDA abgekürzt) abgelöst.[6] Jede Empfehlungstabelle senkte die gesetzlich erlaubten Mengen für jedes Vitamin, und die Grenzen sind nun so niedrig, daß sie gänzlich ohne Bedeutung sind. Europäische Länder folgten den Richtlinien der FDA. Somit kann ein Hersteller von industriell verarbeiteten Nahrungsmitteln damit werben, daß sein Produkt die empfohlene Menge von, sagen wir, Vitaminen des B-Komplexes enthält, während es in

Wirklichkeit nicht annähernd den zur Gesunderhaltung benötigten Tagesbedarf deckt. Oder er kann für ein Produkt damit werben, daß es 50 Prozent des Tagesbedarfs an Calcium, Vitamin D oder was auch immer deckt, es also sehr nahrhaft ist, während es tatsächlich nur sehr wenig Nährwert besitzt. Zudem werden auch synthetische Vitamine verwendet, die so gut wie wertlos sind.

Die Empfehlungen der FDA basieren darauf, welche Mengen eines Vitamins oder eines Mineralstoffs benötigt werden, um einer Mangelerkrankung vorzubeugen – beispielsweise wieviel Vitamin C gebraucht wird, um Skorbut zu verhindern – anstatt darauf, welche Mengen zur Erhaltung einer optimalen guten Gesundheit erforderlich sind. Die FDA behauptet zwar weiterhin, alle benötigten Vitamine könnten aus der Nahrung bezogen werden, leistet jedoch gleichzeitig der Wertminderung von Lebensmitteln auf verschiedenste Art und Weise Vorschub. Individuellen Kost- oder Gesundheitsbedürfnissen wird nicht im geringsten Rechnung getragen. Kennzeichnungsgesetze verhindern, daß eine Vitamin- oder Mineralstoffverpackung nicht nur den lapidaren Vermerk enthält, daß es sich um eine Nahrungsergänzung handelt, sondern darüber hinaus auch Angaben über Anwendungsbereiche. Parallel zur Einführung der RDA im Jahr 1974 beabsichtigte die Regierung ursprünglich, jedes Vitaminpräparat, das mehr als 150 Prozent der RDA enthielt, als Arzneimittel zu erfassen und es somit gesetzlich zu kontrollieren. Der Gesetzentwurf wurde abgelehnt, aber alle paar Jahre ist von erneuten Angriffen auf die Vitamine und die Naturkostindustrie zu hören. Die Grenzwerte und die niedrigen gesetzlichen Mengen, die die FDA für die meisten Vitamine festsetzte, sind nur ein Bruchteil der wirklichen Ernährungsbedürfnisse.

Wie gewöhnlich ziehen die Frauen den kürzeren im patriarchalen Establishment, und eine völlig sichere und nützliche Heilmethode wird falsch dargestellt.

Aufgrund meiner langjährigen Lektüre und Erfahrung bin ich davon überzeugt, daß jede Frau Vitamine braucht. Eben jene Industriezweige, die darauf hinarbeiten, die Vitaminindustrie zu unterdrücken, sind der eigentliche Grund dafür, daß Vitamine als Ergänzung zu der besten Nahrung, die frau heute finden kann, gebraucht werden. Die FDA-Propaganda und die ungenaue Kennzeichnung von Nahrungsmitteln sind besonders deshalb so tragisch, weil dadurch den weniger informierten Leuten, die Vitamine möglicherweise am nötigsten brauchen, diese Informationen vorenthalten werden und sie in dem Glauben gelassen werden, ihre wertlosen Fabriknahrungsmittel enthielten alles, was sie brauchen. Die nicht-weißen Armen, die Behinderten und Alten, Frauen und Kinder erhalten Fehlinformationen, die sich negativ auf ihre Gesundheit auswirken. Und da Vitamine weder Arzneimittel nach FDA-Standard noch Lebensmittel per Definition des US-Landwirtschaftsministeriums sind, werden ihre Kosten auch nicht von Medicaid [gemeinsames Gesundheitsfürsorgeprogramm der Staaten und der Bundesregierung für Bedürftige, A.d.Ü.] oder Medicare [Gesundheitsfürsorgeprogramm der Regierung, besonders für Bürger über 65, A.d.Ü.] übernommen oder durch Lebensmittelmarken gedeckt. Weil die meisten Armen Frauen sind, sind es in erster Linie Frauen und Kinder, die ernährungsmäßig benachteiligt werden.

Erst dadurch, daß das Patriarchat der Göttin Erde ins Handwerk pfuschte, wurden Vitaminergänzungen überhaupt erforderlich. In der Zeit der Matriarchate und Tausende von Jahren danach wurden Lebensmittel organisch, d. h. ohne chemische Düngemittel oder Insektizide, angebaut. Süßigkeiten wurden aus Honig gewonnen, nicht aus weißem Rohrzucker, und Getreideprodukte bestanden aus dem vollen Korn, nicht aus weißem Mehl oder weißem Reis. Krebs, Herzkrankheiten, Bluthochdruck, AIDS, multiple Sklerose und die meisten der anderen degenerativen Krankheiten, an welchen Frauen heutzutage sterben, waren in den zwanziger Jahren und noch später unbekannt oder sehr selten. Pflanzen, die auf guter Erde wachsen, sauberes Wasser erhalten und nicht mit Chemikalien vergiftet sind, enthalten wahrscheinlich auch heute noch alle Vitamine und Mineralstoffe, die frau braucht – wenn wir sie nur finden könnten. Das Problem ist, daß wir genau das nicht können. Die patriarchale Politik des Eroberns und Beherrschens hat uns eine global verschmutzte und mit Chemikalien versetzte Umwelt – Wasser, Luft und Boden – hinterlassen. Weißes Mehl und weißer Zucker, die Hauptnahrungsmittel der Amerikaner, sind bar jeden Nährwerts. Und doch verzehrt der Durchschnittsamerikaner 100 Pfund Zucker pro Jahr.[7] Und obwohl diese Nahrungsmittel keine Antwort auf den Welthunger sind, sind sie doch Teil der amerikanischen Hilfe für »unterentwickelte« Länder.

Es gibt eine Reihe von Gründen, warum frau sich mit dem heutigen Lebensmittelangebot nicht vollwertig ernähren kann, selbst wenn sie verarbeitete Produkte und Fast-Food-Artikel vermeidet und statt dessen rohes Gemüse, volles Getreide und eine insgesamt gesündere Kost wählt.

1. Felder, durch Mißbrauch und Raubbau ausgelaugt, sind die Norm geworden. Pflanzen, die in solcher Erde angebaut werden, weisen – trotz aller chemischen Düngung – nur geringen Nährstoffgehalt auf. Chemische

Düngemittel erzeugen größere Früchte, nicht jedoch einen höheren Nährwert.

2. Giftige Insektizide und chemische Düngemittel werden in der Landwirtschaft heutzutage weltweit eingesetzt. Sie hinterlassen Rückstände in den Pflanzen und im Boden und zerstören nützliche Organismen. Auf diese Weise wird der Boden noch weiter geschädigt, und es entsteht ein Teufelskreis, in dem immer mehr Chemikalien benötigt werden, um die gleichen Ernteergebnisse zu erzielen.

3. Viele Erzeugnisse werden geerntet und verschifft, bevor sie reif sind. Das Reifen an der Rebe oder am Baum ist aber notwendig, um den vollen Nährwert von Gemüse oder Obst zu erhalten.

4. Der Gebrauch von Farbstoffen, Wachs, Reinigungsmitteln, Emulgatoren, Bleichmitteln, etc. ist weit verbreitet. Es beunruhigt mich sehr, wenn meine Gurken so sehr gewachst sind, daß sie mir aus den Händen gleiten und grüne Flecken auf dem Boden des Spülbeckens hinterlassen. Ungefärbte Orangen sind nicht orangefarben, sondern gelb-grün; die meisten Frauen haben noch nie solche Orangen gesehen.

5. Weißer Zucker macht sage und schreibe ein Viertel der amerikanischen Kost aus und weist absolut keinen Nährwert auf.

6. Chemische Zusatzstoffe, Konservierungsmittel, Farbstoffe und synthetische Zusätze werden, obwohl schädlich und wertlos, willkürlich verwendet. Viele von ihnen werden als giftig eingestuft, aber die FDA kann sich nur langsam oder gar nicht durchringen, sie zu testen und ihren Gebrauch gesetzlich zu regeln. Über 1200 von der FDA zugelassene Produkte sind niemals auf ihre Sicherheit getestet worden. Erinnere dich doch nur an die Aufregung damals über Saccharin und Zyklamate![8]

Wenn du einen Inhaltsstoff auf der Verpackung nicht aussprechen kannst, ist es wahrscheinlich am besten, ihn auch nicht zu essen.

7. Immer größere Mengen Giftmüll, chemischer und industrieller Abfälle, die ins Wasser, in die Luft und in die Erde gelangen, führen zu immer höheren Schadstoffwerten der landwirtschaftlichen Erzeugnisse. Die Abgase der Autos, Busse, LKWs und Flugzeuge mit ihrem hohen Gehalt an Kohlenmonoxyd und Blei tun ein Weiteres. Die gesetzlichen Auflagen an die Industrie, um diese Verschmutzung zu stoppen, sind zu lasch, um etwas zu bewirken.

8. Radioaktive Strahlung und Abfälle aus Nuklearversuchen und -unfällen und aus Atomkraftwerken gelangen in den Boden und in Pflanzen, die darauf angebaut werden.

9. Man beginnt jetzt auch mit der geplanten Bestrahlung von Lebensmitteln, einschließlich Gewürzen, Kräutern, Körnern, Obst und Gemüse, Fleisch, Geflügel, Milchprodukten, Fisch und Nüssen – praktisch allem. Diese Produkte verlieren 20 bis 80 Prozent ihres Gehaltes an Vitamin A, B-Komplex, C, E, F und K. FDA-Verfügungen beabsichtigen die Aufhebung der Deklarierungspflicht für bestrahlte Produkte. Das ganze unselige Projekt können sich nur die Atom- und die Nahrungsmittelindustrie ausgedacht haben.[9]

10. Die Verbreitung der Fast-Food-Restaurants und ihre aggressive Marketingpolitik sind alles andere als ein Segen für die Ernährung der amerikanischen Bevölkerung. Hier wird Füllung serviert, aber keine Nahrung.

Der individuelle Bedarf an Vitaminen und Mineralstoffen ist unterschiedlich. Großer Streß zum Beispiel bewirkt einen schnellen Abbau vieler Vitamine im Körper, insbesondere von Vitamin C. Schwangerschaft, Stillzeit, Menstruation und die Wechseljahre erhöhen oder verändern den Bedarf einer Frau an Vitaminen und Mineralstoffen. Verdauungsstörungen erschöpfen die Vitaminvorräte im Körper schneller, da die meisten Vitamine im Darm resorbiert werden. Auch Fieber bewirkt eine rasche Erschöpfung der Vitamine. Die Einnahme von Antibiotika macht viele Vitamine unwirksam, wie dies auch Drogen und Medikamente aller Art tun. Sogar ein einfaches Magenmittel, Alkohol, Koffein und Nikotin zerstören die Vitamine und das Vitamingleichgewicht im Körper. Eine Frau, die sich vegetarisch ernährt, braucht mehr Vitamine des B-Komplexes als eine Frau, die auch Fleisch ißt, und bei sehr aktiven Frauen liegt ein anderer Nährwertbedarf vor als bei solchen, die einer eher sitzenden Tätigkeit nachgehen. Kranke Frauen haben einen anderen Vitaminbedarf, als wenn sie völlig gesund sind. Bei einem bereits bestehenden Vitamin- oder Mineralstoffmangel genügt es nicht, die fehlende Menge zuzuführen – zum Ausgleich ist die zehn- bis fünfzigmal höhere Menge am Tag erforderlich.[10]

Schon aus diesem kurzen Überblick wird deutlich, daß Frauen über Vitamine und Mineralstoffe Bescheid wissen müssen. Frau kann nicht einfach nur in den Lebensmittelladen gehen und sich wahllos irgendein Präparat kaufen. Das tägliche Vitamin aus dem Supermarkt, das nach RDA-Standard angeblich alles enthält, ist so gut wie wertlos. Es folgt eine kurze Beschreibung jedes Vitamins mit einigen Tips, wie es zu verwenden ist. Meine Empfehlung ist, zuerst ein *gutes* (nicht billiges, aber gutes) Multivitaminpräparat eines Markenherstellers zu kaufen, das sowohl Vitamine als auch Mineralstoffe in ausgewogenem Verhältnis enthält. Meine eigene Wahl ist Sunrider's Meta-Balance 44 oder Schiff's Single Day, aber es gibt noch andere gute Präparate auf

# VITAMINE UND MINERALSTOFFE

| Vitamin/Mineralstoff | RDA-Bedarf für Erwachsene | | Empfehlungen für Frauen mit Durchschnittsgewicht | | |
|---|---|---|---|---|---|
| | | | Alter 22–25 | Alter 36–60 | Alter über 60 |
| A | I.E. | 5000 | 20 000 | 20 000 | 20 000–30 000 |
| D | I.E. | 400 | 800 | 800 | 800–1200 |
| E | I.E. | 30 | 200–400 | 400–1200 | 800–1200 |
| C | mg | 60 | 1000–5000 | 1000–5000 | 1000–5000 |
| $B_1$ (Thiamin) | mg | 1,5 | 100–200 | 150–300 | 200–300 |
| $B_2$ (Riboflavin) | mg | 1,7 | 50–100 | 100–300 | 150–300 |
| $B_3$ (Niacin) | mg | 20 | 200–1000 | 200–1000 | 400–2000 |
| $B_5$ (Pantothensäure) | mg | 10 | 100–200 | 100–200 | 100–200 |
| $B_6$ (Pyridoxin) | mg | 2 | 200–600 | 300–800 | 100–600 |
| $B_{12}$ (Cobalamin) | µg | 6 | 25–75 | 25–75 | 25–75 |
| Biotin | mg | 0,3 | 0,3–0,6 | 0,3–0,6 | 0,3–0,6 |
| Cholin | mg | | 250–1000 | 250–1000 | 250–1000 |
| Folsäure ($B_9$) | mg | 0,4 | 2–5 | 2–5 | 2–5 |
| Inosit | mg | | 500 | 500–1000 | 1000 |
| PABS | mg | | 100 | 100 | 200 |
| F (essentielle Fettsäuren) | g | | 10–20 | 10–20 | 10–20 |
| Calcium | g | 0,6 | 1–2 | | |
| Phosphor | g | 0,5 | 1–2 | | |
| Jod | µg | 45 | 150–300 | | |
| Eisen | mg | 15 | 20–60 | | |
| Magnesium | mg | 70 | 400–800 | | |
| Kupfer | mg | 0,6 | 2–4 | | |
| Zink | mg | 5 | 15–30 | | |

dem Markt. Ich nehme das Multivitaminpräparat zweimal täglich zu den Mahlzeiten ein. Achte darauf, daß die Vitamine natürlichen und nicht synthetischen Ursprungs sind und daß das Präparat weder Zucker oder Weizen noch Farbstoffe oder Hefe enthält.

Der Grund für die Verwendung eines Multivitaminpräparats ist der, daß viele Vitamine und Mineralstoffe in einem ganz bestimmten Verhältnis zu anderen Vitaminen und Mineralstoffen stehen müssen, um ihre Wirkung zu entfalten. Beispielsweise erfordert Calcium Vitamin D, und die Vitamine des B-Komplexes benötigen sich gegenseitig. Ein gutes Multivitaminpräparat ist ausgewogen. Benötigst du zusätzlich Einzelvitamine, richte dich nach den folgenden Tips. Bei der Einnahme von Vitamin C solltest du darauf achten, daß es die bioflavonoide (Vitamin P oder C-Komplex) enthält. Da Vitamin C schnell mit dem Urin aus dem Körper ausgeschieden wird, ist außerdem die Verwendung von Retard-Kapseln empfehlenswert. Vitamin E enthält eine Reihe von Tocopherolen und wird manchmal als E-Komplex verkauft. Dabei ist das wirksamere, natürliche Vitamin E mit der Bezeichnung D-Alpha-Tocopherol dem synthetischen mit der Aufschrift DL-Alpha-Tocopherol vorzuziehen. Bei Vitamin E empfehle ich den Erwerb eines Markenprodukts, da es schnell ranzig werden kann, wenn es herumliegt oder mangelhaft verarbeitet ist. Ansonsten kannst du ruhig auf ein billigeres Produkt zurückgreifen, solange du weißt, was du kaufst, und nicht gegen die anderen Inhaltsstoffe allergisch bist.

Vitamin A und D kommen gewöhnlich gemeinsam vor. Es gibt sie auch in trockener Form, die eine Überdosierung sehr unwahrscheinlich macht. Auch Vitamin E wird in trockener Form angeboten. Wenn du an Eisenmangel leidest, solltest du es erst mit einem Vitamin-B-

Komplex (50 oder sogar 100 mg) versuchen, bevor du zu Eisenpräparaten greifst, die schwer einzunehmen sind und Verstopfung verursachen. Möglicherweise handelt es sich nämlich nicht um einen Eisenmangel, sondern vielmehr um eine Unterversorgung mit Vitamin $B_{12}$(Cyanocobalamin), das den Eisentransport im Körper steuert. Eisen- und Calciummangel sind die beiden häufigsten Vitaminmängel, an denen Frauen leiden.[11] Menstruationsbeschwerden, das Prämenstruelle Syndrom (PMS) oder nächtliche Wadenkrämpfe könnten Symptome eines Calciummangels sein. Calcium erfordert Vitamin D und sollte zur Optimierung der Wirkung außerdem in Kombination mit Magnesium (im Verhältnis 2:1) eingenommen werden. Auf einen Magnesiummangel deutet auch ein Heißhunger auf Schokolade vor der Periode hin.

Im folgenden nun ein Überblick über Vitamine und Mineralstoffe von A bis Z, auf der Grundlage meiner eigenen Erfahrung und der folgenden Bücher: Velma Keith und Monteen Gordon: *The How To Herb Book*, (Pleasant Grove, UT, Mayfield Publishing Co, 1984), Harold Rosenberg: *The Book of Vitamin Therapy* (New York, Berkeley Books, 1974) und Earl Mindell: *Vitamin Bibel* (München, Heyne, 1986). *The How To Herb Book* ist das wichtigste und empfehlenswerteste dieser Bücher – sowohl in bezug auf Vitamine als auch auf Heilkräuter.

**Vitamin A** ist fettlöslich (wie auch die Vitamine D, E und K) und wurde als erstes Vitamin identifiziert und synthetisch hergestellt. Es ist ein Antioxidans, d. h. es schützt die Zellen vor unkontrollierter Oxidation. Schadstoffe sind Oxidantien, und somit ist Vitamin A ein Schutz vor Schadstoffen. In Gemüse ist das Vitamin in Form von Beta-Carotin (im Handel als Provitamin A erhältlich) enthalten, welches durch den Resorptionsprozeß im Körper in Vitamin A umgewandelt wird. Beta-Carotin ist wasserlöslich und birgt kein Überdosierungsrisiko, jedoch sind einige Frauen mit Vitamin-A-Mangel nicht in der Lage, es aufzunehmen. Obwohl Vitamin A zu jenen Vitaminen gehört, die tatsächlich überdosiert werden können, haben Frauen in der Regel eher zuwenig als zuviel davon. Zur Aufnahme werden Vitamin E, Eiweiß, Cholin, essentielle Fettsäuren (Vitamin F) und Zink benötigt. Es wird empfohlen, Vitamin A in Kombination mit Zink einzunehmen.

Die Symptome für einen Mangel an Vitamin A reichen von Augenbeschwerden, brennenden und überanstrengten Augen, einer rauhen Haut, trockenen Haaren bis zu Infektionsanfälligkeit, Appetit- und Gewichtsverlust, Beeinträchtigung des Geruchssinns und Nachtblindheit. Vitamin A trägt zur Heilung von Akne, Furunkeln, Emphysemen, Schilddrüsenüberfunktion, Infektionen der Atemwege, Allergien und Heuschnupfen bei und wird gegen Krebs eingesetzt. Es fördert das Knochenwachstum und das Wachstum der Kinder, steigert die Lebenserwartung, wirkt mit bei der Eiweißverdauung, unterstützt die Funktionen der Augen, der Haut, der Zähne und des Zahnfleischs und stellt einen wirksamen Schutz vor Umweltgiften dar. Erwachsene haben Vitamin A sogar schon in Mengen von 100 000 I.E. und Kinder von 18 000 I.E. täglich im Laufe vieler Monate eingenommen, ohne daß toxische Wirkungen auftraten. Während der Pilleneinnahme brauchen Frauen *weniger* Vitamin A, und Frauen, die täglich mehr als 400 I.E. Vitamin E einnehmen, brauchen mehr als die empfohlene Mindestzufuhr[12] von 10 000 I.E. Vitamin A am Tag.

Der **Vitamin-B-Komplex** besteht aus einer Reihe von Vitaminelementen, die alle zusammenwirken. Ein B-Vitamin sollte niemals allein eingenommen werden, da jedes die anderen Bausteine des Komplexes benötigt, um überhaupt wirksam zu sein. Bei einem Mangel an einem dieser Vitamine nimm zuerst einen ganzen B-Komplex. Nur wenn das nicht ausreicht, solltest du einzelne Vitamine zuführen. Nimm Vitamin-B-Komplex-Präparate grundsätzlich zu den Mahlzeiten ein. Die B-Vitamine sind alle wasserlöslich und ungiftig, aber ich hatte schlimme Alpträume nach zu hohen Dosierungen von Vitamin-B-Komplex, wahrscheinich durch Vitamin $B_6$ verursacht. Sie verschwinden ein, zwei Nächte nach Absetzung des Vitamins. Ein ausgewogenes Vitamin-B-Komplex-Präparat ist für die meisten Frauen empfehlenswert, besonders für Vegetarierinnen, dazu ein Multivitaminpräparat, das den gesamten Komplex enthält. Der Vitamin-B-Komplex wird außerdem bei Streß, Depressionen, geistigen/nervösen Störungen, Migräne, PMS, Epilepsie, Candida albicans (Pilzinfektion), Asthma, Allergien oder bei Einnahme von Abführmitteln oder Antibiotika empfohlen. Einige Frauen erfahren einen Energieschub durch ein Vitamin-B-Komplex-Präparat, aber ich nehme es nachts gegen Schlaflosigkeit; jede Frau reagiert anders. Wähle ein Präparat, das Inosit, Cholin sowie Folsäure und möglichst auch PABS enthält.

**Vitamin $B_1$** (Thiamin) hat einen positiven Einfluß auf die Verdauung und die geistige Einstellung und unterstützt die Funktionen von Herz, Muskeln und Nervensystem. Es hilft gegen Reisekrankheit und Schmerzen nach einem kieferchirurgischen Eingriff. In der Schwangerschaft und Stillzeit sowie während der Pilleneinnahme besteht ein erhöhter Bedarf. Dies gilt auch für Raucherinnen und Frauen mit multipler Sklerose oder Verdauungsbeschwerden. Koffein, Alkohol, Zucker, Hitze, Östrogen, Antibiotika und Sulfonamide zerstören Thiamin im Körper. Auch bei Gürtelrose, Hirnschäden, Verwirrungszuständen, Müdigkeit, Herzleiden, Erkrankungen des zentralen Nervensystems und Taubheitsgefühlen in den Händen oder Füßen ist eine Zufuhr von Thiamin angezeigt.

Der Mangel an **Vitamin B$_2$** (Riboflavin) ist in der amerikanischen Kost besonders ausgeprägt. Dies ist hauptsächlich darauf zurückzuführen, daß es durch Lichteinwirkung, insbesondere bei der Herstellung von Vitamin-D-angereicherter Milch, und durch die Veredelung von Mehl zerstört wird. Vitamin B$_2$ hilft bei Streß, fördert das Wachstum und kann Geburtsfehler vermeiden helfen. Es unterstützt Schwangerschaft und Sehvermögen, hilft bei ermüdeten Augen, grauem Star, Anämie, Verdauungsstörungen, fettiger Haut, Ekzemen, Wunden an Mund, Lippen und Zunge, Erschöpfung und Stoffwechselstörungen und fördert die Eisenaufnahme. Es wirkt vorbeugend gegen Haarausfall, Jucken im vaginalen Bereich, Depressionen und ist ein Anti-Krebs-Mittel. Die meisten Vegetarierinnen weisen einen Mangel an Riboflavin auf, desgleichen Frauen, die aufgrund von Diabetes oder Geschwüren eine spezielle Diät einhalten müssen. Die Wirksamkeit einiger Krebsmedikamente wird durch die Einnahme von Vitamin B$_2$ beeinträchtigt.

Niacin oder **Vitamin B$_3$** ist ein wichtiges Anti-Streß- und Anti-Migräne-Vitamin für Frauen. Eine Dosis von 50 mg Niacin alle 10–15 Minuten bei den ersten Anzeigen einer Migräne kann diese stoppen – hierbei ist es jedoch wichtig, daß es sich keinesfalls um Niacinamid handeln darf. Gelegentlich wird die Einnahme von Niacin von Hitzewallungen und Hautrötungen, besonders des Gesichts [auch als »Flush« bezeichnet. A.d.Ü.], verursacht durch einen beschleunigten Kreislauf, begleitet. Diese Wirkung ist selten und tritt nur bei Frauen auf, die unter einem Mangel an Vitamin B$_3$ leiden, verschwindet jedoch in der Regel nach ca. 20 Minuten. Gewöhnlich reichen schon ein oder zwei Tabletten – nimm sie ungefähr alle zehn Minuten, bis die Hautrötung mit Hitzegefühl eintritt, die dann die Migräne stoppt.[14] Frauen, die nicht an Migräne leiden, können Niacinamid verwenden und dadurch diese Wirkung vermeiden.

Vitamin $B_3$ ist unerläßlich für ein gesundes Herz-, Kreislauf- und Verdauungssystem. Es senkt erhöhten Blutdruck, hilft schlechten Atem zu beseitigen, lindert Schwindelgefühle, Kopfschmerzen, Verstopfung und Durchfall und findet Anwendung bei Schizophrenie und kindlichem Autismus. Feindseligkeit, Persönlichkeitsveränderungen und Paranoia sind Symptome für einen Mangel an Vitamin $B_3$. Rückenschmerzen und Schlaflosigkeit sind ebenfalls eine Indikation für Niacin.

**Vitamin $B_5$** (Pantothensäure) ist eine große Hilfe für Frauen, die an Hypoglykämie oder Nebenniereninsuffizienz leiden. Es ist außerdem auch ein natürliches Stimulans ohne Nebenwirkungen, das ich regelmäßig auf Reisen verwende. Pantothensäure ist wichtig für Frauen mit jeglicher Art von streßbedingten Problemen oder Erkrankungen. Ich nehme 500 mg in Form von Kapseln zweimal täglich zu den Mahlzeiten und erhöhe auf bis zu 2000–3000 mg, wenn nötig. Ein etwaiger Überschuß wird mit dem Urin ausgeschieden. Abgesehen von zuviel Energie, gibt es dabei keine Nebenwirkungen. Vermeide eine hohe Dosis kurz vor dem Schlafengehen, um Schlaflosigkeit zu verhindern.

Velma Keith und Monteen Gordon betonen in *The How To Herb Book* die Notwendigkeit von Pantothensäure. Sie berichten anhand einer japanischen Studie, daß Methylbromid – ein gewöhnliches geschmackloses Insektizid, dessen Gebrauch bei Lebensmittelgroßhändlern weit verbreitet ist – Vitamin $B_5$ in den Produkten, die damit besprüht werden, zerstört und es in eine unbekannte Verbindung umwandelt.[15] Wenn du, wie ich auch, Vegetarierin bist, bist du möglicherweise unterversorgt mit Vitamin $B_5$. Es ist ein Streß-Vitamin, das für das gesamte endokrine System von Bedeutung ist.

Zu den Mangelerscheinungen zählen: Zwölffingerdarm- und Magengeschwüre, Kopfschmerzen, Haarausfall, Allergien oder Heuschnupfen, Atem- oder Hautprobleme, Ekzeme, Störungen der Koordination, Anämie, AIDS, grauer Star, Schilddrüsenprobleme, Hypoglykämie, Nebennieren-Unterfunktion, durchfurchte Zunge, Arthritis, postoperative Schock- und Erschöpfungszustände. Auch Allergien können auf einen Mangel an Vitamin $B_5$ zurückzuführen sein. In diesem Fall nimm jeweils 1000 mg Vitamin $B_5$ und Vitamin C zweimal täglich zu den Mahlzeiten. Pantothensäure ist ein natürliches Antihistamin und trägt zur Stärkung des Immunsystems bei.

Barbara Seaman machte auf einen Mangel an **Vitamin $B_6$** (Pyridoxin) bei Einnahme der Anti-Baby-Pille als Ursache von Venenentzündung/Blutgerinnseln und einer Anzahl von Todesfällen aufmerksam. Vitamin $B_6$ ist also nötig für Frauen, die die Pille nehmen, und eine Hilfe für Schwangere bei morgendlicher Übelkeit, Wadenkrämpfen und Blutvergiftung. Es ist auch hilfreich bei PMS-Angstzuständen und Wasserretention. Nicht anzuwenden ist Vitamin $B_6$ bei gleichzeitiger Einnahme von L-Dopa gegen die Parkinson-Krankheit; demgegenüber liegt bei der Einnahme von Penicillamin gegen Arthritis ein erhöhter Vitamin-$B_6$-Bedarf vor. Pyridoxin hat sich bewährt bei Hypoglykämie, Epilepsie, Herzerkrankungen, Geschwüren, Nierensteinen, Anämie, Arteriosklerose, AIDS, Rheumatismus, Diabetes (überprüfe häufig deinen Blutzuckerspiegel, da es deinen Insulinbedarf senken kann), Schlaflosigkeit und Beschwerden während der Menstruation und der Wechseljahre. Nervosität und Reizbarkeit, Muskel- oder allgemeine Schwäche und verminderte Abwehrkräfte sind weitere Mangelerscheinungen von Vitamin $B_6$. Eine Überdosierung kann Alpträume verursachen, aber das Vitamin ist wasserlöslich und ungiftig. Schwangere Frauen sollten nicht mehr als 50 mg täglich nehmen.

**Vitamin $B_9$** wird auch Folsäure genannt. Eine Zeitlang schränkte die FDA den Vertrieb von Folsäure auf Tabletten mit maximal 0,1 mg Inhalt ein — mit der Begründung, Folsäure könne eine Vitamin-$B_{12}$-Anämie verschleiern. Inzwischen ist sie jedoch wieder in höheren Dosierungen erhältlich. Sowohl $B_9$ als auch $B_{12}$ sind wichtig für Langzeit-Vegetarierinnen. Ein Mangel an Folsäure ist unter Frauen, insbesondere Vegetarierinnen und Schwangeren, weit verbreitet. Sie spielt auch eine wichtige Rolle in der Verhütung von Geburtsschäden und Hämorrhoidenbildung bei der Mutter während der Geburt und hat sich als hilfreich bei Menstruationsbeschwerden, Stillproblemen und allgemeinen Erschöpfungszuständen erwiesen. Vitamin $B_9$ fördert die Gewebeheilung und die Regenerierung, steigert die Intelligenz und verhindert das Ergrauen der Haare (kombiniert mit Vitamin $B_5$). Es wird zur Behandlung von AIDS, Arteriosklerose, Wassersucht, Schizophrenie, Katatonie und Schlaflosigkeit herangezogen. Die meisten Vegetarierinnen sowie Frauen, die einen großen Alkoholkonsum haben oder Östrogene, Phenytoin (Antiepileptikum), Sulfonamide oder Megadosen Vitamin C einnehmen, bedürfen einer Zufuhr von Vitamin $B_9$.

Auch ein Defizit von **Vitamin $B_{12}$** (Cyanocobalamin) kann bei Langzeit-Vegetarierinnen auftreten. Die Mangelsymptome (die alle gleichzeitig auftreten) umfassen verminderte Sinneswahrnehmung, ruckartige Bewegungen der Gliedmaßen, Schwäche der Arme und Beine und mühsames Gehen und Sprechen. Da das Vitamin bei oraler Einnahme vom Körper nicht gut aufgenommen wird, wird es gewöhnlich vom Arzt injiziert, kann aber auch als Präparat, das frau unter der Zunge zergehen läßt, eingenommen werden. Vitamin $B_{12}$ ist empfehlenswert bei schmerzhaften Regelblutungen, Nervosität, Gedächtnisverlust, Schlaflosigkeit, Depressionen, Erschöpfung, Anämie, Hautproblemen verschiedener Genese, Bronchialasthma, Schizophrenie, Herzklopfen, Unterleibsbeschwerden, Problemen mit Schwangerschaft und Milchfluß sowie als vorbeugende Maßnahme bei Hormonzufuhr. Ich habe eine Kombination aus Vitamin $B_{12}$ und Folsäure versucht, die ich in der Tat unbedingt nötig hatte, aber sie verursachte Verstopfung bei mir, so daß ich sie absetzen mußte. Um dir diesbezüglich Erleichterung zu verschaffen, versuche es mit erhöhter Faserstoff- und Flüssigkeitszufuhr oder einem Carob-Milchshake zweimal täglich. Die sublinguale Form wirkt weniger verstopfend.

**Vitamin $B_{13}$** (Orotsäure) führt die Vitamine $B_9$ und $B_{12}$ dem Stoffwechsel zu, ist jedoch in den USA nicht erhältlich, ausgenommen als Bestandteil besserer Vitaminkombinationen. Möglicherweise hilft es bei der Behandlung von multipler Sklerose. Weitere Forschungen sind erforderlich.

**Vitamin $B_{15}$** (Pangamsäure) ist eine russische Entdeckung, die die FDA am liebsten vom Markt nehmen würde. Es verhindert einige Drüsen- und Nervenstörungen und ist ein Antioxidans, das vor Schadstoffen schützt. Da es das Verlangen nach Alkohol vermindert und vor Leberzirrhose schützt, ist es eine große Hilfe für Alkoholikerinnen. Es stärkt die Abwehrkräfte, verlängert die Lebensdauer der Zellen und ist hilfreich bei Angina,

Asthma, hohem Cholesterinspiegel und Erschöpfung. Die meisten Darreichungsformen sind in den USA nicht erhältlich. Es ist ein wasserlösliches Vitamin ohne toxische Wirkungen.

**Vitamin B**$_{17}$ (Laetrile) ist ein weiteres von der FDA nicht zugelassenes Vitamin, das sehr umstritten ist. Seine Befürworter schätzen es als Krebs-Heilmittel, während seine Kritiker es für giftig und wertlos halten. Es wird aus den Kernen von Aprikosen, Äpfeln und anderem Obst gewonnen, die einen hohen Zyanidgehalt haben. Frauen, die an dieser Behandlung interessiert sind, sollten die Hilfe eines Ernährungswissenschaftlers oder eines ernährungswissenschaftlich orientierten, ganzheitlich behandelnden Arztes in Anspruch nehmen. Es wird empfohlen, fünf bis dreißig Aprikosenkerne über den Tag verteilt zu essen, keinesfalls auf einmal. Die Notwendigkeit weiterer Forschungen scheint die FDA glatt zu ignorieren. Krebs ist ein Multi-Millionen-Dollar-Geschäft für die männliche Medizin, deren Opfer in der Mehrzahl Frauen sind.

Auch **Biotin** ist ein Vitamin des B-Komplexes und wird manchmal auch als Vitamin H bezeichnet. Es kommt in der Muttermilch vor und könnte der Grund dafür sein, daß gestillte Babys gesünder sind als Flaschenkinder. Die Gefahr eines Mangels besteht insbesondere während der Schwangeschaft und der Stillzeit, aber auch bei der Einnahme von Östrogenen, Antibiotika und Sulfonamiden oder dem regelmäßigen Verzehr von rohen Eiern (wie in Eierflips). Seborrhoe, Ekzeme, Dermatitis, eine trockene, sich schälende Haut und spröde Lippen können Symptome eines Biotin-Mangels sein. Auch hochgradige Erschöpfung, Haarausfall, Herzerkrankungen, Muskelschmerzen, Depressionen und Schlaflosigkeit sind Biotin-Mangelerscheinungen. Biotin ist notwendig für die Umwandlung von Eiweiß, Fett und Kohlehydraten im Körper. In den meisten B-Komplex- und guten Multivitaminpräparaten ist Biotin enthalten.

**Cholin** und **Inosit** – beides Vitamine des B-Komplexes – bilden zusammen **Lecithin**. Cholin ist ein Fett-Emulgator und wirkt so Arterio- und Atherosklerose, Herzversagen, Gallenblasenproblemen und der Bildung von Blutgerinnseln entgegen. Es unterstützt die Behandlung bei Bluthochdruck, grünem Star, Wadenkrämpfen, die durch Durchblutungsstörungen verursacht werden, und verbessert das Gedächtnis. Es ist hilfreich bei multipler Sklerose und Muskeldystrophie, der Alzheimer-Krankheit, Diabetes, Leber- und Nierenleiden und Hepatitis. Cholin ist ein Anti-Krebs-Wirkstoff, unterstützt die Funktion der Thymusdrüse und der Milz – und somit des Immunsystems – und trägt zur Regulierung der roten Blutkörperchen bei.

**Inosit** ist notwendig für die Funktion des Gehirns und die Aufnahme von Vitamin C. Einen erhöhten Bedarf haben vor allem Frauen nach der Menopause sowie Frauen mit hohem Kaffee- bzw. Alkoholkonsum. Es fördert die Senkung und Stabilisierung des Cholesterinspiegels bei Athero- und Arteriosklerose sowie die Aufnahme und Wirkung von Vitamin E bei Nervenschädigungen. Es bewirkt eine Verbesserung bei Hirnlähmung, multipler Sklerose und Muskeldystrophie, Sehschwäche, Augenleiden, Gallenblasenerkrankungen, Diabetes, Hautleiden und Ekzemen, Schuppenflechte, Haarausfall und einigen Formen geistiger Entwicklungshemmungen.

**PABS** (Paraaminobenzoesäure) ist das letzte Vitamin des B-Komplexes, das bislang entdeckt wurde, und ein Teil der Folsäure-Verbindung (Vitamin $B_9$). PABS fördert die Resorption von Proteinen und Pantothensäure und wird im Körper durch Sulfonamide und Antibiotika zerstört. Da PABS Sulfonamide in ihrer Wirksamkeit beeinträchtigen kann, verordnete die FDA zeitweise eine Rezeptpflicht für Präparate zur innerlichen Anwendung, die jedoch zwischenzeitlich wieder aufgehoben wurde. Ekzeme sind eine PABS-Mangelkrankheit, und Verdauungsstörungen, Erschöpfung, Depressionen und Reizbarkeit können PABS-Mangelsymptome sein. PABS wirkt förderlich bei Unfruchtbarkeit, Psoriasis (Schuppenflechte) und Vitiligo (Weißfleckenkrankheit) und trägt zur Gesundheit des Darms bei. Auch zur Verzögerung von Alterserscheinungen wie Falten, Leberflecken und Ergrauen der Haare ist PABS nützlich. Kommerzielle Anwendung findet PABS vor allem als Sonnencreme und Schutz vor Hautkrebs. Schmerzen durch Verbrennungen können mit PABS merklich gelindert werden. Die gebräuchlichsten Dosierungen zur innerlichen Anwendung liegen zwischen 30 und 100 mg täglich. PABS sollte unbedingt in deinem Multivitamin- oder B-Komplex-Präparat enthalten sein.

**Vitamin C** ist ein Anti-Streß-Vitamin, schlechthin unerläßlich für Frauen in unserer patriarchalen Welt. Es ist ein Antioxidans und Antitoxin, das Frauen vor Umweltschadstoffen und Chemiegiften schützt. Vitamin C gehört zu den vier Nährstoffen, an deren Mangel Frauen am häufigsten leiden (neben Eisen, Calcium und Vitamin $B_2$/Riboflavin). Vitamin C verhindert die Entstehung und verringert das Ausmaß einer Erkältung (die Einnahme von 1000 mg/1 g stündlich bei den ersten Anzeichen einer Erkältung oder Blasenentzündung kann diese aufhalten) und ist ein Anti-Krebs-Wirkstoff. Da es wasserlöslich ist, ist eine Überdosierung unmöglich, obwohl zuviel Vitamin C zu Übelkeit, Hautausschlag oder Durchfall führen kann. Sollte dies passieren, muß die Dosis auf ein angenehmes Maß reduziert werden. Um mit hohen Dosen von Vitamin C nicht die Bildung von Nierensteinen zu begünstigen, solltest du unbedingt große Mengen Wasser trinken oder deine Magnesiumzufuhr erhöhen. Ich nehme daher Vitamin C zusammen mit einem Calcium-Magnesium-Präparat ein, und zwar zu den Mahlzeiten, damit es meinen Magen nicht durcheinanderbringt. Wird Vitamin C in Megadosen über einen Zeitraum von mehr als ein paar Tagen eingenommen, muß die Dosierung von Vitamin-B-Komplex und Calcium erhöht werden. Vitamin C reduziert die Regelblutungen.

Raucherinnen und Frauen, die in verschmutzten Innenstädten oder in der Nähe von Autobahnen leben, haben einen höheren Vitamin-C-Bedarf. Aspirin verdreifacht die Ausscheidung von Vitamin C, so daß zwischen der Einnahme dieser beiden Mittel ein Abstand von zwei bis drei Stunden eingehalten werden sollte. Die Zufuhr von Vitamin C kann sich auf die Ergebnisse verschiedener Labortests auswirken – dein Arzt sollte daher über die Einnahme informiert sein. Auch wenn du dich gerade einer Strahlen- oder Chemotherapie unterziehst, solltest du von einer Einnahme absehen. Vitamin C kann den plötzlichen Kindestod (Sudden Infant Death Syndrome) verhindern. Frauen, die stillen oder die Pille nehmen, haben ebenfalls einen erhöhten Bedarf. Da das Vitamin schnell wieder ausgeschieden wird, werden Retard-Kapseln empfohlen.

Für Vitamin C gibt es Tausende von Indikationen und Anwendungsbereiche. Es bekämpft bakterielle und Virusinfektionen, Erkältungen, Mandel- und Ohrenentzündungen und hilft bei Zahnfleischerkrankungen. Es wirkt vorbeugend gegen und unterstützt die Behandlung von Gelbsucht, Polio, Diabetes, grauem Star und Augenentzündungen, Allergien, Nebenhöhlenproblemen, Geschwüren, Gallensteinen und sogar Rückenproblemen. Vitamin C aktiviert den Blutkreislauf, dient der Verhinderung von hohen Blutcholesterinwerten, Athero- und Arteriosklerose, verringert das Ausmaß von Blutgerinnseln/Venenentzündungen und kräftigt die Wände der Kapillargefäße. Es ist hilfreich bei Schizophrenie, Gelenkerkrankungen, Anämie und blauen Flecken. So berichtet Adele Davis:

Ein Arzt gab einer 45jährigen Frau mit Schizophrenie 1000 mg Vitamin C stündlich. Nach 48 Stunden, als sie insgesamt 45 g eingenommen hatte, war ihr Geisteszustand wiederhergestellt und blieb auch so, bis sie einige Zeit später an Krebs starb.[15]

**Vitamin D** ist fettlöslich und wird oft Vitamin-A-Präparaten beigefügt. Es wird auf der Haut produziert, wenn der Körper dem Sonnenlicht ausgesetzt ist, ein Übermaß kann einen Sonnenstich auslösen. Da viele Frauen die Sonne nur wenige Tage im Jahr sehen und da die Sonnenstrahlen in der Stadt durch Umweltverschmutzung abgeschirmt werden und durch die Zerstörung der Ozonschicht inzwischen nicht ungefährlich sind, ist Vitamin D absolut notwendig. Natürliches Vitamin D ist auch in Dosierungen von bis zu 100 000–150 000 I.E. am Tag über einen langen Zeitraum ungiftig (die empfohlene Mengen betragen etwa 800 I.E. täglich), könnte jedoch in synthetischer Form toxisch sein. Moslemische Frauen, die gezwungen sind, ihren Körper außer Haus gänzlich bedeckt zu halten, sind anfällig für Osteoporose und andere Knochenerkrankungen, desgleichen auch Nonnen in langen Gewändern und Nachtarbeiterinnen. Vitamin-D- und Calciummangel tragen wesentlich zu der großen Zahl von Osteoporosekranken unter älteren Frauen bei. Schwarze Frauen in nördlichen Klimagebieten sind anfälliger als weiße Frauen für Mangelerscheinungen. Smog und Mineralöl zerstören Vitamin D im Körper.

Eine Behandlung mit Vitamin D hat sich für Epileptikerinnen als sehr positiv erwiesen. Auch bei Knochen-, Zahn- und Hautkrankheiten, Arthritis, Kurzsichtigkeit und Bindehautentzündung sowie zur Vorbeugung von Erkältungskrankheiten (gemeinsam mit Vitamin A und C) liegt eine Indikation für Vitamin D vor. Vitamin D fördert die Calcium- und Phosphorresorption im Körper; es wirkt am besten mit eben diesen Mineralstoffen und mit den Vitaminen A und C.

**Vitamin E** ist ein Wunder-Vitamin, das jede Form der Heilung und Regenerierung unterstützt und fördert. Obwohl es fettlöslich ist, wird Vitamin E im Körper nur für kurze Zeit gespeichert und ist daher auch in jeder Menge ungiftig. Ich selbst habe mit guten Ergebnissen über Monate hinweg sogar 1600 I.E. am Tag eingenommen, obwohl die empfohlene Menge nur etwa 400 I.E. täglich beträgt (die der RDA liegt bei 30 I.E.). Die o. g. Dosis von 1600 I.E. täglich kann ich auch bei einer geplanten Operation empfehlen; und zwar solltest du mit der Einnahme ca. 2 Wochen vor dem Eingriff beginnen und diese auch für die Dauer von zwei bis vier Wochen danach fortsetzen, um die Wundheilung zu unterstützen. Nur bei gleichzeitigem Vorhandensein von Mangan im Körper kann Vitamin E wirksam werden, darüber hinaus steigert Selen seine Wirkung. Es wird, wie Vitamin D auch, durch Mineralöl und Smog zerstört und zusätzlich durch gesättigte Fette. Zwischen der Einnahme von einem anorganischen Eisenpräparat und einem Vitamin-E-Präparat sollte ein Abstand von mindestens acht Stunden liegen, da sonst die Wirkung des Vitamins zunichte gemacht wird. Gechlortes Trinkwasser bewirkt einen erhöhten Vitamin-E-Bedarf.

Vitamin E steigert die Fruchtbarkeit und ist als das Vitamin bei Verbrennungen bekannt, da es die Heilung beschleunigt. Es ist das beste verfügbare Hautmittel. Du kannst mit einer Nadel ein Loch in eine Vitamin-E-Kapsel stechen und den Inhalt äußerlich anwenden. Bei mir sind hartnäckige, juckende Ausschläge innerhalb einer Stunde nach der Anwendung von Vitamin E verschwunden. Es ist ein Antioxidans, das frau vor Umweltschadstoffen und den Auswirkungen passiven Rauchens schützt und den Alterungsprozeß verzögert. In Kombination mit Vitamin A kann es seine Wirksamkeit am besten entfalten. Vitamin E hilft bei der Verhütung von Fehlgeburten, vermindert Narben, bringt Erleichterung bei Wadenkrämpfen (auch Calcium mit Magnesium hat sich bewährt), senkt hohen Blutdruck und trägt zur Heilung von Herzerkrankungen bei. Schwangere, Stillende und Frauen, die die Pille oder Östrogen einnehmen, haben einen erhöhten Bedarf. Besonders zu empfehlen ist es Frauen in den Wechseljahren zur Linderung von Hitzewallungen. Vitamin E ist ein wesentlicher Anti-Krebs-Wirkstoff, speziell bei Brustkrebs.

Frauen mit hohem Blutdruck, Arteriosklerose oder einem Herzleiden finden ihren besten Verbündeten in Vitamin E. Bei diesen Erkrankungen ist es ratsam, mit sehr kleinen Mengen von 90 I.E. täglich zu beginnen und diese dann monatlich allmählich zu steigern. Vitamin E regt die Blutzirkulation an, erhöht den Sauerstoffgehalt des Blutes und löst Blutgerinnsel auf. Die reinigende Wirkung von Vitamin E kann vorübergehend zu erhöhten Cholesterinwerten führen, da die Ablagerungen vom Herzen und den Arterien gelöst werden – also geh' es langsam an. Aus diesem Grund kann auch der Blutdruck vorübergehend ansteigen und erst dann beträchtlich fallen. Frauen mit diesen Beschwerden sollten daher wirklich langsam beginnen und ihren Zustand überwachen lassen, insbesondere Frauen mit einer rheumatischen Herzerkrankung. Dosierungen über 150 I.E. täglich sind normalerweise bei einem rheumatischen Herzen nicht empfehlenswert. Bevor im Jahr 1910 die Verbreitung des Weißmehls zunahm, wodurch die Vitamine des B-Komplexes sowie Vitamin E verlorengingen, waren Herz- und Arterienerkrankungen so gut wie unbekannt.

Darüber hinaus wird Vitamin E zur Bekämpfung von Erkältungen, zur Beschleunigung von Heilungsprozessen aller Art, innerlich und äußerlich, und zur Beseitigung und Verhinderung von Falten und Leberflecken eingesetzt. In der Schwangerschaft eingenommen, verhindert es die Entstehung von Muskeldystrophie beim Ungeborenen und ist auch für Frauen, die bereits an dieser Krankheit leiden, in hohen Dosierungen sehr empfehlenswert. Vitamin E ist hilfreich für Frauen mit Migräne, Sehstörungen – insbesondere Augenmuskelproblemen –, Regelbeschwerden, PMS oder klimakterischen Problemen, fibrozystischen Brusterkrankungen, Haut-, Haar- oder Muskelproblemen, mangelndem Sexualinteresse, inneren oder äußeren Narben oder Keloiden, Bursitis (Schleimbeutelentzündung) oder Arthritis. Schwarze Frauen sind besonders anfällig für Narbenkeloide, Bluthochdruck und Brustkrebs; Vitamin E (zusammen mit Anti-Rassismus) ist hier eine gute Präventivmaßnahme.

**Vitamin F** (essentielle Fettsäuren) wird gemeinsam mit Vitamin E als Antioxidans zum Schutz gegen die von gesättigten Fetten gebildeten freien Radikalen verwendet. Freie Radikale sind chemische Verbindungen, die die Zellen angreifen und schädigen. Vitamin F senkt den Cholesterinspiegel, wirkt Herzerkrankungen entgegen und stellt einen Schutzfaktor gegen Röntgenschäden dar.

Das Vitamin, bestehend aus Linol-, Linolen- und Arachidonsäure, wirkt auf die endokrinen Drüsen, insbesondere die Nebennieren und die Schilddrüse. Ein Mangel an Vitamin F zeigt sich in Hautkrankheiten wie Akne oder Ekzemen. Weitere Symptome sind trockene Haut, trockenes, glanzloses Haar, Kopfschuppen, Durchfall, Gallensteine, Krampfadern und Verlust nützlicher Darmbakterien wie bei einem Dickdarmkatarrh. Vitamin F ist gut für die Atmung, Nerven, Fortpflanzung, die Haut und das Herz und reguliert die Blutgerinnung. In der für die einzelne Frau richtigen Menge kann es zu Gewichtsverlust führen, bei einem Übermaß jedoch zu Gewichtszunahme; toxische Wirkungen sind nicht bekannt. Seine wichtigsten Anwendungen findet Vitamin F in der Senkung des Cholesterinspiegels sowie der Unterstützung der Hautfunktionen. Die besten Ergebnisse werden in Kombination mit Vitamin E, zu den Mahlzeiten eingenommen, erzielt.

**Vitamin K** ist gewöhnlich nur auf Rezept erhältlich, obwohl die natürlichen Formen dieses fettlöslichen Vitamins ungiftig sind. Eine gestörte Blutgerinnung, innere Blutungen oder unverhältnismäßig starke äußere Blutungen sind Zeichen eines Vitamin-K-Mangels. Das Vitamin wird manchmal vor einer Operation oder Niederkunft zur Verhütung von Hämorrhoiden verabreicht, desgleichen bei übermäßig starken Regelblutungen. Es wird außerdem bei der Behandlung von Herzanfällen verwendet. Weitere Mangelerscheinungen sind Dickdarmkatarrh, starker Durchfall, Nasenbluten und Zöliakie. Alfalfa enthält natürliches Vitamin K (und darüber hinaus die meisten anderen Vitamine und Mineralstoffe), desgleichen organischer Joghurt. Röntgenstrahlen und Bestrahlung, Aspirin, Luftverschmutzung, Mineralöl, Antibiotika und tiefgekühlte oder bestrahlte Nahrung zerstören es im Körper. Ohne diese Faktoren gäbe es kaum jemals einen Mangel an Vitamin K.

Es wird empfohlen, **Vitamin P** – oder auch die C-Komplex-Bioflavonoide genannt – in Kombination mit Vitamin C zuzuführen; diese setzen sich aus Rutin, Hesperidin und Citrin zusammen. Die Bioflavonoide werden als Permeabilitäts-Faktor für Kapillargefäße bezeichnet, d. h. sie sorgen für die Durchlässigkeit der Kapillargefäße. Diese wiederum fungieren als Filter, der Nährstoffe durchläßt, aber Viren vom Eindringen in den Körper abhält. Die Symptome für einen Mangel an Vitamin C und Bioflavonoiden reichen von der Neigung zu blauen Flecken und Zahnfleischbluten über extreme Blutgerinnselbildung, Hitzewallungen, Geschwüre, Asthma und Ödeme bis zu Schwindel aufgrund von Innenohrproblemen. Da der C-Komplex die Wirksamkeit von Vitamin C erhöht, sollten bei je 500 mg Vitamin C 100 mg Bioflavonoide zugeführt werden. Am besten fährst du sicherlich mit täglich einer 1000 mg Retard-Kapsel Vitamin C und Bioflavonoide.

**Vitamin U** ist wichtig für die Heilung von Geschwüren, darüber hinaus ist jedoch wenig bekannt. Es wäre durchaus möglich, daß es sich bei dieser Substanz gar nicht um ein Vitamin handelt. Auch hier sind weitergehende Forschungen vonnöten.

Im Gegensatz zu den Vitaminen sind Mineralstoffe anorganisch; sie können nicht im Körper hergestellt werden wie die meisten Vitamine, sondern müssen über die Nahrung aufgenommen werden. Die Pflanzen erhalten sie aus dem Boden und die Tiere wiederum aus den Pflanzen. Die Mengen der meisten Mineralstoffe, die frau benötigt, sind zwar sehr gering, aber die Böden, die sie liefern, sind zunehmend erschöpft und durch Chemikalien aus dem Gleichgewicht gebracht. Mineralstoffe bilden Strukturen im Körper, insbesondere Knochen und Zähne, und Mängel bringen ernsthafte Schwierigkeiten mit sich. Einige Mineralstoffe ermöglichen die Resorption von Vitaminen, so zum Beispiel Calcium von Vitamin D und Zink von Vitamin A. Einige wenige Mineralstoffe sind bei Überdosierung giftig, während andere eine Ausgewogenheit (wie Calcium, Phosphor und Magnesium oder Kalium und Natrium) erfordern, um wirksam zu sein.

Sechzig bis achtzig Prozent des mit der Nahrung aufgenommenen Calciums und neunzig Prozent des Eisens geht verloren, so daß Mineralstoffergänzungen in Dosierungen zugeführt werden müssen, die weit über den tatsächlichen Bedarf des Körpers hinausgehen. Die organische Bindung der Mineralstoffe (Chelatbildung) erleichtert die Aufnahme, wobei die natürlichen den synthetischen Verbindungen vorzuziehen sind. Des weiteren werden auch die Mineralstoffe (wie die Vitamine) am besten zu den Mahlzeiten eingenommen. Bei extremen Mineralstoffmängeln unterstützt die Verwendung von Chlorwasserstoffpräparaten und Verdauungsenzymen die Aufnahme. Die Mineralstoffe werden hier kurz behandelt, wobei die Betonung auf jenen liegt, die für Frauen besonders wichtig sind. Substantielle Mängel wirken sich auf Knochen und Zähne aus, geringfügigere verursachen Depressionen, Schlaflosigkeit, Erschöpfung, Haut- und Haarprobleme, Muskelkrämpfe, Menstruationsbeschwerden und Streßzustände.

**Calcium** ist Frauen wahrscheinlich am geläufigsten und muß mit der halben Menge Magnesium und Phosphor eingenommen werden, um seine Wirksamkeit zu entfalten. Infolge der Verwendung von Phosphat-Düngemitteln und -Zusätzen ist der Phosphorgehalt in der amerikanischen Nahrung ungewöhnlich hoch, so daß eine Unterversorgung ausgesprochen selten ist. Eine gute Calcium-Magnesium-Kombination, die auch Spuren von Zink, Vitamin A und D enthält – General Nutrition's Calcium-Plus – ist ein wunderbares Beruhigungsmittel, das ich ab und zu gegen Schlaflosigkeit einnehme. Calcium war mein erster Mineralstoff – ein Mädchen auf der High School wies mich darauf hin, daß es die Wadenkrämpfe und Muskelkater verhindern würde, die mich nachts wach hielten. Es wirkte innerhalb weniger Tage, und für viele Jahre begannen die Krämpfe jedesmal von neuem, sobald ich es absetzte. Calcium-Magnesium läßt sich zur Neutralisierung der Magensäure einsetzen, sollte aber nicht direkt nach den Mahlzeiten eingenommen werden, da Antacida (magensäurebindende Mittel) aller Art die Verdauung stören.

Fast jede Frau benötigt eine Extradosis Calcium: ältere Frauen, Kinder, Schwangere und Stillende, Säuglinge, Frauen, die an Hypoglykämie, Menstruationsbeschwerden, Rückenschmerzen, Muskelschmerzen oder -krämpfen, Allergien oder Schlaflosigkeit leiden. Calcium ist hilfreich bei jeder Form von Streß, bei Kopfschmerzen und Migräne, Brustfellentzündung, Knochen- oder Zahnschmerzen, Arthritis und Herzbeschwerden. Es senkt den Cholesterinspiegel, lindert Schmerzen und reguliert die Blutgerinnung. Die Anwendung ist insbesondere nach einer Zahnbehandlung zu empfehlen (1000–4000 mg Calcium kombiniert mit Vitamin D), um die Schmerzen zu lindern und das durch die Behandlung und den Streß verlorene Calcium zu ersetzen. In und nach den Wechseljahren trägt Calcium dazu bei, die Entstehung von Osteoporose und Arthritis zu verhindern. Auch bei multipler Sklerose und Muskelleiden kann Calcium helfen. Über eine mögliche toxische Wirkung herrscht Uneinigkeit; die meisten halten Calcium in jeder Menge für ungiftig, während andere nur Dosierungen unter 2000 mg am Tag empfehlen. Einige Autoren vertreten die Meinung, daß Frauen jeden Tag ihres Lebens Calcium-Magnesium-Ergänzungen benötigen.

**Chrom** ist im Körper in Spuren vorhanden. Diabetes und Arteriosklerose können eine Chrommangelkrankheit sein. Chrom reguliert den Blutzuckerspiegel und verhindert so die Entstehung von Diabetes und Hypoglykämie. Es senkt hohen Blutdruck und verzögert Cholesterinablagerungen in den Arterien und der Leber. Es werden Tagesdosierungen zwischen 25 und 250 µg empfohlen, wobei sich Diabetikerinnen und Frauen über 65 eher an die höheren Werte halten sollten. Diabetikerinnen sollten ihren Blutzuckerspiegel sorgfältig überwachen, wenn sie Mineralstoffe oder Vitamine einnehmen. Chrom sollte zusammen mit Vitamin C verwendet werden.

**Eisenmangel** ist eine der zwei am häufigsten vorkommenden Vitaminmangelerscheinungen bei Frauen (zusammen mit Calciummangel). Für die Resorption des Eisens im Körper werden Calcium, Vitamin C, Kupfer und Kobalt benötigt. Frauen wird im allgemeinen eine Zufuhr von 20 bis 60 mg täglich empfohlen, wobei die höheren Mengen dem Bedarf während der Periode oder nach einer Geburt sowie im Alter und während der Wachstumsphase entsprechen. Durch Tee, Kaffee, Phosphate, Lebensmittelzusätze und Konservierungsstoffe wird dem Körper Eisen entzogen, desgleichen durch starke Regelblutungen, Blutungen sowie Hämorrhagie.

Eisenmangelsymptome umfassen Anämie, häufige Mattigkeit beziehungsweise Müdigkeit, Erschöpfungszustände, Schwindel, Reizbarkeit, spröde Nägel, Blähungen, Übelkeit nach den Mahlzeiten, Juckreiz, Verstopfung oder Durchfall, Haarausfall, Herzklopfen, Konzentrationsschwäche und hohe Krankheitsanfälligkeit. Organisches Eisen ist für Erwachsene ungiftig, bei Kindern ist jedoch Vorsicht geboten. Nimm nur Präparate mit organischem Eisen mit der Bezeichnung »wasserabspaltende Proteinverbindung« und vermeide anorganische Verbindung (Eisensulfat), da diese schwieriger resorbiert werden und Verstopfung verursachen. [Diese Eisen-Proteinverbindungen werden in Deutschland nicht hergestellt, können aber über Apotheken aus dem Ausland bezogen werden. A.d.Ü.] Zwischen der Einnahme von Vitamin E und anorganischen Eisen sollte ein Abstand von mindestens acht Stunden eingehalten werden, wohingegen sich organisches Eisen und Vitamin E nicht gegenseitig in ihrer Wirkung beeinträchtigen. Bei einer bestehenden Sichelzellenanämie, Thalassämie oder Hämochromatose ist von der Einnahme von Eisenpräparaten abzuraten. Auch während der Schwangerschaft sollte frau besondere Vorsicht walten lassen. Ansonsten können die meisten Frauen, die menstruieren, von einem Eisenpräparat profitieren.

**Fluorid** wird in den Vereinigten Staaten durch die Trinkwasser-Fluoridierung zugeführt – eine Maßnahme, die sehr umstritten ist. Die Trinkwasser-Fluoridierung trägt zwar zur Prophylaxe von Zahnzerfall und Karies bei, kann jedoch Zahnfleischschwund nicht verhindern, und zu allem Überfluß sind die Chemikalien wahrscheinlich schädlich für die Leber. Fluorid ist möglicherweise auch ein Osteoporosefaktor bei älteren Frauen.[16] Es ist nur selten in Zusatzpräparaten enthalten, aber wenn dein Wasser fluoridiert ist, ist anzunehmen, daß du sowieso eher zuviel als zu wenig bekommst.

**Jod** kommt in jodiertem Salz und fluoridiertem Wasser vor. Und wenn es in deinem Multivitamin- und Mineralstoffpräparat enthalten und deine Schilddrüsenfunktion nicht gestört ist, ist eine zusätzliche Zufuhr wahrscheinlich nicht erforderlich. Kropfbildung, Trägheit und Fettleibigkeit sind Mangelsymptome. Zur Verhinderung von Kretinismus beim Säugling kann unter Umständen eine Jodgabe während der Schwangerschaft erforderlich sein. Wenn du Ergänzungsstoffe nimmst, solltest du darauf achten, daß sie natürliches Jod enthalten (kein künstliches). Am besten solltest du jedoch versuchen, deinen Jodbedarf aus Kelp (Meeresalgen) zu decken. Sich auf toxische Wirkungen berufend, hat die FDA Höchstwerte für die Jodzufuhr festgelegt – nichtsdestotrotz wurden jedoch sogar Kindern schon 2400 mg täglich über einen Zeitraum von bis zu fünf Jahren verabreicht, ohne daß Nebenwirkungen aufgetreten wären.[17]

**Kalium** und Natrium arbeiten wie Calcium und Phosphor in einem Gleichgewicht. Während Natrium jedoch in der heutigen Nahrung überreichlich vorhanden ist, können Fastenkuren, die Einnahme von harntreibenden Mitteln, Durchfall, Hypoglykämie oder großer Streß schnell zu einem Kaliummangel führen. Kalium kann hilfreich sein bei Ödemen, Hypoglykämie, Nebennieren-Unterfunktion, Allergien oder Bluthochdruck. Wer viel Kaffee oder Alkohol trinkt, übermäßig viel Schokolade ißt oder Kortison anwendet, könnte zuviel Kalium verlieren. Kaliummangel zeigt sich in anhaltendem Durst, Müdigkeit, Schlaflosigkeit, schwachen Reflexen, Herz- und Muskelschwäche, Verstopfung, Hypoglykämie und Atemnot. Bevor du jedoch Ergänzungspräparate einnimmst, versuche es lieber erst einmal mit Orangensaft.

**Kobalt** ist Teil von Vitamin $B_{12}$ (Cyanocobalamin). Langzeit-Vegetarierinnen sind besonders gefährdet, an Kobaltmangel zu leiden. Ein Vitamin-B-Komplex- oder -$B_{12}$-Präparat ist geeignet, einer möglichen Anämie vorzubeugen.

**Kupfer** ist ein Spurenelement, das frau normalerweise aus der Nahrung beziehen kann. Es sorgt für eine bessere Resorption von Eisen und Vitamin C, Zusatzpräparate können jedoch das Zinkgleichgewicht im weiblichen Körper stören. Wenn es nicht sowieso schon in deinen Multivitamin-/Mineralstoffpräparaten enthalten ist, solltest du es am besten aus unverarbeiteten Lebensmitteln beziehen. Nicht nur, daß ein Kupfermangel sehr selten ist, es können bei Dosierungen von mehr als 15 mg täglich auch Nebenwirkungen auftreten.

**Magnesium** – ein Mineral, das die meisten Frauen benötigen – wird in Kombination mit Calcium verwendet, um so eine bessere Aufnahme beider Mineralstoffe im Körper zu erreichen. Es ist im allgemeinen ungiftig und dient als Beruhigungsmittel, eine große Hilfe vor allem in Streßsituationen. Nervosität und prämenstrueller Heißhunger auf Schokolade sind Anzeichen eines Magnesiumsmangels. Ein Calcium-Magnesium-Präparat ist hilfreich bei Verdauungsstörungen, mehr noch als ein Antacidum, das diese Mineralstoffe entzieht. Antacida oder Calcium-Magnesium-Präparate sollten übrigens nicht direkt nach den Mahlzeiten, sondern besser vor dem Zu-Bett-Gehen eingenommen werden. Magnesium schützt vor Nieren- und Gallensteinen (es ist insbesondere bei der Einnahme von Megadosierungen Vitamin C zu empfehlen); es fördert das Wachstum von Knochen, Zähnen und Gewebe, wirkt sich positiv auf die Nerven aus, lindert Depressionen, steigert die Energie, senkt den Blutdruck und trägt zur Verhütung von Herzanfällen bei. Verwirrungszustände, schneller Puls und ein unregelmäßiger Herzschlag sind Magnesiummangelsymptome. Alkoholikerinnen weisen normalerweise einen Magnesiummangel auf. In der Schwangerschaft und Stillzeit sowie für Frauen während der Pillen- oder Östrogeneinnahme besteht ein erhöhter Magnesiumbedarf. Ein Calcium-Magnesium-Präparat kann bei PMS-Symptomen, Menstruationskrämpfen und -schmerzen helfen. In Kombination mit Vitamin C kann es gegen übermäßig starke Regelblutungen eingesetzt werden. Wenn du in deinem Wohnbezirk hartes Wasser hast, ist dein Bedarf wahrscheinlich geringer. Für die Wirksamkeit von Magnesium sind Vitamin A und C, Calcium und Phosphor notwendig.

**Mangan** ist notwendig, damit die Vitamine C und E sowie die des B-Komplexes ihre Wirksamkeit entfalten können. Zu den Mangelsymptomen zählen Gedächtnisschwäche, mangelhafte Koordination der Muskeln und schwache Reflexe, Knochenverformungen, Schwindelgefühle, Hörprobleme, Tinnitus (Ohrenklingen) und ein hoher Blutzuckerspiegel. Auch bei Muskelschwäche, multipler Sklerose, Myasthenia gravis, Epilepsie, Diabetes, Problemen mit der Verdauung oder der Nahrungsaufnahme, Erschöpfung, Reizbarkeit, Krankheiten des zentralen Nervensystems und degenerativen Krankheiten wie der Alzheimer-Krankheit liegt eine Indikation vor. Schwangere und stillende Frauen haben möglicherweise einen erhöhten Manganbedarf, desgleichen Frauen, die viel Milch trinken oder Fleisch essen. Es werden Dosierungen von 2,5 bis 5 mg täglich empfohlen, toxische Wirkungen sind jedoch selten.

Viel mehr, als daß **Molybdän** die Eisen-Verwertung unterstützt, ist über dieses Spurenelement nicht bekannt. Daher kann – zumindest solange es noch keine weiterreichenden Kenntnisse gibt – die Einnahme von Zusatzpräparaten nicht empfohlen werden. Es gehört jedoch zu jenen Mineralstoffen, von welchen frau sich Hilfe bei AIDS erhofft.

**Natrium** kommt so überreichlich in der amerikanischen Nahrung vor, daß die meisten von uns überversorgt sind. Natrium ist in erster Linie für Bluthochdruck und Schlaganfälle verantwortlich. Außer in seltenen Fällen wie bei einem Hitzschlag ist eine Natrium-(Salz-)Zufuhr so gut wie nie erforderlich.

**Phosphor** ist ein wesentlicher Bestandteil der Knochen und Zähne und von zentraler Bedeutung bei der Regulierung der Nervenfunktion. Phosphor wird als chemischer Dünger und Lebensmittelzusatz verwendet, so daß die meisten Frauen nicht an einem Mangel, sondern an einer Überversorgung leiden, die zu einer Störung des Phosphor-Calcium-Magnesium-Gleichgewichts führt. Zahn- und Zahnfleischprobleme, Störungen des Knochenwachstums, Arthritis, mangelnde Kontrolle des Appetitgefühls und Über- oder Untergewicht können Anzeichen eines Phosphormangels sein. Phosphor wird für die Verwertung von Vitamin D, Calcium und Niacin benötigt und durch zuviel Eisen oder Calcium unwirksam gemacht. Eine erhöhte Phosphorzufuhr veranlaßt den Körper, zuviel Calcium freizusetzen, und ist ein Faktor bei der Entstehung von Osteoporose. Frauen weisen eher einen Mangel an Calcium als an Phosphor auf, wobei es jedoch auf das Gleichgewicht der beiden ankommt. Falls du dennoch Phosphor nehmen möchtest, kombiniere es mit Calcium und Magnesium, oder verwende Knochenmehl mit Vitamin D als Zusatzpräparat. Toxische Wirkungen sind nicht bekannt.

**Schwefel** sorgt für die Gesundheit der Haut und der Haare und ist Bestandteil vieler Hautcremes. In Verbindung mit den Vitaminen des B-Komplexes ist er für den Stoffwechsel von Bedeutung. Wenn du ausreichend mit Eiweiß versorgt bist, bekommst du wahrscheinlich auch genug Schwefel. Zusatzpräparate sind normalerweise nicht erhältlich.

**Selen** fungiert mit Vitamin E als Antioxidans und wird auch Anti-Alterungs-Vitamin genannt. Es ist ein Anti-Krebs-Mittel und ein DNS/RNS-Aktivator. Es schwächt Hitzewallungen in den Wechseljahren ab. Selenmangel könnte bei Schlaganfällen, Herzerkrankungen, Hautleiden, vorzeitigem Altern, Unfruchtbarkeit und Muskeldystrophie eine Rolle spielen. Es wird eine tägliche Zufuhr von 50-200 µg empfohlen. Sehr hohe Überdosierungen können giftig sein. Weitere Forschungen sind erforderlich, insbesondere da es sich hier um eine sehr wichtige Nahrungsergänzung für Frauen handeln könnte.

**Vanadium** ist ein weiteres Spurenelement, das nur selten zusätzlich verabreicht wird. Es trägt zur Senkung des Cholesterinspiegels und zur Verhütung von Herzanfällen bei. Weitere Forschungen sind erforderlich. In anorganischer Form könnte Vanadium giftig sein.

**Zink** reguliert verschiedene Körperprozesse, bildet Insulin und überwacht die Muskelkontraktion, den Säure-Base-Haushalt und den Enzymfluß in den Zellen und ist an der Synthese von DNS beteiligt. Durch starkes Schwitzen, Schwangerschaft und Stillen kommt es zu Zinkverlust. Das Down-Syndrom (Mongolismus) kann durch einen Zinkmangel der Mutter verursacht werden. Bei älteren Frauen, Mädchen in allen Wachstumsstadien und Schwangeren sowie nach einem operativen Eingriff oder starkem Blutverlust besteht ein erhöhter Zinkbedarf. Weiße Flecken auf den Fingernägeln lassen auf Zinkmangel schließen. Eine zusätzliche Zinkzufuhr kann eine zusätzliche Kupferzufuhr erforderlich machen, da Zink Kupfer aufbraucht. Zink ist im allgemeinen ungiftig, Dosierungen über 150 mg/Tag sind jedoch nicht empfehlenswert.

Zink ist, wie ich aus eigener Erfahrung weiß, hilfreich

bei trockener, schuppiger Haut oder Hautausschlägen, Haarausfall, Hautentzündungen, Wachstumsproblemen, schlechter Wundheilung, Akne oder Nachtblindheit. Darüber hinaus benutze ich Zink auch gegen Kopfschuppen. Zink steigert die Abwehrkräfte, reduziert Körpergeruch, trägt zur Verhütung von Diabetes bei und wirkt Senilität und Entzündungen entgegen. Mit Zink tust du nicht nur deinen Haaren, deinen Nägeln, deinen Augen und deiner Haut etwas Gutes, du kannst es auch bei Giftsumach-Reizungen, Unfruchtbarkeit, Schizophrenie, AIDS, Alzheimer-Krankheit, Hypoglykämie und Geruchsstörungen verwenden. Arteriosklerose und das Down-Syndrom können Zinkmangelkrankheiten sein. Verwende am besten natürliches, cheliertes Zink in Kombination mit Vitamin A. Wenn du einen sehr unregelmäßigen Zyklus hast oder Vitamin $B_6$ gegen Menstruationsbeschwerden einnimmst, erhöht sich möglicherweise dein Zinkbedarf. Dein tägliches Multivitamin/Mineralstoffpräparat sollte Zink enthalten. Die meisten Frauen benötigen mindestens 15–25 mg am Tag.

In dem Maße, in dem die Böden mehr und mehr ausgelaugt und mit Chemikalien verseucht werden, werden Mängel und Ungleichgewichte der Spurenelemente wie auch jener Mineralstoffe, die in größeren Mengen benötigt werden (Calcium, Magnesium), weiterhin ansteigen. Während bislang die Vitamine im Mittelpunkt des ganzheitlichen Heilens standen, wird nun auch den Mineralstoffen mehr und mehr Beachtung geschenkt. Die Tatsache, daß so viele dieser Elemente bei der Vorbeugung von Herz- und Arterienerkrankungen, degenerativen Krankheiten und Bluthochdruck/Schlaganfällen eine Rolle spielen, zeigt, daß Mineralstoffmangel, Erschöpfung der Böden und chemische Zusätze diese

Krankheiten bei der modernen Frau erst verursacht haben, Krankheiten, die noch vor weniger als 75 Jahren so gut wie unbekannt waren.

    Vitamine stellen einen langfristigen Weg zur Herstellung des Wohlbefindens der Frau dar. Zur allgemeinen Gesunderhaltung sollte am besten ein ausgewogenes, hochwertiges Multivitamin- und Mineralstoffpräparat verwendet werden. Zu jeder Mahlzeit eingenommen und bei einer insgesamt ausgewogenen Ernährung, könnte dies durchaus ausreichen. Bei vielen Frauen tut es dies jedoch nicht, und die Zufuhr weiterer Ergänzungen wird erforderlich. Finde mit dem Muskeltest oder dem Pendel deinen individuellen Bedarf heraus, da er sich von Frau zu Frau unterscheidet, und überprüfe mit diesen Verfahren alle paar Monate, ob sich Veränderungen eingestellt haben, ob die Ergänzungsstoffe und Dosierungen noch richtig für dich sind oder einer Korrektur bedürfen.

    Eine der alternativen Heilmethoden, die bei **AIDS** Anwendung finden, ist die Vitamin-Therapie, bei der Megadosen der Vitamine C, A, E, des B-Komplexes und Zink verwendet werden. Täglich werden *mindestens* 10 000 mg (10 g) Vitamin C mit Bioflavonoiden (intravenös bis zu 25 000 mg) und zwar sechs Mal täglich eingenommen – in Wasser aufgelöst, manchmal als Retard-Kapsel, aber normalerweise in Form von säurefreiem Calciumascorbat. Bei Auftreten von Durchfall muß die Dosierung reduziert werden. Für Vitamin A beträgt die Tagesdosis 25 000–50 000 I.E., gewöhnlich als Beta-Carotin/Provitamin A, das ungiftig ist. Um einer Verschlechterung des Gesundheitszustands entgegenzuwirken, wird eine Dosierung von ca. 25 000 I.E. empfohlen. Zink wird in Mengen von ca. 100 mg/Tag verabreicht, in Kombination mit 400–800 I.E. Vitamin E. Ein Vitamin-B-Komplex

100 wird dreimal täglich gegeben, außerdem ein Multivitamin-/Mineralstoffpräparat. Zusätzlich werden ca. 400 µg Biotin und 500-1000 mg Pantothensäure/Vitamin $B_5$ zugeführt. Das Absetzen eines dieser Vitamine sollte immer durch langsame Reduzierung dieser großen Mengen erfolgen. Die o. g. Vitamine und Dosierungsangaben sind für jede Art von Immunschwächekrankheit geeignet. Neben Zink werden die folgenden Mineralstoffe empfohlen: täglich 20 mg Eisen, 1–2 mg Kupfer, 10–20 mg Mangan, 300–500 mg Magnesium, 100–200 µg Selen, 100 µg Molybdän, Germanium und 500 µg Chrom.[18]

Bei **Arthritis** empfiehlt Adele Davis eine Anti-Streß-Kost mit hohem Proteingehalt, einschließlich Megadosen von Vitamin C, Pantothensäure und Vitamin $B_2$.[19] Zusätzlich zu deinem Multivitamin-/Mineralstoffpräparat, versuche auch einmal 1000 mg Vitamin C und Bioflavonoide dreimal täglich zu den Mahlzeiten, Vitamin-B-Komplex 100, bis zu 2000 µg Vitamin $B_{12}$ täglich, bis zu 1000 mg/1 g Niacinamid, 100 mg Pantothensäure/Vitamin $B_5$ dreimal täglich und ebenfalls dreimal täglich (fünf Tage lang, dann zwei Tage aussetzen) ein bis zwei Eßlöffel oder drei Kapseln Dorschleberöl/Lebertran (Vitamin A und D).[20] Vitamin $B_6$ könnte auch eine wirksame Rheuma-Prophylaxe sein.

Bei den ersten Anzeichen von **Erkältungen**, Fieber und Grippe sollte mit 1000 mg Vitamin C stündlich – zusammen mit einem Calcium-Magnesium-Präparat – begonnen werden. Nimm ein Vitamin-C-Präparat, das Bioflavonoide enthält, und achte bei diesen Megadosen darauf, große Mengen Wasser zu trinken. Nur allmählich absetzen. Gute Erfolge bei Erkältungen werden auch mit Vitamin A erzielt, und zwar in Dosierungen von 25 000 I.E. stündlich, 250 000 I.E. täglich bis zu drei Tage lang. Dies hilft einigen Frauen, bei denen Vitamin C unwirksam bleibt. Du kannst auch beides versuchen. Beide Vitalstoffe sollten eine Erkältung innerhalb eines Tages beenden oder doch zumindest erheblich lindern, müssen jedoch so früh wie möglich eingenommen werden.[21] Die Vitamin-C-Methode hilft auch bei Zystitis, der wiederkehrenden Blasen- und Harnwegsentzündung, für die manche Frauen so anfällig sind. Am besten nimmst du das Vitamin C stündlich mit einem Glas *ungesüßtem* Preiselbeersaft ein.

Bei **Menstruationsbeschwerden** und PMS nimm täglich 1000 mg Vitamin C in Form von Retard-Kapseln mit Bioflavonoiden, um übermäßig starke Blutungen zu reduzieren. Die tägliche Einnahme eines Calcium-Magnesium-Präparats, also nicht nur während der Regel, beugt PMS-Symptomen und Menstruationsbeschwerden vor. Bei mir hat das sehr gut gewirkt, es dauert jedoch um die drei Monate, bis wirkliche Unterschiede zu erkennen sind. Nimm auch täglich ein Multivitamin- und Mineralstoffpräparat, 50 mg Vitamin $B_6$ und 400 I.E. Vitamin E. Adele Davis rät zu 5000 I.E. Vitamin D täglich und zusätzlich je 250 mg Calcium und 125 mg Magnesium zu jeder Mahlzeit für die Dauer von 10 Tagen vor Einsetzen der Regel und während derselben,[22] um Beschwerden und PMS vorzubeugen. Die Kombination Calcium-Magnesium verhindert den Heißhunger auf Schokolade und verringert eine erhöhte Wasseransammlung (Wasserretention). Verwende auch Affirmationen, die sich auf deinen Körper und deinen Zyklus beziehen. Frauen, die ihre Mondphasen als eigen anerkennen, sie feiern und ehren, leiden weniger unter PMS-Symptomen oder anderen Menstruationsbeschwerden.

Im **Klimakterium** wirkt sich die Einnahme von Vitamin E und Selen, plus einer Calcium-Magnesium-Kombination günstig aus. Velma Keith und Monteen Gordon empfehlen 1000–1200 I.E. Vitamin E, Vitamin-B-Komplex 50 mit 50 mg Vitamin $B_6$ und 250 mg Vitamin $B_5$/Pantothensäure sowie 50 000–75 000 I.E. Vitamin A (probiere Beta-Carotin oder die Pulverform).[23] Nimm täglich 2000 mg Calcium, 500 mg Magnesium und 1000 I.E. Vitamin D.[24] Das Vitamin E stoppt Hitzewallungen und nächtliches Schwitzen. Einige Vitmain-E-Komplex-Präparate enthalten bereits Selen.

Bei **Migräne** versuche 50 mg Niacin (nicht Niacinamid !) gleich zu Beginn eines aktuen Anfalls und dann alle 10 bis 15 Minuten, bis die gefäßerweiternde Wirkung des Niacins, die sich in Hautrötung mit Hitzegefühl zeigt, die Schmerzen beendet. Niacin und ein Vitamin-B-Komplex-Präparat täglich sind eine gute Vorbeugung. Wenn es sich um prämenstruelle Kopfschmerzen bzw. Migräne handelt, könnten diese durch eine Calcium-Magnesium-Kombination und die Vitamine D, $B_1$ und $B_{12}$ verhindert werden. Versuch es auch einmal mit Vitamin $B_6$ und/oder Pantothensäure täglich. Die meisten Frauen, die an Migräne leiden, sind hypoglykämisch und brauchen Pantothensäure/Vitamin $B_5$.[25] Vermeide Schokolade, weißen Zucker und Weißmehlprodukte, nimm mehrere kleine eiweißreiche Mahlzeiten täglich ein und sorge für eine regelmäßige Darmtätigkeit. Vermeide unnötigen Streß.

Bei **Hypoglykämie** heißt das Zaubermittel Pantothensäure. Nimm 500 mg zu den Mahlzeiten zweimal täglich, 10 000 I.E. Vitamin A und 400 I.E. Vitamin D(ich nehme die doppelte Menge), 500 mg Vitamin C zu jeder Mahlzeit, 100–200 I.E. Vitamin E dreimal täglich, Vitamin-B-Komplex 50 dreimal täglich (diese Menge ist eventuell zu hoch – wenn du Alpträume und nächtliche Ruhelosigkeit bekommst, reduziere die Dosierung), Vitamin F, Zink, Lecithin, Chrom und ein Multivitamin-

und Mineralstoffpräparat zweimal täglich.[26] Wenn du unter Ohnmachtsanfällen leidest, versuch es mit Kalium.

Für die **Haut** ist eine innerliche und äußerliche Anwendung von Vitamin E zur Reduzierung von Narben und Brandwunden angezeigt. Bei Ausschlägen, Schuppenflechte und Ekzemen wirken sich die Vitamine E, A mit D, Zink, Vitamin F und Lecithin positiv aus. Nimm ein Multivitamin- und Mineralstoffpräparat und ein Vitamin-B-Komplex-50-Präparat. Die Vitamine A, D und $B_6$ werden insbesondere gegen Akne eingesetzt. Sollte die ölige Lösung dir Probleme bereiten, versuche die Vitamine A, D und E in trockener Form.

Bei **multipler Sklerose** wird, bei gleichzeitiger Verringerung der gesättigten Fette in der Kost, die Anwendung von Lecithin und Vitamin F empfohlen. Adele Davis zufolge konnte multiple Sklerose im Frühstadium durch großzügige Gaben von Vitamin E, $B_6$ und B-Komplex gestoppt werden. Sie rät zu Pantothensäure/Vitamin $B_5$ gegen Streß, Thiamin/Vitamin $B_1$, Riboflavin/Vitamin $B_2$, Lecithin und bis zu 1800 I.E. Vitamin E täglich. Jede degenerative Muskelerkrankung verlangt nach Vitamin E in Megadosierungen, einschließlich multiple Sklerose und Muskeldystrophie.[27] Velma Keith and Monteen Gordon empfehlen zusätzlich die Einnahme eines Calcium-Magnesium-Kombipräparats sowie aller anderen Mineralstoffe und Megadosierungen von Vitamin A (verwende die trockene Form). Vergiß auch dein Multivitamin- und Mineralstoffpräparat nicht.[28]

**Bluthochdruck** wird immer mehr zu einem Frauenproblem. Dagegen hilft ein Multivitamin-/Mineralstoffpräparat in Kombination mit einem Vitamin-B-Komplex-Präparat und Megadosen von Vitamin A, C mit Bioflavonoiden und Vitamin E. Beginne mit 100 I.E. Vitamin E täglich und erhöhe die Dosis monatlich bis zu einer Gesamtmenge von 400-600 I.E. täglich. Geh dabei langsam vor.[29] Kyolic (geruchlose Knoblauchperlen) sind ebenfalls dazu geeignet, einen zu hohen Blutdruck oder Cholesterinspiegel zu senken, desgleichen die chinesische Heilpflanze Dong Quai (mehr darüber im nächsten Kapitel). Möglicherweise schlagen auch Lecithin, eine Calcium-Magnesium-Kombination oder Kalium (berate dich mit deinem Arzt, wenn du Diuretika, harntreibende Mittel, nimmst) bei dir an. Adele Davis ist der Meinung, daß auch ein minimaler Vitamin-$B_6$- oder Cholin-Mangel zu hohem Blutdruck führen kann.[30]

Bei **Schlaflosigkeit** wirken Calcium-Magnesium- und Vitamin-B-Komplex-Präparate, vor dem Zu-Bett-Gehen eingenommen, Wunder. Nimm ein Multivitamin- und Mineralstoffpräparat zu den Mahlzeiten ein. Jeweils 100 mg Vitamin $B_6$ und Niacinamid vor dem Schlafengehen wirken als Sedativum. Du kannst auch 1000 mg Alpha-Tryptophan eine halbe Stunde vor dem Schlafengehen versuchen.[31] 15 bis 20 Minuten Meditation machen ebenfalls wunderbar müde.

Bei **Scheidenentzündung** empfiehlt Adele Davis die Einnahme von 50 000 I.E. Vitamin A am Tag, um diese und Infektionen der Gebärmutter, der Eierstöcke und der Eileiter zu bekämpfen. Dazu solltest du die Vitamine $B_6$, C, E und $B_5$/Pantothensäure nehmen. Bei der Verwendung derartiger Megadosierungen von Vitamin A solltest du nach jeweils fünf Tagen für zwei Tage aussetzen, um der allmählichen Entstehung einer toxischen Wirkung vorzubeugen, oder, alternativ, versuche die trockene Form. Vegetarierinnen, bei denen ein Vitamin-$B_{12}$-Defizit vorliegt, könnten unregelmäßige Regelzyklen entwickeln und übelriechenden Ausfluß bekommen, der durch die Zufuhr von Vitamin $B_{12}$ aufhört. Juckreiz im vaginalen Bereich spricht auf Vitamin $B_2$/Riboflavin an. Versuche es mit einem Vitamin-B-Komplex-Präparat, da Probleme im vaginalen Bereich auf einen Mangel an verschiedenen B-Komplex-Vitaminen zurückzuführen sein könnten.[32] **Candida albicans,** eine wiederkehrende oder systemische Hefepilzinfektion, spricht oft auf Lactobacillus-acidophilus-Präparate an, die das Gleichgewicht der Scheidenbakterien wiederherstellen. Nimm sie dreimal täglich zu den Mahlzeiten ein. Ich empfehle auch die Anwendung von Kyolic (geruchlose Knoblauchperlen), die ebenfalls sehr hilfreich sein können.

Zur Vorbeugung von **Osteoporose,** einem Substanz- und Mineralverlust der Knochen, an dem in erster Linie ältere Frauen erkranken, haben sich Calcium, Magnesium und Vitamin D bewährt. Diese Behandlung sollte vor dem Einsetzen der Wechseljahre begonnen und das ganze Leben hindurch fortgesetzt werden, da ein lebenslang anhaltender Mineralstoffmangel als Ursache für diese Krankheit gilt. Falls dein Wasser mit Fluorid versetzt ist, sind Zusätze besonders nötig. Eine Östrogen-Ersatz-Behandlung kann zwar den Substanzverlust der Knochen verlangsamen, birgt jedoch ein erhöhtes Krebsrisiko. Nimm täglich ein natürliches Vitamin- und Mineralstoffpräparat, zusammen mit 1000 mg Calcium und 500 mg Magnesium. Megadosen von Vitamin A, C, D, E und B-Komplex wirken sich ebenfalls günstig aus.[33] Barbara Seaman weist nachdrücklich auf die Bedeutung von Calcium-Magnesium, der B-Vitamine, von Chrom und Spurenmineralien hin.[34]

Es gibt eine Reihe von ausgezeichneten Büchern zum Thema Vitamine und Vitamin-Therapie; ich persönlich empfehle diejenigen, auf die ich mich in diesem Kapitel beziehe. Ich konnte hier nur eine sehr kurze Einführung in die Vitamine und Mineralstoffe geben, sie sollte jedoch ausreichen, um Frauen, die mit diesem Thema noch nicht vertraut sind, einen Einblick zu geben. Die Behandlung mit Vitaminen war die erste Heilmethode, die ich kennenlernte, und die ich wegen der guten Heilerfolge auch heute noch in großem Umfang anwende und uneingeschränkt weiterempfehlen kann. Bediene dich der Vitamine zusammen mit dem Wissen über deinen Körper und deiner weiblichen Intuition, um deine eigenen Bedürfnisse zu erkennen und Symptome frühzeitig zu heilen.

## *Anmerkungen*

1. »Vital Vitamins« in: *Light News*, (POB 770844, Houston, TX 72215), Vol. I, No. 3, March-April 1988.
2. Dr. Harold Rosenberg: *The Book of Vitamin Therapy*, (New York, Berkeley Books, 1974), S. 57–59. Zwischen 1973 und etwa 1977 wurde eine unverhältnismäßig große Zahl von Büchern über Vitamine veröffentlicht.
3. *Ebd.*, S. 61.
4. *Ebd.*, S. 137.
5. Barbara Seaman and Gideon Seaman, MD: *Women and the Crisis in Sex Hormones*, (New York, Rawson Associates, 1977, S. xi, 63, 155 und 287ff.
6. Harold Rosenberg. *The Book of Vitamin Therapy*, S. 137–141.
7. Prevention Magazine Staff, *The Complete Book of Vitamins*, (Emmaus, PA, Rodale, Press, 1977), S. 9.
8. *Ebd.*, S. 8–9.
9. Tony Webb, Tim Lang and Kathleen Tucker: *Food Irradiation, Who Wants It?*, (Rochester VT, Thorsens Publishers, Inc, 1987), S. 49–50, 54. (Dt. *Bestrahlte Nahrung*, München, [Knaur], 1990.
10. Prevention Magazine Staff, *The Complete Book of Vitamins*, S. 9–10.
11. Velma J. Keith and Monteen Gordon: *The How To Herb Book*. (Pleasant Grove, UT, Mayfield Publishing Co, 1984), S. 133–134. Empfehlenswert.

12. Bei den vorgeschlagenen Werten handelt es sich nicht um RDA-Werte, sondern um Dosierungen, die von den für dieses Kapitel zu Hilfe genommenen Quellen empfohlen werden.
13. Adele Davis: *Let's Get Well*, (New York, Signet Books, 1965), S. 124. Sehr empfehlenswert.
14. Linda Clark: *Get Well Naturally*, (New York, Arco Publishing, 1982), S. 297.
15. Velma Keith and Monteen Gordon: *The How To Herb Book*, S. 104.
16. Barbara Seaman and Gideon Seaman, MD: *Women and the Crisis in Sex Hormones*, S. 317.
17. Adele Davis: *Let's Get Well*, S. 345.
18. Lawrence Badgley, MD: *Healing AIDS Naturally*, (San Bruno, CA, Human Energy, Press, 1987), S. 114–133. Siehe auch Nachwort zu diesem Buch.
19. Adele Davis: *Let's Get Well*, S. 108–109.
20. Earl Mindell: *The Vitamin Bible*, (New York, Warner Books), S. 232. (Dt. *Die Vitamin Bibel*, München, [Heyne], 1986.
21. Linday Clark: *Get Well Naturally*, S. 346–347.
22. Adele Davis: *Let's Get Well*, S. 247.
23. Velma Keith and Monteen Gordon: *The How To Herb Book*, S. 176.
24. Adele Davis: *Let's Get Well*, S. 250.
25. *Ebd.*, S. 277.
26. Earl Mindell: *The Vitamin Bible*, S. 239–240. (Dt. *Die Vitamin Bibel*.)
27. Adele Davis: *Let's Get Well*, S. 241–243.
28. Velma Keith and Monteen Gordon: *The How To Herb Book*, S. 219.
29. *Ebd.*, S. 196.
30. Adele Davis: *Let's Get Well*, S. 213.
31. Earl Mindell: *The Vitamin Bible*, S. 222–223. (Dt. Die Vitamin Bibel.)
32. Adele Davis: *Let's Get Well*, S. 249.
33. Velma Keith and Monteen Gordon: *The How To Herb Book*, S. 221.
34. Barbara Seaman and Gideon Seaman, MD: *Women and the Crisis in Sex Hormones*, S. 320–321.

*Kapitel 8*

# Die Anwendung von Heilkräutern

Während die Vitamine zu den neuesten zur Verfügung stehenden Heilmethoden zählen, gehören die Heilkräuter zu den ältesten bekannten Verfahren, deren Ursprünge sich bis in die Matriarchate zurückverfolgen lassen. Sie sind altbewährt und frauenerprobt und noch heute eine nutzvolle und wirksame Heilmethode. Als Ahninnen der gegenwärtigen geschmähten Arzneimittelindustrie wurden die Kräuter in erster Linie in mündlicher Tradition von der Mutter an die Tochter weitergegeben, entwickelt und angewendet. In uralter Zeit ernährten sich die Menschen hauptsächlich von Pflanzen, die gesammelt wurden. Dann entdeckte frau Pflanzen mit medizinischen Eigenschaften, deren Nutzen bewertet und die als erste Heilmittel eingesetzt wurden. So wie die ersten Heilbeziehungen die zwischen Hebamme und Gebärender und zwischen Mutter und Kind waren, stellten die ersten Pflanzenheilmittel wahrscheinlich Geburts- und Empfängnis- und Überlebenshilfen für Mutter und Kind dar.

Zum Zeitpunkt des Niedergangs der Matriarchate war das allgemein anerkannte Arzneibuch (Pharmakopöe) bereits eingeführt, basierend auf Informationen über Heilpflanzen, die mündlich von Generation zu Generation durch Mütter, die ihre Töchter lehrten, überliefert worden waren. Die frühesten Arzneien bestanden wohl aus nur einer Pflanze, da die Wirkungen einer einzelnen Pflanze am einfachsten zu verstehen und zu verfolgen sind. Zur Zeit des chinesischen *Nei Jing* war das System bereits voll entwickelt, und traditionelle chinesische Ärzte kombinierten fünf bis fünfzehn Heilkräuter für ihre Rezepte, die sie unter etwa 500 klassischen Mitteln auswählten. Die Tradition der chinesischen Heilpflanzen- und klinischen Handbücher geht auf das 4. Jahrhundert v. Chr. zurück. Heilkräuter bilden die Grundlage des berühmten chinesischen Heilsystems, mehr noch als die Akupunktur oder jede andere Methode, und bei den beinahe 6000 Eintragungen des modernsten Arzneimittelbuches handelt es sich überwiegend um botanische Substanzen.[1]

Heilkräuter wurden jedoch auch anderswo studiert und zu medizinischen Zwecken eingesetzt. In ihrer »Dinner Party«, mit der das kulturelle Erbe der Frauen gefeiert wird, führt Judy Chicago eine Reihe von frühen Kräuterheilerinnen auf. Die erste unter ihnen war die ägyptische Königin Mentuhetop (2300 v. Chr.), eine Herrscherin aus der langen Linie ägyptischer Heilerköniginnen. Diese afrikanischen Frauen unterrichteten Heilkundige aus der ganzen Welt und leiteten die ersten Medizinschulen der bekannten aufgezeichneten her-story (Geschichte der Frauen).

Um 1500 v. Chr. lernte die Hebräerin Zipporah die Heilkunst von ägyptischen Heilerköniginnen in Heliopolis und brachte die Fertigkeiten und das Wissen mit in ihre eigene Kultur.[2] Das ägyptische Heilwissen gelangte über Afrika und den Mittelmeerraum bis nach Griechenland, Rom und Europa und verschmolz mit dem Wissen, das den Heilern der einzelnen Kulturen bereits bekannt war.

In Griechenland war Agnodice (506 v. Chr.) die erste Gynäkologin, die eine westliche Medizinschule besucht hatte. Da zu dieser Zeit das Patriarchat bereits etabliert war und Frauen von einer formalen Ausbildung durch das männliche Establishment ausgeschlossen wurden, besuchte sie den Unterricht als Mann verkleidet. Als entdeckt wurde, daß Agnodice eine Frau und Konkurrentin war, setzte man alles daran, ihr die Ausübung ihres Berufes zu verbieten. Die Bemühungen, Frauen an der Ausübung der Medizin zu hindern, schlugen jedoch bis zum 12. Jahrhundert, als die christliche Kirche dies verbot, fehl. Aspasia von Athen war auch eine Gynäkologin und Kräuterheilkundige aus dem 4. Jahrhundert v. Chr..[3] Trotzdem Frauen üblicherweise aus den patriarchalen Geschichtsbüchern gestrichen wurden, haben die Namen dieser Frauen bis heute überlebt.

Nur wenige weibliche Kräuterheilkundige und Heilerinnen aus alter Zeit sind bekannt. Dies liegt zweifellos an dem übergreifenden Patriarchat und der kirchlichen Inquisition im finsteren Mittelalter in Europa. Im Rom des 2. und 4. Jahrhunderts – bevor die Kirche volle Macht erlangt hatte – waren Aemilia und Metrodora als Heilerinnen bekannt, letztere wegen ihrer Abhandlung über Frauenkrankheiten, Erkrankungen des Magens und der Nieren. Macrina, eine im 4. Jahrhundert in der Türkei lebende Frühchristin, rief eine weibliche Heilgemeinschaft und das möglicherweise erste Krankenhaus auf der Grundlage der Kräuterheilkunde ins Leben.[4] Die frühchristlichen Nonnenklöster wurden Stätten des Lernens, Oasen der Gelehrsamkeit, die einzigen Orte, an denen Frauen sich bilden und nicht zur Heirat gezwungen werden konnten. Die Pflanzenheilerinnen hinterließen ihren Nachfolgerinnen Aufzeichnungen ihrer Arbeit und begründeten so Krankenhaus-Kloster-Lern-Zentren in ganz Byzanz und Europa. Im 12. Jahrhundert wurde die Freiheit der Frauen in diesen Klöstern beschnitten. Bevor jedoch die weibliche Gelehrsamkeit unterdrückt wurde, schrieb Hildegard von Bingen (1098-1179) ihre Medizin- und Kräuterbücher, die uns bis heute erhalten geblieben sind. Ihr *Liber Simplicis Medicinae* ist ein Handbuch für Naturheilverfahren und Heilkräuter, das Heilmittel aus 213 Pflanzen und 55 Bäumen beschreibt, zusätzlich deren mineralischen und tierischen Ursprung. Auch wenn dieses Buch stark gewürzt ist mit Zauberformeln und Göttin-Magie, wird es als die Grundlage der heutigen westlichen Kräuterheilkunde und der modernen Arzneimittelindustrie angesehen.[5] Ab dieser Zeit war Frauen die Ausübung der Medizin untersagt, die Inquisition wurde eingerichtet und die Tradition der weiblichen Heilkunst vernichtet.

Vom 13. bis zum 17. Jahrhundert wurden Frauen in Europa als Hexen verbrannt, weil sie erfolgreiche Heilerinnen waren und den neuen, ausschließlich männlichen Medizinschulen und dem medizinischen Establishment Konkurrenz machten. Die Hexen-Hebammen besaßen ein fundiertes Wissen der Kräuterheilkunde, das auf empirischer Forschung beruhte. Die Ärztin Jacoba Felicie, geb. 1292 in Frankreich, wurde wegen ihres Erfolgs als Heilerin vor Gericht gestellt. Ihr wurde das Praktizieren untersagt, aber sie kam mit dem Leben davon. Geillis Duncan starb 1590 in Schottland wegen ihrer Fähigkeiten als Heilerin, und wie sie starben noch viele, viele andere.

In Amerika wurde unter anderem Margaret Jones und Tituba, einer schwarzen Sklavin, der Prozeß gemacht. Tituba wurde letztendlich aus dem Gefängnis entlassen und verkauft, während Margaret Jones als erste Frau in den Vereinigten Staaten wegen Hexerei hingerichtet wurde[6] – ganz offensichtlich aufgrund der Tatsache, daß sie wegen ihrer medizinischen, auf der Pflanzenheilkunde beruhenden Fähigkeiten eine Konkurrenz für die männlichen Ärzte in Massachusetts darstellte. Neun Millionen Frauen fielen in Europa und den USA (hauptsächlich in Europa) der Inquisition zum Opfer – sie wurden verbrannt, gehängt oder ertränkt, nicht selten wegen ihrer medizinischen Kenntnisse. Durch ihren Tod wurde die unter den Frauen übliche Tradition der mündlichen Weitergabe von Wissen unterbrochen, aber nicht beendet.

Die Hexen-Heilerinnen verfügten über hochentwickelte Kenntnisse der Pflanzenheilkunde und der Medizin. Sie benutzten Ergot (Mutterkorn) gegen die Geburtsschmerzen und Hirtentäschel gegen Blutungen nach der Geburt. Sie nahmen Belladonna, um Gebärmutterkontraktionen in der frühen Schwangerschaft zu verhindern, und Digitalis (aus Fingerhut) gegen Herzkrankheiten. Diese Frauen kannten Pflanzen zur Empfängnisverhütung, Abtreibung und Heilung von Wunden und Infektionen. Sie hatten Kenntnis von pflanzlichen Schmerz-, krampflösenden, stärkenden und reinigenden Mitteln. Sie wußten, welche Pflanzen die Verdauung förderten, Fieber senkten und gegen Entzündungen wirkten.[7] Ähnliche Kenntnisse besaßen Frauen weltweit – bei den nordamerikanischen Indianern, in Afrika, China und Asien, Südamerika, im Nahen und Mittleren Osten. Diese Frauen waren in ihrer Zeit auf dem neuesten Stand der Medizin, im Gegensatz zu den männlichen Ärzten. Nachdem die weibliche Bevölkerung im Westen durch die Hexenverbrennungen dezimiert worden war, wurde das Wissen der Frauen und Hexen von der Kirche lächerlich gemacht, verzerrt und in Verruf gebracht. Und dennoch – wie auch die Göttin-Religion und die Frauenkultur – wurden Informationen im Untergrund weitergegeben und überlebten.

Noch heute sind es die Frauen, die die Pflanzenheilkunde ausüben und erforschen – so wie sie auch schon zu Zeiten der Matriachate eine weibliche Domäne war. Auch die Tatsache, daß der Arztberuf hauptsächlich von Männern ausgeübt wird und die Arzneimittelkunde sich zur riesigen Arzneimittelindustrie gewandelt hat, ändert nichts daran, daß die Pflanzenheilkunde auch heute noch in erster Linie in den Händen der Frauen liegt. Dies ist nicht nur auf dem Land so, sondern hat sich auch zu einer Bewegung innerhalb der Frauenbewegung entwickelt.

Die Zurück-aufs-Land- und die New-Age-Bewegungen der 60er und 80er Jahre haben viel dazu beigetragen, die Kräuterheilkunde wieder aufleben zu lassen.

Heilkräuter sind heute so wichtig wie in der Vergangenheit, als es noch keine anderen Arzneimittel gab. Die Hexe/Hebamme/Heilerin machte Gebrauch von ihrem Kräuterwissen, um Leben zu retten, Geburten und das Sterben zu erleichtern, die Empfängnis zu regulieren und Frauen und Kindern über jede Art von Un-Wohlsein hinwegzuhelfen. Den Umgang mit Heilkräutern zu lernen, ist für Frauen in einem frauenfeindlichen, partriarchalen Zeitalter eine Methode, ihr Überleben zu sichern. Ihre Anwendung erspart vielen Frauen den Besuch beim Arzt. Darüber hinaus sind Heilpflanzen billig und frei von Nebenwirkungen. Sie wirken langsamer und sanfter als chemische Arzneimittel und heilen oft Krankheiten, denen Ärzte hilflos gegenüberstehen.

Dieses Kapitel behandelt vor allem die Anwendung der Pflanzen und geht davon aus, daß du die Pflanze zur Verfügung und sicher bestimmt hast. Heutzutage kaufen Stadtfrauen Heilkräuter in Kräuter- und Reformhäusern und Bioläden, und der Preis für getrocknetes und sauberes Kräutermaterial ist, obwohl steigend, in der Regel erschwinglich. Achte darauf, daß die Kräuter einen starken Geruch und eine kräftige Farbe besitzen – je frischer das Kraut, desto wirkungsvoller ist es. Die sorgfältig beschrifteten Kräuter sollten immer an einem dunklen, kühlen und trockenen Platz aufbewahrt werden.

Heilkräuter können auf verschiedene Arten zubereitet werden. Die elementarste Zubereitung ist der Tee, auch Aufguß genannt. Hierzu gieße kochendes Wasser über getrocknetes Pflanzengut (Blätter, Blüten oder Stengel) und lasse den Tee dann fünf bis dreißig Minuten ziehen. Kräuter werden bitter, wenn sie länger als 15 Minuten ziehen, daher sind 10 Minuten im allgemeinen ausreichend. Wenn dein Trinkwasser mit Fluor oder Chlor versetzt wird, empfiehlt sich die Verwendung von destilliertem oder abgefülltem Quellwasser zur Zubereitung dieser Tees. Es ist am besten, den Tee gegen Lichteinwirkung und zum Schutz vor ausweichendem Dampf während des Ziehens abzudecken. Tees können in einer Tasse oder einer Teekanne bereitet werden. Schwächere Kräutertees, zubereitet aus ein bzw. zwei Teelöffeln Kräutern auf eine Tasse Wasser, werden täglich bei chronischen Problemen wegen ihres Vitamin-/Mineralstoffgehalts oder einfach wegen ihres guten Geschmacks verwendet. Zu medizinischen Zwecken bzw. bei einer akuten Krankheit mache ich meine Kräutertees ziemlich stark (fast Infusstärke). Und zwar gebe ich mindestens zwei Eßlöffel Kräuter in einen Weiden-Körbcheneinsatz (in Naturkostläden erhältlich), der in eine bechergroße Tasse paßt. Achte darauf, die Kräuter nicht zu fest zu pressen. Nachdem der Tee gezogen hat, wird das Körbchen herausgehoben und der Kräutertee getrunken. Meine Mengenangaben beziehen sich auf getrocknete Kräuter; bei frisch geernteten Kräutern ist die dreifache Menge zu verwenden. Eine wundervolle Sache ist es, das gebrauchte Pflanzenmaterial der Göttin Erde mit Ehrerbietung und Danksagungen zurückzugeben.

Wenn du eine Teekanne verwendest, nimm eine aus Keramik oder mit Email überzogen, nicht eine aus reinem Metall, da die chemischen Substanzen der Kräuter mit dem Metall der Kanne reagieren. Aluminiumkochgeschirr sollte grundsätzlich nicht verwendet werden, da offenbar ein Zusammenhang zwischen Aluminium und der Alzheimer-Krankheit besteht. Zur Zubereitung einer Kanne Medizinal-Kräutertee nimm mindestens eine halbe Tasse getrocknetes Kräutermaterial auf eine Teekanne, die acht Tassen faßt. Du kannst den fertigen Tee entweder tassenweise durch das Weidenkörbchen abseihen oder auch die ganze Kanne in ein anderes Gefäß umfüllen. Die Kräuter können für eine Weile in der Kanne verbleiben, obwohl das Gebräu auf diese Weise einen bitteren Geschmack bekommen und in ein paar Stunden verderben kann. Um einen Tee über Nacht aufzubewahren, seihe ihn ab und stelle ihn in den Kühlschrank; er kann wieder erwärmt werden. Je frischer der Tee jedoch ist, desto größer ist seine Heilwirkung; verwende nie einen verdorbenen Tee. Trinke den Tee so warm oder so heiß, wie es dir angenehm ist.

Stärkere Tees (s. o.) werden bei akuten Krankheiten eingesetzt, wenn Heilerfolge erzielt werden müssen. Sie kommen nahe an Infusstärke heran (einige würden sie sicherlich als Infuse bezeichnen), aber ein richtiger Infus ist noch etwas anderes. Hierzu werden ca. 30 Gramm Kräutermaterial mit zwei Tassen kochendem Wasser (etwa 1/2 Liter) übergossen und anschließend, fest abgedeckt, sechs bis acht Stunden stehen gelassen. Billie Potts empiehlt die Verwendung von Einmachgläsern für die Zubereitung von Infusen, da diese fest abschließen und nicht durch die Hitze zerbrechen.[8] Es können auch andere Gefäße verwendet werden, einschließlich Behälter aus rostfreiem Stahl, aber nicht aus Plastik, Aluminium oder anderen Metallen. In The Womb auf dem Michigan Women's Music Festival wird eine halbe Tasse eines solchen fertigen Infuses durch ein Sieb gegossen und mit heißem Wasser aufgefüllt. Am besten ist es, das angesetzte Infus an einem dunklen Ort aufzubewahren.

Während die weicheren Pflanzenteile – Blätter, weiche Stengel, Blüten – nicht direkt gekocht werden, müssen holzigere Rinden, Stengel, Samen, Rhizome und Wurzeln gekocht werden, um ihre Wirkstoffe freizusetzen. Eine solche Zubereitung wird Abkochung (Dekokt) genannt. Hierzu werden die Pflanzenteile mit Wasser in einem Topf zum Kochen gebracht und eine unterschiedliche Zeit lang leicht geköchelt. Bei einigen Abkochungen wird das Wasser mit den Kräutern nur einmal kurz aufgekocht, dann wird die Platte abgestellt, und die Kräuter werden noch für ein paar Minuten, oder bis sie abgekühlt sind, stehen gelassen. Ich habe diese Methode zur Zubereitung einer Pflegespülung (aus Schafgarbe, Brennesseln und Schwarznuß) verwendet, die ich dann in einen Krug mit kaltem Wasser goß, um sie nach dem Haarewaschen zu verwenden. Andere Kräuter, wie z. B. Baldrianwurzel, werden ein bis zwei Minuten gekocht, bevor sie vom Herd genommen werden.

Eine dritte von Billie Potts beschriebene Methode der Abkochung[9] ist, die Kräuter solange im Wasser sieden zu lassen, bis das Wasser zur Hälfte verdampft ist. Ein Liter Wasser und 60 Gramm von, sagen wir, Baldrianwurzel (ein beruhigendes Heilkraut) kocht auf einen halben Liter zusammen. Du kannst auch einen bereits fertigen

Aufguß auf die Hälfte eindampfen lassen, wobei nur die Flüssigkeit, nicht jedoch das Kräutermaterial, gekocht wird. Verwende eine Abkochung dieser Konzentration nicht in Dosierungen von zwei oder mehr Tassen täglich, sondern von einer halben Tasse oder teelöffelweise, zur geschmacklichen Verbesserung eventuell verdünnt in einer Tasse Wasser. Zur besseren Extraktion der Wirkstoffe sollte das Pflanzenmaterial in kleine Stücke gebrochen oder pulverisiert werden, bevor es in den Topf gegeben wird.

Kräutertinkturen (nicht auf Wasserbasis) sind sogar noch konzentrierter als Abkochungen. Hierfür wird Alkohol oder Apfelessig benötigt. Alkohol wirkt besser, und da Tinkturen tropfenweise mit Wasser eingenommen werden, ist ihr tatsächlicher Alkoholgehalt selbst für alkoholempfindliche Frauen minimal. Die Herstellung von Tinkturen dauert sehr lange, aber sie halten auch fast ewig, wenn sie in dunklen Glasflaschen an einem dunklen Ort aufbewahrt werden. Zur Herstellung einer Tinktur gib 180–240 Gramm Pflanzenmaterial (einige Quellen sagen 120 Gramm) in ein Litergefäß mit weiter Öffnung und fülle es mit 30- oder höherprozentigem Alkohol oder Apfelessig auf. Zur Zubereitung von kleineren Mengen werden Kräuter und Flüssigkeit im Verhältnis eins zu vier verwendet.[10] Laß die Mixtur nun drei bis sechs Wochen stehen (einige Quellen sagen zwei Wochen und empfehlen, die Flasche morgens und abends zu schütteln), dann gieße die Flüssigkeit ab und presse die Kräuter aus, bevor du sie der Erde zurückgibst. Fülle die Flüssigkeit, also die Tinktur, in dunkle Pipettenflaschen aus Glas (nicht aus Plastik, denn wie Metall reagiert auch Plastik mit den Kräutern). Verwende Tinkturen tropfenweise; sie sind sehr konzentriert. Eine gekaufte Fertigtinktur, die ich eine Zeitlang nahm, enthielt die Anweisung, zweimal täglich sechs Tropfen in Wasser einzunehmen, andere sagen fünf bis fünfzehn Tropfen. Sie sind äußerst wirkungsvoll.

Kräuter können auch oral in Form von Kapseln eingenommen werden, obwohl sie auf diese Weise vielleicht nicht ganz so gut vom Körper aufgenommen werden wie in flüssiger Form. Wie dem auch sei, einige Kräuter haben solch einen schlechten Geschmack, daß man sie nicht trinken kann, wie z. B. Cayennepfeffer und Kanadische Gelbwurz, die ich benutze, um Erkältungen abzufangen. Ich fülle die pulversierten Kräuter in Gelatinekapseln der Größe 00, die es in Lebensmittelmärkten und Naturkostläden gibt. [In Deutschland sind sie in Apotheken erhältlich.] Hierzu mischt du die Kräuter in einer flachen Schüssel. Dann hältst du in jeder Hand eine Kapselhälfte, ziehst beide durch die Kräutermischung und steckst sie zusammen. Vor der Einnahme sollten die Kapseln mit einem Papiertuch entstaubt werden (Cayenne brennt im Mund). Es sind auch Kapsel-Füllgeräte im Handel erhältlich. Ich mache normalerweise immer gleich eine große Menge, da die Herstellung mit viel Schmutz verbunden ist, und bewahre sie dann in einem dunklen Behälter auf. Kräuter können auch zu Pillen geformt werden, indem das Pflanzenpulver mit frischem Brot oder Frischkäse zu Pillen gerollt wird.[11] Kräutertabletten und -kapseln sind oft in Naturkostläden erhältlich, aber außer wenn Wurzeln verwendet werden, bin ich von ihrer Frische nicht überzeugt. Kräuter, die auf den Mund, den Rachen und die oberen Atemwege einwirken sollen, wie Amerikanische Ulmenrinde bei Halsschmerzen, sind als Pastillen im Handel. Die meisten Kräuter sind in Form von Infusen, Abkochungen oder Tinkturen wirkungsvoller als in Kapsel- oder Pillenform. Kapseln oder Pillen sind nützlich, wenn du eine Menge

Kräuter nehmen mußt. Trinke viel Wasser zu den Kapseln oder Pillen, um eine Belastung der Nieren zu verhindern.

Zur äußerlichen Anwendung werden Kräuter zu Packungen oder Kompressen (auch heiße Umschläge genannt) und zu Salben und Ölen verarbeitet. Bei einer Kompresse wird ein in einem heißen Kräuterinfus getränktes Tuch auf die Haut aufgelegt. Bei einer Packung werden getrocknete Kräuter mit heißem Wasser zu einer dicken Paste verarbeitet und in ein Tuch eingeschlagen, das auf die Haut gelegt wird. Bei frischen Kräutern sollten die zerkleinerten Pflanzenblätter direkt auf die Haut gelegt werden. Insektenstiche und Giftsumach-Ausschläge reagieren wunderbar auf Packungen mit Beinwellblättern, Wegerich oder Springkraut und Bienenstiche auf eine Scheibe rohe Gurke, Kartoffel, Kürbis oder Zucchini.[12] Naturärzte vertrauen auf heiße Packungen aus Zwiebeln, Senf, Kleie oder Lehm, um den Körper bei verschiedenen Krankheiten und Stauungszuständen zu entgiften. Sie wirken wunderbar wohltuend.

Salben sind eine weitere Form der äußerlichen Anwendung von Kräutern und werden hergestellt, indem das Kräutermaterial einer Bienenwachsbasis hinzugefügt wird. Kräuteröle sind auch sehr nützlich; hierfür werden Kräuter einer Basis aus Olivenöl hinzugefügt. Ein sogenanntes infudiertes Öl beziehungsweise Ölauszug (im Gegensatz zu einem ätherischen Öl, das Destillation erfordert) wird hergestellt, indem 250–1000 Gramm Pflanzenmaterial in ein Litergefäß gegeben und mit Olivenöl aufgegossen wird, so daß das Pflanzengut völlig bedeckt wird. Schließe das Gefäß gut ab und bewahre es für drei bis sechs Wochen an einem dunklen Ort auf (andere Quellen sagen zwei bis drei Wochen, wobei die Flasche ein- oder zweimal täglich geschüttelt werden soll).

Gieße das Öl ab, entferne das Pflanzenmaterial und bewahre das Kräuteröl in dunklen Glasflaschen auf. Gib das Extraktionsmaterial der Göttin Erde zurück. Diese Öle ergeben wundervolle Einreibemittel und Massageöle, und derselbe Prozeß dient der Herstellung von Duftölen.

Um Salben herzustellen, nimm 90–120 Milliliter des Kräuteröls und erwärme es bei geringer Hitzezufuhr. Reibe 3,5–7 Gramm Bienenwachs hinein und lasse das Wachs schmelzen. Gieße das Ganze auf einen kalten Teller und, wenn es ganz fest geworden ist, fülle die Salbe in kleine Behälter mit weiter Öffnung, lichtgeschützt. Dies ergibt eine wundervolle Hand- und Hautcreme. Versuche es mit Ringelblume oder Beinwell. Achte darauf, das Öl nicht zu überhitzen oder zu verbrennen. Nach einer anderen Zubereitungsmethode ohne Zusatz eines bereits hergestellten Kräuteröls werden die Kräuter in einer Kaserole mit Deckel mit Olivenöl bedeckt und bei 35–50 Grad Celsius für zwei Stunden im Backofen erwärmt. Dann wird das Öl durch ein Sieb abgeseiht, der Tropf auf den Herd gestellt, das Bienenwachs hinzugefügt und wie oben beschrieben verfahren,[14] aber Vaseline ist ein Petroleumprodukt. Die Bienenwachs- und Olivenölsalbe ist völlig natürlich und sicher.

Kräuterbäder werden zubereitet, indem ca. $^1/_2$ Liter eines Infuses oder einer Abkochung einer vollen Badewanne zugefügt werden, wobei du den Infus oder die Abkochung abseihen solltest, damit die Kräuter den Abfluß nicht verstopfen. Du kannst auch getrocknete Kräuter in ein feingewebtes Baumwollsäckchen geben und so unter den Wasserhahn hängen, daß das Wasser hindurchläuft. Versuche einmal ein schlafförderndes Kräuterbad aus Baldrian, Lindenblüten oder Hopfen.[15] Kräuterinfuse können auch bei Spülungen verwendet werden und sind sehr wirkungsvoll bei Scheideninfektionen. Die Kombination Kanadische Gelbwurz und Myrrhe, als Abkochung zubereitet und auf Körpertemperatur abgekühlt, ist eine gute Spülung bei hartnäckiger Vaginitis und Hefepilzerkrankungen. Wenn nicht anders angegeben, stammen die Rezepte aus Billie Potts' *Witches Heal*, einem sehr wertvollen Heilkräuterbuch für Frauen.

Traditionell werden Kräuter nach ihren Heilwirkungen eingeteilt, aber die Standardliste der Wirkungen ist modernen Frauen nicht immer klar. Eine Heilpflanze kann mehr als eine Wirkung haben und hat sie gewöhnlich auch. Frauen wählen die Pflanze, die ihren Bedürfnissen am besten entspricht. Während der Trend dahin geht, eine Anzahl Kräuter in einem Infus oder einer Abkochung zu mischen, ist es einfacher und wahrscheinlich wirkungsvoller, eine oder zwei Heilpflanzen zu verwenden, die deinen Bedürfnissen am ehesten entsprechen. Vierzehn verschiedene Heilkräuter können zur Behandlung von Harnwegsinfektionen verwendet werden, aber es ist teuer und aufwendig, sie alle zu finden oder zu kaufen. Statt dessen suche dir zwei oder drei heraus, die am besten für deine Symptome geeignet sind. Es gibt eine Reihe von ausgezeichneten Heilkräuterbüchern, in denen die einzelnen Heilpflanzen mit ihren Heilwirkungen aufgeführt werden; gebrauche diese als Anleitung. Bärentraube ist meine eigene Wahl und die vieler anderer Frauen bei Blasenentzündung – wenn du Preiselbeersaft und Vitamin C, erwähnt im letzten Kapitel, nicht nehmen willst. Versuche auch Schafgarbe oder Bucco. Hier ist eine Liste von Heilwirkungen.[16]

*Adstringentia:* »Zusammenziehende« Mittel, straffen das Gewebe und die Schleimhäute und verringern Ausscheidungen und Absonderungen. Wachsmyrte, Eichenrinde, Wegerich, Himbeere, Rosmarin, Amerikanische Ulme, Schafgarbe.

*Alterantia:* Umstimmungs- oder Blutreinigungsmittel, zur Aktivierung der Abwehrkräfte des Körpers. Klette, Sonnenhut, Brennessel, Rotklee.

*Amara:* Bitter schmeckende Heilpflanzen, die durch ihren Geschmack die Verdauung anregen. Amerikanischer Wasserhanf, Kamille, Kanadische Gelbwurz, Hopfen, Weißer Andorn.

*Analgetika:* Schmerzstillende Mittel. Wegerich, Baldrian, Silberweide, Virginische Zaubernuß.

*Antibiotika:* Natürliche Mittel, die Mikroorganismen, Bakterien, Viren oder Pilze abtöten oder in ihrem Wachstum hemmen. Sonnenhut, Knoblauch, Myrrhe, Pfefferminze, Wegerich, Rosmarin.

*Antiemetika:* Brechreizstillende Mittel, vermindern Übelkeit und Erbrechen. Dill, Fenchel, Mädesüß, Pfefferminze.

*Antikatarrhalische Mittel:* Bauen übermäßge Schleimansammlungen in den Nebenhöhlen, im Mund und in der Scheide ab. Sonnenhut, Knoblauch, Kanadische Gelbwurz, Ysop, Salbei, Schafgarbe.

*Antiphlogistika:* Entzündungshemmende Mittel. Kamille, Ringelblume, Johanniskraut, Silberweide, Virginische Zaubernuß.

*Antipyretika:* Fiebersenkende Mittel. Amerikanischer Wasserhanf, Cayenne, Mutterkraut, Ysop.

*Antispasmodika:* Krampflösende Mittel, verhindern oder lindern Verkrampfungen und Muskelkrämpfe. Traubensilberkerze, Kamille, Amerikanische Schneeballrinde, Helmkraut, Thymian, Baldrian.

*Antitussiva:* Hustenmittel, hustenstillend, wirken gegen Atemwegserkrankungen. Huflattich, Beinwell, Knoblauch, Kanadische Gelbwurz, Ysop, Königskerze, Weißer Andorn.

*Aromatika und Karminativa:* Aromatische, gut riechende Kräuter, die die Verdauung anregen bzw. gegen Blähungen wirken, Dill, Fenchel, Ingwer, Pfefferminze.

*Cholagoga:* Galletreibene Mittel, fördern die Produktion von Galle durch die Leber. Berberitze, Löwenzahn.

*Choleretika:* Gallenmittel zur Förderung des Abflusses der bereits gebildeten Galle (Gallenblase, Leber). Löwenzahn, Kanadische Gelbwurz, Beifuß, Eisenkraut.

*Demulcentia:* Wirken schleimhautschützend und beruhigen gereiztes innerliches Gewebe. Beinwell, Amerikanische Ulme.

*Diaphoretika:* Schweißtreibende Mittel, fördern die Schweißbildung bei Fieber und Erkältungen. Cayenne, Holunder, Knoblauch, Ingwer, Pfefferminze, Schafgarbe.

*Diuretika:* Harntreibende Mittel, erhöhen die Urinausscheidung bei Harnwegsentzündungen. Bucco, Maisgriffel, Löwenzahn, Roter Wasserhanf, Petersilie, Bärentraube, Schafgarbe.

*Emmenagoga:* Die Regelblutung herbeiführende und regulierende Mittel. Traubensilberkerze, Frauenwurzel, Amerikanischer Schneeballbaum, Herzgespann, Petersilie, Poleiminze, Pfefferminze, Himbeere, Johanniskraut, Baldrian, Schafgarbe.

*Emollientia:* Äußerlich beruhigende und lindernde Mittel. Vogelmiere, Beinwell, Eibisch, Wegerich, Rosenblätter, Amerikanische Ulme.

*Expektorantia:* Auswurffördernde Mittel, lösen Schleim aus den Lungen und den Nebenhöhlen. Huflattich, Beinwell, Ysop, Königskerze, Weißer Andorn.

*Hepatika:* Leberstärkende Mittel, unterstützen die Leber. Berberitze, Löwenzahn, Schafgarbe.

*Hypnagoga:* Beruhigende und schlaffördernde Mittel. Hopfen, Helmkraut, Baldrian.

*Laktagoga:* Milchtreibende Mittel, die Muttermilch vermehrend. Anissamen, Fenchel, Himbeere.

*Laxativa:* Abführmittel, regen die Entleerung der Därme an. Aloe, Klette, Faulbaumrinde, Löwenzahn, Senna, Krauser Ampfer.

*Lithagoga:* Steinbildungsverhindernde Mittel, lösen Harnsteine. Bucco, Roter Wasserhanf, Bärentraube.

*Oxytocine:* Wehenfördernde Mittel, regen die Gebärmutterkontraktionen während des Geburtsvorgangs an. Frauenwurzel, Kanadische Gelbwurz, Rebhuhnbeere.

*Sedativa:* Beruhigungsmittel. Frauenwurzel, Traubensilberkerze, Hopfen, Rotklee, Helmkraut, Baldrian.

*Stimulantia:* Anregende Mittel, geben neue Energie. Wachsmyrte, Cayenne, Gotu kola.

*Wundheilmittel:* Zur Heilung von äußerlichen Wunden. Aloe, Vogelmiere, Beinwell, Springkraut, Wegerich, Amerikanische Ulme, Johanniskraut.

Es gibt Heilkräuter oder Kombinationen gegen die meisten oder sogar alle Beschwerden. Da es unmöglich ist, in nur einem einzigen Kapitel viele der Tausende von Heilkräutern aufzuführen, werden hier nur wenige beschrieben, und zwar diejenigen, die von Frauen oft verwendet werden. Nochmals, die Beschreibung muß kurz und unvollständig ausfallen. Für weitere Informationen über Heilkräuter lies *Witches Heal* von Billie Pott, *How to Herb Book* von Velma Keith und Monteen Gordon oder *Das Findhorn-Kräuter-Heilbuch* von David Hoffmann. Die im folgenden aufgeführten Heilkräuter werden, sofern nichts anderes erwähnt wird, innerlich als Infus oder Abkochung verwendet. Sie können auch als Tinktur zubereitet werden.

**Aloe Vera** lindert und heilt äußerlich angewendet alle Wunden, Verbrennungen, Schürfwunden, Ausschläge und Schnittwunden. Sie hilft ausgezeichnet bei Giftsumach-Ausschlägen. Verwende sie allein oder in Kombination mit Vitamin E bei Verbrennungen. Innerlich angewendet, wirkt Aloe Vera abführend und reinigend und führt die Regelblutung herbei. Aloe sollte in der Schwangerschaft unbedingt gemieden werden, da sie Wehen auslösen könnte. Auch in der Stillzeit sollte sie nicht verwendet werden. Achte darauf, für den innerlichen Gebrauch unbedingt nur reine Aloe Vera zu bekommen, ohne Zusätze, und nimm nur kleine Mengen (Kapseln sind zu empfehlen). Eine dieser Pflanzen im Haus zu halten, ist für viele Frauen der erste Schritt zur Pflanzenheilkunde.

**Amerikanische Ulmenrinde** umgibt, entspannt, beruhigt und heilt alles innere oder äußere Gewebe, mit dem sie in Berührung kommt. Verwende sie bei Durchfall, Dickdarmkatarrh, Gastritis, Verstopfung, Ruhr, Lebensmittelvergiftung, Divertikulitis, Hiatushernie, Magenkrebs, Halsentzündung, Husten, Geschwüren und Hämorrhoiden. Als Kapsel mit viel Wasser eingenommen, kann die Amerikanische Ulmenrinde Erbrechen und Übelkeit beseitigen. Sie dient als Spülung für enzündetes Gewebe in der Scheide. Für geschwächte Kinder oder Frauen ist sie als Nahrungsmittel geeignet, weil sie leicht aufgenommen wird. Äußerliche Anwendungsbereiche sind Furunkeln, Herpes, Hautgeschwüre, Ausschläge und Giftsumach-Reizungen. Du solltest unbedingt darauf achten, die Amerikanische Ulmenrinde mit viel Wasser einzunehmen.

Der **Amerikanische Wasserhanf** ist ein sehr bitteres Kraut, das als die bestmögliche Behandlung bei Grippe und Fieber betrachtet wird; verwende es in Kombination mit Kirschbaumrinde bei Halsentzündungen mit Grippe. Durch seine reinigende Wirkung hilft der Amerikanische Wasserhanf bei verstopften Nebenhöhlen, Rheuma, Knochenbrüchen und Gebärmutter- und Leberproblemen. Versuche ihn in Form einer Tinktur; er schmeckt ausgesprochen schlecht.

Das **Amerikanische Wintergrün** besitzt einen kräftigen Geschmack und einen starken Geruch und ist äußerst wirksam bei Sekretstauungen in den Nebenhöhlen und Erkältungen im allgemeinen. Es schmeckt schlecht, verwende es sparsam. Der aktive Inhaltsstoff in Aspirin und Silberweide – Salicylsäure – ist auch im Amerikanischen Wintergrün enthalten. Das Kraut wirkt fiebersenkend, entzündungshemmend und schmerzlindernd. Verwende es bei Rheuma- oder Arthritisanfällen, bei starken Kopfschmerzen und als Diuretikum. Außerdem wirkt das Amerikanische Wintergrün menstruationsfördernd und milchtreibend. Äußerlich angewendet kommt es als Einreibemittel oder für Packungen bei Gelenk- und Muskelschmerzen infolge Hexenschuß, Ischias, Rheuma und Arthritis zur Anwendung.

**Augentrost** ist in erster Linie als Augenspülung bei Erkrankungen des Auges und Sehstörungen, wie zum Beispiel Infektionen jeder Art und Bindehautentzündungen, bekannt. Er wirkt gut gegen Heuschnupfen, Nebenhöhlenprobleme sowie Allergien und ist hilfreich für die Verdauung, die Gallenblase und zur Nervenberuhigung. Augentrost ist ein starkes Dekongestionsmittel und in vielen Fällen ein guter Ersatz für die teure und viel zu oft verwendete Kanadische Gelbwurz.

**Baldrian** ist die natürliche Grundlage für Valium, hat jedoch keine Nebenwirkungen. Er ist kein Narkotikum. Baldrian ist das erste Mittel, das bei Angstzuständen, Streß, Migräne, Kopfschmerzen oder Schlaflosigkeit angezeigt ist. Auch in der Behandlung von Epilepsie, Herzklopfen, Muskelkrämpfen und Arthritis und zur Linderung jeder Art von Schmerz ist Baldrian geeignet. Bei Menstruationsbeschwerden versuche Baldrian zusammen mit Amerikanischem Schneeball, bei Anspannung und Schlaflosigkeit mit Hopfen und/oder Helmkraut. Er ist nützlich für Frauen auf Alkoholentzug und für Kinder mit Masern oder Scharlach. Verwende Baldrian bei einem Schock, allgemeiner Unruhe und jeglicher Art von Schmerz oder Nervenschwäche. Billie Potts warnt davor, daß Baldrian zur Gewohnheit werden kann, was andere Quellen jedoch nicht bestätigen. Verwende davon besser nicht zuviel.

**Beinwell** ist fast ein Allheilmittel, reich an Calcium, den Vitaminen C, A und $B_{12}$ und außerdem an Chlorophyll, zu verwenden innerlich bei Husten und Infektionen einschließlich Streptokokkeninfektionen, bei Dickdarmkatarrh, inneren Geschwüren, Blutungen und Krampfadern und äußerlich bei Prellungen, Quetschungen und Wunden. Beinwell ist nützlich bei Blasenentzündungen, Hefepilz- und Scheideninfektionen, starken

Regelblutungen und Herpes. Auch Lungen- und Atemwegsbeschwerden sprechen auf Beinwell an, desgleichen Lungenentzündungen, Arthritis, Harn- und Nierensteine, Halsentzündungen, Gelenkrheumatismus und Knochenbrüche. Zu den äußerlichen Anwendungsbereichen von Beinwell zählen Insektenstiche, Fußpilz und Hautausschläge.

Die **Brennessel** ist ein Diuretikum (harntreibend) und ein Tonikum (Stärkungsmittel); sie reinigt das Blut und ist gut für die Haut und die Haare. Verwende sie mit Klette bei Ekzemen und Schuppenflechte und mit Klette, Schafgarbe und Schwarznuß (oder Rosmarin) bei Kopfhaut- und Haarproblemen. Die Brennessel hilft bei PMS-Wasseransammlungen und führt Eisen und Calcium zu. Sie reinigt das Lymphsystem, löst Harn- bzw. Nierensteine und stillt innere Blutungen, so auch Nachgeburts-, Lungen- und Magenblutungen sowie Blutungen im Harntrakt. Sie hilft bei Kopfschmerzen, unterstützt die Herzfunktion, wirkt entzündungshemmend und senkt den Blutzuckerspiegel. Die Brennessel sollte in Maßen verwendet werden, um exzessives Harnlassen und eine unnötige Belastung der Nieren zu vermeiden.

**Damiana** wird in einigen Quellen als männerspezifisch angeführt, in anderen wiederum als Heilmittel für fast alle »Frauenprobleme«. Verwende es zum Hormonausgleich insbesondere in den Wechseljahren, bei Hitzewallungen, Blasenentzündung und Unfruchtbarkeit. Das Kraut ist ein Antidepressivum, Laxativum (Abführmittel) und Tonikum (Stärkungsmittel). Es findet auch Anwendung bei der Parkinson-Krankheit.

**Engelwurz (Dong Quai)** dient der Frau als Tonikum und zum Hormonausgleich. Verwende es zur Regulierung deiner Monatsblutung, bei Menstruationsbeschwerden, PMS, Eierstockzysten, Hitzewallungen, Brustabszessen, in der Schwangerschaft und in den Wechseljahren. Dieses chinesische Kraut ist ein Beruhigungsmittel und gleicht sowohl zu hohen als auch zu niedrigen Blutdruck und den Blutzuckerspiegel aus. Es hilft bei Migräne, der Genesung von einem Schlaganfall und inneren Verletzungen. Dem Engelwurz wird ferner eine leicht abführende Wirkung zugesprochen. Diese Heilpflanze wird immer beliebter in der weiblichen Heilkunst.

**Frauenwurzel (Blauer Hahnenfuß)** dient der Verhinderung von Fehlgeburten und Vorwehen und der Einleitung der richtigen Wehen, wenn die Zeit gekommen ist. Sie regt die Öffnung des Gebärmutterhalses beim Geburtsvorgang an. Die Frauenwurzel findet Anwendung bei Menstruationsbeschwerden, zur Herbeiführung der Regelblutung, bei Gebärmutterproblemen, Scheideninfektionen, Blasenentzündung, Rheuma, allergischen Reaktionen auf Bienenstiche, Epilepsie und Koliken.

**Helmkraut** ist ein weiteres Mitglied der drei Anti-Kopfschmerz- und Migränemittel: Helmkraut, Hopfen und Baldrian. Es ist ein wichtiges Mittel zur Entspannung und zum Streßabbau und findet Verwendung bei Schlaflosigkeit, Krämpfen und Zuckungen, Nesselsucht, Angstzuständen und nervöser Erschöpfung. Verwende es als Antidepressivum und als Unterstützung zur Überwindung von Nikotin-, Beruhigungsmittel- oder Alkoholsucht, wobei du es allerdings über einen längeren Zeitraum hinweg anwenden mußt. Es hilft bei Epilepsie, Menstruationsbeschwerden, überfälliger Regelblutung und Prämenstruellem Syndrom. Auch bei Rheuma, Gicht, Neuritis (Nervenentzündung), Muskelzittern oder -zucken und für die Verdauung und den Kreislauf kannst du Helmkraut einsetzen.

**Herzgespann** ist ein »weibliches« Heilkraut und dient der Herbeiführung der Regelblutung und der Linderung von Beschwerden im Klimakterium und bei Vorwehen. Es entspannt die Muskeln während des Geburtsvorgangs und wird in erster Linie ein paar Tage nach der Geburt zur Leerung der Gebärmutter und zur Verhinderung von Infektionen eingesetzt. Es reguliert den Monatszyklus und verhindert Krämpfe. Das Heilkraut ist auch als Herzmittel bei Herzrasen und angstbedingtem Un-Wohlsein bekannt. Verwende es gegen Schlaflosigkeit, Rheuma, Ischias und zur Regulierung des Blutdrucks. Vermeide es in der Schwangerschaft und unmittelbar nach der Geburt.

**Himbeerblätter** sind ein weiteres Mittel bei Menstruations- und Schwangerschaftsproblemen. Verwende sie zur Zyklusregulierung und kombiniert mit Kamille gegen PMS und Menstruationsbeschwerden und zur Verminderung starker Regelblutungen. Sie führen die Regel herbei und helfen bei Harnwegsinfektionen. Während der Schwangerschaft als Tee getrunken helfen Himbeerblätter, die morgendliche Übelkeit zu lindern, die Wehen zu unterstützen, Blutungen und die Schmerzen der Nachwehen in Grenzen zu halten. Sie können eine Fehlgeburt verhindern und wirken milchtreibend. Himbeerblätter fördern die Verdauung, wirken fiebersenkend, beseitigen Durchfall, Mund- und Magengeschwüre und sind nützlich bei Weißfluß. Sie schmecken gut und sind hilfreich bei Erkältungen, den Masern und Husten.

**Hopfen** ist ein Beruhigungs- und Schmerzmittel, insbesondere bei Schlaflosigkeit, Schock, Kopfschmerzen und Migräne, PMS-Spannungen, Angst und Erkrankungen des zentralen Nervensystems. Bevor ich von Mutterkraut erfuhr, habe ich Hopfen zusammen mit Helmkraut und Katzenminze regelmäßig gegen Migräne verwendet. Er hilft auch bei Dickdarmkatarrh, Geschwüren, Krämpfen sowie Verdauungsstörungen und unterstützt die

Funktion der Leber und der Gallenblase. Alkoholische Tinkturen (nicht jedoch Infuse auf Wasserbasis) sind sehr wirksam bei Streptokokkeninfektionen, Hautentzündungen und Abszessen. Hopfen sollte nicht gegen Depressionen eingenommen werden – er könnte sie verschlimmern.

**Huflattich** ist ein Heilkraut für Erkrankungen der Atemwege, gut bei Bronchitis, Emphysemen (Lungenerweiterung), Sekretstauung im Brustraum und Asthma. Frau kann ihn zu einer Zigarette rollen und den Rauch einatmen, als Infus zubereitet trinken und/oder äußerlich als Packung verwenden. Äußerlich angewendet ist er sehr hilfreich bei Furunkeln und Hautgeschwüren und innerlich gegen Blasenentzündungen. Huflattich hat einen sehr hohen Zinkgehalt.

Die **Kamille (Echte Kamille)** ist nicht nur das erste Heilkraut für viele Frauen, sondern wahrscheinlich das mildeste und bekannteste aller Heilkräuter. Sie kann gegen Koliken, Schlaflosigkeit, Streß oder Angstzustände sowohl bei Erwachsenen als auch bei Kindern eingesetzt werden. Sie reguliert den Monatszyklus und führt die Regelblutung herbei; bei Menstruationsbeschwerden hilft eine Kombination mit Himbeerblättern. Kamille wirkt entzündungshemmend und krampflindernd. Als Gurgelmittel wird sie bei Halsschmerzen eingesetzt. Weiterhin findet sie Anwendung für Augenspülungen, bei Kreislaufproblemen, Kopfschmerzen und Drogenentzug. Einige wenige Frauen sind allergisch gegen Kamille.

Die **Kanadische Gelbwurz** ist ein weiteres natürliches Antibiotikum, das frau wahrscheinlich viel zu oft anwendet, und das obendrein sehr teuer ist. In Kombination mit Myrrhe oder Cayenne, am besten in Kapselform (zwei Kapseln alle drei Stunden), ist sie jedoch zweifellos hervorragend geeignet, eine Erkältung abzufangen. Eine sogenannte »kalte« Erkältung (verbunden mit Schüttelfrost) spricht auf diese Behandlung allerdings eher an als eine »heiße«, fieberhafte Erkältung. Als Spülung zubereitet, kann die Kanadische Gelbwurz zusammen mit Myrrhe bei Hefepilz- und anderen Scheideninfektionen eingesetzt werden. Bei Hautkrebs, eitrigen Geschwüren, Dickdarmkatarrh, starken Regelblutungen und Blutungen wird sie innerlich und äußerlich angewendet. Sie unterstützt die Gebärmutterkontraktionen beim Geburtsvorgang, sollte jedoch in einer gewollten Schwangerschaft vor dem Geburtstermin nicht angewendet werden, da sie eine Fehlgeburt auslösen könnte. Die Kanadische Gelbwurz ist ein Allheilmittel, das jedoch bei Hypoglykämie wegen ihrer den Blutzuckerspiegel senkenden Wirkung nur mit Vorsicht angewendet werden sollte.

Die **Klette (Große Klette)** reinigt Giftstoffe aus dem Körper. Sie ist nützlich bei allen Haut-, Allergie- oder Arthritisproblemen, sowie auch bei Nieren- und Blasenentzündung. Sie entgiftet das Lymphsystem und wurde auch bei Magersucht angewendet. Die Klette hilft innerlich und äußerlich bei Verbrennungen, Ekzemen, Akne, Schuppenflechte, Giftsumach-Ausschlägen. Sie dient auch als Abführmittel.

**Knoblauch (Kyolic, geruchlose Knoblauchperlen)** ist ein natürliches Antibiotikum für bakterielle, Virus- und Pilzinfektionen und darüber hinaus ein Antikrebsmittel. Er senkt hohen Blutdruck und einen hohen Cholesterinspiegel. Versuche Knoblauch bei wiederkehrenden Erkältungen und Grippe, verminderter Abwehrkraft, AIDS, Asthma, Atemwegserkrankungen, Hypoglykämie, Dickdarmkatarrh, Arthritis, chronischer Bronitis, Mandelentzündung und Husten. Er läßt sich sehr gut mit Sonnenhut kombinieren und ist äußerst wirkungsvoll bei Bluthochdruck und Arterienerkrankungen. Er enthält die Vitamine A, B-Komplex und C und die meisten Mineralstoffe.

Der **Krause Ampfer** ist ebenfalls ein Blutreiniger, Tonikum und Reiniger. Er reinigt und stimuliert das Lymphsystem und die Leber. Er löst Tumore in den Drüsen und ist ein Antikrebsmittel. Verwende ihn bei allen Arten von Gelbsucht, Erkrankungen der Gallenblase, Stauungsleber und Anämie. Der Krause Ampfer wird bei allen Hautproblemen verwendet, insbesondere bei Schuppenflechte und Ausschlägen. Er bringt innere Blutungen zum Stillstand und hilft somit bei übermäßig starken Regelblutungen. Eine Packung ist heilsam bei Zysten, Verbrennungen, Furunkeln, Wunden und Hautgeschwüren. Auch bei Verstopfung kann er eine große Hilfe sein.

**Löwenzahn** enthält Kalium, Calcium, Zellsalze und die Vitamine A, B-Komplex, C und E. Er wird traditionell bei Problemen der Gallenblase, der Milz, der Harnwege, der Nieren und der weiblichen Fortpflanzungsorgane eingesetzt. Verwende Löwenzahn zur inneren Reinigung und als Abführmittel, desgleichen bei Akne, Ekzemen, Blasenentzündung, Diabetes, Arthritis, Asthma, niedrigem Blutdruck, der Alzheimer-Krankheit und Hypoglykämie.

**Luzerne (Alfalfa)** ist eine der wichtigsten nährstoffreichen Heilpflanzen, da sie große Mengen der Vitamine A und K sowie praktisch jedes andere Vitamin und jeden Mineralstoff enthält. Außerdem fördert sie die Aufnahme von Heilpflanzen im Körper. Ich habe Luzerne mit Klette und Silberweide bei Arthritis angewendet. Verwende sie bei Allergien, Rheuma, morgendlicher Übelkeit, Zahnproblemen und zur Anregung der Verdauung. Luzerne hat einen wunderbaren Geschmack.

Das **Meerträubchen (Ephedra/Ma Huang)** ist eine weitere chinesische Heilpflanze, die speziell für den weiblichen Organismus geeignet ist. Anwendungsbereiche sind Asthma, Bronchitis, Heuschnupfen, allergische Reaktionen und Keuchhusten. Es regt die Blutzirkulation an und ist nützlich bei niedrigem Blutdruck.

**Mutterkraut** erlangt zur Zeit Bekanntheit als Migräneprophylaxe; täglich ein Tee aus vier kleinen Blüten oder einem Teelöffel des getrockneten Krauts dienen der Vorbeugung. Mutterkraut ist ein Vasodialtans (erweitert die Blutgefäße), Relaxans (entspannt) und Antiphlogistikum (entzündungshemmend), das bei aktuer Arthritis, schmerzhaften Regelblutungen und PMS eingesetzt wird. Es hilft bei Ohrenklingen (Tinnitus) und Schwindel. Vermeide das Kraut in der Schwangerschaft, da es Gebärmutterkontraktionen auslösen kann. Ich habe Mutterkraut mit großem Erfolg gegen Migräne verwendet und kann es nur weiterempfehlen.

**Pau D'Arco (Lapacho)** ist ein neues Frauenkraut, das erhebliche Aufmerksamkeit als Allheilmittel erregt. Es ist ein Antikrebsmittel, das das Immunsystem stimuliert und somit bei AIDS, Lupus (Hauttuberkulose), multipler Sklerose, Erkältungen und Grippe von Bedeutung ist. Es hat sich auch in der Behandlung von Candida albicans (wiederkehrende oder systemische Hefepilzinfektion), Herpes, Blasenentzündung, Leukämie, Schuppenflechte, dem Parkinson-Syndrom, Rheuma, Geschwüren und Asthma bewährt. Es ist wirksam bei Virus- und Pilzerkrankungen, Malaria, Hautkrankheiten, Gastritis, Dickdarmkatarrh, Entzündungen, Tumoren, Wunden und Schmerzen.[17]

**Petersilie** enthält Eisen, Kalium und die Vitamine A, B und C und ist sehr wirksam in der Behandlung von Harnwegsinfektionen und Nierenbeschwerden. Sie wirkt harntreibend, beugt Karies vor, stimuliert das Immunsystem und wird aufgrund ihres Gehalts an natürlichem Östrogen zur Regulierung und Herbeiführung der Monatsblutung und zum Hormonausgleich in den Wechseljahren empfohlen. Sie ist gut für die Nebennieren und die Hirnanhangdrüse, das Nervensystem, die Verdauung und die Nahrungsaufnahme und Ausscheidung. Ein oder zwei Tassen Petersilientee bei den ersten Anzeichen und nach Bedarf eine Tasse alle zwei Stunden wirken ausgezeichnet gegen geschwollene Drüsen. In einer gewollten Schwangerschaft solltest du Petersilie allerdings vermeiden, da sie Gebärmutterkontraktionen und unter Umständen eine Fehlgeburt auslösen kann.

Die **Pfefferminze** ist wunderbar bei Blähungen, Koliken, Übelkeit und Verdauungsstörungen. Als Frischpflanze gekaut, als ätherisches Öl auf die Schläfen aufgetragen oder als Tee getrunken kann sie Kopfschmerzen und beginnende Migräne aufhalten. Sie wirkt sowohl anregend als auch entspannend (nervenstärkend) und kann – in Kombination mit Holunderblüten, Amerikanischem Wasserhanf oder Schafgarbe – eine Grippe abfangen, Pfefferminze findet Anwendung bei Menstruationsbeschwerden, PMS-Spannungen, morgendlicher Übelkeit, Reisekrankheit, Fieber, Dickdarmkatarrh, Ruhr und Durchfall. Sie beruhigt die Nerven, hilft bei Erkältungen, Schwindel, Ohnmacht und Herzklopfen.

Der **Rosmarin**, der wie die Minze zu den Lippenblütern zählt, dient der Verdauung, insbesondere bei nervösen Verdauungsstörungen. Er hilft bei Spannungskopfschmerzen, senkt hohen Blutdruck und reinigt das Blut. Rosmarin hilft bei Muskelschmerzen, Ischias und Neuralgien und wird als Spülung gegen Haarausfall verwendet. Als Antidepressivum (mit Helmkraut) löst er Spannungen, regt die Milchproduktion an, verhindert Fehlgeburten und hilft bei Menstruationsbeschwerden und PMS. Rosmarin ist auch wirksam bei Husten und Erkältungen. Frau kann Rosmarin auch als Mundwasser oder zum Gurgeln bei Hals- und Zahnfleischbeschwerden benutzen.

**Rotklee** ist ein mildes Kraut für die Haut und – in Kombination mit Veilchen – ein Mittel gegen Krebs und Tumore. Zur Reduzierung oder Beseitigung von Eierstock- und Gebärmutterzysten bereite einen Tee aus Rotklee und Veilchen (30 Gramm auf 1/2 Liter Wasser), von dem du morgens und abends jeweils die Hälfte über einen Zeitraum von sechs Monaten trinken solltest. Rotklee wird als Spülung auf wunde Stellen angewendet. Ferner hilft er bei Akne, Ekzemen und Schuppenflechte. Für Frauen, die sich von einer auszehrenden Krankheit wie Drüsenfieber oder Anämie erholen, ist Rotklee ein Stärkungsmittel und Blutreiniger. Er ist angezeigt bei Husten, Keuchhusten und Bronchitis, Rheuma und Scharlach. Rotklee ist ein Stärkungsmittel und eine gute Krankheitsprophylaxe.

Die **Schafgarbe** ist ein Grippe- und Fieberkraut und zudem ein Blutreiniger. Sie verringert übermäßig starke Regelblutungen und bringt innere Blutungen zum Stillstand, hilft bei Amenorrhoe (Ausbleiben der Periode), wirkt regulierend auf Drüsen, Leber und Nieren, ist angezeigt bei Blaseninfektionen, gleicht die Blutzirkulation aus, wirkt günstig auf Atemwegserkrankungen, stoppt Durchfall bei Kindern und senkt Bluthochdruck. Wird sie bei Erkältungen und Grippe sofort und großzügig angewendet, kann sie diese innerhalb von 24 Stunden abfangen. Der Tee ist bitter, aber wohlschmeckend und sollte bei Fieber warm getrunken werden. Äußerlich angewendet dient sie als Spülung bei unspezifischer Vaginitis, zum Einweichen von Hämorrhoiden und als Antispektikum bei Ausschlägen, Schnittwunden und Wunden. Schafgarbe ist gut für Kinder mit Masern oder Windpocken, und zwar sowohl innerlich als auch äußerlich. Auch als Haarspülung ist sie zu empfehlen. Sie hilft bei Brustfell- und Lungenentzündung, Lungenblutung und Gelbsucht.

Die **Silberweide** liefert die natürliche Grundlage für Aspirin. Sie lindert Schmerzen, Entzündungen und Fieber ohne die Nebenwirkungen von Aspirin. Verwende sie bei Arthritis, Erkältungen, Grippe, Fieber, Kopfschmerzen, Muskelschmerzen, Mandelentzündung und Schmerzen im allgemeinen. Gegen Mandelentzündung habe ich mir eine sehr wirksame Mischung aus Sonnenhut, Beinwell, Ysop und Silberweide hergestellt. Sie hat das Fieber herabgesetzt, die Entzündung gehemmt und den Schmerz gelindert – die Wirkung trat schnell und umfassend ein. Verwende die Silberweide bei Arthritis zusammen mit Klette und Luzerne und bei Erkältungen mit sekretlösenden Heilkräutern wie dem Amerikanischen Wintergrün.

Der **Sonnenhut (Echinacea)** ist ein natürliches Antibiotikum, wirksam sowohl bei bakteriellen als auch bei viralen Erkrankungen. Ich selbst habe es bei Mandelentzündung und lymphatischen Problemen wie auch bei Streptokokkenangina und geschwollenen Lymphdrüsen verwendet. Billie Potts empfiehlt Sonnenhut bei Blutvergiftung, Lungenentzündung und Herpes. Sie weist aber auch darauf hin, daß zum einen die Behandlung lange genug fortgesetzt werden muß und zum anderen das Kraut für wirklich ernste Probleme aufgespart und nicht übermäßig angewendet werden sollte. Verwende Sonnenhut auch bei Entzündungen im Beckenbereich und Mastitis, Krebs, AIDS, Wunden sowie Fieber und zusammen mit Schafgarbe bei Blasenentzündung.

Die **Süßholzwurzel** ist ein nebenwirkungsfreies natürliches Östrogen, hilfreich für den Monatszyklus wie auch in den Wechseljahren. Sie stimuliert die Nebennieren und wirkt als natürliches Cortison günstig auf die Addison-Krankheit. Weiterhin sprechen Arthritis, Diabetes, das Epstein-Barr-Syndrom und Hepatitis auf Süßholz an. Verwende sie insbesondere bei Hypoglykämie. Süßholz wird zur Behandlung von Magengeschwüren, Koliken und Gastritis sowie Erkrankungen der Bronchien, Emphysemen (Lungenerweiterung) und Husten eingesetzt. Es ist ein mildes Abführmittel und dient außerdem der Behandlung von Heiserkeit, stark beanspruchter Stimme und stark beanspruchten Stimmbändern. Es stärkt das Herz- und Kreislaufsystem, kann jedoch den Blutdruck erhöhen.

Die **Traubensilberkerze (Wanzenkraut)** ist ein natürliches Östrogen, ohne die krebserregenden Nebenwirkungen der synthetischen Medikamente. Verwende sie in den Wechseljahren (zusammen mit der Frauenwurzel), bei Menstruationsbeschwerden und zur Herbeiführung der Regelblutung (mit Ingwer). Sie lindert Gebärmutterkrämpfe und ist hilfreich bei Geburtsschmerzen und Nachwehen, hohem Blutdruck und nervösen Störungen. Sie hält die Hormone der Frau im Gleichgewicht.

Das **Veilchen** ist die holistische, nichtmedikamentöse Behandlung aller Formen von Krebs und ein krebsverhütendes Mittel. Bei Brustknoten, Eierstock- und Gebärmutterzysten kann die langfristige Einnahme (siehe Rotklee) von täglich 240–450 Milliliter eines Infuses aus Veilchen und Rotklee Heilung bewirken; dabei solltest du allerdings auf Coffein verzichten. Es wird auch bei Bronchitis und Sekretstauungen in den oberen Atemwegen, Rheuma, Blasenentzündung, Kopfschmerzen und

Angstzuständen oder Streß verwendet. Äußerlich kann das Veilchen bei allen Hautproblemen, einschließlich Hautkrebs, eingesetzt werden.

Der **Ysop** ist ein Spasmolytikum (wirkt krampflösend), hilfreich bei Halsschmerzen, Stauungslunge und Fieber. Ich selbst verwende ihn bei den oben genannten Problemen in Kombination mit Sonnenhut. Ysop ist auch ein Antibiotikum. Er fördert den Schleimauswurf bei Erkältungen, Husten und Bronchitis und ist wirksam bei Asthma und der leichteren Form der Epilepsie (Petit mal). Er normalisiert den Blutdruck und regt den Kreislauf an. Verwende ihn mit dem Weißen Andorn und Huflattich bei Husten und Bronchitis und mit Pfefferminze, Amerikanischen Wasserhanf und Holunderblüten bei Erkältungen. Ysop kann eine Halsentzündung aufhalten oder zumindest den Krankheitsverlauf lindern, wenn er früh genug eingenommen wird – der Schlüssel zu den meisten Behandlungen.

## Einzelne Heilpflanzen

**Aloe Vera** ist ein starkes Arznei- und Heilmittel. Ein hervorragender Dickdarmreiniger. Wirkt heilsam und wohltuend auf Magen, Leber, Nieren, Milz, Blase. Ausgezeichnetes Heilmittel gegen Hämorrhoiden. Unterstützt das Immunsystem zur Erhaltung von Gesundheit, Kraft und Energie.
**Amerikanische Ulmenrinde** ist von großem Wert bei Lungen-, Darm-, Magen-, Nieren- und Blasenentzündungen. Lindert Magengeschwüre oder -krebs selbst dann, wenn andere Mittel versagen.
**Augentrost.** Das wichtigste Kraut zum Schutz und zur Gesunderhaltung der Augen. Wirkt innerlich bei einer konstitutionellen Neigung zu Sehschwäche. Beseitigt durch chronische Bindehautentzündung verursachte Zysten.

**Bärentraube.** Nützlich bei Diabetes, Nierenproblemen. Ausgezeichnetes Heilmittel bei Krampfadern und Hämorrhoiden, Gonorrhoe, für Milz, Leber, Bauchspeicheldrüse. Auch gut bei schleimigem Ausfluß mit Eiter und Blut aus der Blase.
**Baldrianwurzel.** Nerventonikum. Wird verwendet bei epileptischen Anfällen, nervöser Anspannung und nervösen Reizzuständen. Fördert den Schlaf. Ausgezeichnet für Kinder bei Masern und Scharlach.
**Beinwellwurzel.** Guter Blutreiniger. Unterstützt die Heilung von Geschwüren und Nierenproblemen. Bestes Heilmittel gegen Blut im Urin. Gut bei Husten und Katarrh.
**Bienenpollen.** Ein Wundernahrungsmittel der Natur, reich an Vitaminen, Mineralstoffen und Aminosäuren. Vermindert oder beseitigt übermäßiges Verlangen nach Eiweiß.
**Cayenne** (Capsicum) dient als Katalysator in Heilpflanzenrezepten. Kreislaufstabilisierend, herzanregend, unterstützt die Heilung von Dickdarm- und Magengeschwüren. Kombiniert mit Lobelie ist Cayenne ausgezeichnet für die Nerven.
**Chaparral.** Blutreiniger. Hilft bei Akne, Arthritis, chronischen Rückenschmerzen, Tumoren, Warzen, Hautflecken.
**Damiana.** Ein großartiges sexuelles Verjüngungsmittel. Energetisierend.
**Devil's claw.** Sehr effektiv sowohl bei Arthritis als auch bei Leber- und Nierenproblemen.
**Eichenrinde.** Gut bei Krampfadern. Angewendet in Spülungen und Einläufen bei inneren Tumoren, Schwellungen. Eins der besten Heilmittel gegen Hämorrhoiden, Blutungen oder Problemen aller Art mit dem Mastdarm. Wirkt normalisierend auf Leber, Nieren und Milz.
**Engelwurz (Dong Quai).** Ein altes chinesisches Heilkraut, das als das weibliche Gegenstück zu Ginseng betrachtet wird. Nährt die weiblichen Drüsen, reguliert den Monatszyklus, blutregenerierend, ist hilfreich bei Wochenbettdepressionen. Wird von Männern und Frauen bei Ekzemen, Bluthochdruck und Nierenfunktionsstörungen eingenommen.
**Faulbaumrinde (Cascararinde/Sagradarinde).** Sehr gut bei Gallensteinen, fördert den Abfluß der bereits gebildeten Galle. Eins der besten Heilmittel gegen chronische Verstopfung.
**Fenchel** hilft, den Appetit zu unterdrücken. Verdauungsför-

dernd, wenn Harnsäure das Problem ist. Wirksam bei Blähungen, Magenübersäuerung, Gicht und Koliken bei Kindern.
**Ginseng** fördert die geistige und physische Vitalität, den Stoffwechsel, den Appetit und die Verdauung. Wirkt sanft stimulierend auf das Zentralnervensystem.
**Gotu kola** besitzt bemerkenswerte Verjüngungseigenschaften. Bekannt als das »Geheimnis der ewigen Jugend«. Stärkt Herz, Gedächtnis und Gehirn.
**Helmkraut.** Effektiver als Chinin und unschädlich. Wirksam bei Neuralgien, Schmerzen aller Art, nervöser Anspannung. Zur Senkung von hohem Blutdruck, bei Herzbeschwerden und Störungen des zentralen Nervensystems wie Lähmung, Tollwut und Epilepsie.
**Himbeere.** Der Tee hilft ausgezeichnet bei morgendlicher Übelkeit. Hilft, eine Fehlgeburt zu verhindern; kräftigt die Gebärmutterwände vor der Geburt.
**Ingwer.** Ausgezeichnetes Mittel gegen Reisekrankheit. Wirkt, im Gegensatz zu herkömmlichen Medikamenten, nicht sedativ auf das zentrale Nervensystem. Hilft, Toxine zu resorbieren, und trägt zur Wiederherstellung der normalen Magentätigkeit bei. Hilft gegen Durchfall und Erbrechen bei einer Magen-Darm-Grippe.
**Kanadische Gelbwurz – Kraut.** Enthält viele der Eigenschaften der Wurzel, nur in milderer Form. Hilft bei Übelkeit. Als Infus gut zur Scheidenspülung geeignet. Wird als antiseptisches Mundwasser verwendet.
**Kanadische Gelbwurz – Wurzel.** Ein starker Wirkstoff, der in der Behandlung von Geschwüren, Diphterie, Mandelentzündungen und Meningitis spinalis (akute oder chronische Entzündung der Rückenmarkshäute) zur Anwendung kommt. Eins der besten Ersatzmittel für Chinin. Wirkt wie Insulin.
**Klette (Große Klette).** Blutreinigend. Harntreibend. Gut für die Nieren.
**Knoblauch** regt die Verdauungstätigkeit an. Emulgiert Cholesterin; löst es von den Gefäßwänden. Nützlich bei Asthma, Keuchhusten, Darminfektionen. Senkt hohen Blutdruck.
**Krauser Ampfer.** Reich an Mineralien, besonders an Eisen. Ausgezeichneter Blutreiniger. Stärkt das gesamte System.
**Lobelie (Indischer Tabak).** Starkes Relaxans. Verringert Herz-

klopfen und stärkt die Muskeltätigkeit. Wirkungsvoll bei Fieber, Lungenentzündung, Meningitis, Brustfellentzündung, Gelbsucht und Bauchfellentzündung. Löst in großen Mengen Brechreiz aus.
**Löwenzahn.** Ausgezeichnet bei Anämie wegen seines hohen Gehalts an Eisen, Calcium, Vitaminen und Mineralstoffen. Wirkt harntreibend, daher nützlich bei Nieren- und Blasenproblemen.
**Luzerne (Alfalfa)** nährt das gesamte System. Gut für die Hirnanhangdrüse. Ist einer der besten Alkalisierer des Körpers. Unterstützt die Entgiftung der Leber. Hilft beim Wiederaufbau kariös werdender Zähne. Lindert Arthritis- und Rheumaschmerzen.
**Norwegischer Kelp.** Ausgezeichnet für die Schilddrüse, bei Kropfbildung. Wirkt heilend, normalisierend auf die Sinnesorgane. Gut für Nägel, Haar, Ausstrahlung.
**Pau d'Arco (Lapacho-Baum).** Der größte Schatz, den die Inkas uns hinterließen. Besitzt antibiotische, tumorhemmende, virustötende, antimykotische, anti-Malaria-Eigenschaften. Effektiv bei Anämie, Asthma, Schuppenflechte, Dickdarmkatarrh. Unterstützt die Abwehr verschiedener Infektionen durch Stärkung des Immunsystems.
**Petersilie** ist reich an Vitamin B und Kalium. Ausgezeichnetes Diuretikum. Eins der besten Kräuter bei Gallenblasenproblemen. Beseitigt Gallensteine.
**Psyllium (Flohsamen).** Ausgezeichneter Dickdarmreiniger, beseitigt Kotstauungen. Vermehrt das Stuhlvolumen. Anwendung bei Autointoxikation.
**Rotklee.** Blutreiniger. Enthält Kieselsäure und andere Erdsalze. Wirkt entspannend auf die Nerven, das ganze System.
**Safran.** Natürliche Salzsäure (verwertet Fruchtzucker und Öle) und hilft so Gichtkranken, Harnsäure abzubauen, die vorzugsweise im Knorpel und dessen Nähe gespeichert wird. Verringert auch den Aufbau von Milchsäure.
**Sarsaparille (Stechwinde)** reinigt das Blut von Giftstoffen und hilft dem Körper, sich von Infektionen zu befreien. Nützlich bei Rheuma, Gicht, Hautausschlägen, Ringelflechte, Skrofulose, inneren Entzündungen, Erkältungen, Katarrh.
**Schachtelhalm (Zinnkraut).** Reich an Kieselsäure, die zur Er-

haltung der Hautelastizität beiträgt. Auch harntreibend. Hilfreich bei Nierensteinen.
**Schwarznußschale** beseitigt innere Parasiten, Bandwürmer. Reich an Mangan für Nerven, Gehirn und Knorpel. Bringt Linderung bei vielen Hautproblemen.
**Silberweidenrinde.** Das Aspirin der Natur. Ausgezeichnetes schmerzlösendes, fiebersenkendes und entzündungshemmendes Mittel ohne jegliche Nebenwirkungen. Trägt zur Linderung von Beschwerden wie Kopfschmerzen, Fieber, Arthritis, Rheuma, Schleimbeutelentzündung, Kopfschuppen, Augenproblemen (als Augenspülung), Grippe, Schüttelfrost, Ekzemen und Nasenbluten bei. Am wirkungsvollsten in Form eines konzentrierten Extrakts.
**Stinkasant (Asafoetida).** Ausgezeichnet bei Depressionen. Wurde auch schon zur Stärkung der Merkfähigkeit eingesetzt.
**Süßholzwurzel.** Natürliches Cortison. Anzuwenden bei Hypoglykämie, Störungen der Nebennierendrüse, Streß, Husten, Brustbeschwerden, Magengeschwüren, Halsschmerzen.
**Taigawurzel (Russischer oder Sibirirscher Ginseng)** hilft, die physische Gesundheit wiederherzustellen. Regeneriert die Sexualzentren. Im Alterum bekannt als männliches Hormon und angewendet, um Langlebigkeit zu erreichen.
**Traubensilberkerze (Wanzenkraut).** Ein natürliches Östrogen. Entlastet die weiblichen Organe in den Wechseljahren. Senkt Bluthochdruck (wirkt kreislaufstabilisierend). Lindert Geburtsschmerzen.
**Vogelmiere** wird häufig als Hilfe zur Gewichtsreduzierung verwendet. Eins der besten Heilmittel bei Tumoren, Hämorrhoiden und geschwollenen Hoden. Reinigt die Bronchien. Heilt und lindert.
**Wachsmyrte** hilft bei Sekretstau in Nase und Nebenhöhlen. Als Tee ausgezeichnet zum Gurgeln bei Halsschmerzen geeignet. Von großem Wert bei Blutungen aller Art.
**Yucca.** Die neue Hoffnung für Arthritiskranke. Wurde mit überraschendem Erfolg bei Arthritis- und Rheumasymptomen angewendet.

Heilkräuter lassen sich gut mit Vitaminen kombinieren. Sie reinigen und regulieren den Organismus, besitzen

Nährwert und stimulieren die körpereigenen Abwehrkräfte.[18] Wenn nötig, verwende sie zusammen mit herkömmlichen Medikamenten, aber in vielen Fällen machen sie einen Besuch beim Arzt und die Einnahme von Medikamenten überflüssig. Heilkräuter unterstützen den Körper bei der Bekämpfung von Krankheiten, indem sie das Immunsystem anregen und neue Energie freisetzen.

Ich möchte an dieser Stelle noch einmal darauf hinweisen, daß es nicht nötig ist, ein Dutzend verschiedener Kräuter zu verwenden. Ein bis drei Heilpflanzen reichen völlig aus. Sei dir im klaren darüber, was diese Kräuter bewirken und warum du sie nimmst.

Da bei den folgenden Beschwerden und Krankheiten viele verschiedene Kräuter empfohlen werden, schlage nach, wie die einzelnen Kräuter wirken und suche dir diejenigen heraus, die deinen Bedürfnissen am ehesten entsprechen. Wenn du bei Menstruationsproblemen ein Mittel zur Zyklusregulierung, eins gegen Schmerzen und Krämpfe und eins gegen PMS brauchst, versuche möglichst, ein einziges Heilkraut zu finden, das alle Beschwerden abdeckt (Himbeere, Traubensilberkerze oder Engelwurz). Sollte das nicht möglich sein, nimm eins zum Hormonausgleich und ein anderes zur Entspannung (Himbeere und Kamille). Also, verdopple nicht, sondern wähle das passendste Heilkraut. Auch die in der Beschreibung der einzelnen Kräuter aufgeführten Gegenanzeigen sind unbedingt zu beachten.

Sehr viele Bemühungen sind darauf gerichtet, alternative Heilmethoden gegen **AIDS** zu finden und zu erforschen, vor allem Heilkräuter, Vitamine, homöopathische Mittel und Lebensmittel, die das Immunsystem stimulieren. Die folgende Mischung chinesischer Heilkräuter wird vorgeschlagen: Tragant 20%, Liguster (Ölbaumgewächs) 10%, Beerentraube (Schizandra) 10%, Taigawurzel (Sibirischer oder Russischer Ginseng) 15%, Lackporlinge (Nichtblätterpilze) 15%, white astractylodes 10%, Codonopsis (Glockenblume) 15% und Süßholz 5%. Knoblauch, Sonnenhut (Echinacea) und Süßholz sind westliche Kräuter, die hervorgehoben werden, desgleichen Quecke, Algen und antivirale Pilze.[19] Auch Pau d'Arco oder Veilchen mit Rotklee sollte in Betracht gezogen werden.

Bei **Arthritis** verwende ich Luzerne, Klette und Silberweide zusammen. Versuche auch Beinwell, Löwenzahn, Engelwurz, Mutterkraut, Knoblauch, Süßholz, Baldrian oder Wintergrün. Brennessel, Rosmarin, Salbei, Petersilie, Maisgriffel, Wanzenkraut oder Lebertran täglich genommen sind weitere Empfehlungen.[20] Knoblauch und/oder Lebertran sind besonders vielversprechend. Versuche Mutterkraut bei rheumatischer Arthritis.

Bitterkräuter sind die Lösung, wenn es um **Erkältungen** und Grippe geht. Die Einnahme von Cayenne mit Kanadischer Gelbwurz zu gleichen Teilen und in Kapselform alle drei Stunden mit viel Wasser kann eine Erkältung stoppen oder den Krankheitsverlauf lindern, wenn mit der Behandlung früh genug begonnen wird. Amerikanischer Wasserhanf, Schafgarbe oder Krauser Ampfer heiß getrunken sind auch wirksam. Diese sind für den »kalten« Erkältungs-Typ. Bei fieberhaften Erkältungen mit starker Schleimbildung versuche Hagebutte, Sauerampfer, Beinwell, Minzetee oder Himbeerblätter und Vitamin C. Wenn die Erkältung zur Grippe wird, nimm Amerikanischen Wasserhanf. Wenn hohes Fieber und Sekretstauung auftreten, verwende Holunderblüten und Pfefferminze als heißen Infus zubereitet, und lege dich zum Ausschwitzen ins Bett.[21] Eine weitere Empfehlung ist Knoblauch und bei Sekretstauung eine Mischung aus

Silberweide, Andorn oder Amerikanischem Wintergrün und Ysop. Eine fertige Heilkräutermischung enthält Beinwell, Sonnenhut, Himbeere und Süßholz. Bei Mandelentzündung hilft ein Gurgelmittel mit Kanadischer Gelbwurz, ein Teelöffel auf ca. $^{1}/_{2}$ Liter warmes Wasser.

Bei **Zystitis** (wiederkehrende Blasen-/Harnwegsentzündungen) trinke einen halben Liter ungesüßten Preiselbeersaft stündlich sofort bei den ersten Anzeichen und nimm zusätzlich Vitamin C mit Calcium. Dies stoppt die Entzündung normalerweise innerhalb weniger Stunden. Als Kräuter kommen Frauenwurzel, Amerikanischer Wasserhanf, Bucco, Klette, Huflattich, Beinwell, Damiana, Löwenzahn, Sonnenhut mit Schafgarbe, Brennesseln, Pau d'Arco, Himbeerblätter oder Schafgarbe in Frage. Billie Potts empfiehlt Bärentraube mit Sonnenhut bei Auftreten von Fieber[22] oder Sonnenhut mit Schafgarbe.

Engelwurz oder Knoblauch/Knoblauchperlen haben sich für Frauen mit **Bluthochdruck** sehr bewährt. Durch die Einnahme über einen langen Zeitraum hinweg bei gleichzeitiger Überwachung des Blutdrucks und der Dosierungen der vom Arzt verschriebenen Medikamente waren viele Frauen in der Lage, die vom Arzt verschriebenen Medikamente abzusetzen. Auch Wanzenkraut, Ysop, Herzgespann, Rosmarin oder Schafgarbe wirken blutdrucksenkend. Weiterhin kommen Himbeerblätter, Passionsblume, Brennessel und Luzerne in Frage.[23] Bei niedrigem Blutdruck versuche es mit Knoblauch, Engelwurz, Löwenzahn oder Süßholz.

Süßholz, Knoblauch oder Engelwurz werden auch bei **Hypoglykämie** empfohlen; desgleichen die folgenden Heilkräuter: Luzerne, Cayenne, Beinwell, Löwenzahn, Kelp, Weißdorn oder Färberdistel.[24] Da Hypoglykämie und Migräne oft zusammen auftreten, versuche Mutterkraut als täglichen Tee. Verwende die Heilkräuter in

Kombination mit Vitaminen – versuche Pantothensäure/Vitamin $B_5$.

Bei **Verdauungsstörungen** ist Pfefferminztee ein gutes Mittel, aber auch Rosmarin, Petersilie oder Pfefferminze mit Himbeerblättern kommen in Frage. Bei Übelkeit oder Erbrechen versuche es mit Amerikanischer Ulmenrinde in Kapselform, einzunehmen mit reichlich Wasser oder warmem Tee. Bei einer Lebensmittelvergiftung oder ersten Grippesymptomen ist es besser, alles auszuleiten. Amerikanische Ulmenrinde nach Erbrechen hilft, den Magen zu beruhigen und weiteres Erbrechen zu verhindern. Gegen Blähungen wirken Pfefferminze, Grüne Minze, Beinwell, Kamille oder Luzerne.[25] Bei morgendlicher Übelkeit kommen Luzerne mit Pfefferminze, Himbeerblättern oder Rosmarin in Frage. Susun Weed empfiehlt Anis- oder Fencheltee, Himbeerblättertee/-Infus, Infus von Pfefferminze oder Grüne Minze oder Ingwerwurzeltee.[26]

Zur Behandlung von **Infektionen** eignen sich Sonnenhut, Ysop, Knoblauch, Pau d'Arco, Krauser Ampfer oder Kanadische Gelbwurz, die alle antiviral, antibiotisch und antifungal wirken. Immer wiederkehrende Erkältungen, Grippe und Mandelentzündungen sprechen gut auf Knoblauch in den geruchslosen Kyolic-Perlen an, die zusammen mit Sonnenhut verwendet werden können. Auch Beinwell und Silberweide, die ebenfalls mit Sonnenhut kombiniert werden können, sind hilfreich. Die Kanadische Gelbwurz kann innerlich und äußerlich angewendet werden, desgleichen Beinwell, Veilchen, Schafgarbe, Krauser Ampfer oder Hopfentinktur.

Zur Regulierung der **Menstruation**, bei Menstruationsbeschwerden und PMS ist Engelwurz das wichtigste Kraut; Wanzenkraut und Frauenwurzel werden von den nordamerikanischen Indianerinnen bevorzugt. Himbeerblätter mit Kamille sind sowohl bei Menstruationsproblemen als auch in der Schwangerschaft besonders wirksam. Zur Reduzierung einer übermäßig starken Monatsblutung versuche es mit Beinwell, Brennessel oder Kanadischer Gelbwurz. Mutterkraut ist gut gegen PMS, Krämpfe und stärker werdende Blutungen. Poleiminze oder Petersilie verstärken bzw. führen die Regel herbei. Gegen prämenstruelle Spannungen versuche Hopfen oder gegen starke Schmerzen Helmkraut mit Baldrian. Brennessel hilft gegen Wasseransammlungen. Herzgespann oder Rosmarin wirken menstruationsfördernd, zyklusregulierend und krampfstillend. Aber zuerst solltest du Himbeerblätter mit Kamille, Wanzenkraut, Frauenwurzel oder Engelwurz probieren. Wende Affirmationen für den Körper an.

**Klimakterische Beschwerden** sprechen auf Engelwurz, Wanzenkraut oder Süßholz an, aber auch auf Herzgespann, Petersilie oder Damiana. Einige Quellen empfehlen Ginseng, aber Engelwurz ist das Ginseng der Frauen und besser. Hirtentäschel ist gut bei prämenopausalen übermäßig starken Regelblutungen.[27] Süßholz enthält ein natürliches Östrogen wie auch Herzgespann oder Wanzenkrautwurzel. Bei unregelmäßigen Zyklen, starken Blutungen oder verstärkter Klumpenbildung und Hitzewallungen empfiehlt Billie Potts eine Herzgespanntinktur, zwei bis vier Tropfen täglich in Wasser. Dabei sollten Puls und Blutdruck sorgfältig überwacht werden, da Herzgespann ein Herzstimulans ist.[28] Auch Süßholz kann den Blutdruck erhöhen. Petersilie reguliert den Zyklus. Darüber hinaus sollte Vitamin E in Erwägung gezogen werden.

**Migräne** spricht auf eine Vielzahl von Kräutern an. Mutterkraut ist vielversprechend, muß jedoch – wie Engelwurz – über einen langen Zeitraum täglich eingenommen werden. Versuche einen Tee aus Hopfen, Helmkraut und (gelegentlich) Baldrian, oder Hopfen, Helmkraut und Katzenminze. Wintergrün, Pfefferminze Brennessel oder Silberweide können den Schmerz lindern, sind jedoch eher für Kopfschmerzen als für Migräne geeignet. Meiner Erfahrung nach ist Migräne eine Kombination aus Verdauungsproblemen, gewöhnlich mit Hypoglykämie, und emotionalem Streß. Die Behandlung der Hypoglykämie, das Erlernen von Entspannungstechniken wie auch regelmäßiger Stuhlgang sind hilfreich bei Migräne. Versuche eine zucker-, schokoladen- und weißmehlfreie Ernährung und nimm mehrere kleine Mahlzeiten, bestehend aus Gemüse und Vollkorn, am Tag ein.[29] Meditation und Entspannungsübungen können Wunder bewirken. Meine Migräne hörte auf, als ich Vegetarierin wurde und begann, Kräuter zu verwenden – Hopfen, Helmkraut und Katzenminze. Nimm Vitamine, insbesondere B-Komplex. Billie Potts empfiehlt täglich einen Tee aus Helmkraut, Katzenminze und Rotklee.[30] (Vorsicht bei Katzenminze, denn Katzen zeigen eine Vorliebe für dieses Kraut!)

**Multiple Sklerose** wird immer mehr zu einem Gesundheitsproblem für Frauen – eine weitere Erkrankung des Immunsystems, wie so viele Krankheiten dieses Jahrhunderts. Pau d'Arco wirkt vielversprechend, ebenso Sonnenhut mit Knoblauch-/Kyolic-Perlen. Rotklee ist gut, eventuell mit Krausem Ampfer. Luzerne wird als nährstoffreich und zur Förderung der Aufnahme von anderen Kräutern empfohlen.[31] Velma Keith und Monteen Gordon empfehlen Lobelie und entspannungsfördernde Kräuter plus Vitamine,[32] aber Lobelie wurden durch die FDA Einschränkungen auferlegt (aus keinem guten Grund). Lawrence Badgley empfiehlt in seinem Buch über AIDS dieselben Kräuter und Vitamine für MS wie für AIDS, da er multiple Sklerose als eine Viruskrankheit betrachet, der ein HIV-ähnlicher Virus zugrunde liegt.[33] Es wurde festgestellt, daß gerade in Gegenden mit einem hohen Bleigehalt der Erde und des Wassers multiple Sklerose in hohem Maße auftritt, und diese Zusammenhänge lassen vermuten, daß es sich bei dieser Krankheit um eine Art umweltbedingte Bleivergiftung handelt.[34] Sehr viel mehr Forschungsarbeit ist erforderlich – multiple Sklerose betrifft so viele Frauen, und sie tritt immer häufiger auf.

**Osteoporose,** die Verminderung der Knochenfestigkeit bei Frauen im Klimakterium, erfordert Calcium und Vitamin D. Als Kräuter kommen Luzerne mit Beinwell, Löwenzahn oder Kelp in Betracht.[35] Fluoridiertes Wasser wird mit dieser Krankheit in Zusammenhang gebracht.

Für die **Haut** stehen eine Anzahl von Kräutern zur Auswahl: Aloe vera (Aloearten) mit Vitamin E äußerlich, Klette, Löwenzahn, Pau d'Arco, Rotklee, Veilchen oder Krauser Ampfer (äußerlich und innerlich). Rotklee und Veilchen werden bei allen Hautkrankheiten, einschließlich Hautkrebs, verwendet. Pau d'Arco hilft bei Schuppenflechte und Klette bei allen Hauptroblemen einschließlich Akne. Velma Keith und Monteen Gordon empfehlen bei Akne Aloe vera, Klette, Chaparral, Löwenzahn, Sonnenhut, Kelp, Klee, Sarsaparille oder Krauser Ampfer. Bei Ekzemen versuche Aloe vera, Klette, Beinwell, Löwenzahn, Sonnenhut, Kanadische Gelbwurz oder Myrrhe und bei Schuppenflechte äußerlich Aloe vera, Klette, Löwenzahn, Brennessel oder Krauser Ampfer innerlich.[36] Ein Rezept gegen alle Hauptprobleme ist knapp 60 Gramm Klee, jeweils 30 Gramm Buntfarbige Schwertlilie und Klette und 15 Gramm Sassafras in einem Liter kaltem Wasser. Laß das Ganze über Nacht stehen, bring es dann zum Kochen und laß es 15–20 Minuten köcheln. Abkühlen lassen, abseihen und täglich 45 Milliliter trinken, bis sich eine Besserung zeigt.[37]

**Streß und Schlafstörungen** sind häufige Frauenprobleme und die Ursache von vielleicht 85 Prozent aller Krankheiten. Für Streß gilt dieselbe Behandlung wie für Migräne — entspannungsfördernde Kräuter in Verbindung mit einer eiweißreichen, zucker- und weißmehlfreien Ernährung und Meditationsübungen. Ich nehme eine Mischung aus Hopfen, Helmkraut und Katzenminze, oder ersetzte Katzenminze durch Klee oder Mutterkraut. Auch Ginseng wird empfohlen, aber er wirkt stimulierend und ist für Frauen weniger geeignet als Engelwurz. Bei streßbedingter Immunsystemschwäche versuche Knoblauchperlen. Mutterkraut, Hopfen, Helmkraut oder Wanzenkraut wirken streßabbauend, desgleichen Kamille, Himbeere, Hagebutte oder Rosmarin. Verwende Luzerne wegen ihres hohen Nährstoffgehalts und ihrer Aufnahmeeigenschaften in Verbindung mit einem der anderen möglichen Kräuter. Bei Schlafstörungen ist Hopfen das klassische Kraut.

Zur innerlichen Behandlung von **Scheideninfektionen** sind Frauenwurzel, Beinwell oder Himbeerblätter geeignet. Versuche es mit Kanadischer Gelbwurz, Myrrhe und Sonnenhut zu gleichen Teilen in Kapseln der Größe 00, wobei du zwei Kapseln dreimal täglich über einen Zeitraum von 6 Wochen nehmen solltest. Als Spülung kommen Knoblauch oder Beinwell in Betracht, bei Vaginitis oder Hefepilzinfektionen insbesondere Kanadische Gelbwurz mit Myrrhe und bei Entzündungen des Scheidengewebes Amerikanische Ulmenrinde. Schafgarbe oder Ringelblume sind hilfreich bei unspezifischer Vaginitis. Bei Hefepilzinfektionen und Candida albicans (wiederkehrende oder systemische Hefepilzerkrankung) haben sich Pau d'Arco oder die tägliche Einnahme von Knoblauchperlen als günstig erwiesen und Knoblauch mit Wachsmyrtenrinde-Spülungen. Versuche Bacillus acidophilus innerlich und als Spülung. Schafgarben-, Salbei- oder Beinwelltee zur Spülung sind ebenfalls gut bei Hefepilzinfektionen und Frauenwurzel als Spülung und als Tee bei Scheidenausfluß.[38] Weiterhin wird Haferstrohtee als Getränk und als Spülung empfohlen.[39] Bei Eierstock-, Gebärmutter- oder Brustzysten versuche Rotklee mit Veilchen, einen Liter täglich über einen Zeitraum von sechs Monaten, um sie aufzulösen. Engelwurz ist ebenfalls heilsam. Sonnenhut ist hilfreich bei Entzündungen im Beckenbereich und der Brust. Wenn du ein Problem mit Hefepilzerkrankungen hast, solltest du auf den Verzehr von Zucker verzichten, da dieser die Organismen aktiviert.

Dies sind nur wenige der Krankheiten von Frauen, bei deren Heilung Kräuter helfen. In einem Kapitel kann die Kräuterheilkunde auf keinen Fall umfassend dargestellt werden, weder in bezug auf die Kräuter noch auf die behandelbaren Beschwerden, und die chinesischen Kräuter wurden hier nur am Rande erwähnt. Lies die empfohlenen Bücher, auf die in diesem Kapitel auch Bezug genommen wurde, und wende die Kräuter an, um Erfahrungen zu sammeln. Im Gespräch mit anderen Frauen können Erfahrungen und Informationen ausgetauscht werden. Frauen glauben gewöhnlich nicht, wie gut Kräuter wirken, bis sie sie selbst ausprobiert haben. Kräuter wirken zwar langsamer als Medikamente, aber dafür gründlicher und ohne Nebenwirkungen. Wenn du sie bei akuten Krankheiten verwendest, behalte die Dosis ein paar Tage nach Verschwinden der Symptome bei und reduziere sie dann langsam, um ein Wiederauftreten der Krankheit zu verhindern. Bei chronischen Krankheiten müssen Heilkräuter täglich über einen Zeitraum von mehreren Monaten angewendet werden.

Ich möchte Billie Potts für ihr machtvolles und wichtiges Frauenheilkräuterbuch *Witches Heal* danken und meine Freude zum Ausdruck bringen, daß endlich eine Neuauflage erschienen ist. Außerdem möchte ich Rebecca Tallman danken, deren konstruktive Anregungen, Informationen und Kräuterrezepte zu diesem Kapitel beigetragen haben.

## *Anmerkungen*

1. Ted Kaptchuk: *The Web That Has No Weaver*, (New York, Congdon and Wed, Inc., 1983), S. 81-83. (Dt. *Das große Buch der chinesischen Medizin*, München, [Heyne], 1994.)
2. Judy Chicago: *The Dinner Party: A Symbol of Our Heritage*, (New York, Doubleday Books, 1979), S. 116-119.
3. *Ebd.*, S. 123.
4. *Ebd.*, S. 127-130.
5. Barbara Ehrenreich und Dierdre English: *For Her Own Good, 150 Years of the Experts' Advice to Women*, (New York, Anchor Books, 1979), S. 36-37.
6. Judy Chicago: *The Dinner Party*, S. 148-150.
7. Barbara Ehrenreich und Dierdre English: *For Her Own Good*, S. 36-37.
8. Billie Potts: *Witches Heal: Lesbian Herbal Self-Sufficiency*, (Bearsville, NY, Hecuba's Daughters Press, 1981), S. 9. Dieses wunderbare Buch wurde jetzt neu aufgelegt bei Du Reve Publications, POB 7772, Ann Arbor, MI 48107. Sehr empfehlenswert.
9. *Ebd.*, S. 10.
10. *Ebd.*, S. 11.
11. David Hoffmann: *The Holistic Herbal*, (Scotland, The Findhorn Press, 1983), S. 150-151. (Dt. *Das Findhorn-Kräuterheilbuch*, München, [Heyne], 1992.)
12. Billie Potts: *Witches Heal*, S. 15.
13. *Ebd.*, S. 13-14.

14. David Hoffmann: *The Holistic Herbal*, S. 154. (Dt. *Das Findhorn-Kräuterheilbuch*.)
15. *Ebd.*, S. 153.
16. *Ebd.*, S. 137 ff. Auch John Meyer: *The Herbalist*, (Glenwood, IL, Meyerbooks, 1918), S. 148 ff.
17. Kathi Keville: »Strengthening Your Immune System with Herbs«, Nachdruck aus *Vegetarian Times*, July, 1985.
18. Velma Keith and Monteen Gordon: *The How To Herb Book*, S. 1-2.
19. Lawrence Badgley, MD: *Healing AIDS Naturally*, (San Bruno, CA, Human Energy Press, 1987), S. 166-204.
20. Mildred Jackson, ND and Terri Teague, ND, DC: *The Book of Alternatives to Chemical Medicine*, (Berkeley, CA, Bookpeople, 1975), S. 16-17.
21. Billie Potts: *Witches Heal*, S. 107-109.
22. *Ebd.*, S. 138.
23. Mildred Jackson and Terri Teague: *The Handbook of Alternatives to Chemical Medicine*, S. 88.
24. Velma Keith and Monteen Gordon: *The How To Herb Book*, (Pleasant Grove, VT, Mayfield Publishing, 1984), S. 213.
25. *Ebd.*, S. 205.
26. Susun Weed: *Wise Woman Herbal for the Childbearing Year*, (Woodstock, NY, Ash Tree Publsihing, 1985), S. 24-25. (Dt. *Naturheilkunde für schwangere Frauen und Säuglinge*, 2. Aufl., Berlin, [Orlanda], 1992.)
27. Billie Potts: *Witches Heal*, S. 132-133.
28. *Ebd.*
29. Mildred Jackson and Terri Teague: *Handbook of Alternatives to Chemical Medicine*, S. 81.
30. Billie Potts: *Witches Heal*, S. 110.
31. Mildred Jackson and Terri Teague: *Handbook of Alternatives to Chemical Medicine*, S. 32.
32 Velma Keith and Monteen Gordon: *The How to Herb Book*, S. 218-219.
33. Lawrence Badgley, MD: *Healing AIDS Naturally*, S. 7.
34. Prevention Magazine Staff: *The Complete Book of Minerals*, (Emmaus, PA, Rodale Press, 1972), S. 455-461.
35. Velma Keith and Monteen Gordon: *The How To Herb Book*, S. 221.

36. *Ebd.*, S. 189, 203, 224.
37. Mildred Jackson and Terri Teague: *Handbook of Alternatives to Chemical Medicine*, S. 105.
38. Chobra: »Herbcraft: Remedies for Vaginitis«, in *Goddess Rising*, (4006 First St. NE, Seattle, WA 98105), Issue No. 20, Spring, 1988.
39. Mildred Jackson and Terri Teague: *Handbook of Alternatives to Chemical Medicine*, S. 71.

## Kapitel 9

# *Homöopathie*

Obwohl die Homöopathie vor zweihundert Jahren von einem Mann begründet wurde, liegen ihre Wurzeln in den Matriarchaten, und sie wird von Frauen in hohem Maß angewendet und erforscht. Ohne die Beharrlichkeit und die Arbeit von Homöopathinnen hätte dieses Heilsystem die frühen (und noch heute bestehenden) Angriffe von seiten der American Medical Association [AMA: Amerikanische Medizinische Gesellschaft] und der westlichen etablierten Medizin niemals überlebt. Die Homöopathie zählt zu den wenigen modernen medizinischen Systemen, die den Frauen stets eine gleichberechtigte Stellung eingeräumt haben, obwohl die von Männern verfaßten Schriften – häufig sexistisch und rassistisch – einer Überarbeitung bedürfen. Zum Teil beruht sie auf der weiblichen Heilkräuterkunde, von der sie sich jedoch in vielerlei Hinsicht unterscheidet. In Europa, Südamerika und Indien ist es üblich, sie zusammen mit der Schulmedizin anzuwenden, und in den Vereinigten Staaten erlebt sie eine Renaissance, nachdem sie lange Zeit Repressalien ausgesetzt war. Der Anteil an Homöopathinnen, einschließlich einiger Ärztinnen, ist hoch.

Bei den meisten akuten Gesundheitsproblemen kann die Homöopathie als Selbstbehandlung wirkungsvoll zu Hause eingesetzt werden. Zur Behandlung von chronischen Erkrankungen ist diese Methode jedoch zu komplex; hierfür sind eine umfassende Ausbildung und reiche Erfahrung erforderlich. Das National Center for Homeopathy definiert Homöopathie als »eine holistische Zusatzausbildung für approbierte Ärzte.«[1] Eine solche Ausbildung kann an speziellen Schulen erworben werden, und in Großbritannien und Indien sind homöopathische Ärzte mindestens so populär wie allopathische. In den Vereinigten Staaten nimmt die Zahl der homöopathischen Ärzte, darunter viele ganzheitlich orientierte Frauen, trotz offizieller Ablehnung von seiten der etablierten Medizin und eingeschränkter Ausbildungsmöglichkeiten zu. Nicht nur Ärztinnen, sondern auch viele Krankenschwestern, Chiropraktikerinnen, Naturärztinnen usw. praktizieren Homöopathie. Obwohl das National Center eine Anerkennung durch die AMA begrüßen würde, bleibt die Homöopathie in den Vereinigten Staaten eine überwiegend von Frauen ausgeübte ganzheitliche Heilmethode mit zumindest partieller Betonung auf Selbstbehandlung. Dieses Kapitel versteht sich als Einführung in die Homöopathie, das vielleicht komplizierteste der in diesem Buch beschriebenen Heilsysteme.

Das Prinzip von *Similia similibus curentur*, »Gleiches soll mit Gleichem geheilt werden«, bildet die Grundlage der homöopathischen Theorie, und das Wort »Homöopathie« bedeutet »dem Leiden ähnlich«. Dieses Prinzip der Krankheitsheilung mittels Heilpflanzen, Mineralien, Metallen oder Bakterien – Substanzen, die bei einer gesunden Frau Symptome hervorrufen, die den Symptomen einer kranken Frau ähnlich sind – geht auf die Matriarchate zurück. »Gleiches soll mit Gleichem geheilt werden«, bedeutet in der Praxis, daß eine Frau, die Symptome aufweist, die einer Bleivergiftung gleichen, mit einer nach homöopathischen Vorschriften hergestellten hochverdünnten Gabe von Blei von diesen Symptomen geheilt werden kann. Durch den Vorgang des Schüttelns und der Verdünnung ist in dem Heilmittel wahrscheinlich kein einziges Blei-Molekül mehr vorhanden, sondern nur noch die Auraessenz der Substanz, ihre Schwingung. Die Substanz, die Un-Wohlsein verursacht, regt in hochverdünnter Form das Immunsystem der Frau an, um eine Krankheit abzuwehren und Heilung zu bewirken.

Vor langer Zeit verkündete das delphische Orakel: »Das, was krank macht, wird heilen.«[2] Delphi war in frühen Zeiten ein Frauen- und Göttinzentrum der Heilkunst und der Divination und existierte bis zum fünften Jahrhundert v. Chr. Diese Stätte war der Gaia, der Erdmutter, geweiht. Nach der patriarchalen Übernahme wurde der Tempel in Delphi dem Apollon neu geweiht, aber seine Ursprünge sind weiblich und matriarchalisch. Im vierten Jahrhundert v. Chr. wies Hippokrates auf das Ähnlichkeitsgesetz hin, das er vermutlich von der matriarchalischen Tradition übernommen hatte. Zumindest muß er von Delphi gewußt haben. Paracelsus, der Rebell aus dem fünfzehnten Jahrhundert, dem die Anfänge der westlichen Medizin zugeschrieben werden (was aber nicht stimmt, frau erinnere sich an Hildegard von Bingen), gab zu, daß er seine Heilkunst bei Hexen erlernt habe. Er war ein Verfechter der »Gleiches soll mit Gleichem geheilt werden«-Theorie. Paracelsus ist auch der Entdecker (ich möchte nicht sagen, der Erfinder) der Signaturenlehre, die auch in der Heilung mit Edelsteinen Anwendung findet. Die Signaturenlehre besagt, daß ein Stein oder eine Heilpflanze in Form und Aussehen ihre Aufgabe oder Eigenschaften widerspiegelt. Ein gelber Stein wie Zitrin oder eine gelbe Heilpflanze wie der Krause Ampfer kann zur Behandlung von Gallenblasen- und Gallenproblemen eingesetzt werden, weil die Galle im Körper eine gelbliche Flüssigkeit ist. Dies ist eine andere Form des »Gleiches soll mit Gleichem geheilt werden«. Schon in alten Zeiten war das Ähnlichkeitsgesetz in China, Griechenland, Südamerika, bei den nordamerikanischen Indianern und in Asien bekannt.[3]

Die Homöopathie, wie wir sie heute kennen, wurde von Samuel Hahnemann (1755–1843) begründet, einem angesehenen deutschen Arzt, Chemiker und Autor, der sich von der Schul-/allopathischen Medizin distanzierte, weil er das Gefühl hatte, mit dieser Methode mehr Schaden anzurichten als Gutes zu bewirken. Seinen Lebensunterhalt bestritt er überwiegend mit medizinischen Übersetzungen. Bei der Übersetzung eines Buches (Cullens *Materia Medica*) stimmte er mit der dort vertretenen Behauptung über die Eigenschaften und die Wirkungsweise von Chinin, das im Chinarindenbaum enthalten ist, nicht überein, einem Mittel, das bei Malaria gegen Wechselfieber angewendet wurde. Er probierte die Heilpflanze an sich selbst aus und stellte dabei fest, daß er ähnliche Symptome entwickelte, die die Chinarinde heilen sollte. Nachdem er eine Frau mit Wechselfieber durch Anwendung von Chinin geheilt hatte, begann er weitere Forschungen anzustellen.

In den nächsten zwanzig Jahren experimentierte Hahnemann mit verschiedenen Pflanzen und Arzneimitteln (in jener Zeit, vor der synthetischen Herstellung der Medikamente, bestand zwischen diesen kaum ein Unterschied), um deren Wirkungsweise für gesunde Personen herauszufinden. Diese sogenannten »Arzneimittelprüfungen« kontrollierte er sorgfältig. Die Symptome, die durch die Einnahme der Substanz bei einer gesunden Frau hervorgerufen wurden, entsprachen den Symptomen, die dieselbe Substanz im Krankheitszustand zu heilen vermochte. Zuerst schrieb er 1796 über seine Erkenntnisse in einer angesehenen deutschen Zeitschrift für Medizin. 1810 veröffentlichte er sein *Organon der Heilkunst*, in dem er seine Erkenntnisse vollständig darlegte. Vor seinem Tod wurde seine Materia Medica, in der die Prüfungen aufgezeichnet sind, mehrmals erweitert und überarbeitet.[4] Während Edward Jenner, der 1798 den Pockenimpfstoff entdeckte, wobei er kleine verdünnte Mengen des Krankheitserregers zur Immunisierung gegen Pocken einsetzte, von der etablierten Medizin gefeiert wurde, erfuhr Hahnemann keine Anerkennung. 1820 kam er wegen der Dispensierung seiner eigenen Medizin ins Gefängnis und mußte schließlich Leipzig verlassen.[5] Aus dieser Uneinigkeit bezüglich der Methoden entwickelte sich die Uneinigkeit zwischen Schulmedizin und Homöopathie.

Beim Austesten und Verabreichen seiner ersten Arzneimittel stellte Hahnemann fest, daß diese schwerwiegende Nebenwirkungen hervorriefen. Er konnte diese Mittel nicht in ihrer vollen Konzentration anwenden, ohne daß toxische Symptome auftraten. So arbeitete er daran, herauszufinden, wie niedrig eine Dosis sein konnte, um eine Krankheit wirksam zu heilen. Das von ihm entwickelte Verfahren der Potenzierung ist der Homöopathie eigen und steht im Gegensatz zur schulmedizinischen Praxis, Arzneimittel in Überdosen einzusetzen und ihre Nebenwirkungen zu ignorieren. Bei homöopathischen Medikamenten ist weniger mehr – je verdünnter ein Mittel, um so stärker seine Wirkung. Das Verfahren der Potenzierung besteht darin, einen Tropfen einer Kräutertinktur in neunundneunzig Tropfen Alkohol oder Wasser aufzulösen. Das Ganze wird kräftig vermischt, indem die Flasche heftig geschüttelt oder gegen eine feste Oberfläche geschlagen wird. Ein Tropfen der verdünnten und geschüttelten Mischung wird wieder mit neunundneunzig Tropfen Alkohol oder Wasser verdünnt und geschüttelt. Dieser Vorgang wird unzählige Male wiederholt. Mittel, die mit einer Urtinktur und Alkohol im Verhältnis 1:99 verdünnt wurden, heißen Centesimal-Potenzen und werden mit einem C gekennzeichnet, wie C 6, C 12, C 30, C 200, C 1000, C 10 000, C 50 000 oder C 100 000, je nachdem, wie oft dieser Vorgang wiederholt wurde. Mittel, die im Verhältnis 1:9 verdünnt wurden, werden Dezimal-Potenzen genannt, gekennzeichnet als D 6, D 12, D 30, D 200 usw. Bei Centesimal-Potenzen wird das C manchmal weggelassen; Dezimal-Potenzen (von weit geringerer Stärke) werden immer mit dem D gekennzeichnet.[6]

Eine Substanz, die fünfzehnmal oder weniger verdünnt wurde (D 15, C 15 oder niedriger), wird als niedrige Potenz bezeichnet, und einige Homöopathen verwenden ausschließlich diese. Je höher die Potenz ist, um so tiefer und länger wirkt das Mittel, obwohl die tatsächliche Menge der Urtinktur mit jeder Verdünnung geringer wird. Verdünnungen jenseits von D 24 und C 12 enthalten keine Moleküle der Urtinktur mehr, und trotzdem ist das Mittel wirksamer, je höher es potenziert worden ist. Höhere Potenzen wirken länger, bergen aber das Risiko, daß sich die Symptome zu Beginn des Heilungsprozesses verschlimmern, ein Zustand, der als Heilkrise bezeichnet wird. Heilkrisen werden als positiv angesehen und weisen auf die richtige Wahl des Mittels hin, aber in einigen Fällen sollte eine erfahrene Homöopathin herangezogen werden. Die meisten Homöopathinnen wählen bei chronischen Erkrankungen niedrige Potenzen und bei akuten Erkrankungen höhere. Anfängerinnen wird empfohlen, in der homöopathischen Selbstbehandlung von akuten Erkrankungen zunächst mit Potenzen von D 6 bis C 30 zu arbeiten.

Westlichen Frauen, die mit der Vorstellung erzogen wurden, daß mehr immer besser als wenig ist, ist es unverständlich, daß solch verschwindend kleine Mengen überhaupt wirken sollen. Dies ist in etwa auch die Einstellung der etablierten Medizin, die Arzneimittel in zu hohen Dosierungen und mit zu vielen – zum Teil verheerenden – Nebenwirkungen einsetzt. Die Wirkungsweise von diesen kleinen Dosierungen wird verständlich, wenn frau zu der Vorstellung von der weiblichen Aura, dem Lebenskraft-Energiefeld, zurückkehrt, welche ihren Gesundheitszustand bestimmt. Ein homöopathisches Mittel, das durch den Vorgang der Verdünnung und des Schüttelns die Ursubstanz wahrscheinlich nicht mehr enthält, behält sein Energiemuster bei. Die hochenergetisierte Verdünnung wird zur Energie selbst und wirkt auf die weiblichen unsichtbaren Aurakörper ein, die sich ebenfalls aus Energie zusammensetzen. Während bei der Anwendung von Heilpflanzen und Vitaminen die Heilung auf materieller Ebene erfolgt, zählt die Homöopathie zu den Methoden, die das Ki und die Aurakörper in die Heilung einbeziehen.

Das Heilmittel ist in Form von Milchzuckerkügelchen (Globuli) erhältlich, die frau unter der Zunge zergehen läßt oder in Wasser auflöst. Ein hochpotenziertes Mittel braucht vielleicht nur einmal eingenommen zu werden, da die Dosis nicht wiederholt wird, solange die Wirkung, die es ausgelöst hat, anhält. Die Einnahme von niedrigen Potenzen bei der Heilung von akuten Beschwerden wird häufiger wiederholt, drei- bis viermal täglich, oder sogar alle paar Minuten, bis eine Veränderung eintritt. Bei Einsetzen des Heilungsprozesses wird das Mittel erst dann wiederholt, wenn die Wirkung der vorhergehenden Dosis nachgelassen hat. Eine Frau, die mir von ihren Erfahrungen mit der Homöopathie erzählte, hatte ihrem Kind, das Scharlach-Symptome und Ausschlag entwickelte, stündlich eine Dosis Belladonna C 6 gegeben, bis die Symptome sich veränderten. Am folgenden Tag war die gefährliche Krankheit völlig verschwunden. Potenzen von D 6 bis C 30 werden für die Selbstbehandlung von akuten Erkrankungen wie dieser empfohlen.[7] Wegen der niedrigen Dosis treten keine Nebenwirkungen auf, abgesehen von der möglichen und gewöhnlich kurzen Verschlimmerung der Symptome. Das weitaus wahrscheinlichere Risiko liegt darin, daß das Mittel nicht wirkt, weil es nicht das richtige ist. Die Dosierung ist weniger entscheidend als die Wahl des passenden Mittels.

Die Herausforderung der Homöopathie besteht darin, trotz der Komplexität des menschlichen Körpers das richtige Mittel herauszufinden. Mit Hilfe einer Arzneimittelprüfung, also dem Testen einer Substanz an einer gesunden Person, wird festgestellt, welche bestimmten Symptome ein Mittel hervorruft, die Summe dieser Symptome wird als Heilmittelbild bezeichnet. Die Homöopathin sucht das Mittel, das den individuellen Symptomen einer Frau am ehesten entspricht, d. h. sie stellt ihrem Krankheitsbild das ähnlichste Heilmittelbild gegenüber. Da selbst bei einfachen Beschwerden zwei Frauen niemals genau dieselben Symptome produzieren und insgesamt 2000 bis 3000 Heilmittelbilder in einer vollständigen homöopathischen Materia Medica beschrieben sind, ist die Wahl des geeigneten Mittels selten einfach. Auch treten nicht unbedingt alle aufgeführten Symptome in einem Heilmittelbild bei einer bestimmten Krankheit auf.

Intensive Forschung und ein ausführliches Studium sind für die Bestimmung des besten Mittels erforderlich, und wenn bei akuten Beschwerden innerhalb von vierundzwanzig Stunden keine Veränderung der Symptome eintritt, beginnt die Suche von neuem. Die Wahl basiert ausschließlich auf den Symptomen und keineswegs auf Krankheiten oder Krankheitsnamen. In der Homöopathie gibt es ein klares Richtig oder Falsch – ein Mittel wirkt, oder es wirkt nicht. In der klassischen Homöopathie wird immer nur ein einziges Mittel auf einmal eingenommen, damit verfolgt werden kann, welche Veränderungen eintreten und wodurch sie verursacht wurden.

In der homöopathischen Behandlung wird die Patientin eingehend über ihre Symptome befragt. Wenn es sich beispielsweise um Kopfschmerzen handelt, wird sie gefragt, wo genau sie Schmerzen hat, wie sich der Schmerz anfühlt, ob ihr warm oder kalt ist, wodurch eine Besserung oder Verschlechterung eintritt, zu welcher Tageszeit der Schmerz beginnt, was sie gern ißt und was nicht und vieles mehr. Ihre emotionalen und geistigen Symptome werden in demselben Maß berücksichtigt wie ihre physischen, denn diese sind mindestens genauso wichtig. Eine homöopathische Fallaufnahme kann bei chronischen Erkrankungen eine Stunde oder länger dauern, ist aber kürzer bei leichteren akuten Beschwerden. Auch wenn das Problem noch so einfach und deutlich erkennbar ist, wird eine gründliche Befragung durchgeführt. Nach der Befragung sucht die Homöopathin mit Hilfe eines Repertoriums (Bücher, in denen Symptome und Mittel, die diese hervorgerufen und/oder geheilt haben, beschrieben werden) und einer Materia Medica (Bücher, die Heilmittelbeschreibungen enthalten) die Mittel heraus, die den Symptomen der Frau entsprechen. (Eine erfahrene Homöopathin braucht aufgrund ihrer Kenntnisse vielleicht nicht einmal nachzuschlagen.) Sie sucht nach dem Mittel, das alle Hauptsymptome und möglichst viele Nebensymptome enthält und ihrem emotionalen Zustand am ehesten entspricht. Aus den in Frage kommenden Heilmittelbildern/-beschreibungen ermittelt sie das Mittel, das am ehesten diese bestimmten Kopfschmerzen beschreibt. Bei Anwendung des richtigen Mittels tritt die Heilwirkung oft erstaunlich schnell ein. Die Homöopathie ist äußerst erfolgreich und oft imstande, Krankheiten zu heilen, denen die Schulmedizin machtlos gegenübersteht.

Eine ausführliche Materia Medica mit Repertorium (verschiedene Versionen von mehreren Herausgebern sind erhältlich) umfaßt ungefähr 1100 kleingedruckte Seiten und kostet etwa zwanzig Dollar. [In Deutschland kostet beispielsweise Boerickes *Materia Medica und Repertorium* um 140,– DM.] Inzwischen haben Computer Einzug in die Homöopathie gehalten, aber der Vergleich und die Wahl des Mittels liegen immer noch in den Händen der individuellen Heilerin, und der Vorgang, das richtige Mittel aus so vielen Informationen zu wählen, erfordert höchste Sorgfalt. Die Mittel selbst, die in Kräuter- und Naturkostläden und über diverse homöopathische Apotheken durch Versand erworben werden können, sind relativ preiswert und kosten drei bis fünf Dollar pro Flasche. [In Deutschland sind Homöopathika apothekenpflichtig.] Grundausstattungen mit verschiedenen, häufig angewendeten Mitteln sind für etwa fünfzehn Dollar erhältlich. Ich empfehle einen Satz mit dreißig Mitteln, wenn du es dir erlauben kannst. Frau kann sich ihre Grundausstattung auch selbst zusammenstellen. Im Vergleich zur Schulmedizin ist die Homöopathie erschwinglich, und wenn sie wirkt, dann wirkt sie sehr gut.

Wenn sie nicht wirkt, liegt es gewöhnlich daran, daß das falsche Mittel gewählt wurde, seine Wirksamkeit vor der Einnahme beeinträchtigt wurde oder starke Gerüche in der Umgebung der Frau als Antidot wirken. Die Heilmittel müssen mit großer Sorgfalt behandelt werden, damit sie ihre Potenz behalten, insbesondere, da mit dem Auge nicht erkennbar ist, ob sie noch »gut« sind. Wird das Mittel direktem Sonnenlicht, Hitze oder Gerüchen ausgesetzt oder durch Berührung oder Fallenlassen verunreinigt, kann es seine Wirksamkeit verlieren. Starke Gerüche wie Minze, Menthol oder Kampfer können den Heilungsprozeß unterbrechen, ebenso der Konsum von Kaffee, Pfefferminz- und Fencheltee, schwere emotionale Traumata, Zahnfüllungen oder das Auftragen von kampferhaltigen Produkten auf die Haut (Sonnenschutzmittel, Tigerbalsam etc.). Während der Anwendung von homöopathischen Mitteln sollte auf diese Substanzen verzichtet werden. Koffein und pfefferminzhaltige Zahnpasten sind hier große Missetäter, die jedoch durch Zahncreme ohne Pfefferminze aus dem Reformhaus und koffeinfreien Kaffee ersetzt werden können, die die Wirksamkeit eher nicht beeinträchtigen.

In der Homöopathie läuft der Heilungsprozeß nach vorgeschriebenen Gesetzmäßigkeiten ab, die als die drei Heringschen Heilgesetze bekannt sind. Nach der ersten Gesetzmäßigkeit verlagert der weibliche Körper die Krankheit stets von der inneren auf die äußere Ebene. Ein Hautausschlag ist nicht so ernst wie eine Herzerkrankung, und eine oberflächliche Erkrankung ist leichter zu heilen. Bei Anwendung des richtigen Heilmittels kann die Frau eine Veränderung ihrer Symptome bemerken, da sich die Symptome von der inneren auf die äußere Ebene verlagern. Wenn psychologische Beschwerden schwächer werden, dafür aber körperliche vorübergehend zunehmen, wird dies der Wirkung des Heilmittels zugeschrieben. Geistige und emotionale Ebenen werden als tiefer angesehen als körperliche. Eine Frau mit Asthma entwickelt vielleicht einen Hautausschlag, sowie sich das Un-Wohlsein nach außen verschiebt. Aber der Ausschlag verschwindet im weiteren Heilungsverlauf, und ihre Lungen erholen sich zuerst. In der Schulmedizin würde man den Ausschlag mit Kortison behandeln und damit die Krankheit wieder nach innen treiben und das Asthma erneut aktivieren. In der klassischen Homöopathie wird das Asthmaleiden auf einen unterdrückten Hautausschlag oder ein unterdrücktes Ekzem in der Kindheit zurückgeführt.

Das zweite Heringsche Gesetz besagt, daß die Heilung von den oberen zu den unteren Körperteilen voranschreitet. Die Heilung geht voran, wenn bei einer Patientin arthritische Schmerzen im Nacken schwächer geworden sind, auch wenn sie noch Beschwerden in den Händen hat. Eine Besserung zeigt sich zunächst an den Schultergelenken und später an den Knien. Bei einer Frau, die an Kopfschmerzen mit Übelkeit leidet, hat der Heilungsprozeß eingesetzt, wenn sie feststellt, daß ihre Kopfschmerzen zurückgegangen sind, aber die Übelkeit geblieben ist. Heilungen, die im oberen Körperbereich beginnen, bewegen sich nach unten. Erst werden ihre Kopfschmerzen schwächer, und dann folgt eine Besserung der Magenverstimmung.

Dem dritten Heringschen Gesetz zufolge verschwinden die Symptome in der umgekehrten Reihenfolge ihres ursprünglichen Auftretens. Die zuletzt aufgetretenen Symptome werden zuerst geheilt, und manchmal kommt es vor, daß Symptome erneut auftreten, die schon einmal da waren. Ein altes Symptom kehrt gewöhnlich dann zurück, wenn es durch allopathische synthetische Medikamente unterdrückt wurde, wie der Hautausschlag bei Asthma. Das Wiederauftreten früherer Symptome wird als positiv bewertet. Während die Schulmedizin Symptome unterdrückt, werden sie in der Homöopathie aus der

Aura »befreit«. Reaktionen dieser Art oder Verschlimmerungen sind meist von kurzer Dauer, und wenn sie vorüber sind, erfährt die Frau einen positiven und merklichen Unterschied in ihrem Wohl-Befinden. Es ist wichtig, das Wiederauftreten und die Verschlimmerung von Symptomen ihren Lauf nehmen zu lassen, anstatt sie mit Medikamenten zu unterdrücken.[8] Auch in anderen Formen der weiblichen Heilkunst wird die Funktion dieser Heilkrisen und Heilmuster, die unsichtbare Schichten des Un-Wohlseins reinigen, anerkannt.

Die Homöopathie ist eine Methode der Aura-Heilung und eignet sich für die meisten Erkrankungen, aber sie hat auch ihre Grenzen. Bei einem Knochenbruch z. B. ist eine schulmedizinische Behandlung erforderlich, obwohl homöopathische Heilmittel dazu beitragen können, Schmerzen zu lindern, einem Schock vorzubeugen und die Frau emotional zu beruhigen. In der Homöopathie werden Körper, Emotionen, Geist und Seele behandelt und nicht nur der Körper allein, und dies ist auch ein Grund für ihren Erfolg. Vor weniger als hundert Jahren waren viele Ärzte und Chirurgen in den Vereinigten Staaten gleichzeitig auch Homöopathen und wendeten allopathische und homöopathische Methoden parallel an. Dies trifft noch heute für England, Frankreich und verschiedene andere Länder zu. Die homöopathische Behandlung kann die Notwendigkeit vieler chirurgischer Eingriffe und vieler toxischer chemischer Medikamente mit ihren unvermeidlichen Nebenwirkungen überflüssig machen, aber in bedrohlichen Situationen reicht die Homöopathie nicht aus. Weitere Grenzen der Homöopathie sind:[9]

1. Homöopathie ist nicht angezeigt in lebensbedrohlichen Situationen, die sofortiges Eingreifen erfordern, um Menschenleben zu retten: Herzanfälle, Asthma mit

starker Atemnot oder Knochenbrüche. Leite die am schnellsten wirksamen Maßnahmen ein und verwende Homöopathie als Unterstützung.

2. Homöopathische Heilmittel können unwirksam sein, wenn die Ursache des Un-Wohlseins ernährungsbedingt oder in der Lebensweise zu suchen ist. Wenn bei einer Frau ein Vitamin-$B_{12}$-Mangel vorliegt, weil sie seit Jahren streng vegetarisch lebt, benötigt sie $B_{12}$ und kein homöopathisches Mittel. Wenn das Un-Wohlsein einer Frau von der Umwelt herrührt, wenn sie krank wird, weil ihr Körper die Einwirkung von Umweltgiften an ihrem Wohnort nicht tolerieren kann, können homöopathische Mittel ihre Beschwerden lindern, aber ihre Heilung hängt von einem Ortswechsel ab.

3. Besonders bei chronischen Erkrankungen kann die Wahl des richtigen homöopathischen Mittels durch Herumprobieren viel Zeit in Anspruch nehmen, und wenn es der Frau schlecht geht, möchte sie vielleicht zunächst andere Heilmethoden oder diese zusammen mit Homöopathie anwenden. Homöopathika können parallel zu allopathischen Medikamenten eingesetzt werden, was allerdings nicht optimal ist.

4. Eine chronische Krankheit ist ab einem bestimmten Punkt nicht mehr heilbar, und in diesem Fall kann die Homöopathie dazu beitragen, die Beschwerden zu lindern, aber der Frau keine Heilung ermöglichen.

5. Wenn eine Frau ein nichtangezeigtes homöopathisches Mittel einnimmt, produziert sie möglicherweise die Symptome, die das Mittel eigentlich heilen soll. Um dies zu vermeiden, wird empfohlen, bei akuten Problemen Mittel nie länger als eine Woche einzunehmen, wenn keine Wirkung erfolgt. In den meisten akuten Fällen tritt bei der Wahl des richtigen Heilmittels innerhalb von vierundzwanzig Stunden eine Heilwirkung ein.

Die Grenzen der Homöopathie gelten auch für andere Formen der weiblichen Heilkunst. So wird beispielsweise Reiki bei Unfällen eingesetzt, aber immer zusammen mit schulmedizinischen Methoden. Der gesunde Menschenverstand wird dir sagen, wenn bei Beschwerden eine Heilmethode, ob Homöopathie oder eine andere, nicht mehr angezeigt ist, so sehr frau sie auch vorzieht. Eine Frau mit einer Blinddarmentzündung kann ein Heilmittel, Heilkräuter, Vitamine oder Körperarbeit ausprobieren, aber kurz vor Durchbruch des Blinddarms ist eine Operation notwendig. Nach dem Eingriff können alternative Heilmethoden zu ihrer Genesung beitragen. Bei einer umweltbedingten Ursache ist keine Heilmethode imstande, die negative Variable zu beseitigen. Ich habe einer Reihe von Frauen mit Migräne geraten, einen weniger aufreibenden Arbeitsplatz zu suchen oder zu lernen, ihre Streßprobleme zu entschärfen, so daß die verschiedenen Heilmethoden gegen Migräne nicht mehr benötigt werden. Bei Verwendung nichtangezeigter Heilmittel kann die Behandlung die Symptome der Frau verändern, aber gewöhnlich wirkt sie überhaupt nicht.

Heilerinnen müssen sich auch bewußt sein, daß Krankheiten in eine Phase eintreten können, in der eine Heilung nicht mehr möglich ist, so wie sie sich des Kreislaufs von Geburt und Tod bewußt sind. Bei einem chronischen Un-Wohlsein hilf der Frau, mit ihrer Krankheit so beschwerdefrei wie möglich zu leben. Wenn eine Frau im Sterben liegt, kann ihr ein möglichst guter körperlicher, emotionaler, geistiger und seelischer Zustand sehr hilfreich sein. Göttin-Frauen und Hexen akzeptieren das sich drehende Rad und die karmischen Gesetzmäßigkeiten. Heroische Methoden der Schulmedizin wie Sauerstoffpräparate und Herztransplantationen können den physischen Tod wohl eine Zeitlang hinauszögern, aber dabei werden die wirklichen Qualitäten des Lebens ignoriert. Wenn eine Frau sich für den Tod entschieden hat, solltest du die Tatsachen nicht verleugnen und nicht versuchen, das zu verhindern oder sie davon abzuhalten. Ihr Werk auf dieser Ebene, in diesem Leben, ist vollbracht. Die Aufgabe der Heilerin besteht dann darin, diesen Prozeß zu respektieren und zu unterstützen.

Homöopathie und allopathische Schulmedizin unterscheiden sich zwar offensichtlich in vielerlei Hinsicht, aber weil in der Homöopathie Heilmittel verordnet werden, die als Medikamente angesehen werden können, bestehen auch einige Ähnlichkeiten zwischen beiden Systemen. Die allopathische Medizin verwendet synthetische Medikamente in derart hohen Dosierungen, wie sie der weibliche Körper gerade tolerieren kann (und manchmal noch höher). Die Grundstoffe der Homöopathie sind natürlich. Die patriarchale Medizin behandelt nur den physischen Körper, während die Homöopathie die Frau ganzheitlich und auf höchst individuelle Weise behandelt. Im medizinischen System werden sechs oder mehr Patienten in einer Stunde abgefertigt. Dabei werden synthetische Medikamente – in der Regel mehrere Mittel – verordnet, die meist recht teuer sind. Homöopathische Fallaufnahmen können mehrere Stunden dauern und zugegebenerweise sehr kostspielig sein, aber die Homöopathin empfiehlt nach sorgfältiger Prüfung ein einziges Heilmittel, und dieses Mittel wird in der Regel nicht extra berechnet. Sie verabreicht höchstens ein Heilmittel und wiederholt die Dosis in Intervallen oder erst nach einigen Monaten. Die Behandlung und die Nachbehandlung verlaufen auf einer sehr persönlichen Ebene, wohingegen in der allopathischen Medizin immer mehr mit Computern und High-Tech gearbeitet wird. Der Schwerpunkt in der Homöopathie liegt auf dem Patienten und unterstützt die in vielen Fällen mögliche Selbsthilfe, während die moderne männliche Medizin den Arzt als Gott mystifiziert.

Die Geschichte der Homöopathie und der AMA in den Vereinigten Staaten ist wissenswert und bezeichnend. Die Machenschaften sind typisch für das männliche medizinische System und spiegeln die Methoden wider, mit denen die weibliche Heilkunst unterdrückt und vernichtet wurde. Mit dem Ende der Hexenverbrennungen um 1800 war die männliche Ärzteschaft in Europa und den Vereinigten Staaten zum größten Teil etabliert. Heilkräuter wurden durch Medikamente ersetzt, die bald den synthetischen chemischen Mitteln weichen sollten und gemäß der Mehr-ist-besser-Philosophie verabreicht wurden. Die frei praktizierende Heilerin war zwar verschwunden, aber es gab immer noch Kräuterfrauen und Hebammen, insbesondere abseits der Städte. Diese Frauen wurden als »schmutzig und ungebildet« in Verruf gebracht, da sie von der organisierten Medizin als Konkurrenz angesehen wurden. Die Homöopathie wurde aus demselben Grund – aber auf andere Weise – angegriffen.

Die Kräuterheilerinnen verfügten über das moderne medizinische Wissen ihrer Zeit, bis sie den Hexenverbrennungen zum Opfer fielen. Die Homöopathie führte die Kräuterheilkunde weiter, indem sie systematische Untersuchungen durchführte – was der neuen Ärzteschaft jedoch ganz und gar nicht gefiel. Homöopathische Ärzte verwendeten billige, ungiftige Kräuterzubereitungen, die von der gerade entstehenden Arzneimittelindustrie nicht patentiert oder zu höheren Preisen verkauft werden konnten, und zudem stellten sie oft ihre eigenen Heilmittel her. Doch im Gegensatz zu den Heilerinnen hatten die Homöopathen ein medizinisches Studium an einer Hochschule absolviert und waren nicht so leicht loszuwerden. Ihre Methoden waren zivilisierter als die des frühen medizinischen Systems, und wie die Hexen-Hebammen stellten sie wegen ihrer größeren Erfolge eine Konkurrenz für die Schulmediziner dar.

Ein Vergleich der Sterblichkeitsrate in den Vereinigten Staaten und Europa aus dem Jahr 1900 zwischen homöopathisch behandelten Patienten und jenen, die auf herkömmliche Weise behandelt wurden, zeigte, daß zwei- bis achtmal so viele homöopathisch behandelte Menschen mit lebensbedrohlichen Infektionskrankheiten überlebten wie solche, die die zu dieser Zeit übliche medizinische Behandlung bekamen.[10]

Die erste nationale medizinische Gesellschaft in den Vereinigten Staaten war das Amerikanische Institut für Homöopathie [American Institute of Homeopathy], das 1844 gegründet wurde, in einer Zeit, als die Homöopathie sich rasch verbreitete. Um 1900 bezeichneten sich zwanzig bis fünfundzwanzig Prozent aller Ärzte in Städten als Homöopathen, und es gab mehr als hundert homöopathische Krankenhäuser und zweiundzwanzig homöopathische Medizinschulen.[11] Im Jahr 1846 bildete eine Gruppe herkömmlicher Ärzte ihre eigene medizinische Gesellschaft – die American Medical Association (AMA) –, deren fast ausschließliches Ziel es war, die Homöopathie zu bekämpfen.

Die Mitglieder der AMA führten bald darauf eine Säuberungsaktion in den medizinischen Gesellschaften durch und schlossen alle nicht-herkömmlichen (homöopathischen) Ärzte aus ihrem Verband aus. 1855 führte die AMA eine Klausel in ihrem Ehrenkodex ein, nach der alle Ärzte aus dem Verband ausgeschlossen würden, die einen Homöopathen konsultierten oder Patienten an einen solchen überwiesen, was bedeutete, daß sie die Erlaubnis, den Arztberuf auszuüben, verlieren würden. Sie beeinflußten die Gesetzgeber, um ihre Ziele durchzusetzen. Die Ausbildung und Ausübung von Homöopathen wurde stark eingeschränkt, und Homöopathie wurde gleichgesetzt mit Quacksalberei. Schließlich geriet sie in Vergessenheit – weil sie den Angriffen nicht standhalten konnte, innerlich zerstritten war und zudem neue Arzneimittel (Antibiotika) schneller und wie durch Zauber zu wirken schienen und die langsameren und gründlicheren Methoden der Homöopathie in den Schatten stellten.[12]

Die Homöopathie überlebte, weil sie von Frauen unterstützt und ausgeübt wurde. Die weltweit erste medizinische Schule für Frauen war das homöopathische Boston Female Medical College, gegründet 1848. Im Jahr 1873 vereinigte es sich mit der Boston University, die ebenfalls eine homöopathische Hochschule war. Bereits 1871 wurden Frauen im Amerikanischen Institut für Homöopathie aufgenommen, während sie der AMA erst im Jahr 1915 beitreten konnten, und dann nur in sehr geringer Zahl. An den allopathisch orientierten Medizinschulen werden noch heute Studentinnen nur zögernd zugelassen.[13] Die Homöopathie war bei Frauen aus allen Schichten beliebt, ob arm oder reich, aber insbesondere bei den gebildeten, höheren Schichten. Die Presse unterstützte die Homöopathie, und homöopathische Medizinschulen waren den herkömmlichen gleichwertig oder ihnen sogar überlegen. Trotzdem war die AMA erfolgreich in der Unterdrückung der Homöopathie, so wie sie die Heilerinnen und Hebammen unterdrückt hatte. Daß sich die Homöopathie Frauen gegenüber aufgeschlossen zeigte, war nur ein weiterer Grund, sie vernichten zu wollen, aber einige Laienpraktiker setzten ihre Arbeit fort.

Im Jahr 1950 waren alle homöopathischen Ausbildungsstätten in den Vereinigten Staaten entweder geschlossen oder lehrten keine Homöopathie mehr. Es gab nur noch zwischen 50 und 150 praktizierende Homöopathen, von denen die meisten über fünfzig waren.[14]

Die Homöopathie ist nun wieder im Aufschwung begriffen, was auf die Rückbesinnung auf ganzheitliche Heilung, ihre große Beliebtheit und ihre erwiesene Wirksamkeit in Großbritannien, den Niederlanden, Asien, Südamerika und Indien zurückzuführen ist. Allein in Indien gibt es über 120 homöopathische medizinische Schulen, und in anderen Ländern ist die Homöopathie der allopathischen Medizin ebenbürtig. In England waren einer Untersuchung zufolge siebzig Prozent derer, die die Homöopathie in Anspruch genommen hatten, zufrieden mit ihr.[15] Die Homöopathie ist nicht tot und die Heilkunst der Göttin-Frauen sogar sehr lebendig, und sie scheinen für eine Begegnung bereit zu sein. Die Zahl der Homöopathinnen nimmt wieder zu.

Homöopathie eignet sich sehr für akute Beschwerden, Beschwerden, die von ihrem Wesen her zeitlich begrenzt sind, wie Grippe, Erkältungen und Unfälle – zuzüglich frauenspezifischer Gesundheitsprobleme, bei denen es besser ist, so lange wie möglich keinen Arzt zu konsultieren; diese Krankheiten haben Selbstheilungstendenz. Bei chronischen Erkrankungen jedoch ist es schwieriger, das richtige Heilmittel zu finden, und sie erfordern die Hilfe einer erfahrenen Homöopathin oder homöopathischen Ärztin. Je mehr Übung und Erfolg eine Frau bei der Heilung von akuten Problemen hat, um so besser wird sie schwierigere Erkrankungen erfolgreich behandeln können. Darum ist es ratsamer, mit klar umrissenen Krankheiten anzufangen und allmählich auf die komplizierteren Fälle hinzuarbeiten. Jede Frau kann diese

Sachkenntnis durch Übung erlangen, gemäß dem *I Ging*, in dem es heißt, »Beharrlichkeit ist fördernd.«

Die folgenden Heilinformationen sind so anzuwenden, daß frau in einer homöopathischen Materia Medica nachschlägt und das empfohlene Heilmittelbild mit den eigenen Symptomen vergleicht. Bei Empfehlung von mehreren Heilmitteln sollte jedes einzelne überprüft werden, um herauszufinden, welches dem bestimmten Un-Wohlsein am ehesten entspricht. Eine Materia Medica und ein Repertorium wird jenen Frauen empfohlen, die Homöopathie im größeren Rahmen praktizieren wollen, aber viele der homöopathischen Selbsthilfebücher enthalten heute auch schon eine kleinere Materia Medica. Die Gesundheitsprobleme sind bei zwei Frauen niemals gleich, auch wenn sie noch so einfacher Natur sind. In der Homöopathie geht es darum, auf bestimmte Symptome einzuwirken, die so detailliert wie möglich beschrieben werden müssen, damit das richtige Heilmittel bestimmt werden kann. Nimm das empfohlene Heilmittel in niedriger Potenz, also von D 6 bis C 30, alle ein bis sechs Stunden ein, je nach Schweregrad der Symptome. Falls über Nacht keine Besserung eintritt, ist das gewählte Heilmittel wahrscheinlich nicht angezeigt. (Gewöhnlich zeigen sich Veränderungen innerhalb einer Stunde und oft noch schneller.) Lies in einer Materia Medica das Heilmittelbild, um eine andere Wahl zu treffen.

Wenn das Heilmittel nicht wirkt, sollte auch überprüft werden, ob etwas in der Umgebung eine »Gegengift«-Wirkung ausübt. Wenn du Kaffee trinkst, verzichte darauf während der Dauer der Behandlung. Jeder starke Geruch – Kampfer, Minze oder Menthol sowie ätherische Öle – kann die Wirksamkeit eines Heilmittels beeinträchtigen. Brusteinreibungen, Hustentropfen aus Eukalyptus, Tigerbalsam oder Zahnfüllungen können als Antidot wirken. In diesem Fall versuche die problematische Substanz zu vermeiden und setze die Einnahme des Mittels fort. Falls sich durch die Anwendung des Heilmittels die Symptome erst bessern und dann wieder verschlechtern, wiederhole die Einnahme: wenn sich die Symptome verändern, überprüfe die Heilmittelbeschreibungen, da eventuell ein anderes Mittel benötigt wird.[15] Solange das Heilmittel wirkt und sich die Symptome verbessern, wird keine weitere Dosis eingenommen. Vermeide es, die Globuli zu berühren. Schütte sie aus der Flasche in den Flaschendeckel und gib sie direkt unter die Zunge. Nach der Einnahme eines Heilmittels solltest du eine halbe Stunde nichts essen und fünfzehn Minuten nichts trinken. Homöopathie kann auch bei Tieren angewendet werden.

Alle möglichen alternativen Heilmethoden werden für die Behandlung von **AIDS/ARC** erforscht. Die Einstellung zu dieser Krankheit ist genauso entsetzlich wie die Krankheit selbst, und es werden Bemühungen unternommen, einen Virus zu finden, bei dem es sich vermutlich eher um eine Folgeerscheinung als um eine Ursache handelt. AIDS ist seit langer Zeit unter vielen anderen Namen verbreitet, aber das medizinische System weigert sich, die Umwelt sowohl als die Ursache von AIDS als auch von allen anderen Erkrankungen des Immunsystems in Betracht zu ziehen. AIDS steht nicht allein da, sondern ist im Zusammenhang mit solchen Erkrankungen wie Arthritis, multiple Sklerose, Hepatitis, Lupus [tuberkulöse Hautflechte], Epstein-Barr-Syndrom, Herpes, Allergien, Asthma und Candida albicans [Pilzinfektion] zu sehen. Falls schließlich doch noch ernsthafte Ursachenforschung betrieben werden sollte, bin ich davon überzeugt, daß sie auf Umweltgifte hinweisen wird

– Toxizitäten im Wasser, in der Luft, im Boden oder in Nahrungsmitteln, die die Regierung zugelassen hat. Blei wird bereits mit multipler Sklerose in Verbindung gebracht. Homöopathinnen führen die Zunahme von Immunsystem-Erkrankungen auf den Einsatz von Impfstoffen, Steroiden und Antibiotika zurück, und einige glauben, daß der Pockenimpfstoff die Empfänglichkeit für das AIDS-Virus erhöht.[17] Ein weiterer Faktor ist die genetische Disposition, die durch die wiederholte Erkrankung an sexuell übertragbaren Krankheiten und ihre Unterdrückung durch Medikamente erhöht wird. Das Immunsystem des Körpers kann weder in einer toxischen Umgebung funktionieren noch in einer, in der die Symptome unterdrückt werden.

Mittlerweile beschäftigen sich alternative Heiler eingehend mit AIDS und anderen Immunschwächekrankheiten. Die Medikamente, die das medizinische Establishment gegen AIDS einsetzt, haben verheerende Nebenwirkungen, während natürliche Heilmethoden keine haben und ungiftig sind. Heilkräuter, Vitamine und Ernährung zählen zu den erforschten Methoden. Ein homöopathisches Mittel, das von homöopathischen Ärzten mit positiven Ergebnissen gegen AIDS erprobt wird, ist das Antivirotikum Cyclosporin.[18] Cyclosporin ist eigentlich ein Immunsuppressivum und soll der Gefahr einer Abstoßungsreaktion nach Organtransplantationen entgegenwirken, und AIDS-/ARC-Kranke befinden sich in einem immunsuppressiven Zustand, den Cyclosporin mit Absicht hervorruft.

Ein anderes Homöopathikum, das gegen AIDS eingesetzt wird, ist eine Nosode mit Namen Typhoidinum, die durch Potenzierung von Typhusbakterien gewonnen wird. Als Nosoden werden homöopathische Mittel bezeichnet, die aus Krankheitsstoffen hergestellt werden, und einige dieser Präparate zählen zu den homöopathischen Hauptstützen. Der AIDS-Forscher Lawrence Badgley stellte fest, daß Typhussymptone denen von AIDS gleichen, mit dem einzigen Unterschied, daß sich der Krankheitsverlauf bei AIDS sehr viel länger hinzieht als bei Typhus. Er ist mit Cyclosporin und Typhoidinum erfolgreich und empfiehlt weitere Heilmittelbilder für diese Krankheit.[19] Falls du AIDS hast, solltest du eine homöopathische Ärztin konsultieren und nicht versuchen, dich selbst zu behandeln. Homöopathische Heilmittel werden mit den lateinischen Namen angeführt, eine Liste ihrer geläufigen Bezeichnungen beendet das Kapitel.

Gegen **Erkältungen und Grippe** stehen eine Reihe von Heilmitteln zur Verfügung. Überprüfe alle Heilmittelbilder in einer Materia Medica, um das Mittel herauszufinden, das am ehesten mit den Symptomen übereinstimmt. Aconit ist wohl das homöopathische Mittel erster Wahl bei einer Erkältung (auch bei Blasenentzündung), die sich nach Einwirkung von trockenem Wind plötzlich und heftig einstellt. Arsenicum-Erkältungen sind durch viel Ausfluß aus der Nase, der auf der Oberlippe brennt, und Niesen bei jedem Wetterwechsel gekennzeichnet. Nux vomica-Erkältungen beginnen mit Frösteln und einem Gefühl von Jucken und Kratzen in der Nase. Wenn die Erkältung mit Heiserkeit und Husten beginnt, versuche es mit Causticum. Bei einem klebrigen Gefühl im Hals und trockenem Husten zu Beginn einer Erkältung kann Hepar sulfuris ausprobiert werden, besonders bei Neigung zu Bronchitis. Bei Bronchitis ist möglicherweise Ferrum phosphoricum und bei Virusgrippe Gelsemium oder Bryonia angezeigt.[20]

Zu einer Belladonna-Erkältung gehören hohes Fieber und ein rotes, trockenes Gesicht. Im Frühstadium von Erkrankungen der Atemwege/Erkältungen mit wenigen klar erkennbaren Symptomen versuche zunächst Belladonna und dann Ferrum phosphoricum. Bei starkem Ausfluß aus der Nase kann Natrium muriaticum das Heilmittel sein. Arsenicum und Bryonia sind angezeigt bei Erkältungen mit Husten und Spongia hilft bei Krupp oder hartem Husten. Treten bei einer Erkältung mit Husten Halsschmerzen, eine verstopfte Nase und Heiserkeit auf, ist möglicherweise Rhus toxicodendron die richtige Wahl.[21] Das Repertorium von Erkältungssymptomen und ihren homöopathischen Heilungsmöglichkeiten umfaßt mehrere Seiten.

Die meisten dieser Heilmittel eignen sich auch bei Grippesymptomen, aber Gelsemium ist offenbar das Heilmittel erster Wahl. Gelsemium-Symptome sind Fieber und Kälteschauder, wenig Durst, laufende Nase und brennender Hals, manchmal Kopfschmerzen, Erschöpfung, Müdigkeit und der Wunsch, in Ruhe gelassen zu werden. Typische Symptome bei Bryonia-Patientinnen sind Reizbarkeit und stilles Liegen, weil Bewegung schmerzt. Bei einer Rhus toxicodendron-Grippe sind die Muskeln steif und schmerzen, und Eupatorium perfoliatum ist angezeigt, wenn die Frau schwere Schmerzen tief in den Knochen und einen trockenen, bellenden Husten hat. Ein plötzlicher Schnupfen mit Niesen kann diesen Schmerzen vorausgehen.[22] Oscillococcinum ist eine homöopathische Arznei, die in achtzig bis neunzig Prozent aller Fälle gegen Grippe wirkt, wenn sie innerhalb der ersten achtundvierzig Stunden nach Einsetzen der Grippesymptome eingenommen wird.[23] Wenn als einziges Symptom nur leichtes Fieber auftritt, kommt vielleicht Belladonna oder Aconit in Frage. Auch hier solltest du in einer homöopathischen Materia Medica die Symptome vergleichen und das Heilmittel heraussuchen, das am ehesten mit deiner Erkrankung übereinstimmt.

Gegen **Blasenentzündungen (Zystitis)** stehen verschiedene Homöopathika zur Verfügung, von denen das wichtigste Causticium ist, das auch prophylaktisch eingesetzt werden kann. Bei Harn- und Nierensteinen ist Berberis wirksam, wovon Margery Blackie – die ehemalige Leibärztin der Königin von England – behauptet, daß es operative Eingriffe überflüssig machen könne.[24] Auch Cantharis wird als wichtiges Mittel bei Brennen und Reizungen im Urogenitalbereich empfohlen. Weiterhin finden Sarsaparilla, Mercurius, Nux vomica, Pulsatilla und Apis häufig Anwendung.[25] Cantharis ist angezeigt, wenn ein starker Harndrang vorliegt, aber nur wenig Wasser gelassen wird. Sarsaparilla wird in Betracht gezogen, wenn die Schmerzen in der Harnröhre nach dem Wasserlassen schlimmer werden, und Mercurius ist angezeigt, wenn die Beschwerden nachts schlimmer sind. Nux vomica-Symptome sind Brennen oder Druckschmerzen während des Wasserlassens und wie von Nadeln verursachte Schmerzen in der Harnröhre. Diese Symptome können nach übermäßigem Konsum von Alkohol, Kaffee oder Medikamenten auftreten. Apis wird angewendet bei starken Schmerzen, starkem Harndrang mit nur tropfenweise kommendem Urin und wenn der Bauch empfindlich auf Berührung reagiert.[26]

Bei **Verdauungsbeschwerden** mit starkem Erbrechen, Übelkeit, Durchfall und Magenschmerzen probiere Arsenicum aus. Eine Frau mit diesem Heilmittelbild hat starken Durst und Schüttelfrost. Sie fürchtet sich oft, eine schwere Krankheit zu haben und daran zu sterben. Falls mit Arsenicum keine Besserung erreicht wird, kann Phosphorus angezeigt sein, besonders dann, wenn die Frau nach dem Trinken erbricht. Hinzu kommt ein allgemeines Gefühl der Leere und der Schwäche im Magen. Bei krampfartigen Schmerzen, die besonders nach

Wut einsetzen und durch Druck und Wärme gelindert werden können, ist Colocynthia das Heilmittel der Wahl, das übrigens auch Säuglingen gegen Koliken hilft. Wenn sich die Beschwerden eher durch Wärme und weniger durch Druck bessern, ist Magnesium phosphoricum angezeigt. Treten die Beschwerden plötzlich und zusammen mit Fieber, rotem Kopf und Benommenheit auf, kann im Frühstadium möglicherweise Belladonna helfen.

Bryonia ist das Heilmittel bei schwerer Gastritis. Übelkeit, Erbrechen und Leibschmerzen verschlimmern sich durch Bewegung. Wenn die Beschwerden von übermäßigem Essen, emotionalen Problemen, zuviel Alkohol, Kaffee oder Medikamenten herrühren, probiere Nux vomica aus. Pulsatilla kann Frauen helfen, deren Verdauungsstörungen durch zuviel Essen, besonders Fett, ausgelöst wurden. Auch bei leichteren und gewöhnlichen Verdauungsstörungen kann Pulsatilla guttun. Ipecacuanha ist bei extremer Übelkeit angezeigt, auch wenn keine anderen Symptome vorliegen. Im allgemeinen ist die Zunge nicht belegt, und nach dem Erbrechen stellt sich bei der Ipecacuanaha-Patientin keine Erleichterung ein. Wenn starker gelblicher Durchfall das Hauptsymptom ist, versuche es mit Podophyllum, und bei heftigem, in großen Mengen ausgeschiedenem Durchfall Veratrum album. Bei Reisekrankheit kommen Cocculus oder Petroleum in Frage. Cocculus ist das beste Heilmittel, wenn frau so schwer reisekrank ist, daß sie sich hinlegen muß und die Beschwerden sich durch Kälte oder den Geruch von Essen verschlimmern. Petroleum ist angezeigt, wenn die Frau schwach oder blaß wird und kalter Schweiß ausbricht.[27] Gegen Verstopfung können Bryonia, Nux vomica, Opium oder Alumina helfen.[28] Überprüfe in einer Materia Medica die charakteristischen Merkmale.

Die erfolgreiche Behandlung von Infektionskrankheiten begründete im 19. Jahrhundert die große Popularität der Homöopathie. In dieser Zeit betrug die Sterblichkeitsrate bezogen auf je 100 homöopathisch behandelte Patienten während Cholera- und Gelbfieber-Epidemien nur die Hälfte oder ein Achtel der Rate der Patienten, die mit herkömmlicher/allopathischer Medizin versorgt wurden.[29] Heutzutage handelt es sich bei vielen Infektionskrankheiten um **Kinderkrankheiten**, von denen einige sehr gefährlich sein können. Bei Masern ist Pulsatilla das Heilmittel erster Wahl. Auch Aconit und Belladonna sind im Frühstadium der Erkrankung hilfreich, wobei Belladonna auch nach Ausbruch des Ausschlags eingesetzt werden kann. Bei einem langsamen Beginn der Masern und wenn das Kind apathisch ist, ist Gelsemium angezeigt. Euphrasia wird verabreicht, wenn Augenbeschwerden und eine laufende Nase auftreten. Bei Bryonia-Masern ist die Brust besonders betroffen, und die Kinder leiden an einem trockenen, schmerzhaften Husten. Bei der Behandlung von Röteln haben sich Aconit, Belladonna, Ferrum phosphoricum und Pulsatilla am besten bewährt. Belladonna wird am häufigsten bei Mumps und Rhus toxicodendron bei Windpocken eingesetzt, eine für Erwachsene besonders gefährliche Krankheit.[30] Halsinfektionen werden in der Homöopathie häufig mit Belladonna, Arsenicum album, Rhus toxicodendron, Mercurius, Hepar sulfuris, Lachesis, Apis oder Phytolacca behandelt.[31] Konsultiere auch hierfür eine Materia Medica, um die Symptome zu vergleichen und das geeignete Mittel herauszufinden.

Nach einer Erkrankung bleibt häufig ein Schwächezustand zurück, der manchmal mit einem homöopathischen Heilmittel, das aus dem entsprechenden Virus gewonnen wurde, behandelt wird, wie Variolinum (Windpocken), Parotidinum (Mumps) oder Influenzinum (Grippevirus). Das Heilmittel regt das Immunsystem an und trägt dazu bei, die verbliebenen Krankheitssymptome zu überwinden. Entsprechend der jeweiligen Symptome wird das angezeigte Heilmittel eingesetzt, um die Nachwirkungen einer Grippe oder sich festsetzende Infektionen des Atemtrakts zu behandeln. Da dies für eine Selbstbehandlung zu kompliziert ist, solltest du eine erfahrene Homöopathin aufsuchen.

Auch bei **menstruellen** und prämenstruellen Symptomen (PMS) ist eine homöopathische Behandlung angezeigt. Magnesium phosphoricum und Colocynthia werden häufig gegen menstruelle Krämpfe eingesetzt, wenn keine weiteren Symptome vorliegen. Magnesium phosphoricum ist angezeigt, wenn die Krämpfe vor allem durch Wärme gebessert werden, obwohl Druck und Sich-Vorwärtsbeugen ebenfalls lindern. Colocynthia-Symptome sind ähnlich, aber die Schmerzen bessern sich in erster Linie durch Vorwärtsbeugen und Druck auf den Unterleib. Colocynthia ist mit Wut und Reizbarkeit verbunden.[32] Bei starken Schmerzen kann Belladonna helfen, besonders dann, wenn Bewegung sie verschlimmern. Wenn frau sich vor Schmerzen krümmt, kann Cimicifuga in Frage kommen (auch Colocynthia oder Nux vomica sind möglich). Die Schmerzen bewegen sich im Unterleib von einer Seite zur anderen, wobei auch der untere Rückenbereich in Mitleidenschaft gezogen wird.

Chamomilla ist das beste Heilmittel für die emotionalen Aspekte von PMS, Reizbarkeit, Nörgelei und Ärger, Symptome, die zusammen mit wehenartigen Menstruationskrämpfen auftreten. Pulsatilla ist bei PMS angezeigt, wenn die Frau deprimiert, launisch und weinerlich ist. Sie kann auch reizbar sein, aber nicht so sehr wie die

Frau, die Chamomilla braucht. Weitere Beschwerden, die mit Pulsatilla abgedeckt werden, sind Schmerzen, Schwindel, Schwäche, Übelkeit, Erbrechen, Durchfall, Rückenschmerzen oder Kopfschmerzen. Wenn die Symptome verschwinden, sobald die Blutung einsetzt, versuche es mit Lachesis. Demgegenüber ist Caulophyllum angezeigt, wenn die prämenstruellen Krämpfe besonders schlimm sind, aber der Beginn der Blutung weniger unmittelbare Erleichterung bringt.[33]

Auch Beschwerden während der **Wechseljahre** können homöopathisch behandelt werden, obwohl die Homöopathin Sidney Spinster (die dieses Kapitel durchgesehen hat und mir beratend zur Seite stand) der Meinung ist, daß es sich hierbei eher um chronische als um akute Erkrankungen handelt, die die Hilfe einer ausgebildeten Homöopathin erfordern. Ihr zufolge ist Lachesis das wichtigste Heilmittel für Frauen, deren Gesundheitsprobleme erst nach Beginn des Klimakteriums begonnen haben. Frauen, die Lachesis benötigen, fühlen sich in körperlicher und psychischer Hinsicht morgens nach dem Aufwachen schlechter. Ihre Symptome treten oft auf der linken Seite auf, und häufig besteht ein Verlangen nach Alkohol oder eine Neigung zu Kopfschmerzen oder Herzklopfen.[34]

Pulsatilla ist ein Heilmittel gegen Hitzewallungen, besonders solchen, die die Frau nachts nicht schlafen lassen. Die Pulsatilla-Frau ist selten durstig und hat rheumaähnliche Schmerzen, die von einem Körperteil zum anderen wandern, plötzlich auftreten und allmählich verschwinden. Sie hat eine Abneigung gegen fette Speisen. Sepia ist bei Frauen angezeigt, die Groll wegen ihrer schlechten Gesundheit und anderer Probleme hegen. Sie fühlen sich geistig, emotional und physisch ausgebrannt, frieren die meiste Zeit, leiden an Rückenschmerzen und haben manchmal im Unterleib das Gefühl von Druck und Ziehen nach unten. Im allgemeinen sind sie immer müde, emotional gereizt und leiden unter chronischer Verstopfung. Sepia-Frauen geht es besser nach Bewegung und Sport, und Schlaf oder Essen beruhigt sie. Sie können Herzklopfen haben, das sich durch schnelles Laufen bessert. Kalmar [zehnarmiger Tintenfisch, ein Mitglied der Gattung der Loligo] ist ein seltener verordnetes Heilmittel, das Frauen hilft, die einige der Sepia-Symptome aufweisen, aber weniger gereizt und müde sind. Ihre Arbeit scheint diesen Frauen seit einiger Zeit schwerer zu fallen, sie neigen zu Ungeduld und Perfektionismus, sind aber weniger verärgert als die Frauen, die Sepia benötigen.[35]

Natrium muriaticum ist ein weiteres Mittel, das gegen Beschwerden in den Wechseljahren eingesetzt wird. Frauen, die auf dieses homöopathische Mittel ansprechen, neigen zu Kummer und manchmal Ärger oder hegen seit langem einen Groll. Sie sind sehr auf Selbständigkeit bedacht, aber empfindlich gegenüber Kritik oder Spott von anderen. Sie reagieren überempfindlich auf Licht. Weitere Merkmale sind Insulinmangel, Hypoglykämie, Unterfunktion der Nebennieren, Überfunktion der Schilddrüse oder Magersucht. Sie leiden – übrigens nicht nur in den Wechseljahren (kein Mittel ist altersspezifisch) – unter übermäßigem Ausfluß und neigen zu starken Kopfschmerzen kurz vor der Periode.

Andere Heilmittel, die bei Beschwerden in den Wechseljahren verordnet werden, sind Calcarea carbonica, Sulfur und, weniger häufig, Apis, Graphites, Phosphor und Psorinum.[36] In den Wechseljahren eingesetzte Heilmittel werden in erster Linie dem emotionalen Zustand entsprechend verordnet, denn die körperlichen Symptome reagieren auf das Mittel, das ihrem emotionalen Zustand entspricht. Konsultiere eine Materia Medica, um das Bündel von Symptomen zu finden, das auf deinen Zustand am ehesten zutrifft, und suche, wenn möglich, eine erfahrene Homöopathin auf.

Das Heilmittelbild von Natrium muriaticum findet auch Anwendung in der Behandlung von **Kopfschmerzen und Migräne,** obwohl als erstes Heilmittel Belladonna überprüft werden sollte. Die Frau mit Natrium muriaticum-Kopfschmerzen entspricht dem weiter oben beschriebenen Bild und ist häufig in den Wechseljahren. Sie wacht mit Kopfschmerzen und Sehstörungen auf, die zwar im weiteren Tagesverlauf schwächer werden, aber ein Unwohlsein am ganzen Körper zurücklassen. Während der Menstruation sind die Kopfschmerzen schlimmer, sie ist stark angespannt und hat Heißhunger auf Salz. Silicea-Kopfschmerzen gehen vom Nacken zur rechten Schläfe und werden von Übelkeit und Schwitzen begleitet. Kalter Wind verschlimmert sie, während eine Wärmflasche Erleichterung bringt.[37] Die folgenden Heilmittelbilder sind typischer.

Auch Gelsemium- und Sanguinaria-Kopfschmerzen beginnen im Nacken oder im Hinterkopf, wobei Sanguinaria-Kopfschmerzen sich zur rechten Kopfseite ausbreiten. Die Sehstörungen, wie sie bei Migräne auftreten, und die durch das Zusammenziehen der Muskeln hervorgerufenen Kopfschmerzen sind typische Gelsemium-Symptome. Bei dieser Art von Kopfschmerz verschlimmern sich die Symptome durch Licht, Lärm, Bewegung, Erschütterung, und die Frau möchte allein sein. Schlafen und Wasserlassen lindern die Kopfschmerzen. Sie fühlt sich müde, schwer und ist apathisch. Die Augen tränen, sie sieht erschöpft aus. Sanguinaria-Kopfschmerzen breiten sich vom Hinterkopf zur rechten Seite oder zum rechten Auge aus und bleiben dort. Die Schmerzen sind scharf, wie von einem Messer verursacht, pochend und werden von Übelkeit begleitet. Durch das Erbrechen werden die Schmerzen gelindert. Die Kopfschmerzen kehren regelmäßig wieder. Sanguinaria ist auch bei der klassischen Migräne mit Sehstörungen zu empfehlen.

auch Iris ist angezeigt bei regelmäßig wiederkehrenden Kopfschmerzen wobei eine Stirnseite, gewöhnlich die rechte, betroffen ist. Die Schmerzen werden von verschwommenem Sehen oder anderen Sehstörungen begleitet. Weitere Symptome sind Übelkeit und Erbrechen, aber (anders als bei Sanguinaria) verschlimmert Erbrechen die Beschwerden, ein Spaziergang an der frischen Luft hilft.

Belladonna wird bei intensiven, pochenden Schmerzen und großer Empfindlichkeit gegenüber äußeren Reizen eingesetzt. Die Schmerzen setzen plötzlich ein und verschwinden genauso abrupt. Sie verschlimmern sich durch Bewegung. Deutlich erweiterte Pupillen und hohes Fieber können hinzukommen. Diese Kopfschmerzen bessern sich spürbar durch Sitzen, während Hinlegen oder Treppensteigen sie verschlimmern. Bryonia-Kopfschmerzen, die morgens, gewöhnlich erst nach dem Aufstehen, am schlimmsten sind, sind durch Empfindlichkeit gegenüber Bewegung gekennzeichnet – die kleinste Bewegung führt zu Verschlimmerung. Leichte Berührung verschlimmert den Schmerz, während fester Druck auf den Schmerzbereich hilft. Der Schmerz ist gleichmäßig und sitzt oft in der Stirn. Übelkeit, Erbrechen und Verstopfung können weitere Symptome in Zusammenhang mit Bryonia-Kopfschmerzen sein.

Bei Nux vomica-Kopfschmerzen (gewöhnlich keine Migräne) liegt die Ursache in zu reichlichem Essen, übermäßigem Konsum von Alkohol, Kaffee oder Medikamenten oder Überanstrengung. Es sind typische Katerkopfschmerzen mit Übelkeit, Erbrechen, Brechreiz, Blähungen und einem sauren Geschmack im Mund. Auch zu intensive geistige Arbeit kann zu Nux-Kopfschmerzen führen, die beim Aufwachen am schlimmsten sind und durch Bewegung verschlimmert werden. Kopfschmerzen, die dem Pulsatilla-Bild entsprechen, treten oft nach Mahlzeiten auf, vor allem nach dem Verzehr von fetten Speisen. Begleitet werden sie von Verdauungsstörungen, Übelkeit und Erbrechen. Diese Kopfschmerzen können auch mit der Menstruation in Verbindung stehen. Zum Pulsatilla-Heilmittelbild zählen pochende Kopfschmerzen, gewöhnlich in der Stirn oder einseitig auftretend, aber der Schmerz kann seine Position verändern. Die Frau ist sanft, aber empfindlich und weint vielleicht vor Schmerzen. Sie wünscht sich Gesellschaft. Spigelia-Kopfschmerzen sind neuralgische Schmerzen. Typisch sind ein steifer Hals und steife Schultern sowie starke Schmerzen in den Augen bis tief in die Augenhöhlen hinein. Die Kopfschmerzen sitzen meist über dem linken Auge.[38]

In der **Schwangerschaft** kann eine homöopathische Behandlung schwierig sein, aber einige einfachere Heilmittel werden hier dennoch als Beispiele angeführt. Im Gegensatz zu verschreibungspflichtigen Medikamenten bergen homöopathische Heilmittel für die schwangere Frau und das ungeborene Kind keine Gefahren.[39] Bei morgendlicher Übelkeit wird Aconit D 3 und Bryonia D 3 empfohlen, die zusammen alle halbe Stunde eingenommen werden (in der klassischen Homöopathie wird immer nur ein Heilmittel auf einmal angewendet). Zur Geburtsvorbereitung kann Pulsatilla helfen, ein Kind in Steißlage in die Kopflage zu bringen (wenn angezeigt), und Caulophyllum (Frauenwurzel, nur potenziert) kräftigt die Gebärmutter und fördert die Wehentätigkeit. Der

Einsatz von Caulophyllum verkürzt die Wehen und wahrscheinlich die Geburtszeit. Einige Homöopathen empfehlen die routinemäßige Einnahme von Caulophyllum während der letzten zwei Wochen der Schwangerschaft. Andere wiederum vertreten die Meinung, daß Caulophyllum erst bei Einsetzen der Wehen eingenommen werden soll, und auch nur dann, wenn es den Symptomen nach angezeigt ist. Frauen, die verwirrt und ängstlich sind und während der Wehen Befürchtungen wie »Ich schaffe es nicht« äußern, hilft Cimicifuga. Bei extremer Unruhe und starken Schmerzen während der Wehen sind Belladonna oder Chamomilla angezeigt.

Nach der Entbindung wird Arnica gegen Erschöpfung und Folgeschmerzen, insbesondere Muskelschmerzen, der Mutter angewendet. Nach einer schweren Geburt oder bei Gewebeverletzungen probiere Calendula aus und bei inneren Verletzungen oder Dammriß Arnica oder Bellis perennis. Äußerlich angewendet beschleunigt Calendula-Tinktur (im Verhältnis 1:10 oder 1:20 mit Kochsalzlösung oder Wasser verdünnt) die Gewebeheilung – am besten versuchst du eine Sprühflasche, wobei Calendula im Verhältnis 1:10 verdünnt wird. Bei Atemstörungen des Neugeborenen wird Antimonium tartaricum eingesetzt, um den Schleim, der die Atmung behindert, zu beseitigen. Zusätzlich wird der Schleim aus den Atemwegen abgesaugt. Carbo vegetabilis ist angezeigt, wenn das Baby kalt und von bläulicher Verfärbung ist. Wenn das Baby blaue Flecke hat oder am ganzen Körper kalt und steif ist, verwenden homöopathisch orientierte Hebammen Arnica, um ihm zu helfen, die traumatische Entbindung zu bewältigen. Das Heilmittel wird in flüssiger Form mit einer Pipette verabreicht.[40]

Homöopathen vertreten die Ansicht, daß die Unterdrückung von Symptomen bei **Hauterkrankungen und**

**Allergien** durch chemische Medikamente ernstere Erkrankungen verursacht. So kann sich beispielsweise ein Hautausschlag, der mit Kortison behandelt wird, in Asthma umwandeln. Dem Heringschen Heilgesetz zufolge ist eine Hauterkrankung weniger ernst als eine innere Erkrankung, und das Unterdrücken des Ausschlags treibt die Krankheit nach innen und verschlimmert demzufolge die Symptome. Ähnlich verhält es sich auch mit Allergien, die durch eine laufende Nase gekennzeichnet sind – durch den Einsatz von Antihistaminika können sie nach innen getrieben werden. Eine homöopathische Selbstbehandlung ist bei Allergien und Ausschlägen nur begrenzt möglich, da hier eher ein Konstitutionsmittel angezeigt ist. Wegen solch langfristig einzunehmender Heilmittel, die individuell verordnet werden müssen und einer Fallaufnahme und Analyse bedürfen, solltest du immer eine erfahrene Homöopathin aufsuchen. Im folgenden werden einige Heilmittel gegen akute Beschwerden empfohlen.

Bei Kleinkindern und Kindern sollte Graphites gegen nässende Ausschläge und Petroleum oder Sulfur gegen Ekzeme im Gesicht, am Nacken, an den Füßen und/oder Händen in Betracht gezogen werden.[41] Bei einem Graphites-Ausschlag tritt klebrige Flüssigkeit aus, und der Juckreiz ist nachts und bei Wärme am schlimmsten. Sulfur ist ein Heilmittel gegen jede Art von Ausschlag, wenn ansonsten das Heilmittelbild mit dem Kind oder der Frau übereinstimmt. Das Jucken wird nachts durch die Bettwärme schlimmer. Homöopathinnen sehen in einem Ekzem oft eine Nahrungsmittelallergie. Bei Gifteiche-Ausschlag verwende Rhus toxicodendron (Gifteiche in homöopathischer Potenz), wenn die Bläschen mit Eiter gefüllt sind, und Rhus diversiloba (kalifornische Gifteiche in homöopathischer Potenz), wenn die Bläschen mit klarer Flüssigkeit gefüllt sind. Brennender, juckender Ausschlag, der durch Kratzen, frische Luft, nachts und durch Bettwärme verschlimmert wird, ist typisch für Rhus-Ausschläge. Es kommt zu entzündeten, mit Flüssigkeit gefüllten Bläschen, und die Frau ist ängstlich, unruhig und reizbar. Bei Blasenbildung und Entzündung des Ausschlags, der aber weniger brennt, probiere Croton tiglium aus. Bei einem Croton tiglium-Ausschlag sind der Kopf, der Bereich um die Augen herum und die Genitalien am stärksten betroffen.

Bei Anacardium-Ausschlägen kommt es zu großen, mit Flüssigkeit gefüllten Blasen, vor allem im Gesicht. Ein Ausschlag, der dem Bryonia-Bild entspricht, ist durch kleine, trockene Hauterhebungen gekennzeichnet, gewöhnlich im Gesicht, und die Frau ist reizbar und will in Ruhe gelassen werden. Ein trockener, rötlicher oder bräunlicher Ausschlag mit Schuppenbildung, der durch Bettwärme schlimmer wird, aber sich im warmen Zimmer bessert, stimmt mit dem Sepia-Bild überein. Es können kleine Bläschen auftreten, aber keine großen. Wenn der Ausschlag durch das richtige Heilmittel zurückgeht, trage verdünnte Calendula-Tinktur auf, um die Haut zu beruhigen und den Heilungsvorgang zu beschleunigen. Bei Nesselausschlag probiere Apis oder Urtica urens aus.[42]

Lies in jedem Fall in der Materia Medica nach, um das Heilmittel herauszufinden, das am ehesten mit deinen Symptomen übereinstimmt. Du solltest dabei jedoch nicht vergessen, daß nicht jedes in der Materia Medica angeführte Symptom auch auf jede Frau zutrifft, die dieses Mittel anwendet. Wähle das Heilmittel/Heilmittelbild, das alle oder die meisten deiner Symptome enthält, insbesondere die emotionalen, egal, um welches Gesundheitsproblem es sich handelt.

**Scheidenentzündungen** und Candida albicans/Pilzinfektionen können ebenfalls mit Homöopathika selbst behandelt werden, aber vielleicht ist hierzu der Rat einer Homöopathin erforderlich. Wie auch bei anderen Erkrankungen ist in der Homöopathie die Bezeichnung der Infektion unwichtig, da die Heilmittel aufgrund der Symptome verordnet werden. Die drei am häufigsten eingesetzten Heilmittel sind Pulsatilla, Sepia und Natrium muriaticum, und sie finden Anwendung, wenn die Frau dem Persönlichkeits-/emotionalen Typ des Heilmittels entspricht.[43] Zu den Pulsatilla-Infektionssymptomen zählt ein cremiger, weißer oder gelber Ausfluß, der ätzend sein kann. Er kann in der Schwangerschaft und bei jungen Mädchen auftreten und wird durch Liegen verstärkt. Sepia ist das beste Mittel für Frauen, die einen gelblichen oder grünlichen, übelriechenden Ausfluß haben, der sich im allgemeinen kurz vor der Monatsblutung oder genau zwischen zwei Monatsblutungen verschlimmert. Gefühle von Druck oder Gewichten im Leib sind häufig. Normalerweise ist der Ausfluß am Morgen stärker. Sepia wird häufig während der Wechseljahre verwendet, ist aber auch das Mittel erster Wahl zur Behandlung einer Scheidenentzündung bei einem jungen Mädchen. Bei einer Natrium muriaticum-Scheidenentzündung kommt es zu reichlichem und wäßrigem Ausfluß. (Siehe die anderen Beschreibungen von Sepia und Natrium muriaticum.)

Weiterhin kann auch Calcarea carbonica angezeigt sein, und zwar bei dicklichem, weißen oder gelbem Ausfluß, der in gelegentlichen Schüben austreten kann und von starkem Jucken begleitet ist. Graphites ist das Heilmittel bei dünnem, brennendem, weißen Ausfluß, der in großen Schüben austritt und sich morgens und beim Gehen verstärkt. Rückenschmerzen und Spannungen im

Bauch sind möglich. Zum Kreosotum-Bild zählt Wundsein der Vagina und der äußeren Genitalien, wobei das Gewebe rot und angeschwollen ist. Der Ausfluß riecht faulig, was sich beim Stehen und morgens verstärkt. Salpetersäure könnte angezeigt sein, wenn der Ausfluß brennend und übelriechend ist. Es ist ein grünlicher, bräunlicher, fleischfarbener oder durchsichtiger Schleim, der Fäden zieht, und zudem folgt die Infektion gewöhnlich der Menstruation. Wenn es sich um klaren, dicken oder weißen Ausfluß handelt, einer Paste oder Eiweiß ähnlich, der die Genitalien reizen kann, ist Borax angezeigt. Der Ausfluß, der manchmal zwischen zwei Monatsblutungen am schlimmsten ist, wird unter Umständen von einem Wärmegefühl begleitet.[44]

Die Homöopathie ist ein komplexer und faszinierender Bereich der weiblichen Heilkunst und eignet sich besonders für Frauen, denen detaillierte und gründliche Untersuchungen liegen. Es ist oft recht kompliziert, das angezeigte Heilmittel zu einem bestimmten Gesundheitsproblem zu finden; es müssen alte Bücher in veralteter Sprache gelesen werden. Für eine erfolgreiche homöopathische Behandlung sind nicht nur Wißbegier, Gelehrsamkeit und sorgfältige Untersuchungen erforderlich, sondern auch Geduld und Genauigkeit. Dennoch bleibt noch immer genügend Spielraum für die weibliche Intuition – was auch notwendig ist. Da die Frauenbewegung erst anfängt, mit der Homöopathie zu arbeiten, fehlt es noch an Homöopathinnen. Dieses Heilsystem ist es wert, daß Frauen sich mit ihm beschäftigen.

So sagt die Homöopathin Sidney Spinster:

Die Homöopathie kann uns helfen, das Patriarchat zu überleben, indem der Teil unserer Freiheit, den wir in unserem Inneren tragen, vergrößert wird. Sie hilft uns, wenig dienliche

Reaktionsmuster auf »Streß«, Unterdrückung, Verschmutzung etc. zu überwinden. So kann sich zum Beispiel eine Frau, die wiederholt Kummer erlebt hat, immer mehr von anderen Menschen absondern, sie wird unfähig, in Gegenwart anderer zu weinen, hat schreckliche Angst vor Demütigungen und entwickelt schließlich eine schwere Migräne. Durch das richtige Mittel wird diese Frau zu dem Zustand zurückfinden, in dem sie sich befand, bevor sie diese Verletzungen erlitten hat – als sie sich entscheiden konnte, ob sie mit jemandem eine intime Beziehung haben oder auch in Gegenwart anderer »loslassen« wollte.

Die Homöopathie kann jedoch nicht viel ausrichten, um größere äußere Unabhängigkeit von Tyrannei, Verschmutzung, Strahlung etc. zu erreichen. Sie wird uns vor einem Atomkrieg nicht retten können. Die Heilung der einzelnen Frau und die Heilung unserer Frauengemeinschaften müssen mit der Revolution gepaart sein.

Weil die meisten Frauen eher mit den geläufigen Bezeichnungen der Pflanzen und Substanzen als mit den lateinischen vertraut sind, werden in der folgenden Liste einige der gebräuchlichsten homöopathischen Heilmittel definiert. Dabei wird die Verbindung mit der Kräuterheilkunde deutlich erkennbar.

*Acidum muriaticum* – Salzsäure
*Acidum itricum* – Salpetersäure
*Acidum phosphoricum* – Phosphorsäure
*Aconit* – Eisenhut, Sturmhut
*Agaricus* – Fliegenpilz
*Alumina* – Aluminium, reine Tonerde, Alaunerde
*Anacardium* – Malakkanuß, Ostindische Elefantenlaus
*Antimonium tartaricum* – Brechweinstein
*Apis mellifica* – Bienengift
*Aranea diadema* – Kreuzspinne
*Arnica* – Arnika, Wolferlei, Bergwohlverleih

*Arsenicum album* – Weißes Arsenik, Arsen
*Avena sativa* – Hafer
*Bacillinum* – Nosode aus Tuberkelbazillus
*Badiaga* – Süßwasserschwamm
*Baptisia* – Wilder Indigo
*Belladonna* – Tollkirsche
*Bellis perennis* – Gänseblümchen
*Berberis* – Berberitze
*Borax* – Borax, Natriumtetraborat
*Bryonia* – Zaunrübe
*Cadmium sulfuricum* – Schwefelsaures Cadmium, Kadmiumsulfat
*Calcarea carbonica Hahnemanni* – Kohlensaurer Kalk, die inneren schneeweißen Teile der Austernschalen
*Calendula* – Ringelblume
*Cantharis* – Spanische Fliege
*Carbo vegetabilis* – Holzkohle
*Carcinosin* – Nosode aus einem Karzinom
*Caulophyllum* – Frauenwurzel
*Causticum Hahnemanni* – Hahnemanns Atzstoff ohne Kalium
*Chamomilla* – Kamille
*China* – Chinarinde
*Cimicifuga* – Wanzenkraut
*Cocculus* – Kockelskörner
*Colchicum* – Herbstzeitlose
*Colocynthia* – Koloquinte
*Conium* – Schierling
*Croton tiglium* – Purgierkörner
*Dulcamara* – Bittersüß
*Eupatorium perfoliatum* – Wasserhanf
*Euphrasis* – Augentrost
*Ferrum phosphoricum* – Eisenphosphat
*Gelsemium* – Wilder Jasmin

*Graphites* – Graphit, Reißblei
*Hepar sulfuris* – Kalkschwefelleber
*Influenzinum* – Grippevirus-Nosode
*Ipecacuanaha* – Brechwurzel
*Iris versicolor* – Schwertlilie
*Kalium bichromium* – Kaliumbichromat
*Kalium carbonicum* – Kaliumcarbonat
*Kalium iodatum* – Kaliumjodid
*Kalium muriaticum* – Kaliumchlorid
*Kalium sulfuricum* – Kaliumsulfat
*Kreosotum* – Buchenholzkreosot, Destillationsprodukt des Buchenholzteers
*Lachesis* – Gift des Buschmeisters
*Lilium tigrinum* – Tigerlilie
*Lycopodium* – Bärlapp
*Magnesium phosphoricum* – Magnesiumphosphat
*Mercurius* – Quecksilber
*Natrium muriaticum* – Kochsalz, Natriumchlorid
*Nux vomica* – Brechnuß
*Opium* – getrockneter Milchsaft des Schlafmohns
*Parotidinum* – Nosode aus Mumps-Virus
*Petroleum* – Steinöl, Bergöl, Erdöl
*Phosphorus* – Phosphor
*Phytolacca* – Kermesbeere
*Platinum* – Metallisches Platin
*Podophyllum* – Maiapfel, Entenfuß
*Psorinum* – Nosode aus dem Inhalt von Krätzebläschen
*Pulsatilla* – Kuhschelle
*Rhus diversiloba* – Kalifornische Gifteiche
*Rhus toxicodendron* – Gifteiche
*Sabina* – Sadebaum
*Sanguinaria* – Kanadische Blutwurzel
*Sarsaparilla* – Stechwinde
*Secale cornutum* – Mutterkorn

*Sepia* – Tintenfisch
*Silicea* – Kieselsäure
*Spigelia* – Wurmkraut
*Spongia* – Meerschwamm
*Staphisagria* – Stephanskörner
*Sulfur* – Schwefel
*Syphilinum* – Syphilis-Nosode
*Thuja* – Lebensbaum
*Trifolium pratense* – Rotklee
*Urtica urens* – Brennessel
*Variolinum* – Windpocken-Nosode
*Veratrum album* – Weiße Nieswurz, Weißer Germer

## Anmerkungen

1. Sandra Chase, MD: *Homeopathy, A Brief Overview*, (Washington, DC, National Center for Homeopathy, 1981), Broschüre, S. 1.
2. Dana Ullman: *Homeopathy: Medicine for the 21st Century*, (Berkeley, CA, N. Atlantic Books, 1988), S. 7. (Dt. *Homöopathie. Die sanfte Heilkunst*, München, [Knaur], 1992.)
3. *Ebd.*, S. 33.
4. Margery Blackie, MD: *The Patient, Not the Cure: The Challenge of Homeopathy.* (Santa Barbara, CA, Woodbridge Press, 1976), S. 13–18. Diese Geschichte wird in den meisten homöopathischen Büchern erzählt.
5. Dana Ullman: *Homeopathy: Medicine for the 21st Century*, S. 33–35. (Dt. *Homöopathie. Die sanfte Heilkunst.*)
6. Stephen Cummings, FNP and Dana Ullman, MPH: *Everybody's Guide to Homeopathic Medicines*, (Los Angeles, Jeremy Tarcher, Inc., 1984). S. 15. (Dt. *Das Hausbuch der Homöopathie*, München, [Heyne], 1987.) Auch diese Informationen finden sich in den meisten homöopathischen Büchern.
7. Malcolm Hulke: *The Encyclopedia of Alternative Medicine and Self-Help*, (New York, Schocken Books, 1979), S. 118.

8. Stephen Cummings and Dana Ullman: *Everybody's Guide to Homeopathic Medicines*, S. 18–19 (Dt. *Das Hausbuch der Homöopathie.*), und Dana Ullman: *Homeopathy: Medicine for the 21st Century*, S. 17 (Dt. *Homöopathie. Die sanfte Heilkunst.*).
9. Dana Ullman: *Homeopathy: Medicine for the 21st Century*, S. 25–28. (Dt. *Homöopathie. Die sanfte Heilkunst.*)
10. Stephen Cummings and Dana Ullman: *Everbody's Guide to Homeopathic Medicines*, S. 25. (Dt. *Das Hausbuch der Homöopathie.*)
11. *Ebd.*
12. *Ebd.*, S. 25–26.
13. Dana Ullman: *Homeopathy: Medicine for the 21st Century*, S. 41. (Dt. *Homöopathie. Die sanfte Heilkunst.*)
14. *Ebd.*, S. 47.
15. *Ebd.*, S. 48–49.
16. Stephen Cummings and Dana Ullman: *Everybody's Guide to Homeopathic Medicines*, S. 41–42. (Dt. *Das Hausbuch der Homöopathie*).
17. Dana Ullman: *Homeopathy: Medicine for the 21st Century*, S. 133. (Dt. *Homöopathie. Die sanfte Heilkunst.*)
18. Lawrence Badgley, MD: *Healing AIDS Naturally*, (San Bruno, CA, Human Energy Press, 1987), S. 147.
19. *Ebd.*, S. 149–151.
20. Margery Blackie: *The Patient, Not the Cure*, S. 53–56.
21. Stephen Cummings and Dana Ullman: *Everybody's Guide to Homeopathic Medicines*, S. 71–83. (Dt. *Das Hausbuch der Homöopathie*).
22. *Ebd.*, S. 60–65.
23. Dana Ullman: *Homeopathy: Medicine for the 21st Century*, S. 130 (Dt. *Homöopathie. Die sanfte Heilkunst.*)
24. Margery Blackie: *The Patient, Not the Cure*, S. 180.
25. Dana Ullman: *Homeopathy: Medicine for the 21st Century*, S. 110–111. (Dt. *Homöopathie. Die sanfte Heilkunst.*)
26. Stephen Cummings and Dana Ullman: *Everybody's Guide to Homeopathic Medicines*, S. 155–158. (Dt. *Das Hausbuch der Homöopathie.*)
27. *Ebd.*, S. 131–137 und 142.
28. Margery Blackie: *The Patient, Not the Cure*, S. 99.

29. Dana Ullman: *Homeopathy: Medicine for the 21st Century*, S. 126. (Dt. *Homöopathie. Die sanfte Heilkunst.*)
30. Stephen Cummings and Dana Ullman: *Everybody's Guide to Homeopathic Medicines* S. 96–105. (Dt. *Das Hausbuch der Homöopathie.*)
31. Dana Ullman: *Homeopathy: Medicine for the 21st Century*, S. 127. (Dt. *Homöopathie. Die sanfte Heilkunst.*)
32. *Ebd.*, S. 110.
33. Stephen Cummings and Dana Ullman: *Everybody's Guide to Homeopathic Medicines*, S. 151–154. (Dt. *Das Hausbuch der Homöopathie.*)
34. Dana Ullman: *Homeopathy: Medicine for the 21st Century*, S. 117–118. (Dt. *Homöopathie. Die sanfte Heilkunst.*)
35. Margery Blackie: *The Patient, Not the Cure*, S. 121–124.
36. Dana Ullman: *Homeopathy: Medicine for the 21st Century*, S. 117–118. (Dt. *Homöopathie. Die sanfte Heilkunst.*)
37. Margery Blackie: *The Patient, Not the Cure*, S. 113.
38. Stephen Cummings and Dana Ullman: *Everybody's Guide to Homeopathic Medicines*, S. 172–177. (Dt. *Das Hausbuch der Homöopathie.*)
39. Dana Ullman: *Homeopathy: Medicine for the 21st Century*, S. 117–78. (Dt. *Homöopathie. Die sanfte Heilkunst.*)
40. *Ebd.*, S. 80–86.
41. Margery Blackie: *The Patient. Not the Cure*, S. 106–107.
42. Stephen Cummings and Dana Ullman: *Everybody's Guide to Homeopathic Medicines*, S. 180–181. (Dt. *Das Hausbuch der Homöopathie.*)
43. Dana Ullman: *Homeopathy: Medicine for the 21st Century*, S. 112–115. (Dt. *Homöopathie. Die sanfte Heilkunst.*)
44. Stephen Cummings and Dana Ullman: *Everybody's Guide to Homeopathic Medicines*, S. 148–149. (Dt. *Das Hausbuch der Homöopathie.*)

*Kapitel 10*

## *Blütenessenzen und Edelsteinelixiere*

Blütenessenzen und Edelsteinelixiere ähneln den homöopathischen Heilmitteln, werden aber anders hergestellt und dienen einem anderen Zweck. Sie helfen direkt und nicht nach dem Ähnlichkeitsgesetz; sie wirken auf die unsichtbaren Auraebenen ein und befreien sie von emotionalem Un-Wohlsein. Bei dem Prozeß der Potenzierung von Blütenessenzen und Edelsteinelixieren werden die Blüten beziehungsweise der Edelstein in destilliertes Wasser oder Quellwasser gelegt und dem Sonnen- oder Mondlicht ausgesetzt. Die so gewonnene Urtinktur kann nach Belieben verdünnt werden. Die Essenz, die Schwingung von Pflanzen und Steinen, bewirkt die Heilung. Sie wird in Wasser gelöst und geht auf die Aura der Frau über, die das Heilmittel einnimmt. Aber nicht nur die Seele der Pflanze oder des Steins wird an das Wasser gebunden, auch die vier Elemente sind einbezogen. Eine Pflanze wächst in der Erde und an der Luft, wird vom Regen gewässert und von Sonne und Mond genährt, und diese vier Elemente sind auch an der Bildung von Edelsteinen und Kristallen beteiligt. Die mit sanften und natürlichen Methoden gewonnenen Heilmittel — das in der Homöopathie übliche Schüttelverfahren wird gewöhnlich nicht angewendet — stellen wichtige Hilfsmittel in der weiblichen Heilkunst dar. Blütenessenzen und Edelsteinelixiere haben in den vergangenen Jahren an Popularität gewonnen und sind inzwischen weit verbreitet.

Blütenessenzen wurden in diesem Jahrhundert von Edward Bach (1886–1936), einem englischen Homöopathen und Arzt, entdeckt, aber ihre Anwendung geht auf prähistorische matriarchale Zeiten zurück. Das Potenzieren von Elixieren war bereits in Zeiten, bevor die Geschichte aufgezeichnet wurde, ein Heilgeheimnis. Die Heilquellen in England und Europa wurden durch die Zugabe von bestimmten Blättern oder Nüssen verstärkt, bevor das Wasser getrunken wurde.[1] Die Heilquellen aus alter Zeit waren Orte der Persephone, der jungfräulichen Göttin der Hexen-Heilerinnen, und sie existieren noch heute, auch wenn die meisten verborgen und unbekannt sind. In den 30er Jahren fand Bach heraus, daß die Blüten von bestimmten Wildpflanzen zur Behandlung von negativen Gemütsstimmungen eingesetzt werden können, wenn sie im Stadium der Vollreife und an sonnigen, wolkenlosen Tagen gepflückt und potenziert werden. Von seinem speziellen Potenzierungsverfahren ist lediglich bekannt, daß die Blüten in Wasser und Sonnenlicht präpariert werden. Es werden keine giftigen Pflanzen verwendet, keine, die irgendwelche schädlichen Nebenwirkungen hervorrufen. Die meisten fand Bach auf intuitivem Wege, da seine Sensitivität so stark entwickelt gewesen sein soll, daß er nur das Blütenblatt der Pflanze auf die Zunge zu legen brauchte, um ihre Wirkung zu fühlen.[2]

Bach suchte und fand insgesamt achtunddreißig Heilmittel, deren Wirkung er sorgfältig untersuchte. Sie heilen geistige und emotionale Zustände des Un-Wohlseins, die Bach (und die weibliche Heilkunst) als die Grundursache aller Erkrankungen ansieht. In dieser schnellebigen und streßreichen Zeit haben sie einen wichtigen Platz in der weiblichen Heilkunst gefunden als wiederentdecktes Überbleibsel uralter weiblicher Methoden: das Beseitigen negativer Emotionen kann von physischem Un-Wohlsein befreien.

Im ersten Kapitel dieses Buches werden die emotionalen Ursachen von Un-Wohlsein und Louise Hays Arbeit erörtert, die den Schwerpunkt auf die Beseitigung negativer Emotionen von Emotional- und Mentalkörper legt, um eine Heilung des physischen Körpers herbeizuführen. Auch Blütenheilmittel wirken auf die nichtphysischen Ebenen, also Emotional-, Mental- und Spiritualkörper, ein, auf denen Un-Wohlsein und Heilung ihren Anfang nehmen. So nimmt beispielsweise eine Frau eine Blütenessenz gegen Angst ein und nicht gegen ein Hauptproblem oder ein Magengeschwür, die eine Folge dieser Angst sind. Das Mittel hilft ihr, die Angst und ihre Auswirkungen von ihrer Aura zu entfernen, woraufhin auch ihre Haut oder ihr Geschwür geheilt werden. Wie in der Homöopathie ist es die Essenz, die nichtphysische Schwingung des Pflanzenkörpers, die zur Heilung des weiblichen nichtphysischen Seins führt.

Blütenessenzen und Edelsteinelixiere wirken auf der Ebene der inneren Göttin, um Unausgewogenheiten und Disharmonien aufzuheben. Da sich Schwingungen/Energie vom Spiritualkörper über den Mental- und Emotionalkörper zum Ätherkörper bewegen, der wiederum den physischen Körper beeinflußt, werden Disharmonien nicht nur auf den äußeren Ebenen, sondern auch auf der physischen beseitigt. Negative Emotionen, die sich im Emotionalkörper festsetzen, oder negative Gedankenmuster, die im Mentalkörper haftenbleiben, verhindern, daß sich die innere Göttin in der Frau deutlich manifestieren kann. Die Folge davon ist Un-Wohlsein, das auf den unsichtbaren Ebenen entsteht und sich schließlich auf der sichtbaren Ebene manifestiert. Mit Hilfe von Blütenessenzen und Edelsteinelixieren werden negative Schwingungen verändert, Blockierungen gelöst und aurisches Gleichgewicht und heilsame Harmonie hergestellt. Sie dienen zur Vorbeugung und Heilung von körperlichem Un-Wohlsein. Den homöopathischen Heilmitteln ähnlich, werden Blütenessenzen aus Pflanzen gewonnen, die speziell wegen ihrer reinen und positiven Energien und ihres Einflusses auf die Aura ausgesucht wurden.

Blütenessenzen kann frau in Naturkost- oder Kräuterläden kaufen. [In Deutschland sind sie rezeptfrei in jeder Apotheke erhältlich.] Eine kleine Flasche der mit Alkohol konservierten Blütenkonzentrate kostet etwa zehn Dollar. Aber diese geringe Menge ist sehr ergiebig, da frau nur zwei Tropfen (vier von den Notfall-Tropfen [Rescue Remedy]) benötigt, die entweder unter die Zunge getropft oder in ein Glas Quellwasser, Kräutertee oder Fruchtsaft gegeben werden (aber nicht in Kaffee, Limonade oder alkoholische Getränke). Anders als bei Homöopathika, deren Wirkung durch einige Substanzen beeinträchtigt werden kann, liegen für Blütenessenzen keinerlei Einschränkungen vor. Aber nach meiner Erfahrung neutralisiert Kaffee und möglicherweise auch Pfefferminz und Kampfer ihre Wirkung, wenn zwischen der Einnahme einer Essenz und dieser Substanzen ein zu kurzer Zeitabstand liegt. Nimm die Heilmittel morgens als erstes ein, abends als letztes und zweimal im Laufe des Tages, gewöhnlich zwischen den Mahlzeiten, aber nicht zwanzig oder dreißig Minuten vor dem Essen (das trifft auch auf homöopathische Heilmittel zu). In akuten Zuständen können sie auch öfter genommen werden, wenn nötig, alle paar Minuten. Vielleicht sind einige Frauen daran interessiert, sie aus Kostengründen selbst herzustellen, da wildwachsende Pflanzen verwendet werden. Der Zubereitungsprozeß wird im Abschnitt über Edelsteinelixiere beschrieben.

Nach einer anderen Zubereitungsmöglichkeit werden die Blütenkonzentrate mit Alkohol oder Obstessig und Quellwasser verdünnt. Dazu füllt frau eine 30-ml-Pipettenflasche ¾ mit Quellwasser (kein destilliertes Wasser) und fügt 2 Tropfen des ausgewählten Blütenkonzentrates beziehungsweise jeweils 2 Tropfen von mehreren Konzentraten hinzu, wenn eine Mischung hergestellt werden soll. Dann wird die Flasche mit Brandy oder Obstessig auf 30 Milliliter aufgefüllt. (Der Essig läßt einen sauren Geschmack zurück, an den frau sich erst gewöhnen muß.) Alkohol und Essig dienen zur Konservierung, aber da von dieser Verdünnung nur wenige Tropfen eingenommen werden, spielt der Alkoholzusatz eine unbedeutende Rolle. Bei Anwendung einer sogenannten Einnahmeflasche ist die Dosierung viermal täglich vier Tropfen, die am besten unter die Zunge getropft werden.[3] Frau sollte die Pipette mit der Zunge nicht berühren; spül sie vorsichtshalber nach Gebrauch unter Wasser ab, um zu verhindern, daß Speichel das Heilmittel verunreinigt. Verschiedenen Quellen zufolge schwankt die Anzahl der Blütenkonzentrate, die für eine Einnahmeflasche kombiniert werden können, zwischen fünf und neun, aber auch ein einziges Mittel wirkt gut und wird empfohlen. Anders als in der klassischen Homöopathie, in der nur ein einziges Heilmittel auf einmal verordnet wird, können mehrere Blütenessenzen kombiniert werden. Ich habe mehr Erfolg mit den unverdünnten Konzentraten als mit der Einnahmeflasche-Methode, die jedoch von anderen Frauen bevorzugt wird. Erst nach mindestens einmonatiger Einnahme kann die Wirkung eines Blütenheilmittels beurteilt werden.

Die Behandlung mit Blütenessenzen ist die einzige Methode in der weiblichen Heilkunst, die darauf ausgerichtet ist, auf emotionale Probleme und nicht auf körperliche Erkrankungen einzuwirken. Werden die Mittel im Notfall eingenommen, stellt sich ein Seufzer der Erleichterung ein, insbesondere nach Anwendung der Notfall-Tropfen [Rescue Remedy]. Wenn das Mittel nicht benötigt wird oder das falsche genommen wurde, zeigt sich keine Wirkung. Es ist völlig ungiftig – nichts passiert. Jedes Heilmittelbild einer Blütenessenz beschreibt einen emotionalen Zustand oder ein Gedankenmuster, und frau sucht sich – ihren individuellen Bedürfnissen entsprechend – eins oder mehrere aus. Die etablierte Medizin ignoriert Blütenheilmittel. Einige wenige Ärzte jedoch setzen sie ein und versuchen ihre Wirkungsweise in psychodynamischen Begriffen zu beschreiben, was irgendwie dümmlich erscheint. Tatsache ist, daß weder Bach noch sonst irgend jemand genau weiß, warum oder wie diese Essenzen wirken, sondern nur, daß sie wirken. Heiler, die mit der Aura-Theorie arbeiten, sind der Wahrheit wahrscheinlich am nächsten. Frauen, deren emotionales oder geistiges Un-Wohlsein mit einer Blütenbeschreibung übereinstimmt, finden Erleichterung durch die Einnahme des jeweiligen Heilmittels. Chronische Zustände verändern sich allmählich, wenn die Einnahmeflasche-Methode einen Monat, sechs Wochen oder noch länger angewendet wird. Die Veränderung geht natürlich, sanft und fast unmerklich vor sich. Akute Krisenzustände werden innerhalb weniger Minuten gelindert.

Anders als homöopathische Heilmittelbilder sind Blütenheilmittelbilder klar umrissen und sehr einfach. Es gibt nur achtunddreißig im Gegensatz zu den Tausenden von homöopathischen Möglichkeiten, die ganz und gar auf die emotionale Heilung konzentriert sind. Zur Bestimmung des richtigen Mittels lies alle Beschreibungen durch und wähle eine oder mehrere aus, die die Gefühle, Probleme oder Gedankenmuster widerspiegeln, die du ändern möchtest. Schon die Entscheidung, ein negatives Muster zu verändern, macht die Hälfte der Heilung aus. Bereite eine Einnahmeflasche mit dem entsprechenden Mittel zu und nimm die Tropfen viermal täglich mindestens einen Monat bis zu sechs Wochen ein. Die gleichzeitige Anwendung von Affirmationen kann den Heilungsprozeß unterstützen. Nach vier Wochen oder später vergleiche die Blütenbeschreibung erneut mit deinem augenblicklichen emotionalen Zustand. Wenn mehr Zeit notwendig ist, wird die Einnahme fortgesetzt. Wenn das Muster sich verändert hat, kannst du das Mittel noch eine Zeitlang einnehmen, eine andere Essenz, die deinem gegenwärtigen Zustand eher entspricht, auswählen oder das Mittel ganz absetzen. Wenn sich das neue emotionale Muster als zu schwach erweist, kannst du mit der Einnahme erneut beginnen.

Wenn ein Blütenheilmittel nicht wirkt, können dafür mehrere Gründe in Frage kommen. Ein möglicher Grund ist die zu kurze Einnahme des Mittels, oder das Mittel wirkt, aber die Veränderungen sind so subtil, daß die Frau sie noch nicht wahrgenommen hat. Es können aber auch karmische Gründe vorliegen – es ist noch nicht an der Zeit, ein bestimmtes Un-Wohlsein zu heilen, oder es soll in diesem Leben nicht geheilt werden. Der karmischen Theorie zufolge sind Krankheiten Lernsituationen, aber die Lektion kann auch darin bestehen, die Intiative zu ergreifen, um eine Krankheit zu heilen. Weiterhin darf nicht vergessen werden, daß in einer patriarchalen Welt, in der Frauen, Nichtweiße, Behinderte, Homosexuelle und Arme so massiv unterdrückt werden und die derart stark verschmutzt ist, jede Heilung um vieles schwieriger ist. Ein Mittel kann auch dann nicht wirken, wenn sich die Frau bewußt oder unbewußt entschieden hat, ihre Symptome oder ihr Unwohlsein aufrechtzuerhalten; vielleicht bringt ihr eine Krankheit Vorteile, die sie nicht verlieren möchte. Möglich ist auch, daß eine Frau von der Nutzlosigkeit eines Mittels so fest überzeugt ist, daß sie sein Heilpotential hemmt.[4] Erwäge diese Möglichkeiten, meditiere darüber und frage deine innere Göttin, was du als nächstes tun sollst.

## Bach-Blütenessenzen
Überblick

**Agrimony** [Odermennig]. Für diejenigen, die andere mit ihren Sorgen nicht belasten wollen und ihre Qualen hinter einer Fassade von Fröhlichkeit verbergen. Auseinandersetzungen und Streitigkeiten bedrücken sie, und vielleicht versuchen sie, Kummer und Sorgen mit Hilfe von Drogen und Alkohol zu entfliehen.

**Aspen** [Espe oder Zitterpappel]. Für diejenigen, die unter unerklärbaren, vagen Ängstlichkeiten leiden; oft sind sie hochsensibel.

**Beech** [Rotbuche]. Für diejenigen, die in ihrem Streben nach Perfektion an anderen oder Dingen schnell etwas auszusetzen haben. Kritisch und zuweilen intolerant, können sie auf geringfügige Störungen oder Eigenarten anderer Leute überreagieren.

**Centaury** [Tausendgüldenkraut]. Für diejenigen, die sich »überschlagen«, um anderen gefällig zu sein; oft sind sie willensschwach und lassen sich leicht von anderen ausnutzen und befehligen. Die Folge ist, daß sie ihre eigenen Interessen vernachlässigen.

**Cerato** [Bleiwurz oder Hornkraut]. Für diejenigen, denen es an Vertrauen in ihre eigene Urteilsfähigkeit und die eigenen Entscheidungen mangelt. Ständig fragen sie andere um Rat und lassen sich oft fehlleiten.

**Cherry Plum** [Kirsch-Pflaume]. Bei Angst, die geistige und körperliche Beherrschung zu verlieren, Angst, schreckliche Dinge tun zu können. Den Drang verspüren, Dinge zu tun, von denen man weiß, daß sie falsch sind.

**Chestnut Bud** [Knospe der Roßkastanie]. Für diejenigen, die aus Erfahrungen nicht lernen können und immer wieder die gleichen Muster oder Fehler wiederholen.

**Chicory** [Wegwarte] Für diejenigen, die überfürsorglich gegenüber anderen sind und nahestehende Personen dirigieren und kontrollieren müssen. Sie finden immer etwas, was korrigiert oder richtig gestellt werden muß.

**Clematis** [Weiße Waldrebe]. Für diejenigen, die dazu neigen, in der Zukunft zu leben, denen es an Konzentration mangelt. Sie sind Tagträumer, wirken verträumt oder verschlafen und haben ein halbherziges Interesse an der Gegenwart.

**Crab Apple** [Holzapfel]. Für diejenigen, die sich beschmutzt fühlen oder Angst haben, infiziert zu sein. Bei Schamgefühlen oder schwachem Selbstbild. So hält sich z. B. jemand aus dem einen oder anderen Grund für unattraktiv. Gegegenfalls kann die Essenz eingenommen werden, um die Entgiftung beispielsweise während einer Erkältung oder einer Fastenkur zu unterstützen.

**Elm** [Ulme]. Für diejenigen, die zuweilen das vorübergehende Gefühl der Unzulänglichkeit haben; sie fühlen sich von ihren Aufgaben erdrückt.

**Gentian** [Herbstenzian]. Für diejenigen, die bei kleinen Verzögerungen oder Hindernissen leicht entmutigt sind. Dies kann zu Selbstzweifel führen.

**Gorse** [Stechginster]. Bei Gefühlen der Hoffnungslosigkeit und der Sinnlosigkeit. Man hat wenig Hoffnung auf Erleichterung.

**Heather** [Schottisches Heidekraut]. Für diejenigen, die ständig die Gesellschaft anderer suchen, die ihren Problemen zuhören sollen. Im allgemeinen können sie anderen nicht gut zuhören, und es fällt ihnen schwer, allein zu sein.

**Holly** [Stechpalme]. Man wird von negativen Gefühlen wie Neid, Eifersucht, Argwohn, Rache geplagt. Irritierungen des Herzens, Zustände, die auf ein Bedürfnis nach mehr Liebe hinweisen.

**Honeysuckle** [Geißblatt]. Für diejenigen, die in der Vergangenheit weilen, Nostalgie, Heimweh, man redet immer über die guten alten Zeiten, als alles besser war.

**Hornbeam** [Weißbuche]. Für das »Montagmorgengefühl«, das Gefühl, den Tag nicht bewältigen zu können. Für diejenigen, die das Gefühl haben, daß ein Teil des Körpers oder des Geistes Kräftigung bedarf. Ständige Erschöpfung, Müdigkeit.

**Impatiens** [Springkraut]. Für diejenigen, die schnell im Denken und Handeln sind, die alles ohne Verzug erledigt haben wollen. Sie sind ungeduldig mit Leuten, die langsam sind, und arbeiten lieber allein.

**Larch** [Lärche.] Für diejenigen, denen es trotz ihrer Fähigkeiten an Selbstvertrauen mangelt oder die sich unterlegen fühlen. Da sie Fehlschläge erwarten, versuchen sie erst gar nicht, sich wirklich um Erfolg zu bemühen.

**Mimulus** [Gefleckte Gauklerblume]. Bei Angst vor Bekanntem – Höhenangst, Angst vor Wasser, Angst vor Dunkelheit, Angst vor anderen Menschen, Angst vor dem Alleinsein etc.

**Mustard** [Wilder Senf]. Bei tiefer Schwermut ohne erkennbare Ursache, Melancholie oder tiefe Traurigkeit, die plötzlich kommt und geht.

**Oak** [Eiche]. Für diejenigen, die trotz aller Schwierigkeiten weiterkämpfen, ohne den Mut zu verlieren; selbst wenn sie krank und überarbeitet sind, geben sie nie auf.

**Olive** [Olive]. Bei geistiger und körperlicher Erschöpfung, die Vitalität ist geschwächt, und es stehen keine Reserven zur Verfügung; kann die Folge von einer Krankheit oder einer persönlichen schweren Prüfung sein.

**Pine** [Schottische Kiefer]. Für diejenigen, die glauben, etwas besser machen zu müssen oder nicht besser gemacht zu haben, die sich mit Selbstvorwürfen überschütten oder sich wegen Fehler anderer schuldig fühlen. Fleißige Menschen, die sehr unter Fehlern leiden, für die sie sich verantwortlich fühlen; sie sind mit ihren Erfolgen nie zufrieden.

**Red Chestnut** [Rote Kastanie]. Für diejenigen, die überbesorgt oder übermäßig ängstlich wegen anderen sind; immer fürchten sie, daß denen, um die sie sich sorgen, etwas Schlimmes zustoßen könnte.

**Rock Rose** [Gelbes Sonnenröschen]. Bei Zuständen des Terrors, der Panik und der Hysterie; auch dann, wenn man von Alpträumen geplagt wird.

**Rock Water** [Wasser aus heilkräftigen Quellen]. Für diejenigen, die in ihrem täglichen Leben sehr streng mit sich umgehen. Sie sind sehr hart gegen sich selbst und mühen sich ab, ihrem Ideal gerecht zu werden, oder wollen anderen ein Beispiel geben. Dazu zählt ein striktes Festhalten an einem Lebensstil oder an religiösen, persönlichen oder gesellschaftlichen Disziplinen.

**Scleranthus** [Einjähriger Knäuel]. Für diejenigen, die sich zwischen zwei Möglichkeiten nicht entscheiden können. Erst erscheint ihnen das eine richtig, dann das andere. Ihre Energie und ihre Stimmungen sind extremen Schwankungen unterworfen.

**Star of Bethlehem** [Goldiger Milchstern]. Bei Kummer, Erschütterung, Verlust. Bei Nachwirkungen seelischer oder geistiger Erschütterungen.

**Sweet Chestnut** [Eßkastanie]. Für diejenigen, die glauben, die Grenze dessen, was man ertragen kann, erreicht zu haben. Gegen die Augenblicke tiefer Verzweiflung, wenn die Qualen unerträglich zu sein scheinen.

**Vervain** [Eisenkraut]. Für diejenigen, die feste Vorstellungen und gewöhnlich das letzte Wort haben müssen, wobei sie immer belehren oder philosophieren. Im Extremfall sind sie streitlustig und anmaßend.

**Vine** [Weinrebe]. Für die willenstarken Menschen, die gern die Führung übernehmen. Im Extremfall sind sie als Tyrannen gefürchtet.

**Walnut** [Walnuß]. Trägt zur Stabilisierung emotionaler Verunsicherung bei in Wandlungsphasen wie Pubertät, Adoleszenz, Wechseljahren. Hilft auch, vergangene Verbindungen hinter sich zu lassen und sich emotional auf einen Neubeginn einzustimmen, wie Umzug, Berufswechsel, Beginn oder Ende einer Beziehung.

**Water Violet** [Sumpfwasserfeder]. Für die Sanften, Unabhängigen, Reservierten und Selbstbewußten, die sich nicht in die Angelegenheiten anderer einmischen; wenn sie krank sind oder Schwierigkeiten haben, ziehen sie es vor, damit allein fertigzuwerden.

**White Chestnut** [Roßkastanie]. Gegen unaufhörlich kreisende, unerwünschte Gedanken, etwa geistige Auseinandersetzungen, Sorgen oder ewig gleichbleibende Gedanken, die den inneren Frieden verhindern und die Konzentration beeinträchtigen.

**Wild Oat** [Waldtrespe]. Gegen die Unzufriedenheit, im Beruf erfolglos zu sein oder sein Lebensziel nicht erreicht zu haben. Bei unerfülltem Ehrgeiz, Unsicherheit im Beruf oder Langeweile in der gegenwärtigen beruflichen oder gesellschaftlichen Stellung.

**Wild Rose** [Heckenrose]. Für diejenigen, die sich ohne ersichtlichen Grund mit ihrer Situation abgefunden haben. Da sie gleichgültig geworden sind, unternehmen sie kaum noch Anstrengungen, etwas zu verbessern oder Freude zu finden.

**Willow** [Gelbe Weide]. Für diejenigen, die ein Ereignis oder ein Unglück erlebt haben, das sie für ungerecht halten. Als Folge sind sie voller Groll und Verbitterung auf das Leben oder auf diejenigen, die ihrer Meinung nach dafür verantwortlich sind.

Anmerkung: Bei Zuständen, die ärztliche Behandlung erfordern, sollte fachkundiger medizinischer Rat eingeholt werden.

Bach Centre USA, *The Bach Flower Remedies* (Windemere, NY, Bach Centre USA, 1983), S. 8–9.

Die achtunddreißig Blütenessenzen sind in sieben Gruppen unterteilt, denen jeweils vier bis acht Essenzen zugeordnet werden: Angst, Unsicherheit, ungenügendes Interesse für Gegenwartssituationen, Einsamkeit, Überempfindlichkeit gegenüber Einflüssen und Ideen, Mutlosigkeit und Verzweiflung, übermäßige Sorge um das Wohlergehen anderer.[6] Aus diesen Gruppen finden die meisten Frauen ein oder mehrere Mittel, die ihnen bei ihren Problemen und Bedürfnissen hilfreich sein können. Einsamkeit, Verzweiflung, Kummer, Erschöpfung oder mangelndes Selbstvertrauen sind Emotionen, die jede Frau von Zeit zu Zeit erlebt. Wenn eine Emotion dieser Art nicht vorübergehend ist, sondern das Wohlbefinden beeinträchtigt, ist es an der Zeit, sie zu ändern. Desgleichen bringen die Blütenheilmittel in Krisensituationen, wenn die Gefühle heftig und quälend sind, Erleichterung und helfen, den Schmerz schneller aufzulösen.

Der ersten Gruppe, die verschiedene Zustände der Angst beschreibt, sind die Blütenessenzen Rock Rose, Mimulus, Cherry Plum, Aspen und Red Chestnut zugeordnet. **Rock Rose** ist in Notfällen angezeigt und wird oft in Kombination mit anderen Essenzen angewendet; so ist Rock Rose auch Bestandteil der Notfall-Tropfen [Rescue Remedy]. Angst in einer Form die nicht mehr steigerungsfähig ist, helles Entsetzen, Panik, Hysterie und Alpträume sowie Unfälle und plötzliche Erkrankungen sind Indikationen für diese Essenz. Ist die Frau bewußtlos, befeuchte ihre Lippen mit ein paar Tropfen. Wenn ein Kind mit Nachtangst aufwacht, gib ihm zwei Tropfen in einem Glas Wasser.

Auch **Mimulus** ist bei Angst angezeigt, aber es sind die Ängste vor bekannten Dingen im alltäglichen Leben, geheime und unausgesprochene Ängstlichkeiten. Die

Frau hat Angst vor der Dunkelheit, dem Tod, Krebs, dem Autofahren oder Autounfällen, Armut, dem Alleinsein usw. Die Mimulus-Frau ist verängstigt und durch ihre Ängste so sehr belastet, daß sie das Leben nicht mehr genießen kann. Sie ist sehr sensibel und künstlerisch veranlagt. In Gegenwart von anderen ist sie schüchtern, und sie leidet unter streßbedingten Kopfschmerzen oder Lampenfieber. Sie redet nur ganz selten über ihre Ängste, es sei denn, sie wird darauf angesprochen.

**Aspen**-Ängste sind den Mimulus-Ängsten ähnlich, aber während die Mimulus-Frau weiß, wovor sie Angst hat, findet die Aspen-Frau keine Erklärung für sie. Es sind unbekannte, unerklärliche und dennoch erschreckende Ängste, die die Frau Tag und Nacht verfolgen können.

Die Angst, die das Blütenbild von **Cherry Plum** beschreibt, unterscheidet sich wiederum von den Ängsten bei Rock Rose, Mimulus und Aspen. Die Frau hat Angst, etwas Schreckliches anzurichten. Die Vorstellung von einer schrecklichen Tat entsetzt sie, aber trotzdem hat sie Angst, sie zu begehen. Sie befürchtet einen Nervenzusammenbruch und ist kurz davor, ihre Selbstbeherrschung zu verlieren. Möglicherweise hat sie Selbstmordgedanken. Sie hat Angst vor ihren eigenen unbewußten Prozessen und hält alles in ihrem Inneren zurück. Ihre Ängstlichkeien rühren möglicherweise daher, daß sie ihre spirituelle oder mediale Entwicklung unterdrückt.

Das Blütenbild von **Red Chestnut** beschreibt eine Frau, die Angst um andere hat und nicht um sich selbst. Sie fürchtet, daß jemandem, den sie liebt, etwas Schreckliches zustoßen könnte. Sie hat große empathische/telepathische Fähigkeiten und überträgt ihre Sorgen und Ängstlichkeiten. Ihre Ängste können auf jene, um die sie sich sorgt, Negatives lenken oder Abhängigkeitsverhältnisse schaffen, die keineswegs positiv sind. Ein Beispiel dafür ist eine Mutter, die durch ihr Kind lebt. Bei allen Formen von Angst solltest du nicht vergessen, daß du das, was du denkst, auch anziehst, und daß negative Gedankenformen sich auf der physischen Ebene als Ängste manifestieren können. Die Anwendung der richtigen Blütenessenz kann der Frau helfen, sich von der Angst zu befreien, wobei negative Gedankenformen in positive umgewandelt werden.

Unsicherheit ist die zweite Gruppe der Blütenheilmittel mit den Essenzen Cerato, Scleranthus, Gentian, Gorse, Hornbeam und Wild Oat. **Cerato** stärkt die innere Stimme/innere Göttin und eignet sich für die Frau, die verständesmäßig nicht das zu akzeptieren vermag, was sie intuitiv weiß. Eine Cerato-Frau hat Angst, eigene Entscheidungen zu treffen, und bittet ständig andere um Hilfe und Rat. Die Essenz hilft ihr zu akzeptieren, was sie im Inneren weiß, und sich auf sich selbst zu verlassen und nicht auf andere.

**Scleranthus** ist das Heilmittel für eine Frau, die sich zwischen zwei Möglichkeiten nicht entscheiden kann, sondern zwischen ihnen hin- und hergerissen ist. In ihren Emotionen, Stimmungen und Meinungen bewegt sie sich in Extremen. Sie ist – wie die Cerato-Frau – nicht von anderen abhängig, die für sie entscheiden sollen, sondern unentschlossen oder nicht in der Lage, in einem ausgeglichenen Zustand zu bleiben. Auch ihre körperlichen Symptome wechseln ständig. Die Frau fällt von einem Extrem ins andere – auf physischer, mentaler, emotionaler und spiritueller Ebene. Die Essenz findet außerdem Anwendung bei Schwangerschaftserbrechen. **Gentian** ist hilfreich bei der Frau, die bei dem kleinsten Rückschlag leicht entmutigt ist und die Zuversicht verliert. Spirituell möchte sie glauben, aber weil sie das nicht kann, vertraut sie dem Fluß und den positiven Eigenschaften des Lebens nicht. Sie macht sich Sorgen, ist skeptisch und ewig pessimistisch. Auch Depressionen aus einem bekannten Grund wie Trauer, Kündigung in der Firma oder Krankenhausaufenthalt sind Indikationen für Gentian. Gentian-Frauen neigen zum Intellektualisieren.

Das Blütenbild von **Gorse** beschreibt eine Frau, die jede Hoffnung aufgegeben hat und überzeugt ist, daß ihr nichts mehr helfen kann. Vielleicht leidet sie an einer chronischen Krankheit, unter ständigem Geldmangel oder befindet sich einfach in einem negativen emotionalen Zustand. Aber wenn sie glaubt, daß ihr nichts helfen wird, wird ihr auch nichts helfen. Mit Optimismus, Selbstbestimmung und einem Bewußtsein von karmischen Zusammenhängen gewinnt sie ihr Gleichgewicht zurück.

**Hornbeam** ist das geeignete Blütenheilmittel für eine Frau, die das Gefühl hat, die Last des Lebens nicht mehr tragen zu können. Sie glaubt, daß sie auf körperlicher, emotionaler, geistiger oder spiritueller Ebene einer Stärkung bedarf, um ihr Leben weiterführen zu können. Hornbeam ist auch geeignet bei der Montagmorgen-Depression, dem Gefühl, nicht in der Lage oder zu müde zu sein, um die Woche bewältigen zu können. Geistige Erschöpfung oder Langeweile führen zu diesem emotionalen Bild. Morgens beim Aufwachen ist sie müder, als sie sich abends hingelegt hat. Die Frau, die in einem Büro als Sekretärin arbeitet, ist eine typische Kandidatin für Hornbeam.

Die Frau, auf die die **Wild Oat**-Unsicherheit zutrifft, kann ihre Richtung im Leben nicht finden und ist frustiert darüber, ihre Ziele nicht erreicht zu haben, obwohl sie vielseitig begabt ist. Sie fängt etwas an, verliert aber das Interesse daran, obwohl sie sehr erfolgreich ist. Sie möchte etwas Besonderes leisten, weiß aber nicht genau, was. Angesichts der vielen Möglichkeiten, weiß sie nicht, was sie will. Sie sucht außerhalb ihrer selbst und nicht in ihrem Inneren nach Antworten.

Die dritte Gruppe der Blütenheilmittel beschreibt Zustände, in denen frau ungenügendes Interesse an Gegenwartssituationen hat und nicht im Hier und Jetzt lebt. Dieser Gruppe sind die Heilmittel Clematis, Honeysuckle, Wild Rose, Olive, White Chestnut, Mustard und Chestnut Bud zugeordnet. Die Frau, für die **Clematis** geeignet ist, ist ruhig, verträumt und lebt in der Zukunft. Sie ist zwar jetzt nicht ganz glücklich, hofft aber, daß sich die Dinge in Zukunft bessern werden. Im Krankheitsfall unternimmt sie keine großen Anstrengungen, um wieder gesund zu werden, oder sie hofft vielleicht teilnahmslos auf ihren Tod. Es fällt ihr schwer, in ihrem Körper zu bleiben, sie tritt weg, reist astral, ist geistesabwesend oder neigt zu Ohnmachten. Häufig ist sie künstlerisch begabt, aber in einem Brotberuf gefangen.

Im negativen **Honeysuckle**-Zustand lebt die Frau in der Vergangenheit. Sie kommt über den Verlust einer geliebten Person nicht hinweg, weint längst vergangenen schönen Zeiten nach oder bedauert eine früher getroffen Entscheidung, die ihr Leben verändert hat. Sie hat Heimweh, ist wehmütig, reuevoll und ohne Hoffnung, daß die Gegenwart oder die Zukunft so gut wie die Vergangenheit sind.

Eine Frau, die **Wild Rose** braucht, ist gleichgültig und nimmt das Leben, wie es ist, ohne den Versuch zu unternehmen, es zu verändern. Sie hat resigniert und fühlt eine unterschwellige tiefe Traurigkeit; hinzu kommen Überdruß und chronische Langeweile. Für ihre Haltung scheint es keinen Grund zu geben.

Das Heilmittelbild von **Olive** beschreibt eine Frau, die geistig oder physisch so sehr gelitten hat, daß sie zu erschöpft ist, um weitere Anstrengungen zu unternehmen. Eine lange körperliche Krankheit oder emotionale Überforderung können diesen Zustand auslösen. Die Frau braucht viel Schlaf, und jede Aktivität ist zuviel.

**White Chestnut** ist das Blütenheilmittel gegen unerwünschte Gedanken, die unaufhörlich im Kopf kreisen. Die Frau macht sich ständig Sorgen und leidet vielleicht an Schlaflosigkeit. Unaufhörliches inneres Geplapper läßt sie nicht zur Ruhe kommen. Ihre innere Überaktivität beeinträchtigt ihre Konzentrationsfähigkeit. In diesem Fall ist Meditation hilfreich und White Chestnut die geeignete Blütenessenz.

**Mustard** beschreibt den Zustand einer Frau, die Perioden tiefer Depression erlebt, für die offenbar keine Ursachen vorliegen. Die Depressionen kommen und gehen plötzlich, und in dieser Zeit ist die Seele von tiefer Trauer erfüllt. Die Frau ist in diesen Stimmungen wie in einem Gefängnis gefangen und kann sich von ihnen nicht befreien, und sie kann sie anderen gegenüber nicht verbergen. Zwischen ihren Depressionen und ihren Lebensumständen vermag sie keinen Zusammenhang herzustellen.

**Chestnut Bud** ist das Blütenheilmittel für eine Frau, die viel Zeit braucht, um die Lektionen des Lebens zu lernen. Sie macht immer wieder die gleichen Fehler. Sie ist eigenwillig und wirkt selbstsüchtig gepaart mit einer Unfähigkeit, ihre Vorstellungen oder Gedankenmuster zu verändern. Sie weigert sich, den Problemen ins Auge zu sehen und ihre negativen Muster zu unterbrechen. Neben Chestnut Bud sind Affirmationen nützlich.

Die drei Blütenessenzen Water Violet, Impatiens und Heather finden Anwendung bei Einsamkeit. Eine Frau, die auf **Water Violet** anspricht, führt ein ruhiges Leben und ist im allgemeinen gern allein. Sie ist unabhängig, zurückhaltend, auf Distanz und geht ungern auf andere zu. Weil sie selten weint und sehr reserviert ist, wird sie von anderen für hochmütig oder eingebildet gehalten, was aber im Grunde nicht zutrifft. Sie fühlt sich isoliert und ausgeschlossen. Zuweilen zieht sie sich zurück.

**Impatiens** ist für die Frau geeignet, die schnell in Denken und Handeln ist und das auch von anderen erwartet. Sie arbeitet am liebsten allein, weil ihr andere zu langsam sind. Die Impatiens-Frau ist extrovertiert, ihre Handbewegungen sind nervös, sie bewegt sich schnell und abrupt, ist unfallgefährdet und ermüdet leicht, weil sie vom Streß entkräftet ist. Da sie allein gut arbeitet, fällt es ihr schwer, mit anderen zu arbeiten oder mit ihnen geduldig zu sein.

Das Heilmittelbild von **Heather** beschreibt eine Form von Einsamkeit, bei der die Frau oft oder ständig mit jedem über ihre Probleme reden muß. Sie ist selbstsüchtig und keine gute Zuhörerin, sondern besteht darauf, daß andere ihr zuhören. Sie redet aus einem inneren Zwang heraus und in erster Linie über sich. Die Heather-Frau ist ein bedürftiges Kind, noch nicht in der Lage, erwachsen zu sein und zu geben. Sie sorgt sich zu sehr und macht aus Mücken Elefanten, aber ihre Qual ist echt. Frauen, die unbewußt die Energie von anderen anzapfen, sind Heather-Persönlichkeiten.

Die fünfte Gruppe der Blütenessenzen beschreibt verschiedene Formen von Überempfindlichkeit gegenüber Einflüssen oder Ideen anderer, und dazu zählen Agrimony, Centaury, Walnut und Holly. Eine Frau im **Agrimony**-Zustand verbirgt innere Qualen hinter einer Fassade von Gelassenheit und Fröhlichkeit. Sie unternimmt alles Mögliche, um Konfrontationen zu vermeiden und den Frieden aufrechtzuerhalten, leugnet oder bagatellisiert ihre Probleme. Sie stürzt sich in Aktivitäten und Vergnügungen oder greift möglicherweise zu Alkohol oder Drogen, um ihren Problemen zu entfliehen. Sie ist unfähig, andere um Hilfe zu bitten oder Schwierigkeiten zuzugeben, andererseits ist es für sie unerträglich, ihre Probleme allein durchzustehen. Von Kindheit an leidet sie an Seelenschmerz und Einsamkeitsgefühlen.

**Centaury** ist das Blütenheilmittel für eine Frau, die überängstlich darauf bedacht ist, anderen dienlich zu sein. Sie ist eine Geberin, die sich bereitwillig um der Bedürfnisse anderer willen aufgibt und ihre eigenen Bedürfnisse und ihr Wachstum vernachlässigt. Sie ist überarbeitet und übermüdet, passiv und hat noch nicht gelernt, sich selbst zu bejahen. Sie ist sanft und sensibel mit einem übertriebenen Sinn für Dienst und Pflicht. Oft ist sie eine Frau, die sich gerade spirituell oder medial öffnet, aber ihr Gleichgewicht noch nicht gefunden hat. Vielleicht sucht sie einen Guru, anstatt sich an ihre innere Göttin zu wenden. Century hilft ihr, zu einem Gleichgewicht zu finden und zu wissen, wann sie »nein« sagen soll.

Im **Walnut**-Zustand befindet sich eine Frau, die entscheidende Lebensveränderungen oder Übergangsperioden durchmacht, wie etwa der Beginn und das Ende einer Beziehung, Menarche oder Menopause, Schwangerschaft, unheilbare Krankheiten oder Umzug. Die Walnut-Frau ist leicht beeinflußbar, weil ihr Leben vorübergehend nicht gefestigt ist, und sie ist sehr sensibel. Sie weiß normalerweise genau, was sie will, und hat klare Zielvorstellungen, aber im Moment ist sie von ihrem Weg abgebracht. Es fällt ihr schwer, sich dem Einfluß starker Persönlichkeiten zu entziehen, oder neue Entscheidungen zwingen sie, ihr Leben neu zu überdenken.

Walnut erleichtert den Übergang und verleiht Klarheit und Standhaftigkeit.

Das Heilmittelbild von **Holly** beschreibt eine Frau, die hochgradig eifersüchtig, frustriert und unzufrieden ist. Sie vergißt, daß niemand einen anderen besitzen kann und allen eine Fülle von Reichtümern zur Verfügung steht. Sie fürchtet, hintergangen zu werden, und mißtraut anderen. Ärger und Zorn, von denen sie zuweilen überwältigt wird, können physische Symptome annehmen. In ihrer Überempfindlichkeit fühlt sie sich gekränkt und verletzt. Ihr Herz ist verhärtet. Sie sieht bei anderen nur die negativen Seiten, die dann von ihr Besitz ergreifen. Holly hilft das Herz-Chakra zu öffnen und ist auch angezeigt bei Frauen mit unheilbaren Krankheiten. Holly-Frauen leiden an einem Bedürfnis nach mehr Liebe.

Bei den acht verschiedenen Formen von Mutlosigkeit und Verzweiflung finden die Blütenheilmittel Larch, Pine, Elm, Sweet Chestnut, Star of Bethlehem, Willow, Oak und Crab Apple Anwendung. **Larch** eignet sich für die Frau, die sich anderen unterlegen fühlt. Sie ist davon überzeugt, nicht gut genug zu sein, und macht deshalb keine Anstrengungen. Sie erwartet Fehlschläge, die dann aufgrund dieser Haltung auch eintreten. Dieser Zustand, der auf mangelndem Selbstvertrauen beruht, kann vorübergehend oder von Dauer sein. Die Frau glaubt, etwas nicht zu können, was aber in Wirklichkeit nicht stimmt. Das Heilmittel eignet sich auch bei Lampenfieber.

**Pine** ist angezeigt bei Schuldgefühlen und Selbstvorwürfen. Die Frau setzt hohe Maßstäbe und fühlt sich schuldig, wenn sie ihnen nicht gerecht wird. Selbst wenn sie erfolgreich ist, glaubt sie, sie hätte es noch besser machen können, und wertet ihre Leistungen ab. Sie meint, daß sie keine Liebe oder etwas anderes Gutes im

Leben verdient hätte, und kann starre Moralvorstellungen haben. Im positiven Pine-Zustand hat die Frau ein realisitsiches Gefühl für Verantwortlichkeiten und kann sich selbst Fehler zugestehen und verzeihen.

Im negativen **Elm**-Zustand fühlt sich die Frau vorübergehend von ihrer Verantwortung überfordert und glaubt, ihr nicht gewachsen zu sein. Sie fühlt sich ausgebrannt und erschöpft durch zuviel Arbeit, von der sie sich aber nicht trennen kann. Elm hilft ihr weiterzumachen.

**Sweet Chestnut** ist das Heilmittel für die Frau, die ihre Lage als unerträglich empfindet. Die Qual ist zu groß, um überwunden werden zu können. Die Frau ist von grund auf verzweifelt. Sie hat keine Selbstmordgedanken wie die Cherry Plum-Persönlichkeit, aber ihre Welt befindet sich im Chaos und sie sieht keinen Ausweg. Ein Ende ist ein neuer Anfang, und Sweet Chestnut hilft das Rad zu drehen.

**Star of Bethlehem** ist das Heilmittel für den betäubten Zustand nach physischen, emotionalen, mentalen oder spirituellen Erschütterungen. Das in den Notfall-Tropfen enthaltene Heilmittel hilft, den Schock von der Aura zu beseitigen, so daß der Heilungsprozeß einsetzen kann. Die Frau ist benommen und im Schock, ein vorübergehender, aber dennoch ernster Zustand. Bei emotionalen Blockaden, die sich in Symptomen wie nicht sehen, nicht sprechen und nicht hören äußern, ist Star of Bethlehem angezeigt. Ferner hilft das Mittel Neugeborenen nach einem Geburtstrauma und Frauen nach Autounfällen. Es beruhigt und lindert Schmerz, Entsetzen und Kummer.

Im **Willow**-Zustand ist die Frau über die Enttäuschungen in ihrem Leben verbittert. Sie fühlt sich ungerecht behandelt und hegt Groll. Oft gibt sie anderen die

Schuld für ihre Mißgeschicke und ihren Schmerz. Sie ist negativ und fordernd, aber nicht bereit, zu geben. Sie nimmt Hilfe von anderen entgegen, bietet aber ihrerseits keine an. Die Willow-Frau mißgönnt anderen ihr Glück und distanziert sich von Aktivitäten, die ihr Freude gemacht haben. Sie ist launisch, reizbar, gehässig oder ärgerlich. Weil sie sich weigert, die eigene Negativität zu akzeptieren, kann sie nichts ändern. Die Weide ist Hekates Baum, und Willow bewirkt, in ein Gleichgewicht zu kommen.

Die **Oak**-Frau macht tapfer weiter, obwohl wenig Aussicht auf Erfolg besteht, trotz Verzweiflung und Härten. Sie überarbeitet sich und ist dann erschöpft, zeigt aber Hartnäckigkeit, Ausdauer und Geduld. Was auch geschieht, sie macht weiter und läßt nicht zu, daß andere von ihrer Schwäche durch Erschöpfung oder Krankheit erfahren oder sich einmischen. Ihre Verzweiflung kann physischer, emotionaler oder mentaler Natur sein, aber sie kämpft gegen ihre Krankheit an und weigert sich aufzugeben.

**Crab Apple** ist ein Heilmittel, das zur Reinigung und Entgiftung bei Fastenkuren oder im Krankheitsfall dient. Die Frau ist eine Perfektionistin, die jeden Makel überbetont. Sie kann den Wald vor lauter Bäumen nicht sehen. Sie fühlt sich beschmutzt oder unrein aufgrund eines niedrigen Selbstbildes. Wenn sie von einer Grippewelle hört, glaubt sie, zu den Opfern zu gehören, und wenn sie in ein Restaurant geht, von Bakterien infiziert worden zu sein. Das Heilmittel befreit die Frau von negativen Eindrücken oder Gedankenformen, die sie anzuziehen scheint. Es reinigt, klärt und entgiftet die Schwingungen und die Aura.

Übermäßige Sorge um das Wohlergehen anderer ist das Thema der letzten der sieben Blütengruppen mit den

Heilmitteln Chicory, Vervain, Vine, Beech und Rock Water. **Chicory** ist geeignet für die Frau, die übertrieben für ihre Kinder und ihr nahestehende Personen sorgt und sie übermäßig kontrolliert. Sie hat ständig etwas anzumerken und zu korrigieren, ist übermäßig besitzergreifend und möchte, daß diejenigen, um die sie sich kümmert, in ihrer Nähe sind. Das Heilmittel wirkt sich auch positiv auf das Kind aus, das im Mittelpunkt der Aufmerksamkeit stehen will und mit Wutanfällen und Schreien reagiert, wenn es nicht beachtet wird. Die Chicory-Persönlichkeit fühlt sich leer und unerfüllt. Ihre Erfüllung sucht sie durch andere, was sich in negativer Form als Manipulation, Eigensinn oder Machtübernahme im Namen der Liebe und Fürsorge manifestiert. Ihre Liebe ist an Bedingungen geknüpft, sie spielt den Märtyrer oder flüchtet sich in Krankheiten, um Aufmerksamkeit zu wecken.

Der **Vervain**-Zustand ist gekennzeichnet von Übereifer und Fanatismus. In ihrem Enthusiasmus versucht die Frau, andere mitzureißen. Sie hat feste Vorstellungen und will das letzte Wort haben, indem sie andere belehrt und immer recht hat. Sie kämpft für eine gerechte Sache mit einem ausgeprägten Sendungsbewußtsein und einem starken Bedürfnis, die anderen zu bekehren. Sie ist angespannt, spricht und bewegt sich schnell und macht weiter, auch wenn sie sich erschöpft oder ausgebrannt fühlt.

Die **Vine**-Frau ist sehr fähig und selbstsicher, eine willensstarke Führerin, die zum Diktatorischen neigt. Sie verlangt Gehorsam von Mitarbeiterinnen und ist machthungrig, aber sie mißbraucht die Macht. Sie hat Probleme mit Befehlen und Gehorchen und katzbuckelt vielleicht vor Höhergestellten, während sie Mitarbeiterinnen tyrannisiert. Das Vine-Blütenbild, das auch für

Kinder gilt, beschreibt einen Tyrannen, eine Frau, die einer größeren Bewußtheit bedarf.

Das Blütenheilmittel **Beech** ist für die Perfektionistin, die intolerant, hart und engstirnig reagiert. Die Frau verurteilt andere und ist unfähig, Verständnis aufzubringen oder sich einzufühlen. Sie sieht immer nur das, was falsch ist. Sie ist angespannt, verhärtet, überkritisch, oft von anderen isoliert und kann auf seltsame Angewohnheiten anderer überreagieren.

Im negativen **Rock Water**-Zustand arbeitet die Frau sehr hart daran, ein Vorbild für andere zu sein. Sie ist eine Perfektionistin, die hart gegen sich selbst ist (anders als bei Beech, wo die Frau hart gegenüber anderen ist). Die Frau glaubt, daß die Spiritualität nur einen Weg zuläßt, und sie hält hartnäckig daran fest, Teile ihres inneren Seins (vielleicht ihre Sexualität oder physischen Bedürfnisse) im Namen der Spiritualität zu verdrängen. Ihr Leben ist voll von Streß, und sie ist vielleicht magersüchtig oder leidet an Menstruationsbeschwerden. Sie unterwirft ihr Leben vielen strengen Verhaltensweisen. Rock Water ist das einzige Blütenheilmittel, bei dem es sich nicht um eine Pflanze handelt, sondern um Wasser aus den heiligen Quellen Englands, Orten der Persephone, der jungfräulichen Göttin. Es hilft, den negativen Zustand in einen positiven zu verwandeln, der von ausgeglichener Spiritualität, hohen Idealen, Freude, innerem Frieden und Vorhaben, die in die Praxis umgesetzt werden, bestimmt ist. Das Heilmittel wirkt auf das Scheitel-Chakra und öffnet den Zugang zur Göttin und zur inneren Göttin.

Das letzte Blütenheilmittel, **Rescue Remedy** [Notfall-Tropfen], ist wohl das bekannteste und am weitesten verbreitete. Für diese Kombination werden die fünf Blüten Star of Bethlehem, Rock Rose, Impatiens, Cherry Plum und Clematis verwendet. Rock Rose wirkt gegen Terror und Panikgefühle, Star of Bethlehem gegen Schreck und Betäubung, Impatiens gegen Streß und Spannung, Cherry Plum gegen die Angst, die Kontrolle zu verlieren, und Clematis gegen die Tendenz »abzutreten«, die vor einer Bewußtlosigkeit eintritt.[6] Wie die anderen Blütenheilmittel ist Rescue Remedy als Flüssigkeit, aber auch als Creme zur äußerlichen Anwendung erhältlich. Nicht nur bei Unfällen und zur Ersten Hilfe ist Rescue Remedy hilfreich, sondern bei jedem emotionalen oder physischen Schock, bei Streß und Kummer. Nimm das Heilmittel zur Beruhigung nach einem schlechten Arbeitstag, einem Streit oder unangenehmen Nachrichten, in der Notaufnahme (für die Patientin und ihre Familie) oder wenn du in einer streßgeladenen Atmosphäre arbeitest. Es kann unverdünnt oder nach Zubereitung einer Einnahmeflasche eingenommen werden. (Einer 30-ml-Flasche, die mit ¾ Wasser und ¼ Alkohol zur Konservierung vorgefüllt ist, werden 4 Tropfen zugegeben.) Nimm die Tropfen, wann immer es nötig ist, in extremen Streßsituationen alle paar Minuten. Die Dosierung ist vier Tropfen, entweder pur oder in einem Glas Wasser oder Saft.

Rescue Remedy kann wie die anderen Essenzen unbedenklich bei Kindern, Haustieren und Zimmerpflanzen angewendet werden. Bei der Behandlung von Haustieren werden die Tropfen in das Trinkwasser oder direkt ins Maul gegeben. Bei Pflanzen ist die Dosierung zehn Tropfen des Konzentrats auf eine 10-l-Gießkanne. Die Blumen werden wie gewöhnlich gegossen. Auch größeren Tieren werden 10 Tropfen auf einen 10-l-Trinknapf verabreicht. Bei Säuglingen und bewußtlosen Frauen wird das Heilmittel auf die Lippen, das Zahnfleisch, die Schläfen, das Scheitel-Chakra, den Nacken, die Handgelenke oder hinter das Ohr getropft.[7]

# Unterteilung der Blütenessenzen

**Angst**
*Rock Rose* bei Terrorgefühlen
*Mimulus* bei Angst vor bekannten Dingen
*Aspen* bei unerklärlichen Ängstlichkeiten
*Cherry Plum* bei Angst, etwas Schreckliches anzurichten
*Red Chestnut* bei übermäßiger Angst um andere

**Unsicherheit**
*Cerato* bei Mißtrauen in die eigene Urteilsfähigkeit
*Scleranthus* bei Unschlüssigkeit
*Gentian* bei Entmutigung und Depression aus bekannten Gründen
*Gorse* bei Hoffnungslosigkeit, Resignation
*Hornbeam* zur Stärkung
*Wild Oat* bei zu vielen Möglichkeiten und Ziellosigkeit

**Ungenügendes Interesse für Gegenwartssituationen**
*Clematis* bei Flucht in die Phantasie
*Honeysuckle* bei Rückzug in die Vergangenheit
*Wild Rose* bei Teilnahmslosigkeit
*Olive* bei Erschöpfung
*White Chestnut* bei Gedanken, die unaufhörlich im Kopf kreisen
*Mustard* bei Perioden tiefer Traurigkeit
*Chestnut Bud* zum Auflösen negativer Muster

**Überempfindlichkeit gegenüber den Einflüssen und Ideen anderer**
*Agrimony* bei innerer Qual/äußerer Fröhlichkeit
*Centaury* bei Überreaktion auf die Wünsche anderer
*Walnut* bei entscheidenden Lebensveränderungen
*Holly* bei Eifersucht

**Mutlosigkeit und Verzweifelung**
*Larch* bei Minderwertigkeitsgefühlen
*Pine* bei Schuldgefühlen
*Elm* bei vorübergehenden Unzulänglichkeitsgefühlen
*Sweet Chestnut* bei innerer Auswegslosigkeit
*Star of Bethlehem* bei Erschütterung
*Willow* bei Groll und Verbitterung
*Crab Apple* zur Reinigung

**Übermäßige Sorge um das Wohlergehen anderer**
*Chicory* bei besitzergreifender Persönlichkeitshaltung
*Vervain* bei Fanatismus
*Vine* bei Machthunger
*Beech* bei überkritischer Haltung anderen gegenüber
*Rock Water* bei Härte gegen sich selbst

**Einsamkeit**
*Water Violet* bei Distanziertheit
*Impatiens* bei Ungeduld
*Heather* bei innerem Drang, mit jedem über sich zu sprechen

**Rescue Remedy**
Mischung aus fünf Präparaten zur Ersten Hilfe und bei Streß
*Rock Rose* bei panischer Angst
*Star of Bethlehem* bei Schock, Trauma und Betäubung
*Impatiens* bei Anspannung und Reizbarkeit
*Cherry Plum* bei Angst, die Kontrolle zu verlieren
*Clematis* gegen die Tendenz »abzutreten«

Blütenheilmittel eignen sich hervorragend für die weibliche Heilkunst, für das Loslassen und Ausgleichen von negativen Emotionen. Auch wenn ein Mann sie in diesem Jahrhundert entwickelt hat, ist das Wissen um sie uralt und die Heilmittel könnten für Frauen eine Wiederentdeckung sein. Blütenessenzen wurden mit den heiligen Quellen, Göttin-Heilorten, in Verbindung gebracht, was auf ein Wissen, das vor langer Zeit verlorenging, hinweist. Diese hochwirksamen Heilmittel helfen Frauen, mit den Belastungen in einer patriarchalen Welt fertigzuwerden. Sie sind das einzige Heilsystem, das sich auf emotionales Gleichgewicht und emotionale Heilung konzentriert.

Edelsteinelixiere sind den Blütenessenzen und Homöopathika sehr ähnlich. Bei dem Prozeß der Potenzierung werden die Eigenschaften des Steins auf Wasser übertragen, wobei der Edelstein nicht zerstört wird. Die Herstellung von Edelsteinelixieren kann ohne weiteres zu Hause erfolgen. Die Frau sucht sich einen Stein aus, dessen Eigenschaften zur Heilung ihrer physischen, mentalen, emotionalen oder spirituellen Probleme beitragen könnte. Wie Blütenessenzen und homöopathische Heilmittel sind Edelsteinelixiere Schwingungspräparate, die auf die vier Körper einwirken und die Aura und die Chakren von Un-Wohlsein befreien. Da die Anwendung von Edelsteinen weltweit auf die Matriarchate zurückzuführen ist und schlüssige Beweise vorliegen, daß es sich bei Essenzen und Elixieren um uraltes Heilwissen handelt, sind Edelsteinelixiere wahrscheinlich eine weibliche Heilmethode. Die Kenntnis von Edelsteinelixieren ist ein Teil des gechannelten Wissens, das aus Atlantis und Lemuria bezogen wird, jenen technologisch hochentwickelten Zivilisationen, die untergegangen sind.

Frauen, die mit Kristallen und Edelsteinen arbeiten,

wissen um ihre positiven Heilkräfte. Durch die Einwirkung der Steine auf die unsichtbare Aura/Energiekörper werden Blockierungen geöffnet und Un-Wohlsein auf der physischen Ebene beseitigt. Sie wirken durch das Chakrensystem und werden – gemäß der Signaturlehre – nach ihren Farben ausgewählt. Diese Theorie besagt, daß das Aussehen oder die Form eines Steins Hinweise auf seine Verwendbarkeit gibt. So werden beispielsweise rote Steine zur Behandlung des roten Wurzel-Chakras eingesetzt, und sie heilen entsprechend der »Gleiches heilt Gleiches«-Theorie auch Zustände wie Fieber und Blutkrankheiten. (Einige Frauen ziehen bei Fieber die auf dem Farbenspektrum genau gegenüberliegenden/ komplementären Farben wie Grün oder Blau vor, um es zu kühlen.) Nach der Signaturenlehre dient auch Hämatit zur Blutstillung, da beim Schleifen des Steins ein tiefrotes Pulver entsteht; wegen seiner schwarzen und roten Farbe, die das Innere und das Äußere der Gebärmutter widerspiegeln, hilft er, bei der Geburt Blutungen zu verhindern. Ein Stein von gelber Farbe, der Farbe der Sonne, stimuliert Energie und Wärme und ein grüner Stein heilt das Herz und zieht Geld an.

Edelsteine für die Chakren werden im ersten Kapitel dieses Buches und ausführlich in *The Women's Book of Healing* erörtert. Jedes gute Buch über Edelsteine enthält Informationen über den Heilwert von Steinen bei bestimmten Krankheiten, und dieser Abschnitt konzentriert sich hauptsächlich auf ihre Anwendbarkeit als Elixiere. Die Farbe des Edelsteins, die der des Chakras entspricht, mit dem er am besten harmoniert, ist ausschlaggebend für seine Anwendungsbereiche. Nachdem du die Farbe bestimmt hast, informiere dich über Definitionen und Heilanwendungen der einzelnen Steine. Wenn du dich für einen Stein entschieden hast und er zur Verfügung steht, kannst du ein Edelsteinelixier herstellen. Der Prozeß wird weiter unten beschrieben. Der Heilwert des Steins ändert sich nicht, wenn er als Elixier angewendet wird, ganz im Gegenteil werden Edelsteineigenschaften durch den Prozeß der Potenzierung noch verstärkt. Da der Stein bei der Herstellung eines Elixiers nicht zerstört wird, kann er wiederholt verwendet werden.

In seinem Buch *Heilung durch die Schwingung der Edelsteinelixiere*[8] zählt Gurudas die zur Zubereitung von Edelsteinelixieren notwendigen Materialien auf: eine Glasschale, ein Glastrichter, destilliertes Wasser, Glasflaschen mit Pipette, Etikette zum Beschriften der Flaschen und der Edelstein. Die Schale sollte glatt und ohne Verzierungen sein, damit das Elixier nicht durch deren Schwingungsmuster beeinflußt wird. Sie sollte etwa 350 ml Wasser aufnehmen können. Auch die Trichter und Flaschen einschließlich der Pipetten sind aus Glas, da Plastik (ein petrochemischer Stoff) das Elixier verunreinigt. Diese Gegenstände (die neu sein sollten) werden vor der ersten Verwendung in heißem Wasser in einem Emaille-, Glas-, Kupfer- oder Edelsteingefäß (auf keinen Fall Aluminiumtöpfe) zehn Minuten lang sterilisiert. Es wird nur destilliertes Wasser genommen, da die im Quellwasser enthaltenen Mineralien und die giftigen Chemikalien im Leitungswasser die Wirksamkeit von Elixieren schwächen können. Darin liegt ein Unterschied zur Herstellung von Blütenheilmitteln, für die Quellwasser benötigt wird.

Aus praktischen Gründen sind kleine Edelsteinstücke besser geeignet als große, und sie sollten nicht geschnitten und nicht poliert sein. Verwende einen Stein von höchstmöglicher Qualität und ohne Einschlüsse von anderen Mineralien. Ein Mineral, das sich auf einem

Grundgestein befindet (mit dem Grundgestein verbunden kommt das Mineral am Fundort vor) ist von Vorteil. Das Elixier wird verstärkt, wenn der Stein aus einem bestimmten Herkunftsland kommt, das für Qualitätssteine dieser Art bekannt ist, wie Mondsteine aus Indien oder Chysokoll aus Peru. Vor der Zubereitung des Elixiers wird der Stein in Meersalz oder auf andere Weise gereinigt. Die Wirkung einiger Steine kann verstärkt werden, wenn sie vor der Zubereitung des Elixiers eine Zeitlang dem Licht von Sonne oder Vollmond ausgesetzt werden. Steine, die auf Mondlicht ansprechen, sind Mondstein, Perle, klarer Quarz und andere klare, undurchsichtige, weiße, indigoblaue und violette Edelsteine. Steine wie Diamant, Smaragd, Feuerachat, Magnetstein, Malachit, Peridot, Rubin, Saphir und Turmalin ziehen das Sonnenlicht vor. Steine mit den »heißeren« Farben reagieren auf Sonnenenergien und Steine mit den »kühleren« Farben auf Mondenergien. Amethyst und Rosenquarz sollten jedoch nicht ins Licht von Sonne oder Mond gelegt werden, da sie dadurch ihre Farbe verlieren.

Der gereinigte und durch Sonne oder Mond gestärkte Edelstein wird in die Mitte der sterilisierten Glasschale gelegt. Auch ein Kreis aus klaren Quarzkristallen um die Schale herum wirkt verstärkend auf das Elixier. Versichere dich, daß von dem Salz nichts am Stein zurückgeblieben ist, bevor du ihn in die Schale legst. Gib das destillierte Wasser in die Schale. Der Stein muß zwei Stunden lang im Wasser liegen. Stell die Schale in die Sonne, aber nur auf natürlichen Boden, auf keinen Fall auf Beton. Als beste Jahreszeit für die Herstellung von Elixieren gilt der Frühling, vorzugsweise an sonnigen Tagen mit wolkenlosem Himmel. Die Schale kann mit einer Glasscheibe ohne Verzierungen zugedeckt werden, aber am besten bleibt sie unbedeckt. Wenn etwas auf die Wasseroberfläche gekommen ist, entferne es hinterher mit einem Quarzkristall oder deinen Händen, die du zuvor gereinigt hast. Gieße die Flüssigkeit in Glasflaschen und entferne den Edelstein. Wenn du mehrere Edelsteinelixiere gleichzeitig zubereitest, halte deine Hände kurz unter Wasser, bevor du einen Stein ins Wasser legst oder die nächste Flasche abfüllst, damit sich ihre Schwingungen nicht vermischen.

Während der Zubereitung des Elixiers solltest du dich in einem positiven Geisteszustand, vorzugsweise in einem meditativen, befinden. Auch deine Schwingungen können die Elixiere verunreinigen. Um das Elixier von deinen Emotionen oder jeglichen Schwingungen, die der Edelstein aufgenommen hat, zu reinigen, stell die abgefüllten Flaschen eine halbe bis zu zwei Stunden unter eine Kupferpyramide. Dadurch wird gleichzeitig die Wirksamkeit des Elixiers verstärkt. Die reine Sonnenstrahlung auf die gereinigten Steine und das fast sterile Wasser ist der entscheidende Faktor im Prozeß der Potenzierung. Auch Mondlicht, besonders bei Vollmond, ist für Edelsteine, die eine spezielle Verbindung zum Mond haben, geeignet. Diese potenzierte Flüssigkeit wird als Urtinktur bezeichnet.

Edelsteinelixiere können auch mit Brandy anstatt mit destilliertem Wasser hergestellt werden, aber anders als bei Blütenheilmitteln und Homöopathika wird Wasser bevorzugt. Sie können auch homöopathisch zubereitet werden. Dazu wird der Stein in Alkohol (Wodka oder Brandy) gelegt und ein Tropfen der auf diese Weise gewonnenen Uressenz mit neun beziehungsweise neunundneunzig Tropfen Alkohol vermischt und geschüttelt (die Mischung sollte 15–20 Mal heftig geschüttelt werden). Auf diese Weise erhält frau eine einfache Zehnerpotenz (»1x«) oder eine einfache Hunderterpotenz

(»1c«). Der Vorgang wird bis zur gewünschten Potenz wiederholt. Nach einer anderen Zubereitungsmethode wird der Edelstein in einer Glasflasche mit destilliertem Wasser gekocht, vorzugsweise bei Sonnenaufgang, in der Mittagszeit oder in einer Vollmondnacht, Heilmittel, die beim Hexensabbat zubereitet werden, sind noch machtvoller. Erhitzte Elixiere sollten zur weiteren Verstärkung unter eine Pyramide gelegt werden. Von allen Zubereitungsmöglichkeiten gilt die Sonnenmethode als die beste.

Bei einem homöopathisch zubereiteten Elixier werden Tropfen der verdünnten und geschüttelten Mischung auf Milchzuckerkügelchen oder -tabletten geträufelt, die zur Einnahme direkt unter die Zunge gelegt werden. Soll das Elixier als Flüssigkeit (nach der Sonnenmethode oder homöopathisch zubereitet) eingenommen werden, kann eine Einnahmeflasche vorbereitet werden. Dazu werden sieben Tropfen der Uressenz mit reinem Wasser in einer Flasche vermischt. Wie bei Blütenessenzen kann die Uressenz aber auch unverdünnt eingenommen werden. Verwende die Einnahmeflasche so, wie es bei den Blütenessenzen beschrieben wird. Gib die Tropfen des Elixiers (drei, fünf oder sieben sind magische Zahlen) etwa viermal täglich unter die Zunge, nach dem Aufwachen, vorm Schlafengehen, um die Mittagszeit und nachmittags, aber nicht während der Mahlzeiten. Bei akuten Beschwerden kann die Häufigkeit der Dosierung erhöht werden. In der Regel wird ein Elixier etwa einen Monat lang eingenommen, bevor seine Wirkung beurteilt werden kann. Es ist selten positiv, dasselbe Elixier ein Jahr oder länger einzunehmen. Das oben beschriebene Verfahren gilt für die Zubereitung von Blütenessenzen und Edelsteinelixiere. Die mit der Sonnenmethode hergestellten Edelsteinelixiere können auch homöopathisch potenziert werden. Bei homöopathischen Edelsteinpräparaten wird der Stein zermahlen, während er bei der Sonnenmethode, die überdies wirksamer ist, intakt bleibt. Wie bei anderen homöopathischen Heilmitteln handelt es sich nicht um physische Eigenschaften, sondern um eine ätherische Prägung, die zu Heilzwecken genutzt wird.

Da Edelsteinelixiere Schwingungspräparate sind, sind sie sehr anfällig für umweltverschmutzende Substanzen und müssen daher sorgfältig gelagert werden.[9] Leg sie unter eine Pyramide oder umgib sie mit Kristallen, um ihre Energien zu schützen. Wie bei homöopathischen Heilmitteln beeinträchtigen Gerüche wie Kampfer, Pfefferminze und Koffein ihre Wirkung. Sie sollten niemals in der Küche aufbewahrt werden. Wie Blütenessenzen und Kräutertinkturen dürfen Edelsteinelixiere nie in der Sonne liegen. Frau bewahrt sie am besten in braunen oder blauen Glasflaschen (blau ist optimal) an einem dunklen Ort auf. Die Flaschen sollten einander nicht berühren und auf keinen Fall in Plastikbeuteln aufbewahrt werden. Zur Reinigung und Verstärkung werden die Flaschen in regelmäßigen Abständen mit Meersalz, Wasser und einem Tuch aus Leinen oder Baumwolle abgewaschen und/oder unter eine Pyramide oder in einen Kreis aus klaren Quarzkristallen gestellt. Auch homöopathische Heilmittel und Blütenessenzen werden positiv beeinflußt, wenn sie ab und zu vierundzwanzig Stunden lang unter eine Pyramide gelegt werden. Wenn die Heilmittel einander am Lagerungsort berühren, können ihre Schwingungen getrennt und gereinigt werden, indem sie eine Zeitlang unter eine Pyramide gestellt werden.

Jeder Edelstein eignet sich zur Zubereitung eines Elixiers, sofern ein naturbelassenes Mineralstück zur Verfügung steht. Wähle die Steine entsprechend ihrer Heilanwendungen auf bestimmte Beschwerden aus, indem du zunächst die passende Chakra-Farbe findest und dich dann an den Fähigkeiten des einzelnen Steins orientierst. In der Tabelle im ersten Kapitel werden die Chakren den entsprechenden Edelsteinfarben und verschiedenen Anwendungszwecken zugeordnet. In *The Women's Book of Healing* werden eine Reihe von Edelsteinen und ihre Anwendungsmöglichkeiten beschrieben. Diese Informationen erleichtern die Wahl des richtigen Edelsteins. Einige Edelsteine, die in *The Women's Book of Healing* nicht erwähnt sind, werden hier mit ihren Heilanzeigen vorgestellt.

Der mit dem Wurzelzentrum korrespondierende *Hämatit* erregt immer mehr Aufmerksamkeit, und viele Frauen, die ihn in meinen Workshops sehen, sind von diesem metallisch glänzenden, schwarzen Stein gefesselt. Seine Energie wirkt streßauflösend und stark erdend. Beim Schleifen entsteht ein tiefrotes Pulver, weswegen der Stein zur Stillung und Verhütung von Blutungen eingesetzt wird. Da er außen schwarz und innen rot ist, steht er für die äußere und innere Gebärmutter und findet Anwendung bei der Geburt. Hämatit verschafft Erleichterung bei Sorgen, wirkt dem inneren Aufruhr entgegen, einem Zustand, der dem der Blütenessenz White Chestnut gleichkommt, und verringert starke Regelblutungen. Als Stein und Elixier stärkt er geistige Leistungsfähigkeit und originelles Denken und ist ein fiebersenkendes Mittel.[10]

**Elestial-Kristalle** sind eine Quarzform mit interessanten und einzigartigen natürlich gewachsenen Facetten. Sie sehen oft versengt aus und nehmen Rauchfarbe an. Sie sind für das Wurzel- und das Scheitel-Chakra bestimmt, und da sie selten sind, recht teuer, aber für die Heilung höchst machtvoll. Beim Steinauflegen dienen sie dazu, blockierte Chakren zu öffnen und das Bewußtsein zu schärfen. Als Elixier helfen sie, sich auf der irdischen Ebene besser zu erden, und aktivieren die spirituellen Ebenen des Scheitel-Chakras und des Dritten Auges. Sie neutralisieren unkonzentrierte und verwirrte Gedankenformen, stabilisieren Gehirnwellenfrequenzen und verbinden uns mit der Quelle des universalen Wissens im Inneren. Sie führen uns tief ins Innere zu den Ursachen emotionaler Probleme und helfen bei der Transformation. Elestial-Kristalle sind außerdem hilfreiche Tröster für Frauen, die im Sterben liegen, denn sie helfen, die Angst vor dem Sterben aufzugeben.[11]

Zu den roten/orangen Edelsteinen als Elixiere zählen roter Quarz und roter Phantomquarz. **Roter Phantomquarz** ist ein klarer Quarzkristall mit einem faserigen, rötlichen Einschluß in sich, der die Kristallform widerspiegelt. Der Stein, dessen Enden normalerweise nur etwa zweieinhalb Zentimeter groß sind, ist immer leichter ausfindig zu machen. Beim Steinauflegen oder als Edelsteinelixier hilft dieser merkwürdig aussehende Kristall, Zorn, der im Inneren zurückgehalten wird, freizulassen, besonders dann, wenn Zorn und Frustrationen derart verinnerlicht sind, daß physisches Un-Wohlsein wie Arthritis die Folge ist. Rote/orange Edelsteine werden bei Krankheiten, die mit dem Wurzel- und Unterleibs-Chakra zusammenhängen und oft ineinander übergreifen, eingesetzt.

**Roter Quarz** ist eine kristalline, undurchsichtige Quarzform von ziegelroter Farbe. Er aktiviert das Unterleibs-Chakra und stimuliert Energie. Anwendungsbereiche sind AIDS, Erkrankungen und Zysten der Gebärmutter, Eierstöcke sowie Eileiter, Unfruchtbarkeit, Endometriose, Arthritis, Asthma und Allergien. Er führt die Menstruation herbei, verstärkt den Monatsfluß und fördert Wärme und Hitze. Bei einigen Frauen mit Menstruationsproblemen hat er sich als hilfreich erwiesen. Roter Quarz ist selten, aber inzwischen immer leichter zu finden. Ein kleiner Kristall ist für Elixiere sehr wirkungsvoll.

Für das Solarplexus-Zentrum ist der **Sonnenstein** geeignet, ein durchsichtiger, goldfarbener Edelstein, der in Oregon zu finden ist. Seine wunderbar reinigende und adstringierende Wirkung erinnert an Zitronen. Sonnenstein eignet sich als Elixier für Frauen mit chronischen Halsschmerzen oder Mandelentzündungen und für Sportlerinnen mit Meniskusproblemen. Er steigert die Vitalität und hilft bei Spannung und Druck, insbesondere Druck in der Magengrube, Rheumatismus, müden Füßen und Wirbelsäulenproblemen. Er wirkt positiv auf die Stimmungslage ein und verscheucht Angst.[12]

**Goldcalcit** ist eine andere, sehr sanfte Solarplexus-Energie. Er regt die Frequenzen der höheren geistigen Fähigkeiten an und bringt sie so zu schöpferischem Ausdruck, eine nützliche Energie für Studenten, Autoren und Lehrer. Calcit erhöht die Fähigkeit zur Astralprojektion und fürdert die Fähigkeit, sich an solche Reisen zu erinnern. Nieren, Milz und Bauchspeicheldrüse werden angeregt und ausgeglichen. Toxine werden effektiver aus dem Körper entfernt. Yin- und Yang-Eigenschaften werden ausgeglichen. Wie Sonnenstein löst Calcit Ängste auf und verbessert die Gemütslage.[13] Er ist energetisierend, aber behutsamer als viele andere Steine für den Solarplexus.

Dem Herzzentrum werden grüne Edelsteine wie Chrysopras und Dioptas und rosafarbene wie Kunzit zugeordnet. **Kunzit** ist ein attraktiver kristalliner Stein von rosa bis blauvioletter Farbe, der dem Turmalin ähnelt. Er zählt zu den sanftesten und positivsten Energien, die ich kenne. Er wird bei Störungen des kardiovaskulären Systems und Beschwerden der Augen, Nieren und im Lendenwirbelbereich genutzt. Der Stein enthält Lithium, das bei der Behandlung manisch-depressiver Krankheit eine wichtige Rolle spielt. Ferner wird Kunzit bei Krankheiten wie Alkoholismus, Magersucht, Arthritis, Epilepsie, Kopfschmerzen, Menière-Krankheit, Schilddrüsenproblemen, Phobien, Gedächtnisschwäche, Kolitis und geistigen Krankheiten, besonders Schizophrenie, eingesetzt. Aplastische Anämie wird gelindert. Der Stein wirkt emotional regenerierend und hilft, das Selbstvertrauen zu steigern und Emotionen und Stimmungen zu stabilisieren. Bei Streß und Kummer ist er ein beruhigender Freund.[14]

**Chrysopran** ist ein apfelgrüner Edelstein für das Herzzentrum, der auf emotionaler und physischer Ebene für ein Gleichgewicht sorgt. Dieser Stein, der zweifellos mit dem Tierkreiszeichen Krebs in Verbindung steht, hat eine fließende Energie, die einer Frau hilft, beide Seiten eines Problemes zu erkennen und fließend mit Veränderungen umzugehen. Er fördert die Fähigkeiten des Vorstellungsvermögens auf allen Ebenen, einschließlich der künstlerischen. Auf physischer Ebene lindert er Augenleiden und Gicht und befreit von Hysterie. Depressionen werden positiv beeinflußt, und er ist besonders wirkungsvoll bei allen Formen der weiblichen Unfruchtbarkeit.[15] Von diesem interessanten und schönen Stein sollten Frauen mehr Notiz nehmen.

Ein weiterer grüner Herz-Chakra-Stein ist der **Dioptas** von metallischer dunkelgrüner Farbe. Seine Energie fördert Wohlstand, Nahrung und Wohlbefinden, und er hilft, Armut auf körperlicher, geistiger oder spiritueller Ebene zu beseitigen. Auf physischer Ebene wird der Dioptas bei Kopfschmerzen, Migräne, Schmerzen nach operativen Eingriffen und allen anderen Arten von Schmerz eingesetzt. Er hilft bei hohem Blutdruck und streßbedingten Beschwerden und schärft das Bewußtsein für die Ursachen von Un-Wohlsein.[16]

Edelsteine für das Kehlkopfzentrum sind hellblau, und einige blaugrüne Steine stellen eine Verbindung zwischen Herz und Kehlkopf her. Sobald Konflikte des Herzzentrums gelöst wurden, werden sie über das Kehlkopf-Chakra freigelassen; Probleme, die mit dem einen Chakra zusammenhängen, sind oft mit denen des anderen verknüpft. **Chrysokoll** ist seit langem mein Lieblingsstein, und besonders die weiche Form (nicht Gem silica) eignet sich als Edelsteinelixier. Sämtliche Störungen des kardiovaskulären Systems werden von dieser Energie positiv beeinflußt – Bluthochdruck, Migräne, Lungenprobleme, Lethargie und Streß. Der Stein ist ein Gedankenverstärker, wirkt auf den Körper und die Kreativität wie ein Stimulans, ist ein Erwecker und Ausgleich des Herz- und Kehlkopfzentrums. Ängste, Schuldgefühle, nervöse Spannungen, Geschwüre, Verdauungsstörungen, Hypoglykämie, Asthma, Verkalkung und Arthritis werden gelindert. Er verbessert die Stimmung und hilft vielen Frauen mit Menstruationsproblemen. Besonders bei Musikern und Schriftstellern ist der leuchtende, blaugrüne Edelstein beliebt. Diese allesheilende Edelsteinenergie repräsentiert weibliche/lunare Eigenschaften.[17]

Eine Frau bat mich, **Amazonit** in dieses Kapitel aufzunehmen und auf seine Wichtigkeit bei Alkoholproblemen hinzuweisen. Einige Frauen, die ich kenne, benutzen ihn erfolgreich bei diesem Problem. Seine Energie beruhigt das ganze Nervensystem und bringt Solarplexus, Herz und Kehlkopf in ein Gleichgewicht. Der Stein unterstützt die Verwertung von Calcium, hilft bei Osteoporose, Zahnverfall, Muskelkrämpfen und -zucken. Er ist hilfreich, wo immer ein Muskelrelaxans benötigt wird, einschließlich Epilepsie. Amazonit ist ein heller, blaugrüner Edelstein, der alle Chakren beruhigt und ausgleicht.[18]

In der Literatur werden blauer Topas und Zölestin gar nicht oder nur kurz erwähnt, aber Frauen in meinen Workshops und auch ich fühlen uns zu diesen hellblauen Steinen stark hingezogen. **Zölestin** ist ein zartblaues, kristallines Mineral, manchmal mit winzigen Kristallen auf allen Seiten. Der Stein spiegelt Frieden und eine überaus klare, sehr sanfte und positive Reinheit wider. Er übermittelt eine Stille im Inneren und das Gefühl, so klar und rein wie ein Gebirgsfluß zu sein, wenn frau ihn in der Hand hält. Gelassenheit, Frieden und ein fließendes Gefühl stellen sich ein. Probiere diesen Edelstein als Elixier aus, um den Geist zu beruhigen, störende Gedanken und Streß zu lindern, verwende ihn bei der Meditation und medialer Heilarbeit, bei Kopfschmerzen und Migräne, Starrheit wird gelockert, so daß frau sich mit Leichtigkeit auf den Fluß des Lebens einlassen kann. Er entspannt auf mentaler, emotionaler und spiritueller Ebene und hat eine stimmungsverbessernde Wirkung. Seine Farbe weist auf Spiritualität und Kreativität hin.

**Blauer Topas** ist ein durchscheinender, hellblauer Stein, dessen Gehalt an Blau in seinem Inneren variiert und in dem manchmal Regenbogen sind. Je höher sein Gehalt an Blau, um so machtvoller ist er. Ich trage einen blauen Topas, um Ärger loszulassen, und manchmal bringt er mehr Wut an die Oberfläche, als angenehm ist. Dieser Stein ist hilfrreich bei Migräne und streßbedingten Kopfschmerzen, bei Halsschmerzen, die auftreten, weil das, was gesagt werden sollte, für sich behalten wurde. Indem eine Frau den Hals verschließt, hindert sie sich selbst daran, Dinge zu äußeren, die für sie gefährlich sein können, aber wenn Gefühle und Wut geschluckt werden, entwickelt sich Un-Wohlsein. Verwende ein Elixier aus blauem Topas, um ein blockiertes Kehlkopf-Chakra zu lösen und dich gefahrlos von der Wut zu befreien.

Als Edelsteinelixiere für das Stirn-Chakra sind Kyanit, Azurit und Iolith geeignet. **Kyanit** ist ein heller, silbrigblauer, fast metallischer Edelstein mit längs verlaufenden Fasern. Obwohl er an diesen Fasern Sprünge und Splitter aufweist, ist er überraschend robust. Seit über einem Jahr trage ich ein Stück Kyanit in meinen arg zerbeulten Taschen. Er wurde kaum beschädigt. Kyanit kommt in Montana vor und ist ziemlich preiswert. Viele Frauen fühlen sich zu diesem Stein hingezogen. Er gleicht alle Chakren behutsam aus, und seine beruhigende Wirkung hilft, Wut und Enttäuschungen loszulassen. Er eignet sich zur Meditation und hilft bei Schlaflosigkeit, Kopfschmerzen und Migräne, und seine feminine/lunare Energie öffnet das Dritte Auge.[19] Wegen seiner hellen Farbe ordnen einige Kritallheilerinnen den Stein dem Kehlkopf-Chakra zu, für das er auch Anwendungsmöglichkeiten hat. Aber meiner Meinung nach ist er ein Stein für das Dritte Auge, weil seine Fähigkeiten für die meditative und mediale/hellseherische Arbeit nützlich sind. Frau sollte intensiver mit ihm arbeiten.

**Azurit** ist von tief dunkelblauer Farbe, der Farbe, die am häufigsten mit dem Stirn-Chakra assoziiert wird, und hat adstringierende, durchdringende Eigenschaften. Er löst negative Gedanken auf, ist ein machtvoller medialer Erwecker und besitzt eine Energie, die es ermöglicht, tief ins Innere zu sehen (sei es, daß du zufrieden mit dem bist, was du siehst, oder es ändern mußt). Diese

Edelsteinenergie verstärkt Kreativität, mediale Fähigkeiten und Heilfähigkeiten, Weiblichkeit und Bewußtsein. Benutze ihn in der Meditation, in der Heilarbeit und zur Reinigung des Äther- und Mentalkörpers. Auf physischer Ebene findet er Anwendung bei Knochenerkrankungen wie Arthritis, Entzündungen des Hautgewebes, Wirbelsäulenverkrümmungen, mangelhafter Tätigkeit der Schilddrüse, Störungen des Lymphgefäßsystems und multipler Sklerose. Als Elixier verbessert er die Assimilation von Zink und anderen Mineralien.[20]

**Iolith** ist ein violetter/indigoblauer Edelstein, der sehr positiv ist für die Frauen, die sich zu ihm hingezogen fühlen. Dieser wunderschöne durchscheinende bis undurchsichtige Stein ist ein Erwecker des Dritten Auges und gleicht das Scheitel-Chakra aus. Seine Energie verbindet die beiden Zentren miteinander. Als Stein und Elixier ist er nützlich für Frauen, die das Channeln lernen, und für die, die zum ersten Mal Zugang zur Spiritualität/zum Göttin-Bewußtsein gefunden haben. Er stellt eine Verbindung zur Inneren Göttin her und ist eine Hilfe für diejenigen, die sich gerade medial öffnen und sich vor diesem Prozeß fürchten. Der Stein stabilisiert auf behutsame Weise und schärft das Bewußtsein. Er sollte von Frauen stärker beachtet und intensiver erforscht werden.

**Phantomquarz** ist eine gräuliche, undurchsichtige Form des Quarzkristalls und nicht besonders attraktiv, wenn er poliert ist. In seinem Inneren scheinen sich Bilder zu bewegen. (Es handelt sich hierbei nicht um Quarzphantome, Kristalle mit den Bildern von anderen Kristallen in sich.) Der Stein ist höchst wertvoll für Frauen in der Past-Life-Therapie, die in Probleme eintauchen, die einer Bearbeitung und Lösung bedürfen. Als ich eines Abends einen Phantomquarz mit ins Bett nahm, begann vor meinem inneren Auge ein Film über Ereignisse abzulaufen, der sich immer weiter zurück in die Vergangenheit bewegte. Wie andere undurchsichtige/weiße Steine, die als Verbindung zwischen Stirn und Scheitel dienen, ruft er Bilder von Dingen hervor, die angeschaut werden sollten, was ich jedoch vermied. Auch Aragonit hat diese Eigenschaft, zur Lösung von Problemen zu zwingen. Eine Frau, die Phantomquarz in der Past-Life-Therapie verwendete, war davon begeistert. Er läßt scharfe und klare Bilder entstehen, die hinsichtlich Raum und Zeit höchst genau sind. Nimm dieses Elixier in kleiner Dosis ein, denn weiße Edelsteine für das Dritte Auge/Scheitelzentrum können eine übermäßig starke Wirkung haben.

Zu den Edelsteinen und Elixieren für das Scheitelzentrum gehört der **Sugulith** (auch als Luvulith oder Royal Azel bekannt), ein relativ neuer Stein, der vor nicht allzu langer Zeit in der südafrikanischen Wüste Kalahari wiederentdeckt wurde. Er ist von rötlich-violetter Farbe, und manchmal verlaufen schwarze Linien in seinem Inneren. Seine Energie hilft, das Wurzel-Chakra mit dem Scheitelzentrum zu verbinden. Katrina Raphaell zufolge hat er die Eigenschaft eines Druckventils, das Druck und Streß zu lösen vermag, und dient somit zur Vorbeugung von Krebs. Seine beschützende Energie hilft Frauen, ihre Spiritualität in ihr Alltagsleben zu integrieren. Der Edelstein als Stück oder Elixier eignet sich besonders für sehr sensible, idealistische Frauen, die von negativen Schwingungen und Einflüssen auf diesem Planeten überwältigt werden.[21] Er hilft, das Gleichgewicht in den beiden Gehirnhälften wiederherzustellen, so daß Legasthenie, Epilepsie, motorische Koordinationsschwierigkeiten, Sehprobleme und alle Fehlfunktionen der motorischen Nervenreaktionen gelindert werden.

Sugulith öffnet und balanciert das Scheitelzentrum und das Dritte Auge und unterstützt das spirituelle Wachstum.[22] Ich fühle mich sehr zentriert, wenn ich diesen Edelstein trage, aber sein hoher Preis ist unangemessen. Er kommt zumeist aus Südafrika. Zwar wird er auch in Japan gefunden, aber alle Stücke, die ich gesehen habe, stammten aus Afrika.

Ein weiterer violetter Edelstein für das Scheitel-Chakra ist **Lepidolith,** der viele Ähnlichkeiten mit dem Kunzit aufweist, auch wenn Kunzit stärker auf das Herz konzentriert ist. Er ist ein schillernder, bröckeliger, weicher Stein mit metallischen Einschlüssen. Oft enthält er Einschlüsse von Rubellit (rosa Turmalin), der den Stein mit dem Herzen verbindet. Lepidolith hat einen hohen Gehalt an Lithium, wirkt beruhigend auf das Nervensystem und beeinflußt alle Erkrankungen positiv, bei denen auch Kunzit hilfreich ist. Im Vergleich zum Kunzit ist Lepidolith stärker auf die Spiritualität/das Scheitel-Chakra ausgerichtet. Die Energie wirkt beruhigend und stabilisierend auf Geist, Emotionen und das zentrale Nervensystem. Er unterstützt die Verdauung und die Calciumabsorption im Körper. Ein Elixier mit dieser Energie reduziert Streß und löst Depressionen auf. Er stellt eine Verbindung her zwischen dem Kreislauf von Geburt und Sterben, indem er Kindern beim Übergang ins Leben und Älteren beim Übergang aus dem Leben hilft.[23] Zusammen mit Glimmer auf einem silberglänzenden, purpurroten Tuch habe ich ihn in der Meditationsarbeit als schön und höchst wirkungsvoll erlebt.

Edelsteinelixiere für den Transpersonalen Punkt sind klarer Quarzkristall und Herkimer-Diamanten. **Herkimer-Diamanten** gleichen den physischen Körper mit dem Spiritualkörper aus. Sie sind hilfreich zur Behandlung von mentalem und emotionalem Ungleichgewicht, bewirken Harmonie zwischen zwei Frauen und verstärken die Meditation. Als Elixier lindert und löst der Stein Streß und Spannungen und entgiftet den Körper.[24]

**Klarer Quarzkristall** als Elixier beseitigt negative Gedankenformen und -muster, erhöht die Spiritualität, die Bewußtheit und mediale Begabungen, gibt der Meditation einen Brennpunkt und fördert alle Formen der Heilung. Klarer Kristall ist ein Ausgleicher und Verstärker für alle Energien und wird positiv mit allen anderen Edelsteinelixieren und Edelsteinen angewendet. Er gleicht den physischen, Emotional-, Mental- und Spiritualkörper aus, indem er ihre Funktionen unterstützt. Der Stein ist der Ausdruck von Yin-/weiblicher/Göttin-Energie und lindert alle Krankheitszustände.[25] Jede Frau, die mit klarem Kristall arbeitet, weiß ihn zu unzähligen Heilzwecken anzuwenden. Denk daran, den Stein vor der Zubereitung eines Elixiers gründlich zu reinigen.

Frauen, die Edelsteine und Kristalle für das Steinauflegen oder andere Heilformen verwenden, werden ihre Fähigkeiten als Edelsteinelixiere zu schätzen wissen. Wie die Blütenessenzen rufen Edelsteinelixiere nach längerer Einnahme positive Veränderungen in der weiblichen Aura hervor. Diese Veränderungen treten sanft und manchmal unmerklich ein, aber sie treten ein. Immer mehr Frauen arbeiten mit diesen Elixieren. An dieser Stelle möchte ich jedoch vor Edelsteinelixieren warnen, die zu hohen Preisen auf dem Markt erhältlich sind. Edelsteinelixiere können mit einem Minimum an Kosten und Ausrüstung selbst hergestellt werden, und es ist weder notwendig noch empfehlenswert, dreißig Dollar für eine Flache »magische Kristallessenz« auszugeben. Weiterhin möchte ich darauf hinweisen, daß für die Zubereitung von Edelsteinelixieren eine Pyramide verwendet werden kann. Auch Pyramiden, die wichtige Hilfsmittel zur Reinigung von Steinen und Altargegenständen und zur Aufbewahrung und Entgiftung sind, können aus Materialien von Pappe bis Kupferrohrstücken selbst hergestellt werden. Eine Freundin von mir schläft unter einer fast zwei Meter hohen Pyramide, und sie findet es wundervoll; es beruhigt, gleicht aus und heilt. Es ist ein weiteres neues Hilfsmittel für Frauen, wahrscheinlich aus Atlantis, und es ist wert, gründlicher erforscht zu werden.

## *Anmerkungen*

1. Malcolm Hulke, Ed.: *The Encyclopedia of Alternative Medicine and Self-Help*, (New York, Schocken Books, 1979), S. 77.
2. Mechthild Scheffer: *Bach Flower Therapy, Theory and Practice*, (Rochester, VT, Thorson's Publishing Group, 1986), S. 18. (Dt. *Bach-Blütentherapie. Theorie und Praxis*, München, [Hugendubel], 1991.)
3. *Ebd.*, S. 207.
4. *Ebd.*, S. 212–214.
5. Edward Bach: *The Twelve Healers and Other Remedies*, in *The Bach Flower Remedies*, (New Canaan, CT, Keats Publishing, 1977), S. 90. (Dt. *Blumen, die durch die Seele heilen*, München, [Hugendubel], 1986.) Die Erklärungen der Blütenheilmittel stammen aus dieser Quelle sowie aus: Mechthild Scheffer: *Bach Flower Therapy* (Dr. *Bach-Blütentherapie*) und Bach Center USA, *The Bach Flower Remedies*.
6. Mechthild Scheffer: *Bach Flower Therapy*, S. 204. (Dt. *Bach-Blütentherapie*.)
7. *Ebd.*, S. 205.
8. Der Zubereitungsprozeß wird in Gurudas: *Gem Elixirs and Vibrational Healing*, Vol. I, (Boulder, CO, Cassandra Press, 1985), S. 23–27, beschrieben. (Dt. *Heilung durch die*

*Schwingung der Edelsteinelixiere*, Bd. 1, Neuhausen [Urania], 1989.)
9. *Ebd.*, S. 29–30.
10. Roger Calverley: *The Language of Crystals*, (Toronto, Radionics Research Asscoication, 1986), S. 98. Auch wenn das Buch überteuert ist, lohnt sich seine Anschaffung.
11. Katrina Raphaell: *Crystal Healing*, (New York, Aurora Press, 1987), S. 131–133. (Dt. *Heilen mit Kristallen*, München, [Knaur], 1988.) Katrina Raphaells Bücher sind sehr empfehlenswert.
12. Roger Calverley: *The Language of Crystals*, S. 132.
13. Katrina Raphaell: *Crystal Healing*, S. 192 (Dt. *Heilen mit Kristallen*), und Gurudas: *Gem Elixirs and Vibrational Healing*, S. 88 (Dt. *Heilung durch die Schwingung der Edelsteinelixiere*).
14. Gurudas: *Gem Elixirs and Vibrational Healing*, S. 121. (Dt. *Heilung durch die Schwingung der Edelsteinelixiere*.)
15. *Ebd.*, S. 91, und Roger Calverley: *The Language of Crystals*, S. 84.
16. Roger Calverley: *The Language of Crystals*, S. 86.
17. *Ebd.*, S. 82, und Gurudas: *Gem Elixirs and Vibrational Healing*, S. 90–91 (Dt. *Heilung durch die Schwingung der Edelsteinelixiere*).
18. Roger Calverley: *The Language of Crystals*, S. 68.
19. *Ebd.*, S. 104.
20. Gurudas: *Gem Elixirs and Vibrational Healing*, S. 82. (Dt. *Heilung durch die Schwingung der Edelsteinelixiere*.)
21. Katrina Raphaell: *Crystal Enlightenment*, (New York, Aurora Press, 1985), S. 121–123. (Dt. *Wissende Kristalle*, Interlaken, [Ansata], 1986).
22. Gurudas: *Gem Elixirs and Vibrational Healing*, S. 151. (Dt. *Heilung durch die Schwingung der Edelsteinelixiere*.)
23. Roger Calverley:*The Language of Crystals*, S. 108–110.
24. *Ebd.*, S. 44, und Gurudas: *Gem Elixirs and Vibrational Healing*, S. 114–115 (Dt. *Heilung durch die Schwingung der Edelsteinelixiere*).
25. Gurudas: *Gem Elixirs and Vibrational Healing*, S. 148–149. (Dt. *Heilung durch die Schwingung der Edelsteinelixiere*.)

## *Nachwort*

Dieses Buch versteht sich als Einführung in verschiedene Formen der weiblichen Heilkunst, von denen einige bekannt sind und andere wiederum nicht. Aber sie alle haben ihren Ursprung in der frühen weiblichen Heilkunst und wahrscheinlich in den Matriarchaten. Der Frau, die den Weg der Heilerin betritt, stehen viele Möglichkeiten offen, und sie läßt sich von ihren Interessen und ihrer Intuition leiten. Alle Formen der weiblichen Heilkunst sind positiv und haben denjenigen viel zu bieten, die sie als Selbsthilfe oder zur Heilung und als Hilfe für andere anwenden. Das moderne medizinische System wirkt sich auf Frauen oft negativ aus, und nur wenige fürsorgliche Ärztinnen sind für alternative Heilverfahren offen. Selbsthilfe, durch die ein Un-Wohlsein geheilt wird, bevor es sich zu einer Krankheit entwickelt, deren Behandlung ärztlicher Versorgung bedarf, erspart traumatische Operationen und kostspielige Medikamente, die überdies eine Krankheit oft noch verschlimmern. Ich hoffe, daß sich die Heilkunst und die Schulmedizin rechtzeitig zusammentun, damit das Beste und Wirksamste der medizinischen Technologie mit der nichtinvasiven, frauenfreundlichen und respektvollen Haltung in der weiblichen Heilkunst vereint werden kann. Bis dahin heilen wir uns so viel wie möglich selbst, indem wir uns unserer Kraft bedienen und die Macht über uns übernehmen.

An dieser Stelle ist eine Bemerkung meiner Freundin Nett Hart zutreffend.

Wir dürfen auch nicht vergessen, daß viele Krankheiten, an denen wir heute leiden, in der Zeit der Heilerinnen unbekannt waren. Eine toxische Umwelt, Strahlung, Streß, Unfälle mit Maschinen und Autos, Radio- und Kurzwellen, Lebensmittelzusätze/Chemikalien, Mißbrauch von Substanzen – all dies ruft Un-Wohlsein hervor; hinzu kommen die Technologien, mit denen es oft behandelt wird. Die individuelle Gesundheit ist keine Privatsache, sondern eine Verantwortung, die wir alle tragen müssen, um der Verschmutzung der Erde und der Zerstörung ihrer Bewohner ein Ende zu bereiten. Bis dahin werden diejenigen, die vom patriarchalen System am meisten unterdrückt werden, durch die Krankheiten, die es verursacht, und die Behandlungskosten zusätzlich benachteiligt sein.

Als Töchter aus der Linie der Heilerinnen, einer Linie, die von den Matriarchaten bis zur heutigen Zeit führt, haben wir viel zu tun.

Frauen lernen die Heilkunst durch Bücher, Workshops, Gespräche mit anderen Heilerinnen und dadurch, daß sie sich an ihre Innere Göttin wenden. Mit diesem Wissen experimentieren sie und finden heraus, was funktioniert. Mein Heilwissen habe ich mir überwiegend aus Büchern angeeignet und die Methoden an mir selbst ausprobiert, bevor ich sie anderen weiterempfohlen habe. Jede Form von Netzwerk ist hilfreich und wertvoll für die weibliche Heilkunst. In diesem Buch werden Möglichkeiten der Selbsthilfe und der Gruppenarbeit sowie heiltheoretisches Wissen vorgestellt. Das Material beruht auf Forschung und Anwendung und den Erfahrungen anderer Frauen. Ich empfehle der Frau, die davon Gebrauch machen will, zunächst ihre eigenen Beschwerden mittels der Methoden zu behandeln, die sie interessieren oder anziehen, bevor sie daran geht, anderen zu helfen. Wenn dich ein Thema besonders interessiert, lies zur weiteren Vertiefung die in der Bibliographie angegebenen Bücher. Ein einziges Kapitel kann unmöglich eine Heilmethode umfassend erklären.

Für meine Schwester, die eine Heilerin ist oder sein wird. Ich wünsche dir aus tiefstem Herzen alles Gute. Du wirst von Frauen in dieser Welt dringend gebraucht, um die Wunden des Patriarchats – Rassismus, Sexismus, Diskriminierung alter Menschen, Inzest und alle anderen »Ismen« – zu heilen. Du wirst von der Göttin Erde gebraucht, um sie zu heilen, wenn das Zeitalter der Fische/des Patriarchats endet. Ich verabschiede mich von dir mit einem Spruch aus dem chinesischen *I Ging* oder *Buch der Wandlungen:* »Beharrlichkeit ist fördernd« und wünsche dir Kraft, Licht und Klarheit, um weiterzumachen.

Wenn die spirituellen Kräfte weitergeleitet werden, können sie nicht mehr zurückkehren; und wenn sie zurückkehren, können sie nicht mehr weitergeleitet werden, und dann sind ihre fließenden Kräfte für das Universum verloren. Um ihr Schicksal zu erfüllen, sollte die Frau über die Dinge hinausgehen, die in ihrer unmittelbaren Nähe sind, und diese als unbedeutend ansehen. Frau sollte die Dinge auf den Jadetafeln bekanntmachen, welche in Schatzkammern und Lagerhäusern versteckt und verborgen gehalten wurden, um sie vom Morgengrauen bis in die Nacht hinein studieren zu können, damit die kostbare Ordnung des Universums bekanntgemacht wird.

Das chinesische *Nei Jing*, 4. Jahrhundert v. Chr.

## *Weiterführende Adressen*

Analog zur amerikanischen Ausgabe hat die Übersetzerin eine Adressenliste für Deutschland zusammengestellt, die keinen Anspruch auf Vollständigkeit erhebt.

**Frauengesundheitszentren**

Feministisches Frauengesundheitszentrum Berlin e.V.
Bamberger Straße 51
10777 Berlin
0 30/2 13 95 97

Feministisches Frauengesundheitszentrum e.V.
Hamburger Allee 45
60486 Frankfurt/Main
0 69/70 12 18

Frauengesundheitszentrum
Nymphenburger Straße 38
80335 München
0 89/1 29 11 95

**Reiki**

The American International Reiki Association,
Inc. Deutschland:
Barbara Simonsohn
Müllenhofweg 6
22607 Hamburg

Reiki-Hilfsring
c/o Hans-Jürgen Regge
Scheideholzweg 67 A
21149 Hamburg
0 40/7 02 45 73

The Radiance Technique Journal (Publikation)
POB 8156
St. Petersburg, FL 33738

**Jin Shin Do und Shiatsu**

Jin Shin Do Foundation
Jürgen Mucher, Koordinator
Charlottenstraße 6
28203 Bremen

Europäisches Shiatsu Zentrum
Marktstraße 8, Rgb.
80802 München
0 89/34 86 73

**Angewandte Kinesiologie:**

Münchener Institut für Angewandte Kinesiologie
Daiserstraße 3
81371 München
0 89/7 21 19 17

EMK
Eternal Movement Kinesiologie zur Selbstheilung
Kim da Silva
Türkenstraße 15
13349 Berlin
0 30/45 13 55

Deutsche Gesellschaft für Angewandte Kinesiologie
Zasiusstraße 67
79102 Freiburg
07 61/7 27 29

**Vitamine und Mineralstoffe aus USA**

KALAS Vertrieb
Säulenstraße 1
82008 Unterhaching
0 89/6 11 64 41

**Homöopathie**

Deutscher Zentralverband homöopathischer Ärzte
Linkenheimer Landstraße 113
76149 Karlsruhe

Homöopathie-Forum
Organisation klassisch homöopathisch arbeitender
Heilpraktiker
Grubmühler Feldstraße 14a
82131 Gauting
0 89/8 50 03 56

**Bach-Blütenkonzentrate**

Dr. Edward Bach Centre
German Office
Mechthild Scheffer
Eppendorfer Landstraße 32
20249 Hamburg
0 40/46 10 41

**Edelsteinelixiere**

Stewart Masil
Charlottenstraße 59
88045 Friedrichshafen
0 75 41/3 20 28

# Bibliographie

Margot Adair: *Working Inside Out, Tools for Change*. Berkeley, CA, Wingbow Press, 1984.

Agency France Press: »Ancient Feminist Script Found in China.« *Minnesota Star Tribune*, Sunday, May 18, 1986.

Frank Alper: *Exploring Atlantis*, Three Volumes. Phoenix, AZ, Metaphysical Society, 1982. (Dt. *Erkenntnisse aus Atlantis*. Gesamtausgabe Band I, II und III, 2. Aufl., Weilersbach, [Reichel], 1993.)

Jose Arguelles: *The Mayan Factor*, Sante Fe, NM, Bear and Co., 1987. (Dt. *Der Maya-Faktor. Geheimnisse einer außerirdischen Kultur*, München, [Goldmann], 1990.)

Suzanne Arms: *Immaculate Deception: A New Look at Women and Childbirth in America*. New York, Bantam Books, 1975.

Bach Centre USA: *The Bach Flower Remedies*. Windemere, NY, Bach Centre USA, 1983.

Edward Bach: »The Twelve Healers and Other Remedies.« In: *The Bach Flower Remedies*. New Canaan, CT, Keats Publishing, 1977. (Dt. *Blumen, die durch die Seele heilen*, 8. Aufl., München, [Hugendubel], 1986.)

Lawrence Badgley, MD: *Healing AIDS Naturally*. San Bruno CA, Human Energy Press, 1987.

Cathryn Bauer: *Acupressure for Women*. Freedom, CA, The Crossing Press, 1987.

Beijing Medical College: *Dictionary of Chinese Traditional Medicine*. Hong Kong, Commercial Press, Ltd., 1984.

Biokinesiology Institute: *Muscle Testing: Your Way to Health. Shady Cove*. OR; Biokinesiology Institute, 1982.

Margery Blackie, MD: *The Patient, Not the Cure: The Challenge of Homeopathy*. Santa Barbara, CA, Woodbridge Press, 1976.

William Boericke, MD: *The Pocket Manual of Homeopathic Materia Medica with Repertory*. New Delhi, India, B. Jain Publishers Pvt., Ltd., 1984. (Dt. *Homöopathische Mittel und ihre Wirkungen. Materia medica und Repertorium*. 4. verb. Aufl., Grundlagen und Praxis, Leer, 1991.)

Catherine Bowman: *Crystal Awareness*. St. Paul, Llewellyn Publications, 1988.

Roger Calverley: *The Language of Crystals*. Toronto, Canada, radionics Research Associates, 1986.

Mildred Carter: *Body Reflexology*. W. Nyack, NY, Parker Publishing Co., 1983.

Mildred Carter: *Hand Reflexology: Key To Perfect Health*. W. Nyack, NY, Parker Publishing Co., 1975.

Mildred Carter: *Helping Yourself with Foot Reflexology*. W. Nyack, NY. Parker Publishing Co., 1969.

Sandra Chase, MD: *Homeopathy*. A Brief Overview. Washington, DC, National Center for Homeopathy, 1981.

Judy Chicago: *The Birth Project*. New York. Doubleday and Co., 1985.

Judy Chicago: *The Dinner Party, A Symbol of Our Heritage*. New York, Doubleday and Co., 1979.

Linda Clark: *Get Well Naturally*. New York, Arco Books, 1982.

Cobra: »Herbcraft: Remedies for Vaginitis.« In: *Goddess Rising*, (4006 ist NE, Seattle, WA 98103), Issue 20, Spring, 1988.

Stephen Cummings, FPN and Dana Ullman, MPH: *Everybody's Guide to Homeopathic Medicines*. Los Angeles, Jeremy Tarcher, Inc. 1984. (Dt. *Das Hausbuch der Homöopathie, München, [Heyne]*, 1978.)

Mary Daly: *Webster's First Intergalatic Wickedary of the English Language*. Boston, Beacon Press, 1988.

Adele Davis: *Let's Get Well*. New York, Signet books, 1965.

John Diamond, MD: *Your Body Doesn't Lie*. New York, Warner Books, 1979. (Dt. *Der Körper lügt nicht*, 9. Aufl., Freiburg, [Verlag für Angewandte Kinesiologie], 1993.)

Hugh Drummond, MD: *Dr. Drummond's Spirited Guide to Health Care in a Dying Empire*. New York, Grove Press, 1980.

Barbara Ehrenreich and Dierdre English: *For Her Own Good: 150 Years of the Expert's Advice to Women*. New York, Anchor Books, 1979.

Barbara Ehrenreich and Dierdre English: *Witches, Midwives and Nurses: A History of Women Healers*. Old Westbury, NY, The feminist Press, 1973. (Dt. *Hexen, Hebammen und Krankenschwestern*, 15. Aufl., München, [Frauenoffensive], 1992.)

Anya Fields: *Dowsing Dykes*. Milwaukee, WI, Crystal Revelations, 1982.

Marija Gimbutas: *The Goddesses and Gods of Old Europe: Myths and Cult Images*. Berkeley and Los Angeles, University of CA Press, 1974 and 1982.

Robert Gordon: *Your Healing Hands: The Polarity Experience*. Santa Cruz, CA, Unity Press, 1978. (Dt. *Deine heilenden Hände. Eine Anleitung zur Polarity-Massage*, München [Heyne], 1992.)

Mrs. M. Grieve: *A Modern Herbal*, Two Volumes. New York, Dover Books, 1931.

Gurudas: *Gem Elixirs and Vibrational Healing*, Vol. I. Boulder, Co, Cassandra Press, 1985. (Dt. *Heilung durch die Schwingung der Edelsteinelixiere*, Bd. 1, Heuhausen, [Urania], 1989.)

Nett Hart and Lee Lanning: *Awakening: An Almanac of Lesbian Lore and Vision*. Minneapolis, Word Weavers, 1987.

Louise L. Hay: *The AIDS Book: Creating a Positive Approach*. Santa Monica, CA, Hay House, 1988. (Dt. *Umkehr zur Liebe, Rückkehr zum Leben, Ein Buch zur Selbsthilfe*, München, [Heyne], 1992.)

Louise L. Hay: *You Can Heal Your Life*. Santa Monica, CA, Hay House, 1984. (Dt. *Gesundheit für Körper und Seele*, 15. Aufl., München, [Heyne], 1993.)

David Hoffman: *The Holistic Herbal*. Scotland, The Findhorn Press, 1983. (Dt. *Das Findhorn-Kräuterheilbuch*, München, [Heyne], 1992.)

Malcolm Hulke: *The Encyclopedia of Alternative Medicine and Self-Help*. New York, Schocken Books, 1979.

Mildred Jackson, ND and Terri Teague, ND, DC: *The Handbook of Alternatives to Chemical Medicine*. Berkeley, CA, Bookpeople, 1975.

Priscilla Kapel: *The Body Says Yes*. San Diego, CA, ACS Publications, 1981.

Ted Kaptchuk, OMD: *The Web That Has No Weaver: Understanding Chinese Medicine*. New York, Congdon and Weed, 1983. (Dt. *Das große Buch der chinesischen Medizin*, München, [Heyne], 1994.)

Velma Keith and Monteen Gordon: *The How To Herb Book*. Pleasant Grove, UT, Mayfield Publishing Co., 1984.

Kathi Keville: »Strengthening Your Immune System with Herbs«. In: *Vegetarian Times*, Juy, 1985. Reprint.

Lucinda Liddell: *The Book of Massage*. New York, Simon and Schuster, Inc., 1984. (Dt. *Massage. Anleitung zu östlichen und westlichen Techniken*, München, [Mosaik], 1988.)

Audre Lorde: »An Open Letter to Mary Daly.« In: Cherrie Morage and Gloria Anzaldua, Eds. *This Bridge Called My Back: Writings by Radical Women of Color.* Watertown, MA, Persephone Press, 1981. (Dt. »Offener Brief an Mary Daly« in: *Lichtflut*, Berlin, [Orlanda], 1988.)

George Meek: *Healers and the Healing Process*. Wheaton, IL, Quest/Theosophical Society Books, 1977.

John Meyer: *The Herbalist*. Glenwood, IL, Meyerbooks, 1918.

Earl Mindell: *The Vitamin Bible*. New York, Warner Books, 1985. (Dt. *Die Vitamin-Bibel*, 7. Aufl., München, [Heyne], 1993.)

Paul David Mitchell: *The Usui System of Natural Healing*. Couer d'Alene, ID, The Reiki Alliance, 1985.

Muriel Nellis: *The Female Fix*. Boston, Houghton Mifflin Co., 1980.

Greg Nielsen and Joseph Polansky: *Pendulum Power.* Rochester, VT, Destiny Books, 1987. (Dt. *Die Magie des Pendelns*, 6. Aufl., München, [Heyne], 1993.)

Billie Potts: *Witches Heal: Lesbian Herbal Self-Sufficiency.* Bearsville, NY, Hecub's Daughters Press, 1981.

Prevention Magazine Staff: *The Complete Book of Vitamins*. Emmaus, PA, Rodale Press, 1977.

Prevention Magazine Staff: *The Complete Book of Minerals For Health*. Emmaus, PA, Rodale Press, 1972.

Katrina Raphaell: *Crystal Healing*. New York, Aurora Press, 1987. (Dt. *Heilen mit Kristallen*, München, [Knaur], 1988.)

Katrina Raphaell: *Crystal Enlightenment*. New York. Aurora Press, 1985. (Dt. *Wissende Kristalle*, Interlaken, [Ansata], 1986.)

Barbara Ray, Ph. D: *The Reiki Factor.* St. Petersburg, FL, Radiance Associates, 1983. (Dt. *Der Reiki Faktor,* 2. Aufl., München, [Heyne], 1992.)

John D. Rea: *Patterns of the Whole, Vol. I: Healing and Quartz Crystals.* Boulder, CO, Two Trees Publishing Co., 1986.

Harold Rosenberg, Ph.D: *The Book of Vitamin Therapy.* New York, Berkeley Books, 1974.

Mechthild Shciffer: *Bach Flower Therapy, Theory and Practice.* Rochester, VT, Thorson's Publishing Group, 1986. (Dt. *Bach Blütentherapie. Theorie und Praxis,* 3. Aufl., München, [Hugendubel], 1990.)

Barbara Seaman and Gideon Seaman, MD: *Women and the Crisis in Sex Hormones.* New York, Rawson Associates Publishers Inc., 1977.

Maruti Seidman: *A Guide to Polarity Therapy.* N. Hollywood, CA. Newcastel Publishing Co., 1986.

Stephanie Matthews-Simonton, O. Carl Simonton, MD, and James L. Creighton: *Getting Well Again.* New York, Bantam Books, 1984, Original, 1978. (Dt. *Wieder Gesund werden*, Hamburg, [Rowohlt TB], 1992.)

Phyllis Speight: *Homeopathic Remedies for Women's Ailments.* Great Britain, Health Science Press, 1985.

Diane Stein: *Stroking the Python: Women's Psychic Lives.* St. Paul MN, Llewellyn Publications, 1989.

Daine Stein: *The Women's Book of Healing.* St. Paul, Llewellyn Publications, 1988.

Diana Stein: *The Women's Spirituality Book.* St. Paul, Llewellyn Publications, 1987.

Diana Stein: *The Kwan Yin Book of Changes.* St. Paul, Llewellyn Publications, 1985. (Dt. *I Ging für Frauen. Buch der Wandlungen.* München, [Frauenoffensive], 1993.)

Merlin Stone: *Ancient Mirrors of Womonhood: A Treasury of Goddess and Heroine Lore from Around the World*. Boston, Beacon Press, 1984.

Merlin Stone: *When God Was A Woman*. New York, Harcourt, Brace, Jovanovich, 1978. (Dt. *Als Gott eine Frau war*, München, [Goldmann], 1988.)

Randolpf Stone, DC, DO: *Polarity Balancing*. Vol. I, Reno, NV, CRCS Publications, 1986. (Dt. *Polaritätstherapie*, München, [Hugendubel], 1989.)

Lina G. Strauss: *Diseases in Milk*. New York, E. P. Dutton Co., 1917.

Iona Marsaa Teeguarden: *Acupresure Way of Health: Jin Shin Do*. New York, Japan Publications, 1978. (Dt. *Die Kunst der mitfühlenden Berührung. Yin Shin Do-Akupressur*, München, [Knaur], 1989.)

Robert Temple: *The Sirius Mystery*. Rochester, VT, Inner Traditions Intl. Ltd., 1987.

John Thie, DC: *Touch For Health*. Marina del Rey, CA, DeVorss and Co. Publishers, 1979. (Dt. *Gesund durch Berührung/Touch for Health*, 9. Aufl., Basel, [Sphinx], 1993.)

Dana Ullman: *Homeopathy: Medicine for the 21th Century*. Berkeley, CA, N. Atlantic Books, 1988. (Dt. *Homöopathie. Die sanfte Heilkunst*, München, [Knaur], 1992.)

»Vital Vitamins.« In: *Light News*, (POB 770844, Houston, TX 72215), Vol. I, no. 3, March-April. 1988.

Frank Waters: *Book of the Hopi*. New York, Ballantine Books, 1963. (Dt. *Das Buch der Hopi*, Düsseldorf, Köln, [Diederichs], 1980.)

Tony Webb, Tim Lang and Kathleen Tucker: *Food Irradiation: Tho Wants It?* Rochester, VT, Thorsens Publishing Group, 1987. (Dt. *Bestrahlte Nahrung*, München, [Knaur], 1990.)

Susun Weed: *Wise Woman Herbal for the Childbearing Year.* Woodstock, NY, Ash Tree Publishing. 1985. (Dt. *Naturheilkunde für schwangere Frauen und Säuglinge*, 2. Aufl., Berlin, [Orlanda], 1992.)

## *Diane Stein*

Ich wurde am 22. September 1948 (Sonne in der Jungfrau, Mond im Stier, Aszendent Schütze) in Pittsburgh, Pennsylvania, geboren, wo ich auch aufwuchs. An der Duquesne University machte ich den Bachelor of Science und an der University of Pittsburgh den Magister in Englischer Literatur (1972). Seit der High School schreibe ich ernsthaft, und ich war Redaktionsassistentin bei der studentischen Literaturzeitschrift an der Duquesne University. Im Jahr 1969 begann ich, für kleine Magazine und Zeitschriften, einschließlich einige der frühesten Publikationen aus der Frauenbewegung, zu schreiben. Über die Anti-Vietnam-Bewegung kam ich mit dem Feminismus in Berührung, wodurch ich mir um 1972 meiner lesbischen Veranlagung bewußt wurde. 1977 begann ich Göttin-Poesie zu schreiben. Ich habe niemals verheimlicht, daß ich lesbisch oder eine Hexe bin.

In der High-School-Zeit wurde ich durch Bücher mit dem Hexenkult bekannt gemacht, der mich wegen seiner männlichen Orientierung abstieß. Aber als die Heilkunst und die Göttin zum Bestandteil der Frauenbewegung wurden, schloß ich mich dem Hexenkult an. Zuerst war es eine literarische Verbindung durch die Geschichte, Politik und Poesie von Frauen. Im Jahr 1982 wurde der Hexenkult für mich zur Religion, und ich hatte das Gefühl, nach Hause gekommen zu sein, als *Starhawk* in ihrem Buch *Der Hexenkult als Ur-Religion der Großen Göttin* die Hexenkunst und die Göttin mit Aktivismus und medialen Fähigkeiten vereinigte. Bald darauf wurde ich Priesterin, was zunächst im Schreiben und dann in der Praxis zum Ausdruck kam. Ich begann, die Heilkunst zu lernen, und vollzog mein erstes Ritual im Jahr 1983 auf dem Michigan Women's Music Festival (in derselben Woche, in der ich meinem ersten Ritual beiwohnte!). Seitdem habe ich mich mit den meisten Aspekten des feministischen Hexenkults vertraut gemacht. In jenem Sommer hatte ich gerade mit meinem Buch *I-Ging für Frauen* begonnen.

Für mich ist die Hexenkunst Aktivismus in Frauenrechten und eine Lebensweise. Obwohl ich in erster Linie Heilerin bin, arbeite ich auch politisch in der Lesben- und Schwulenbewegung, Antikriegsbewegung und den Bereichen AIDS, Inzestverarbeitung und Rechte für Behinderte. Aufgrund eigener Behinderungen – Rückgratverkrümmung, Sehbeeinträchtigungen und Legasthenie – sind mir die Bedürfnisse und Stärken behinderter Frauen bewußt.

Mein Hauptinteresse an der Hexenkunst gilt der Heilkunst – sie zu lernen, zu praktizieren und andere zu lehren. Ich bin überzeugt, daß alle Frauen Heilerinnen sind, die Heilkunst unser Erbe und unser Recht ist und meine Aufgabe in diesem Leben darin besteht, so viele Frauen wie möglich mit dieser Vorstellung und den Methoden vertraut zu machen. Wenn Frauen lernen, Heilerinnen zu sein, akzeptieren sie ihre eigene Macht und Fähigkeit, sich selbst zu heilen von den Schäden, die das Leben in einer patriarchalischen Welt mit sich bringt. Wenn sie sich selbst geheilt haben, helfen sie anderen, und schließlich arbeiten sie an der Heilung der Erde selbst.

Irgendwann benötigen die meisten Frauen in irgendeiner Form eine Heilung, und das trifft mit Sicherheit auch auf die Göttin Erde zu. Meinen Lebenszweck sehe ich darin, so viel wie möglich zu lernen und dieses Wissen durch meine Bücher, Workshops, individuelle Heilsitzungen und mein eigenes Beispiel weiterzugeben. Ich widme mein Leben der Arbeit mit Frauen.

Mit zweiundvierzig im Jahr 1990 freue ich mich darauf, eine ganz unmögliche weise Alte zu werden.

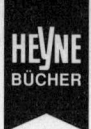

# Heilgeheimnisse der Natur

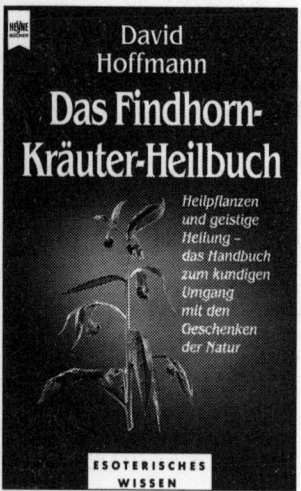

08/9606

Außerdem erschienen:

Lanetta Gregory / Geoffrey Treissman
**Aura-Handbuch**
*Die menschliche Aura erkennen, verstehen und zur Heilung nutzen*
08/9554

Greg Nielsen
**Pendel und Energiekörper**
*Neue Methoden zur Befragung des Pendels und ihre Anwendung im täglichen Leben*
08/9598

Johannes Walter
**Chakra-Erfahrung**
*durch Symbole, Visualisierung, Meditation, Naturerleben, Körperwahrnehmung, Atmen und Mudras*
08/9628

Wilhelm Heyne Verlag
München

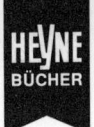

# Heilen mit Bachblüten

Blütenessenzen für geistige und körperliche Harmonie

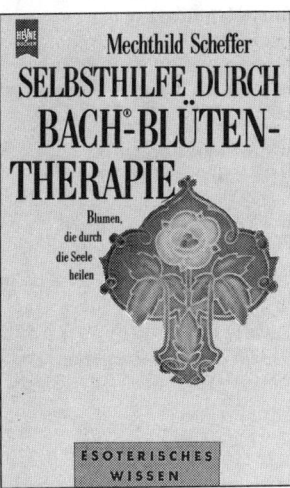

08/9517

Außerdem erschienen:

Julian und Martine Barnard
**Das Bach-Blüten-Wunder**
*Geheimnis und Wirkung der Bach-Blüten*
08/9541

Edward Bach
**Die heilende Natur**
*Die Gedanken des Begründers der »Bach-Blüten-Therapie« zum Wesen von Krankheit und Gesundheit*
08/9550

Edward Bach
**Blüten, die heilen**
*Gedanken zur Heilkraft von Pflanzen*
08/9567

Wilhelm Heyne Verlag
München

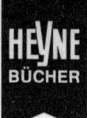

# Gesundheit

Gesundheit und Erfolg durch Harmonie von Körper, Geist und Seele

Lilla Bek/Philippa Pullar
**Chakra-Energie**
08/9368

Elsye Birkinshaw
**Denken Sie sich schlank**
08/9414

Wilhelm Glenk/Sven Neu
**Enzyme**
08/9217

Silke Grotkasten/Hubert Kienzerle
**Wirbelsäulengymnastik**
08/9375

Jürgen Krämer
**Bandscheibenschäden**
08/9058

Kevin und Barbara Kunz
**Das große Buch der Reflexzonenmassage**
08/9378

Ingeborg Münzing-Ruef
**So stärken Sie Ihr Immunsystem**
08/9132

**Kursbuch für gesunde Ernährung**
08/9357

**So heilt die Natur**
08/9433

Crista Muth
**Heilen durch Reflexzonentherapie**
08/9094

Christa Muths
**Farbtherapie**
08/9263

David Symes
**Der Cholesterin-Ratgeber**
08/9419

Alfred Vogel
**Der kleine Doktor**
08/9444

Wilhelm Heyne Verlag
München

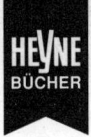

# Gesunde Küche leichtgemacht

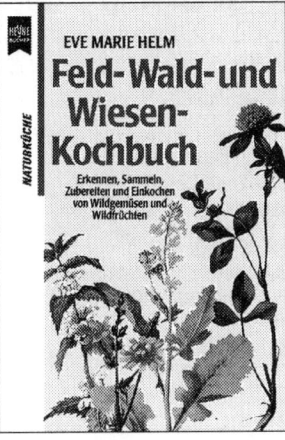

07/4295

Außerdem erschienen:

Rose-Marie Nöcker
**Sprossen und Keime**
07/4325

Monika Kellermann
**Milch, Quark, Joghurt & Co.**
07/4625

Rose-Marie Nöcker
**Das große Buch der Sprossen und Keime**
07/4632

Amadea Morningstar /
Urmila Desai
**Die Ayurveda-Küche**
07/4633

Rose-Marie Nöcker
**Lichtkost**
07/4640

Wilhelm Heyne Verlag
München

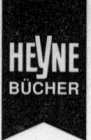

# Yoga

## Harmonie von Körper, Geist und Seele

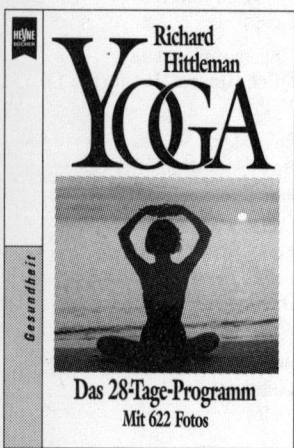

08/4546

Außerdem erschienen:

Erling Petersen
**Das Yoga-Übungsbuch**
08/9299

Satya Singh
**Das Kundalini-Yoga-Handbuch**
*Für Gesundheit von Körper, Geist und Seele*
08/9342

Wilhelm Heyne Verlag
München